医学史年表
前2900代－2000

野上秀雄 編

文沢社

医 学 史 年 表

前 2900 代 – 2000

は じ め に

　この年表は、21 世紀を迎えて間もない時期に、一つの区切りの時点、すなわち 20 世紀末までの医学の発展の歴史を整理してみようという意図のもとに企画した。その意図に従って、まず出典リストに挙げたいくつかの通史から項目を集める作業から開始した。しかし、通史を読み進んでいくうちに、医学が飛躍的に進歩した 20 世紀になってからの情報が十分に得られないことに気づいた。そのために作業を中断し、企画を断念せざるをえないと思い始めたが、そのような時に、『日本内科学会雑誌』が、学会の創立 100 周年を記念して、2002 年 1 年間の 12 号で「内科 100 年のあゆみ」を特集したことを知った。これを入手することができ、作業を再開することができた。

　作業は再開できたものの、簡単ではないこともわかってきた。通史から項目を集める作業の過程で、年表での記載形式をどのようにするかを考え、発見者・報告者などの人名は、外国人の場合は日本語表記に加えて原綴りを入れること、また出身国を入れることにしていたが、医学論文では、姓だけが表記されている場合もある。また、出身国などは所属機関から推測できるが、いずれにしても原論文に当たらねばならない。手元には限られたわずかな資料しかなく、調べるには大変な労力が必要になるだろう。

　そうしたことから、再び断念せざるをえないのではないかと思ったが、米国国立医学図書館（NIH/NLM）の PubMed（PMC）などのウェブ検索に取り組む過程で、インターネットから医学情報が豊富に得られることを知った。PubMed は検索方法に決まりがあり、煩わしいとも思っていたが、Google などでは検索語欄に論文の書誌を入力すれば PubMed の検索もできるし、報告者名とキーワードの入力だけでも、PubMed のページに加えて出版社が公開している論文・アブストラクトなど、いろいろな情報にアクセスできるようになっている。

　インターネットの検索は数年間続き、やっとのことでひとまずの完成にたどり着いた。多くの重要な医学論文が、インターネット上で公開されるようになっているからこそ、それが可能になったのだといえる。

　インターネットから得られた論文などのうち医学史の面から興味深いと思われたもののいくつかは、巻末の出典リストの「その他の出典・参考文献」に挙げた。より詳しい情報を得る上で、インターネットは大変役立つが、その際、人名の原綴りは重要な検索語になるので、索引では、外国人名すべてに原綴りを記載した。

　年表は、本来、原論文に基づいて作成しなければならないものだろう。20 世紀後半についてはインターネットで多数の原論文やそのアブストラクトに当たることができたが、本書の年表は基本的には巻末の出典リストに挙げた通史や雑誌に掲載された年表・総説論文に基づいて作成したものであり、三次的な情報であるといえる。ただ、すべての項目に出典を記載したので、いろいろな分野の多数の専門家が何を重要と考えているか、それがどこに記載されているかを示すことはできたのではないかと思う。また、事項索引では、

同系統の語をグループ化して、テーマごとの歴史を把握しやすくするなどの工夫もした。そうした意味では、本書は全体がいわば索引であり、より詳しい情報をえるための糸口になるものであると考えている。

たとえば、『日本内科学会雑誌』からの引用であれば、項目の末尾に記載した出典データをもとに巻末の出典リストに当たれば、その出典の著者名と論文標題がわかる。これらの論文は、日本の学術サイトである J-STAGE で公開されているので、その著者名と論文標題で検索すれば、容易に入手できるだろう。引用文献が記載されている論文も多いので、原典に関するデータを得ることもできるだろう。

こうした説明からもわかるように、本書は、多数の専門家の尽力によって生み出された出版物に依拠して、はじめて編集が可能になったということであり、これら多数の著者の方々には心から感謝申し上げたい。

出典の読み間違い、引用の際の間違いなどをおかしている個所もあるのではないかと心配しているが、お気づきになられた場合には、ぜひご指摘いただきたい。

本書の編集過程では、医学雑誌の記者として活動していた時期に取材インタビューに応じて下さった先生方のお名前が、しばしば現れることに気づいた。国内だけでなく、心臓移植の基礎を築いたシャムウェー、高カロリー輸液を開発したダドリック、米国国立癌研究所の所長だったデヴィータら先生方のお名前もあった。もう何十年も前のことになるが、先生方は、乏しい知識しか持たない記者の質問に親切に答えて下さり、いろいろなことを教えて下さった。また、これらの先生方だけでなく、数え切れないほど多くの先生方が取材インタビューで多くのことを教えて下さった。そうして得られた知識は、本書を編集する上での力となっているはずであり、すべての先生方に心から感謝申し上げたい。また、本書編集に当たって論文別刷りなどの資料を提供下さった先生にもお礼申し上げたい。

本書刊行に当たっては、医学史と医学の専門家に監修をお願いしなければならないと考えていたが、本書の性格上、多大な時間と労力を求めることにもなり、やむを得ず断念した。また、さらに多くの資料を調べ、臨床医学のもっと広い範囲をカバーすることが必要と考えていたが、課題として残されたままになった。

そうした不備な点のある、完全には程遠いものだが、先にも述べたように、これまでに出版されてきた貴重な通史や雑誌掲載論文へのアクセスの糸口となるなど、何らかの便宜をもたらすことはできるのではないかと考えて刊行に踏み切った。いろいろな使い方をして本書を役立てていただけることを願っている。

2022 年 6 月　　野上秀雄

目 次

はじめに　　　　　　　v

年表　　1
　凡例　　2
　年表　前 2900 代 — 1500　　　3
　　　　1501 — 1700　　　23
　　　　1701 — 1800　　　41
　　　　1801 — 1850　　　57
　　　　1851 — 1900　　　76
　　　　1901 — 1920　　110
　　　　1921 — 1940　　140
　　　　1941 — 1960　　169
　　　　1961 — 1980　　198
　　　　1981 — 2000　　233

出典・索引　　267
　出典　　269
　外国人名　　278
　日本人および漢字表記の外国人名　　310
　事項　　315

年　表

凡　例

- 本書は、大きく年表と索引によって構成した。
- 年表は、目次に示したように年代によって 10 部に分けた。この区分は、便宜的なものであり、医学史の区分を意味するものではない。
- 年表は、年項で構成し、それぞれの年項内での項目の配列は、まず日本国外と日本国内に分け、国内の事項は冒頭に【国内】と表示した。さらに、末尾にその年のノーベル賞を【ノーベル賞】として記載した。【国内】の区分には、日本国内での発見・発明・報告だけでなく、海外で行われた研究成果で筆頭・主要報告者が日本人であるものも含めた。
- 国外、国内それぞれの区分内での事項の配列は、医学の分野に従い、まず臓器別に脳、心臓、呼吸器、消化器、腎臓と並べ、続いて神経・血液・内分泌・代謝などの全身疾患、感覚器・運動器を置いた。さらに医薬・医療機器、教育・医療行政・学会設立などを続けた。このような配列を原則としたが、厳密ではない。
- 各事項は、次の順序で記載した。①報告者などの人名・機関名、②外国人の場合には（）内に出身国と移住国・活動国、③発見・報告内容など、④［］内に補足の記述、⑤（）内に関連する事項がある年項、⑥（）内に出典。
- 外国人名は、原則として姓、名の順に記載し、その場合に姓と名をコンマ（,）で区切った。外国人の場合、古い時代には姓ではなく、名で呼ばれることも多く、そのような場合には名を先にした。また、19 世紀以降は、名の部分はイニシャルで省略表記するのを原則とした。外国人名の原綴は、すべて索引に記載した。
- 外国人名や地名の日本語表記は、一般に使われているものに従い、その他は各国語辞典に従ってできるだけ正しいと思われる読み方を目指した。
- 日本人名と漢字表記の外国人名で、難読と思われる姓名には、（）内に読み仮名を付けた。
- 出身国は幼少時からいくつかの国に居住している場合もあるが、そのような場合は主要な居住国とした。また、調べが付かなかった場合には論文が出版された国にした。活動国は、いくつかの国を移動している場合が少なからずあり、主要と思われる活動国のみを記載した。活動国として記載した国は、項目にあげた研究が行われた時点でのものとは限らない。
- 国内の項目では、1872 年の太陽暦への改暦以前に関しては、旧暦年の大部分が属する西暦年にしたために厳密ではない場合がある。
- 出典は、各項目末尾の（）内に出典一覧での文献番号と記載ページを記載した。また、日本人の国際的な報告など一部の項目では報告論文の書誌を加えた。（）内に記載した出典は主要なものであり、それ以外から得た情報を加えている場合もある。出典は、学会設立年など一部の項目を除いたすべての項目に記載した。

前2900代 ― 1500

前2900代

■古代エジプト第3王朝の高官、イムホテプ（Imhotep）、医者として尊敬され神とされる。［イモホテプは、政治、占星術、建築（ピラミッドの建設など）でも傑出した能力を発揮したといわれている。］
（A3:5、A5:5では紀元前2700年代）

前2621

■古代エジプトのファラオ、メネス、蜂に刺されて急死。［王墓に記録。アナフィラキシーショックと考えられている］
（F9:2586）

前1760

■メソポタミア・バビロン第1王朝のハンムラビ、メソポタミアを統一して法典（ハンムラビ法典）を編纂。［ハンムラビ法典は黒い閃緑岩に刻まれており、外科医の手術料や過失に対する代償の要求に関する規定が記載されている。］
（A1:54、A2:10-12、A3:7、A5:10、B97:15）
■メソポタミア・バビロンの医術の病理論は、悪魔信仰的なもの、宇宙論的なもの、寄生虫論的なもの、体液病理論的なものなど合理的理論と超感覚的理論が渾然一体となっていた。多くの薬剤が使われ、原料は植物（約250種類）、動物、鉱物（約120種類）、服用方法は飲み薬、調合薬、軟膏、擦剤、器法、浴剤、浣腸などがあった。ハンムラビ法典には白内障などの手術について述べられており、外科手術も発達していたと考えられている。（関連：前668）（A2:12-14、A5:12）

前1600～1500

■古代エジプトのパピルス文書（『パピルス・エーベルス』『パピルス・エドウィン・スミス』）に、人体解剖、当時使われていた治療と857の処方などの記載。［『パピルス・エーベルス』は処方集で、紀元前1570年頃に書かれたといわれている。薬剤は果物、野菜、樹脂（乳香）、没薬（ミルラ）、マンナ、下剤としてセンナ、コロシントウリ、ヒマ、熱傷治療剤としてタンニン酸、その他、動物脂肪、雄牛脾臓、ブタ脳、カメの胆嚢、止血剤、防腐剤としてアンチモン、銅などミネラルなどが記載されている。］（A1:246、A3:7-8、A5:4）

前1250頃

■ヒッタイト（現在のトルコ中部）王、エジプトのラムゼス2世に医師の派遣を要請。（A1:54）

前668

■アッシリア帝国の王として、アッシュルバニパル（ギリシャ名：サルダナパルス、紀元前627まで在位）が即位。アッシュルバニパルが首都ニネヴェに建造した図書館の楔形文書には、バビロンの医師の理論と実践が伝えられる。］（関連：前1760）（B97:21、A2:10、A5:9）

前600～100

■インドで伝統医学アーユルヴェーダが確立。（A1:247）

前600頃

■古代ギリシャで、アスクレピアダイ（アスクレピオスの末裔）、エーゲ海のコス島と近くのクニドス（現在トルコ国内）に住み着く。［アスクレピアダイは、父祖伝来の医業を受け継ぎ、その後、非血縁者も受け入れて医師結社をなした。両地に作られた医学校は結社としての組織的性格と学校としての教育的性格を持っていたとされる。のちに、ヒポクラテスがコ

3

ス島学派の最大の医師となる。また、哲学者のアリストテレスは、クニドス学派の家系に属していた。](関連：前460頃、前322)　(A2:32-7)

前500頃
■ ペルシャ王、医療機関を復興するために、雇用エジプト人医師の一人、ウジョホレスネをエジプトに派遣。　(A1:54)
■ 古代ギリシャのアテナイで専属の医師が任命される。　(A1:57)

前460頃
■ 古代ギリシャの医師ヒポクラテス、エーゲ海のコス島に生まれる。[各地を旅し、90歳あるいは104歳まで生きたとする説などがある。父は、アスクレピアダイの家系に属する医師であったとされる。](関連：前600頃、前375頃) (A2:38、A3:11、A5:27、B9:197-8)

前430〜427
■ 古代ギリシャのアテネなどで原因不明の病気が流行し、アスクレピオス崇拝の機運が高まる。[ペストとする考え方もある。アスクレピオスの神殿は、トリカ（ギリシャ北部）、エピダウルス（ギリシャ南部）、レベナ（クレタ）、コス島、ペルガモン（現在トルコの一部）などに作られ、患者が参拝して宿泊し、僧侶から治療を受けた。]　(A1:56、A3:6、A7:487、B97:25)

前420
■ 古代ギリシャで、この頃から紀元前370年にかけて、『ヒポクラテス全集』の主なものが多数の筆者によって書かれたとされる (A1:58)。[これらの著作は、その後、紀元前3世紀に、アレキサンドリアの医学者によって手写や編纂などがされた。ヒポクラテスの著作として現在に伝わるのは170篇あり、写本は10世紀から16

世紀までのものがある。『ヒポクラテス全集』には、医術の課題と目的に触れた論考『古医術』、症状から病気の進行を予測する『予後学』、部分的に日記形式をとっている『流行病』、『急性疾病患者の食餌療法』、外科論文の『骨折』と『脱臼』、医術のあらゆる問題に触れている『箴言集』、環境に関する論文『空気と水と土地について』、てんかんが脳の病気であることを突き止めた『神聖病』などが含まれている。　(A2:38、A3:10、B9:198-9)]。
[ヒポクラテス学派が用いた薬の種類は、オリエントのように多様ではなく、ギリシャ国内で産出されたものとして、ヘレボルス、ダイコン、トウダイグサ、キュウリ、セロリ、西洋オニシバリ、酢、ヒソップ、タプシアの根、海葱、ハンミョウ、チサ、マンドラゴラ、カノコソウ、ニガヨモギ、コエンドロ、没薬、ガルバタム、ザクロ、ソーダ、ミョウバン、硫黄、毛赤銅鉱、鉄丹などがあり、ゴマやショウズクはエジプトから取り寄せた。これらを材料として、湿布、擦剤、膏薬、坐薬、膣坐薬などの外用薬、浸剤、煎じ薬などの内服薬が作られた。用途別には、吐剤、下剤、収斂剤、発汗剤、利尿薬、鎮痛剤、強壮剤などに分類された。マンドラゴラは麻薬であり、のちにアレキサンドリアではこれを使って麻酔法が発明された。　(A2:43, 59)]

前5世紀
■ ヒポクラテス（古代ギリシャ）、黒色尿を呈した10例を記載。[今日の急性間欠性ポルフィリン尿に相当]　(F7:2029)
■ ヒポクラテス、痛風治療薬として、イヌサフランからとれるコルチカム（コルヒチン）を記載。[コルヒチンは、20世紀後半まで痛風治療に使われる]　(F9:2656)

前370頃

■ 古代ギリシャの医師ヒポクラテス没（生年は前460頃）（A3:11）。[このほかに、前375頃、前346、前377〜359に没したとする説もある（B97:27、A3:11、A5:27）]。（関連：前460頃、前420）

前360頃
■ 古代ギリシャで、「第二のヒポクラテス」と呼ばれるディオクレスが活躍。[ディオクレスは、食事療法に関心を持ち、薬草にも精通していた。また、初めての解剖書（動物のもの）や消化に関する本、『病理学、病原学、治療法』と題する論文などを著した。]　（A1:55、A2:50-1）

前347
■ 古代ギリシャの哲学者プラトン没（生年は前429頃）。[プラトンの『ティマイオス』などは、医学理論や医学知識の普及に影響を及ぼした。]　（A1:55、A2:49、B97:27）

前323
■ 古代エジプトのプトレマイオス1世が、プトレマイオス朝を興す。[アレクサンドロス大王が前323に没し、後継者をめぐる争いの中で、アレキサンドリアはプトレマイオスの統治下となり、図書館が建設されるなど、学術・文化が栄えた。]　（A1:59、B97:29）

前322
■ 古代ギリシャの哲学者アリストテレス没（生年は前384）。[前4世紀に入ると、経験を重視したギリシャ古典期の医術は後退し、だれにでも学習可能な科学としての医術をめざしたクニドス学派の考え方が影響力を増した。アリストテレスは、クニドスのアスクレピアダイの家系に属しており、クニドス学派の伝統を受け継いで、学としての医術の確立を目指した。彼の比較解剖学的な観察などは医術にとって大きな意味を持ったが、目的論的思考や観念的な原則に基づく演繹論的思考法は、医術研究によくない影響を与えたと考えられている。プラトンをはじめ一般にも思考と感情の座は脳にあると考えられていたが、アリストテレスは心臓にあると考えていた。]（関連：前600頃）　（A2:49、A5:42、B97:29）

前291
■ 古代ローマでペストが流行。これに伴って、ギリシャからアスクレピオス信仰が伝わった。　（A2:30、A5:22では前293に疫病が猖獗をきわめる。）

前280頃
■ アレキサンドリアの医師ヘロフィロスが、解剖によって人体内部の器官を観察し、十二指腸などを命名。[ヘロフィロスは、コス島出身の名医プラクサゴラスの弟子であったアレキサンドリアのギリシャ人名医。神経・脳・脊髄の関連、消化管・乳糜管の関連、視神経・眼・脳の関連を認識するなど、器官相互の関連を突き止め、初めて体系的な解剖学を確立し、それらの成果を『解剖学』に著した。（A1:60、A2:54-5）]　[同時期に、アレキサンドリアで、ケオス島（現在のケア島）出身のエラシストラトスが、神経に感覚神経と運動神経があり、脳の髄質に端を発していることを明らかにしたほか、心臓の正確な記述、肝臓と胆管の詳細な記述などの業績を挙げた。（A2:56）]　[ヘロフィロスとエラシストラトスは、その後の医術の発展に大きな影響を与え、ヘロフィロス学派とエラシストラトス学派が形成されて紀元後まで存続した。（A2:58）]

前3世紀後半
■ コス島（古代ギリシャ）のフィリノスとアレキサンドリアのセラピオンが、理

論よりも経験を重視する経験学派を創始。
［ヒポクラテス学派も経験を重視していたが、経験学派はそれ以上に経験を重視した。］　（A2:60-1）

前219
■ローマの博物学者プリニウスによると、ギリシャからローマにアルカガトスという医師が来て、民衆から熱狂的に迎えられた。［それまで、ローマの富裕な階級は、戦争捕虜となったギリシャ人奴隷医に医療を頼っていた。その後、ローマでは、アルカガトスの外科的な治療方法は嫌われるようになった。］　（A2:63）

前100
■古代ローマでは、この頃から 70 にかけて大土地所有者によって、奴隷などを治療するための病院（ウァレントゥディナーリウム）が多く建設される。［このほかに、イアトレイアと呼ばれる私的療養所があった。］　（A1:60、A2:64-5）

前92頃
■古代ローマで、弁論術と哲学を学んだ後、医師になったギリシャ人のアスクレピアデスが有力政治家や民衆の人気を得る。［食事療法、運動、入浴、発汗、水浴療法など危険の少ない自然な治療法が好評を博し、医師の間でも賛同者を生んだ。彼の最も優秀な弟子、テミソンは、アスクレピアデスの治療方法をわかりやすいものに改め、それを普及させるために医学校を創設し、自らを方法学派（メソジスト）となのった。］　（A1:60、A2:66-9）

前46
■古代ローマのカエサル、外国から来た自由市民の医師にローマ市民権を与え、職業活動の自由を保障。　（A2:63）

前9

■この年から、220 にかけて、スコットランド、イングランドなどのローマ征服地に要塞型の病院（ウァレントゥディナーリウム）が建設される。　（A1:60）

前1世紀
■古代ギリシャの医師クラテウアス、薬草の図集を作成。　（A1:249）

前1世紀初頭
■古代ギリシャのスパルタが築いた港湾都市タレント（現在、南イタリアのターラント）出身のヘラクレイデスを代表として、経験学派が最盛期に達する。［ヘラクレイデスは、7 巻から成る著書で経験学派の立場を詳しく論じた。『内服薬と外用薬』、軍陣外科を扱った『兵士』、『食事療法』、『薬の調合と検査』などの論文もある。］　（A2:61）
■世界都市となり、医師の需要が高まったローマにギリシャの医師が再び移り住むようになる。　（A2:63）

紀元頃
■中国で、漢方の古典『内経』の『素問』ができる。［『素問』は、人体の生理、病因、病理、摂生、養生法などを記載。『内経』を構成するもう一つの『霊枢』は、解剖、生理、経絡、針灸・あんまなどについて記載。］　（A3:4）

40
■ローマで、コルネリウス・ケルスス、『医学論（De re medica）』全8巻を著す。［ケルススの『医学論』は、当時の臨床医術を総合したもので、実際の治療に役立つ手引き書として書かれている。第1巻は食事療法など、第2巻は病理学的見解、症候学、予後学など、第3巻と第4巻は個々の病気の病理学と治療法、第5巻は薬理学、調剤法、傷や毒に対する処置など、第6巻は各個所の病理学と治

療法、特に眼病、第 7 巻は外科処置、第
8 巻は主に外科学的な観点からの骨学、
という構成になっている。マラリアにつ
いての記述は詳細・精確とされている。]
（A1:61、A2:70-1、A5:53 では 30 頃）

1世紀中頃
■ 古代ギリシャのペダニオス・ディオス
コリデス、『薬草誌（De Materia Medica）』
（全 5 巻）を作成。[ディオスコリデスは、
南アナトリア（現在のトルコ国内）出身
のギリシャの博物学者。本書には、約 500
種類の植物が記載されており、約 1500
年間にわたって植物と薬物に関する基本
的な資料として使われた。ギリシャ語で
書かれ、5 世紀にラテン語に翻訳された。
原本は断片でしか残されていない。]
（A1:249、A5:53）

60
■ ローマ皇帝ネロの侍医によって、コス
島のアスクレピオス神殿が再建される。
（A1:57）

79
■ ローマの博物学者プリニウス没。[プ
リニウスは、ギリシャ・ローマ時代の知
識を集大成、473 人の著者の文献に依拠
し、34,707 項目 37 巻の『博物誌』を著
した。薬剤に関する部分もあり、それを
要約した書物『抄録』『プリニウス医学』
などが 7 世紀頃まで何種類も作られた。]
（A2:106、B91:923）

1世紀後半
■ アレキサンドリアのレオニデス、弁状
切断術を初めて行う。　　（A2: 79）
■ アレキサンドリアのヘリオドーロス、
頭蓋外科と包帯学の進歩に貢献。（A2:79）

100頃
■ ローマで、この頃、ソラノス活躍。[ソ

ラノスは、アレキサンドリアで教育を受
けた医師。『産婦人科論』、『急性病と慢性
病』を著し、『産婦人科論』では、難産や
分娩の手順、育児、乳児の病気、婦人病
などについて詳しく述べた。ソラノスは、
これらのほかに骨折の症候学や包帯学に
ついても著した。　　（A2:73-5）]
■ ローマ帝国の辺境の拡大にともなっ
て、重要な戦略拠点にローマ軍の病院が
建てられる。[ドイツのデュッセルドルフ
近郊で、このような病院が発掘されてい
る。（A5:60）]
■ 口唇ヘルペスの伝染が観察される。[ヘ
ルペスは、「忍び寄る」を意味するギリシ
ャ語に由来すると考えられている。]
（F10:2950）

129
■ 古代ギリシャで、ガレノス（ガレーヌ
ス、ガレンとも表記）がペルガモン（現
在トルコ国内）に生まれる。没年は 199。
（関連：199）　　（A1:62、A2:82 では生
年は 125）

138
■ 古代ギリシャで、カッパドキア（現在
トルコ中部）出身のアレタイオス、この
年頃没。[アレタイオスは、2 世紀初め頃
に精神疾患と神経疾患を区別。脳卒中を
全身の麻痺とした。眼瞼挙筋麻痺による
眼瞼下垂も知っており、てんかん発作に
先行する前兆、幻覚に付いても記載。筋
力低下、口渇、多尿を特徴とする疾患（糖
尿病）を diabetes（ギリシャ語でサイフ
ォンを意味）と呼んだ。また、『病気の原
因と徴候』を著し、病原学、症状、急性
病と慢性病の治療について述べる。糖尿
病など多くの病気について初めて症状を
詳しく述べ、躁とうつについても述べる。
精神疾患と神経疾患を区別し、運動麻痺、
知覚麻痺、てんかんの前兆などについて
も述べた。気管支喘息についても記載。

アテナイオスが紀元前1世紀に創始し、生理学を基礎に置いてヒポクラテス主義に立つ霊気論学派に属した。] (A2:78-9、A6:241、A7:428、554、A1:280-1では2世紀後半)

140頃
■中国で、この年頃に、張仲景生まれる。[漢方の重要な古典『傷寒論』『金匱(きんき)要略』を著した。] (A3:25)

145〜146頃
■ガレノス、医学者としての活動を始める。[その後、アレキサンドリアで、解剖学、外科学、薬剤、ヒポクラテス医学などを学び、ペルガモンで剣闘士の医師をつとめ、創傷の外科を研究。] (A1:62、A3:19)

162〜164頃
■ガレノス、ローマで活動。 (A1:62、A3:19)

166
■ローマでペストの流行が始まり、ガレノスはローマを去る。 (A2:83)

169
■ガレノス、ローマで、マルクス・アウレリウス帝の侍医になる。[その後、終生、宮廷医師として活動。触診、脈診、尿の診断などを用いて診療した。また、動物で脊髄の研究を行った。] (A1:62)

199
■ガレノス没。[ガレノスの論文は約400編に達するが、主要な論文は、『解剖学』、『諸器官の有用性について』、『ヒポクラテスとプラトンの学説』、『治療法』、『諸器官の病気』、『薬剤調合法』、『衛生学』など。解剖学と生理学を一体化して研究を進め、さらに古代医術の膨大な研究成果を自分の理論の中に組み入れて集大成。ヒポクラテスに始まり、ガレノスによって完成された四大体液論は、血液、粘液、黒胆汁、黄胆汁を四大体液とし、それぞれ心臓、脳、肝臓、脾臓の四大主要器官を持続器官とした。ガレノスの業績は、1500年間にわたって影響力を保った。] (A2:83-9、A1:62では没年は216)
■ガレノス、痛風結節について記載、痛風には遺伝性があること、放蕩や不摂生が関連することを記載。 (F9:2657)

210
■中国の治療書『傷寒論』、薬物書『神農本草経』、この年頃に成立。 (A3:x)

3世紀
■3世紀から6世紀にかけて、ガレノスとヒポクラテスの著作が特別に重要視されるようになる。 (A1:64)
■ローマのガルギリウス・マルティアーリス、『農耕書』を著す。[『農耕書』は、野菜や果物から得られる薬について述べ、プリニウスを典拠としている。] (関連：79) (A2:106)

313
■ビザンツ帝国のコンスタンティヌス大帝によって、キリスト教が、ビザンツ帝国(東ローマ帝国)の国教の一つとして認められる。 (A1:64)

363
■ビザンツ帝国の背教者ユリアヌス、ペルシャ遠征中に戦死。[ユリアヌスは、先駆者の著作を要約抜粋して、70巻からなる『医学要覧』を編纂したオレイバシオスの友人・庇護者。国教化されたキリスト教に反抗し、アスクレピオス神を救世主として仰ぎ、古代ギリシャ精神の復活を志した。オレイバシオスの『医学要覧』の一部は現代に伝わっており、ガレノス

を抜粋し、アテナイオス、アルキゲネス、フィルメノス、ヘロドトス、ルフォス、アンテュロス、ヘリオドーロスらを参考にしていると考えられている。ユリアヌスの死に伴ってオレイバシオスはコンスタンチノープルから追放されたが、その後、恩赦を受け、『医学要覧』の『梗概』を著した。『梗概』は、完全な形で現代に伝えられている。]　　(A1:64，A2:94-5，B97:51)

390
■ローマで、富裕な女性ファビオラが病院を設立。　　(A1:208)

4世紀後半
■地中海各地で、ヘレニズム時代に用いられていた巻物に変わって、羊皮紙が普及し始めた。　　(A2:94)

4世紀
■ローマで、プリニウスに依拠した挿絵入り『薬草書』が、アプレイウス著として成立。(関連：79)　　(A2:106)

410
■ローマで、マルケッルスが『薬剤論』を著す。[マルケッルスは、ボルドー出身のローマ帝国官吏。本書は、過去の薬剤書に依拠し、全身の各器官の治療法を36章に分けて述べる。]　　(A2:108-9)

414
■【国内】　朝鮮から日本へ来た金武(こんむ)、允恭天皇の病気を治療。　　(A3:30)

447
■カルタゴに住むキリスト教徒、カシウス・フェーリックス、82章から成る医学書を完成させる。[内容は独善的とされている。フェーリックスらは、ギリシャ語医学文献の翻訳も行う。]　　(A2:107)

459
■【国内】　日本からの求めに応じて高麗から医者、徳来(とこらい)が来る。[難波に定住し、子孫代々が医者となり、難波薬師と呼ばれた。]　　(A3:30)

489
■キリスト教の一派、ネストリウス派、ビザンツ帝国を追われ、小アジアのエデッサを経てペルシャのジュンディ＝シャプール(現在のイラン西部)に総合大学といえるものを設立。[ここで、ペルシャ王の庇護の元に、アリストテレス、ヒポクラテス、ガレノスらの著作がシリア語、ペルシャ語に訳された。また、インドの医書も翻訳された。医術の実地修練のための病院も付設されていた。]　　(A3:36-7)

5世紀末
■カルタゴ周辺の北アフリカにあった国ヌミディアで、カエリウス・アウレリアーヌス、ソラノスの論文『急性および慢性病の病理と治療』をラテン語に翻訳。[。数十年後に、ソラノスの『産婆問答集』もムスティオによってラテン語に翻訳。これらの論文は中世ヨーロッパで活用された。](関連：100頃)　　(A2:108)

512
■ビザンツ帝国で、この頃、ディオスコリデスの『薬草書』に約400の彩色図が入れられた薬草書(現在『Codex Vindobonensis』と呼ばれている)がコンスタンチノープルで編纂された。[図は、前1世紀にギリシャの医師、クラテウアスが描いた図を複写したものと考えられている。原画はオーストリア国立図書館に保存。]　　(A1:249)

531
■ペルシャのジュンディ＝シャプールな

どで、この年までに、ガレノスの医学書がシリア語に翻訳される。［古代医術文献のシリア語訳では、ヒポクラテスの『箴言』、ガレノスの『医学論』などが現存。］（A1:66、A2:96）

542
■イタリアで、ペストと考えられる病気が流行し、数年間続いて大量の死者が発生。　（A7:489）

6世紀前半
■中国・梁の陶弘景、『神農本草経』を整理して書き変える。［『神農本草経』は、後漢（25〜220）の時期に書かれたとされ、365種類の薬を記載。］（A3:3-4）

550頃
■北イタリアで、ヒポクラテスとガレノスの翻訳書が少部数流布。　（A1:71）

562
■【国内】　中国・呉の知聡、薬方書や明堂図（針灸用の人体図）など164巻を持って日本に帰化。　（A3:30）

583
■フランク王国・リヨンの公会議で、ハンセン病患者の行動が制限される。（A2:158）

590
■イタリアで、グレゴリウス1世、教皇となる。［グレゴリウス1世は、ローマにペストが流行したときにアレキサンドロスを招聘したと考えられている。アレキサンドロスは、過去の知識を編集した12巻から成るギリシャ語の医学書を著した。この本は7世紀に入って部分的なラテン語訳が出た。アレキサンドロスと同時代に活躍したアエティオスは、オレイバシオス、ガレノス、フィルメノスら後期ギ

リシャ医学者の著作から抜粋し、16巻から成る医学書を著した。この著作は、オレイバシオスのものと比べて信憑性を欠き、編集も非体系的であるとされている。］（A2:95、112、B97:59）

6世紀後半〜7世紀頃
■南イタリアで、アウレリウス著『急性病』、エスコラピウス著『慢性病』が成立。　［これらは過去の文献を吟味しながら書かれた2冊1組の著作。その後、8〜9世紀にかけて、プリスキアヌス、ガレノス、アレキサンドロスらの訳が付け加えられ、『（ガレノスの）病状録』という書名で広く読まれた。］（A2:112）

608
■【国内】　小野妹子が遣隋使として派遣され、恵日（えにち）、福因（ふくいん）が医学修業のために同行。　（A3:30-1）

610
■中国で、『諸病源候論（病源候論）』全50巻、隋の勅命で巣元方らによって作られる。［各種の病気の症候と病理を記した病理と診断の書。その一部が日本の『医心方』（982）に残る。］（A3:28）

623
■【国内】　隋で医学を修業した恵日と福因、日本へ帰国。　（A3:31）

636
■スペイン・セビリアの司教、イシドールス没。［イシドールスが著した『百科全書』には医学も含められ、キリスト教的中世における医学の地位が確固となった。］（A2:112）

642
■アラブ・イスラム軍がアレキサンドリアを攻囲、ビザンツ軍が撤退。［この頃、

アレクサンドリアで活躍しており、外科、産科の臨床医、教師としてアラブ人からも高く評価されたパウロスは、6巻から成る医学書を著し、外科学を扱った第6巻が特に高く評価されている。パウロスは、理論面はガレノスやオレイバシオスに負い、臨床に関しては自分の経験を盛り込んだ。〕　（A2:95、B97:63）

644
■イタリア北部・中部にあったランゴバルド王国の王ロターリ、ハンセン病患者の隔離を命令。　（A2:158）

670頃
■中国の孫思邈（そんしばく）、『千金方』『千金翼方』各30巻を著す。〔『千金方』『千金翼方』は、現存する中国最古の医学全書とされる。〕　（A3:28, x）

8世紀初頭頃
■フランスでカエリウスの文献に依拠した医学書『ヒポクラテス・ガレノス・スリアヌス要覧』が成立。〔フランスの修道院附属医学校で10世紀まで授業に用いられ、2種類の写本が現代に伝えられる。〕　（A2:113）

701
■【国内】　大宝律令が施行される。〔大宝律令には、医疾令という医療に関する律令が含まれていたと考えられている。〕　（A3:31）

718
■【国内】　養老律令が施行される。　（A3:31）

752
■中国で、王燾によって、『外台秘要』全40巻が作られた。〔『外台秘要』は、『病源候論』に準じて病症を分類し、療法として灸を推し、針を排している。〕　（A3:29）

754
■【国内】　唐の名僧、鑑真が来朝。〔鑑真は、医術に詳しく、薬の鑑別に秀でていたため、朝廷は医育にも当たらせた。〕　（A3:31）

787
■イタリア・ミラノに棄児養育院が設立される。（A8:659）

808
■【国内】　安部真直、出雲広貞らの編集によって、『大同類聚方』全100巻が作られる。〔日本固有の医術を集大成したものと考えられているが、原本は残存していない。〕　（A3:33）

828
■フランク王国のヴァラフリート、薬草園の薬草の効果を444行の詩『小庭園』に書く。〔ヴァラフリートは、ボーデン湖畔のライヒェナウ修道院の僧、のちに院長。〕　（A2:113）

850頃
■ネストリウス派キリスト教徒のアラブ人フナイン・イブン・イスハク（ラテン語別名：ヨハニティウス）、ギリシャ、ビザンツ帝国を旅行してガレノスを研究。〔弟子とともにヒポクラテスやガレノスの医学書をアラビア語に翻訳。これによってガレノスの重要論文はすべてイスラム世界に紹介されることになった。また、フナインの著書『ガレノスの医学論入門』は、何度も注釈を施され、数世紀の間、ヨーロッパ、アラビア両世界で利用された。〕　（A1:67、A2:97-8）

857

■勃起不全に睾丸抽出物の使用を勧めた大メスエ（大マースエ）没。　(A7:550)

923
■イスラム世界最大の臨床医とされるペルシャ人ラーゼス（アル・ラジ）没。［ギリシャ医学とアラビア医学を概観する大著作を書いたが、完成しなかった。彼が抜粋した資料は、死後、『医学宝庫』(A5:76では、ファラジ・ベン・サリム『関連の書（Kitab al-hawi）』）という1冊の本にまとめられ、広く流布。13世紀には『コンティネンス（Liber Continence）』という書名でラテン語に翻訳され、ヨーロッパ世界にも知られた（A5:76によると、印刷本初版は 1486）。また、天然痘や麻疹などの急性発疹病の症状の正確な観察や小児病、関節病、結石病、膀胱病、腎臓病などについて 200 以上の論文を書き、そのうちの約 30 篇が現代まで伝えられる。］（関連：1279）　(A2:98)

932
■チュニスの医師イサク・ユダエウス没。［発熱についての論文は、中世を通じてヨーロッパで利用された。］　(A5:77)

981
■バクダッドに病院が建てられる。(A2:104)

982
■【国内】『医心方』全 30 巻、丹波康頼の編によってできる。［『医心方』は日本最古の医書であり、大陸伝来の医学を集大成した。］　(A3:33)

994
■ペルシャ人医師アリ・イブン・アル・アバス没。［理論・臨床各 10 巻の体系的医学書『王書』を著した。この本は、約1世紀間、アラビア医学界で重要視され、ヨーロッパでも代表的な医学書として親しまれた。］　(A2:98)

11世紀初頭
■イスラム世界の医師アリ・ベン・イサ、眼病に関する教科書を著す。［ギリシャ医学に学びながら、臨床経験に基づいて発展させ、手術に関しても詳細に記述した。眼病に関して現存する最古の資料となっている。同時代にエジプトで活躍したアマール・ベン・アリ・アル・マウシリも『眼病選集』という著作を残した。］(A2:98-9)

1013
■西アラビア世界（現在のスペインなど）の著名な医師アブル・カシム没。［彼が著した『アル・タスリフ（認可）』という3巻の医学全書は、主に外科を詳しく扱い、パウロスに依拠して独自の見解を加えている。3巻のうち1巻がギリシャやアラビア世界で多用されていた烙鉄による外科手術に当てられている。］［アブル・カシムは、A5:77 では、コルドヴァのアブルカシス（Abulcasis）］　（関連：642）(A2:102)

1037
■イスラム医学界の最高峰とされたイブン・シーナ（ラテン語名：アヴィケンナ）没（生年は 980）。［医師と同時に哲学者・政治家でもあった。哲学、自然科学、医学に関する多くの論文を書き、代表的著作『医学典範』（『医学の正典』）5巻は、理論と臨床に関するあらゆる分野を体系的にまとめた画期的な医学書として、ヨーロッパでは 17 世紀まで、イスラム世界ではそれ以後も影響を与え続けた。イブン・シーナの医学知識は主にアリストテレスとガレノスに基づいている。］(A2:99-100、A3:39)

1045
■中国の北宋で人体解剖図『欧希範五臓図』が作られる。［処刑された反逆者の解剖によった。］　（A3:52）

1050頃
■イタリアのサレルノでギリシャ医学復活の兆しが現れる。　（A1:73）

1060頃
■イタリアでコンスタンティヌス（「アフリカ出身のコンスタンティヌス」とも呼ばれる）が活動を始める。［北アフリカのカルタゴで 1020 に生まれ、各地を旅してアラビア医学の知識を得た。この年頃、イタリアへ渡り、アラビア語からラテン語への翻訳によって、アラビア医学の知識をイタリアへ伝えた。1075 からサレルノに住む貴族に仕えるようになったと伝えられ、1076 にモンテ・カシーノの修道院に移った。そこで、著作と翻訳活動に専念し、1087 に没した。代表的著作『医学全書』は、アリ・イブン・アル・アバスの『王書』理論、臨床各 10 巻のラテン語敷衍訳であり、このほかにイブン・アル・ジャザルの『旅行用医学書』、イサク・ユダエウスの食事療法、尿、熱病に関する論文、ヒポクラテス、ガレノスの著作、テオフィロスとフィルアレートス共著の『脈拍論』などの翻訳を行った。これらの訳業は、ギリシャ医学、アラビア医学を伝えることによってヨーロッパの医学に大きな影響を与え、のちにパリでは『医学書』と呼ばれて、13 〜 14 世紀には指定教科書になった。］　（A2:120-2）

1080頃
■イタリアのサレルノで、この頃からガレノスの医学の復活への動きが始まる。［コンスタンチノープルとの接触によると考えられている。］　（A1:73）

1087
■イタリアで、コンスタンティヌス没（生年は 1020）。　（関連：1060 頃）（A2:120-1）

1096
■十字軍の遠征が始まる。　（B97:105）

11世紀後半
■ヨーロッパで、ラテン語『薬草詩』（『マーケル・フロリドゥス』）が成立。［77 章 2269 行から成る］　（A2:115）

11世紀末
■ドイツ各地の司教公館で、アダマトゥスというサレルノの医師が活躍と伝えられている。　（A2:115）

1113
■中国の楊介、解剖書『存真環中図』を作成。［『欧希範五臓図』やその後に作られた解剖図などをまとめたもので、原本は残されていないが、鎌倉時代の『頓医抄』（1302）にその日本語訳とみられる文章と図がある。］　（A3:52）

1130頃
■アラブ支配下のスペインのトレドで、『伝アリストテレス書簡』（『アリストテレスがアルクサンドロス大王に宛てた食事療法に関する書簡』）がアラビア語からラテン語に翻訳される。［以後、これを模した養生訓が多く書かれた。］　（A2:159）

1136
■ビザンツ皇帝ヨアニス 2 世によって、コンスタンチノープルにパントクラトール病院設立される。　（A1:70, 209）

12世紀前半
■フランスのモンペリエの医学校を訪れ

たドイツの聖職者たちが、その学問水準の高さを報告。［モンペリエは、南仏のスペインに近いところにあり、高い学問水準は、イスラム・ユダヤ文化の影響を受けたことが一因ではないかと考えられている。］　（A2:141）

12世紀半ば頃
■イタリアのサレルノの臨床医の著作をまとめた『病気治療論』が完成。（A2:124）

1158
■イタリアのボローニャに大学が設立される。［法律専門学校として発足し、12世紀末頃から医学研究も行うようになり、13世紀に入ってから注目されるようになった。］　（A2:151、A3:47、A5:81 によると、ボローニャには、1156 頃、すでに組織立った医学校が存在していた。）

1160頃
■シリアに侵略したトルコ人、ヌラディンによって、ダマスカスにヌリ病院が建てられる。　（A2:104）

1170頃
■フガルディ，ルッジェーロ（イタリア）、外科教科書を著す。［ルッジェーロは、サレルノの医学校で教えていた。この教科書は、身体の全個所を扱っており、それぞれ 20 〜 50 の章がある全4部で構成された。包帯による手当や手術の経験が土台になっている。この教科書に『ルッジェーロ注釈集』がつくられ、写本が書き写されるたびに内容が豊富になっていった。増補改訂は、サレルノだけでなく、他の都市でも進められた。］　（A2:131-2）

1179
■ドイツ最初の女医といわれるヒルデガルト（フォン・ビンゲン）没（生年は

1098）。［ライン河畔ビンゲンのベネディクト派尼僧。『フィジカ』と『病因と治療』を著し、医学、栄養学、博物学にすぐれた業績を残した。著作の内容は、イタリアのアフリカ出身医師コンスタンティヌスらの影響を受けている。］　（A2:115、A3:41）

1180頃
■ロジャー（イタリアの初期のサレルノ医学校外科教師）、この年頃著した『実際外科学』で、甲状腺腫の治療に焼いた海綿や海草の灰が有効であると述べる。［灰に含まれるヨウ素が有効であったと考えられるが、ヨウ素の発見は 19 世紀になってから。］　（A7:522）
■コルベイユ、ジル・ド（フランス）、イタリアのサレルノで教育を受け、この年頃、その心酔者となってフランスに戻る。　（A2:141）

1187
■ゲラルド（イタリア）没。［クレモナ出身で、1170 頃までにスペインへ行き、トレドで翻訳活動の中心になった。彼と弟子たちがアラビア語から翻訳したものとして、フナイン（ヨハニティウス）がギリシャ語からアラビア語に翻訳したガレノスの論文、ペルシャのラーゼスの著作、ヤフヤ・イブン・セラピュン（セラピオン）の抄録、アリ・イブン・リドウァンの『ガレノス医学論注釈』、アヴィケンナの『医学典範』、アブル・カシムの『外科学』などがある。］　（A2:136-7）

1190
■この年頃までに、イタリアで活動したアフリカ人コンスタンティヌスによるアラビア語医学書がラテン語に翻訳され、サレルノにおけるガレヌスの復活に寄与。（A1:73）

1194
■ブルグンディオ（イタリア）没。［ピサ出身。ネメシウスの『生理学』、ヒポクラテスの『箴言集』、ガレノスの『食事療法』、『脈拍論』、『治療論』などを外交、商業の経験から得たギリシャ語の知識を使って翻訳した。］　(A2:170)

1198
■イブン・ルシュド（別名：アヴェロエス、イスラム世界の医師）没。［モロッコで王の侍医などを勤め、治療に関する『医学原論』を書いた。アリストテレスの注釈家として哲学史に大きな影響を与えた。］　(A2:102)

1200頃
■リカルドゥス・アングリクス（英国）、パリ大学で講義を始める。［オックスフォードで教育を受けた後、各地を転々とし、パリ大学では教師を務め、パリ大学の評判を高めた。1220代に英国に戻り、1252に没。パリ大学でコンスタンティヌスの『医学書』を解説した講義録の写本が現代まで伝えられている。ほかにも解剖論、予後的症候論、尿論、瀉血論、緩下剤論など著作は多岐にわたった。『ガレノスの医学』は、解剖学の教科書として、13世紀を通じて最も広く利用された。］
(A2:144, 147, 148, 150)

1204
■十字軍によってコンスタンチノープル陥落。［これを契機として、西欧にコンスタンチノープルの病院を模倣した病院が作られるようになった。］　(A1:69-71)

1211
■ウーゴ（イタリア）、ボローニャに招聘され、市の外科医となる。［ルッカの貴族の家系の外科医で、アルコール包帯が化膿を防ぐことを発見した。ボローニャ

では、法律の専門家としての職責も果たし、軍医として十字軍遠征にも参加。1221にボローニャに戻って30年以上、医師として働いた。］（関連：1298）(A2:137-8)

1214
■【国内】臨済宗を我が国に伝えた僧、栄西、『喫茶養生記』全2巻を著す。［本書で茶の医学的効能、宋の医学思想、仏教思想などに基づいた医学観を述べた。］
(A3:55)

1215
■ヨーロッパで、第4回ラテラノ会議により、教会、牧師が医療を手掛けることが禁止される。［宗教は魂を救い、医療は医師によって行われるという区分けになった。］　(A1:88)

1220
■フランスのモンペリエの医学校で規約が作られる。［1240に、さらに細かい補足が加えられ、司教と学長が対等の地位にされた。また、学位として得業士、学士、修士、博士が区別され、1230以降は教授2名による検定試験での合格が開業の条件とされた。］　(A2:142)

1225
■この年頃、ヨーロッパに1万9000のハンセン病施設があったとみられている。(A1:210)

1230～1240頃
■ロランド（イタリア、ボローニア大学の外科医）、『ルッジェーロ注釈集』に改訂を加えて『ロランド注釈集』をつくる。［13世紀半ばには、さらに大家が注釈を加えた『四大家注釈集』がつくられた。］
（関連：1170頃）　(A2:132)

1240頃

■カルディナーリス（フランス、モンペリエ医学校教授）、ヒポクラテスの『箴言』の注釈を書く。　(A2:142)

1247
■宋慈（中国・南宋）、法医学書『洗冤録（せんえんろく）』を著す。　(A3:51)
■ロンドンにベツレヘム病院が創設される。[15世紀までに精神病専門の病院になる。]（関連：1389）　(A1:287、A7:496)

1248
■イブン・アル・バイタル（イスラム世界、薬剤研究に貢献）没。[アラビア医学者は、ショウノウ、ジャコウ、センナ（緩下剤）、タマリンド（緩下剤）などを発見。]　(A2:103)

1250頃
■ギリベルトゥス（フランス、モンペリエ医学校学長を務めた医師）、ジル・ド・コルベイユの著作や『旅行用医学書』（イブン・アル・ジャザル著、コンスタンティヌス訳）の解説書を書く。　(A2:142)

1252
■ブルーノ（イタリア）、パドヴァで『大外科学』を出版。[本書は、アヴィケンナやアブル・カシムの影響を受けている。]　(A2:138-9)

1260頃
■アルデロッティ、タデオ（イタリア、スコラ哲学的医学を代表する医師）、ボローニャで教え始める。[スコラ哲学的医学は、13世紀後半のボローニアとパドヴァで主流をなしていた。アルデロッティは、ボローニャでは、ヒポクラテスやガレノスの著作を解説。そのほかに、『伝アリストテレス書簡』にならった『養生訓』、156項目でなる観察の記録『対診録』も残した。酒精（アルコール）に関する論文で

は、史上初めて正確な冷却法を紹介した。ギリエルモ・コルヴィら有名になった弟子が多数いる。]　（関連：1130頃）　(A2:152-4)
■ヴィルヘルム（フランドル地方出身、ドミニコ派修道士、のちにコリント大司教）、アリストテレスの動物の器官に関する論文をギリシャ語から翻訳。[1277にはガレノスの栄養素に関する論文、さらにその後、伝ヒポクラテス作『月の運行による病気の予知』を翻訳した。]　(A2:170-1)

1262
■エルサレムにあった十字軍のヨハネ騎士団の病院に勤務医がいたことが、この年の病院規約から明らかにされている。　(A2:186)

1273
■イブン・アブ・ウサイビア（イスラム世界の医師）没。[ギリシャ、シリア、アラビア、インドの医師の生涯と業績を記録した伝記を著した。]　(A2:104)

1275
■ギリエルモ・ダ・サリチェート（イタリア）、『外科学論』を著す。[ボローニャで臨床医・大学教師として活躍し、1275にヴェローナ市に招聘された。『健康と治療』は、医学全般にわたる大著で、外科学が重要な位置を占めているが、食事療法や内科についても記述。]　(A2:139)

1276
■ユリアーニ、ペトルス（ポルトガル出身の医師）、ヨハネ21世として法王になる。[モンペリエとパリの両大学で学び、教師も務めたのち1274にピサに移り、長期間、医師・教師として働いたのちローマに住んだ。ローマでは、広く親しまれた『貧者の宝』を著した。法王在位期

間はわずか数カ月間だった。〕（A2:147）

1279
■ファラジ・イブン・サリム（イタリア
のサレルノで教育を受けたユダヤ人医
師）、ラーゼスの『医学宝庫』をアラビア
語からラテン語に翻訳し、ヨーロッパ中
世の医学に大きな影響を与える。　（関
連：923）　（A2:137）

1282頃
■ゴルドン，ベルナール（フランス）、
モンペリエ医学校で教え始める（1318頃
没）。〔アルナルドと並んで、モンペリエ
の最盛期を代表する医師の1人。『熱病時
の食事療法』（1294）、『病気治療法』
（1299）、内科学の大著『医術の百合』
（1303）、中世の血液学（瀉血、尿論、脈
拍論、長寿法）の集大成（1308）などの
著作がある。〕（関連：1289）　（A2:143-4）

1283
■エジプトのカイロに病院が建てられ
る。　（A2:104）

1288
■イブン・アンナフィース（シリアのダ
マスカスとエジプトのカイロで活動した
医師）没。〔ガレノスの見解に疑問を呈し、
右心室から左心室への血液の流れは、心
室中隔を通らず、肺動脈、肺、肺静脈を
通ると考えた。その見解は、1924に発掘
された。セルベトの『キリスト教復興論』
の中に、類似した見解が述べられている。〕
（関連：1553）　（A5:123）

1289
■アルナルド（スペイン）、フランスの
モンペリエ医学校で、教育と診療に従事
し始める。〔1299までの10年間、モン
ペリエで教育と診療を続け、モンペリエ
の最盛期を代表する医師の1人とされる。

著作として、医師のための宗教哲学的教
典である『永遠の真理に基づく箴言集』、
内科的治療を広範囲にわたって述べた『要
覧』がある。〕　（A2:143）

1296
■ランフランコ（イタリア）、フランス
で、『外科学全書』を完成させる。〔イタ
リアのミラノの貴族の系の外科医で、
ボローニャの医師ギリエルモの指導の元
で大きな成果を挙げ、ミラノに戻って活
動していたが、家族が政争に巻き込まれ、
追放されてフランスに渡った。リヨンを
経て1295にパリに移った。〕　（関連：
1275）　（A2:139-140）

1298
■テオドリコ（イタリアの聖職者・外科
医）没。〔ウーゴの息子で、先駆者の方法
に父と彼自身の経験を加えて4巻から成
る外科学教科書を著した。〕　（関連：
1211）　（A2:138）

14世紀初頭
■フランスで、サン・コーム学院という
外科医師同盟が、臨床・教育両面で有力
な存在になる。〔13世紀に成立。有力な
存在にした功労者はランフランコと彼に
パリで活躍の場を与えたジャン・ピター
ル、モンドビルら。パリ大学とサン・コー
ム学院は名声と影響力をめぐって対立
していた。〕（関連：1296）　（A2:148）

1300頃
■アジアで、ペストが猛威。　（A1:28）

1302
■【国内】この年頃までに、梶原性全に
よって、『頓医抄』全30巻が作られる。
〔宋医学の長所をとって体系を組み立て、
自己の経験を加えたもの。第44巻に北
宋末期のものに基づいた人体解剖図。〕

(A3:55-6)

1303

■シモン（イタリア・ジェノヴァ）没。［数多く存在する処方集や単純薬剤論を整理し、ギリシャ、ローマ、オリエントから伝わる薬草を厳密に再確認することを意図した『治療の鍵』（『医学用語同義語集』とも呼ばれた）を著した。アラビア語、ギリシャ語、ラテン語の文献に記載されている薬草名を、広範囲にわたる旅行で確認した上で書かれ、引用した著書に関しても正確に記録］　（A2:156）

■【国内】　鎌倉の極楽寺を創建した良観房忍性が死去。［極楽寺には病人を救うための施設がもうけられ、20年間に5万7000余人が収容されたといわれている。］（A3:56）

1306頃

■モンディーノ（モンディヌス）（イタリア・ボローニャ大学）によって、この頃までに、人体解剖が行われるようになった。（関連：1316）（A2:160、A5:83）

1308

■ニコラ・ディ・デオプレピオ（イタリア・レッジョ）、この年から1343にかけて、ナポリのアンジュー家の依頼を受けて、ヒポクラテスやガレノスの多数のギリシャ語写本を翻訳。　（A2:171）

■中国で、『洗冤録』の流れをくむ法医学書『無冤録』ができる。［のちに朝鮮、日本にも伝わり、法医学的な検屍の方法を進歩させた。］　（A3:52）

1313

■アルマンゴー（フランス・モンペリエ医学校）、この年までに没。［ユダヤ人プロファティウスの協力を得て、偽ガレノス、アヴィケンナなどの論文などを翻訳した。モンペリエから追放されてスペイ

ンへ渡っていた。］　（A2:142）

1315

■ピエトロ（イタリア・アバーノ）没。［13世紀から14世紀にかけて、パドヴァ大学はピエトロによって名声を得た。著書『医学と哲学の調和』は、スコラ哲学的医学の特質を示し、物理学的、解剖学的、医学的にみて深い洞察が多く含まれているとされる。当時、脚光を浴びていた占星術（医数学）にも関心を持った。弟子に、アヴィケンナの解説書を書いたジェンティーレ・ディ・ジェンティリ（1348没）らがいる］　（A2:155）

■【国内】　梶原性全によって、『万安方』全50巻が作られた。［のちに増補されて62巻］　（A3:56）

1316

■モンディーノ（イタリア・ボローニャ大学の医師）、『解剖学』を著す。［ボローニャ大学では、初の人体解剖が実施された。本書は、ヨーロッパで長く用いられた。15世紀になると、シエナ、フェッラーラ、パビアなど、イタリア各地の医師によって解剖書が書かれた。］（A2:160-3、A3:47）

1341

■ジェンティーレ・ダ・フォリーニョ（イタリア・パドヴァ）、人体に胆石を発見。（F2:612）

■イタリア・パドヴァ大学で死体解剖。［ジェンティーレ・ディ・ジェンティリらが参加］（関連：1315）　（A2:163）

1347

■ヨーロッパで、ペストが流行。［1346にクリミアのカッファ港からヨーロッパへ伝播、1347までにコンスタンチノープル、キプロス、ヴェネチア、シチリアなどへ侵入。1348には英国に達した。1347

から 1350 までにヨーロッパ人口の約 4
分の 1 に当たる約 2000 万人が死亡した
と考えられている。] （A1:28, 79、A7:489）

1348
■パリ大学医学部、市当局の要請を受け
て、ペストに関する規則を定める。
（A2:159）

1350
■南イタリアのギリシャ人、ニッコロ・
ダ・レッジョによって翻訳されたガレノ
スの医学書が、この年頃までに広まる。
（A1:73、A2:171 ではレッジョ出身のニ
コラ・ディ・デオプレピオ）

1352
■イタリアで、詩人・文人のペトラルカ
が、激しい医師、医学批判の書『ある医
師に対する攻撃』を著す。［医師の態度に
対する批判、医学の方法に対する批判だ
けでなく、ガレノスの否定、アラビア文
明に対する排斥的態度を含んでいた。]
（A2:171-2）

1359
■イタリア・パドヴァ大学のピエトロの
弟子で、薬物の性質を論じた『単純薬剤
論』を著して"パドヴァの薬剤師"とも
呼ばれたジャコモ・ディ・ドンディ没。
（関連：1315）　（A2:155）

1360
■【国内】　この年頃、僧有隣、『福田
方』全 12 巻を著す。［宋の『和剤局方』
などに準拠、疾病を 12 類に分けて、原
因、症候、診断、予後、治療法を述べて
いる。]　（A3:57）

1363
■ショリアク，ギイ・ド（フランス）、『外
科論集（Chirurgia magna）』を著す。［中

世フランス最高の外科医といわれ、モン
ペリエ医学校やボローニャ大学で教育を
受け、モンペリエ医学校で教えた。自身
の臨床経験とヨーロッパ、アラビアの外
科学文献を踏まえている。]　（A2:145、
A5:84-5）

1369
■【国内】竹田昌慶、明に留学、医方を
学ぶ。［のちに多数の医書と針灸用の銅人
形を持って帰国、天皇の侍医となった。]
（A3:57）

1370
■ショリアク，ギイ・ド（フランス）没。
（A3:42-3、A2:145 では没年は 1368）

1377
■クロアチアのドゥブロヴニクにペスト
患者の施設が作られる。［ペスト患者の病
院として初の記載例。また、衛生委員会
によって検疫が行われる]　（A1:79, 210）
■フランス・モンペリエ医学校で、人体
解剖が合法化される。　（A3:48）

1383
■フランス・マルセーユにペスト患者の
施設が作られる。　（A1:210）

1389
■ロンドンのベツレヘム病院、精神病患
者を受け入れ。［手かせ、鉄の鎖などを備
品に加えていることから、精神病患者の
受け入れが示唆される。その後、有名な
精神病の専門施設となった。]　（A1:287、
A7:496）

1415
■ポルトガルのフィリッパ女王、ペスト
で死亡。　（A1:27）

1423

■ イタリア・ヴェネチアにペストの施設が作られる。[1468 に 2 番目の施設が作られた] 　(A1:210)

■ アウリスパ（イタリア）、東方から多数の医学写本を収集して帰国。[かつてジョヴァンニ・ノート・シチリアーノという名で、ボローニャで教育・著述活動、1398 にペスト論を書いた。]　　(A2:172)

1452

■ ドイツ・レーゲンスブルクで助産婦条例が出される。[この頃、ドイツでは助産婦に関する改革が進められ、市医に指導をゆだねる都市も現れた。]　　(A2:215)

1453

■ コンスタンチノープル、オスマン帝国によって陥落、ビザンツ帝国が滅亡。
　(B97:141)

1455

■ グーテンベルク（ドイツ）、この頃、金属活字と印刷機を発明。　　(B97:141)

1456

■ 初めて印刷された医学文献として、瀉血や下剤処置に適した日を記入した 1457 の暦が、ドイツのマインツで発行された。[パラケルススは、1527 に、科学的根拠を欠くこのような暦を激しく非難した。]
　(A2:174-6)

1469

■ 古代ギリシャの博物学者プリニウスの『博物誌』が印刷出版される。(A2: 176)

1471

■ イタリア・ヴェネチアで『大マースエの薬物書』、アブル・カシムの『下僕の書』、サレルノで書かれた『ニコラウスの処方集』が、印刷出版される。　　(A2:176)

1472

■ グラディ, マテオ・フェラーリ・ダ（イタリア・パヴィア）の治療論が、ミラノで印刷出版される。[ラーゼスの『マンスールの書』にならったもので、印刷は著者自身が行った。] (関連：923)　(A2:176)

■ ピエトロ（イタリア）の『医学と哲学の調和』が、イタリア・マントヴァで印刷出版される。(関連：1315) (A2:176)

■ アルデロッティ, タデオ（イタリア）の『養生訓』が、イタリア・ボローニャで印刷出版される。[ドイツ語版『健康維持の書』もアウグスブルクで印刷出版された。] (関連：1260 頃)　(A2:176)

■ アヴィケンナの『医学典範』が、イタリア・パドヴァで印刷出版される。[この年以降、多くの医学文献が印刷発行されるようになった。最初の数十年間はスコラ哲学的医学のものがほとんどを占め、当時の医学者が書いたものが出版される例は少なかった。その傾向は 16 世紀に入ってからも続いた。] (関連：1037)
(A2:176, 179-181)

■ バゲラルディ, パオロ（イタリア・ボローニャ大学教授）、『小児病』刊。[ラーゼスの小児病論を編集したもので、印刷出版された。] (関連：923)　(A2:176, A8:654)

1473

■ メトリンガー, バルトロメウス（ドイツ・アウグスブルクの医師）の『幼児健康書』、印刷出版。　(A2:176)

■ 大マースエのラテン語訳、セラピオンの単純薬剤論、アヴィケンナの『医学典範』新版、イタリア・ミラノで印刷出版。
(A2:176-7)

■ ＜新たに出版されたその他の医学文献＞ピエトロの『毒物論』、シモンの『治療の鍵』、カステロとジェンティーレの『入浴法』、デラ・トーレの『ヒポクラテス注

釈』。　（A2:177）

1474
■＜新たに出版された医学文献＞マタエウス・シルヴァティクスの『医学総論』、マンフレディの『養生訓』、ギリエルモ・ダ・サリチェートの『外科学』（イタリア語版）。ベンヴェヌート・グラフェオの『眼科論』、アルナルドの『養生訓』も、この年に出版されたと考えられている。
（A2:177）

1475
■＜新たに出版された医学文献＞アルナルドの『毒物識別法』、ピエトロによる伝アリストテレスの『諸問題集』の注釈、デラ・トーレの『医学全書注釈集』、ヴァレスクス・デ・タランタの『ペスト研究』、大マースエ全集、同イタリア語版、『サレルノ養生訓』、ギリエルモの『健康と治療』など。　（A2:177）

1476
■＜新たに出版された医学文献＞ジェンティーレの『アヴィケンナ注釈』、チェルミソーネおよびバルトロメオ・モンタニャーナの『対診録』、シラーヌス・デ・ニグリスの『マンスールの書の解説』など。
（A2:177-8）

1477
■バゲラルディ、パオロ（イタリア）の『小児の病気と治療法』刊。［小児科学の最初の教科書とされている。］　（A2:338）
■＜新たに出版された医学文献＞ジェンティーレの『アヴィケンナ注釈』（前年出版のものとは別）、オルトルフ『薬剤論』、『薬草詩（マーケル・フロリドゥス）』など。　（A2:178）

1478
■＜新たに出版された医学文献＞ソルド

ゥスの『ペスト論』、ディオスクリデスのラテン語訳、ケルススの『医術論』、ギ・ド・ショリアックの『大外科学』、マイモニデスの『養生訓』、モンディーノの『解剖学』、アルナルドの『ワインの書』など。
（A2:178-9）

1483
■伝アプレイウスの『薬草書』とテオフラストスの『植物学』が、テオドーロス・ガザ（ギリシャ人）の翻訳によって、イタリアで出版。　（A2:180）

1485
■英国で、著しい発汗を伴う病気が流行。［1508、1529、1551にも同じ症状の病気が流行、"イギリス発汗病（Sudor Anglicus）"と呼ばれた。インフルエンザと考えられている。］　（A2:185-6）

1486
■ドイツ・ニュールンベルクの病院で勤務医が誕生。［その後、1500にシュトラスブルク（ストラスブール）、1517にライプツィッヒ、1536にパリのオテル・デューで勤務医が登場］　（A2:186）

1489
■パウロスのラテン語訳が出版される。
（A2:180）
■フィチーノ、マルシリオ（イタリア・フィレンツェ）、『三種類の人生』第3巻を著す。［フィチーノは、フィレンツェのプラトン・アカデミーで指導的な地位にあった医師。ガレノスとプラトンをよりどころとし、特にプラトンの研究に力を注ぐ。医学に関する著作では、『ペスト論』と共に『三種類の人生』がよく知られ、その第1巻は学者の生活態度、第2巻では長寿の問題を取り上げ、第3巻ではガレノスやヒポクラテスを引用しながら占星術を取り入れた神秘的な医学について

述べている。］　（A2:188）

1490
■ガレノスの著作のラテン語訳全2巻、ヴェネチアで出版。　（A2:180）

1492
■コロンブスが大西洋を横断（第1回航海）、バハマ諸島に上陸。　（B97:147）
■この年から翌年にかけて、エルモラオ・バルバロ（イタリア・ヴェネチア）による『プリニウス校訂』が成立［精緻な写本研究によって、プリニウス写本に含まれていた何千もの誤りを文献学的な観点から訂正した。］　（A2:182-3）
■レオニチェーノ（イタリア・フェラーラ大学教授）が、この年以降、『プリニウスおよびその他の人々の医学的誤謬』全4巻を出版。［テオフラストスやディオスクリデスの研究や自身の自然観察に基づいて、アヴィケンナ、セラピオン、シモン、シルヴァティクス、プリニウスにみられる誤りを指摘。］　（A2:183）
■スペインによるグラナダ征服のさなかにチフスが発生　（A1:36）

1493
■パラケルスス（本名：テオフラスト・（フィリップ）ボンバスト・フォン・ホーエンハイム）、スイスのアインジーデルンで生まれる。［1511にウィーンで大学得業士となり、1513にイタリアのフェラーラ大学に留学、1515に博士号を得たのではないかと考えられている。その後、イタリア諸都市、ヨーロッパ各地を遍歴し、1524にザルツブルクにしばらく定住した。］（関連：1527）　（A2:191-2、A5:105-6、B10:379-84）
■この年から翌年にかけての時期に、イタリア・ナポリ王国で梅毒が発生。［フランスのシャルル八世のナポリ包囲のとき］（A1:35、A3:201）

■コロンブスの第2回航海、西インド諸島のイスパニョーラ島入植が始まる。（B97:147）
■西インド諸島のイスパニョーラ島でブタインフルエンザが流行　（A1:32）

1495
■梅毒の治療薬として、水銀が使われるようになる。　（A8:691）
■ドイツ、北イタリアで、梅毒が猛威。（A2:184）
■イタリアで、ジョヴァンニ・ピコ・デラ・ミランドラ候による『占星術批判』が出版される。　（A2:188）

1497
■ブルンシュウィッヒ，ヒエロニムス（ドイツ）、『創傷外科学書』刊。［軍陣外科の最初の論文とされる。これより前の1460に、ハインリヒ・フォン・フォルスポウント（ドイツ・バイエルンの外科医）が、軍陣外科の著作を著したが、19世紀になるまで出版されなかった。］　（A5:185）

1498
■ドイツ・ニュールンベルクにペスト患者の病院が作られる。［のちのペストの病院のモデルとされた。］　（A1:210）
■イタリアで、『フィレンツェ調剤手引き書』の初版として、『新しい調剤手引き書』が刊行される。［近代的な意味での最初の薬局方とされる。］　（A8:674）

1500
■ヤーコブ・ヌーファー（スイス・屠畜業者）、妻に帝王切開を行い成功。（A2:217）

1501 — 1700

1505
■中国で、この年頃、梅毒（広東瘡、楊梅瘡）が発生。　（A3:202）

1507
■ベニヴィエーニ，アントニオ・ディ・パオロ（イタリア・人文主義的医師、1502没）の『疾病のかくれた原因について』刊。[死後刊のこの著書で、症状、診断、治療について論じ、20回にわたる検死の成果も入れて、批判的、実証的精神を発揮。10例の自験剖検例を含む100例以上の臨床記録。ベニヴィエーニは、病理学の創始者とされる。]　（A2:188、A8:631）

1512
■【国内】　関西で、梅毒（唐瘡、琉球瘡）が発生。　（A3:203）

1513
■レオナルド・ダ・ヴィンチ（イタリア）、心臓のスケッチに付して心房中隔欠損の存在を記述。[ダ・ヴィンチは、芸術家であると同時に科学者でもあった。ガレノスの理論を理論を確かめたいと思って解剖学に興味を抱いたが、実際に解剖を行ってからは、独自の判断を下すようになった。数百枚に及ぶ解剖図を残したが、筋肉の働き、心臓弁の構造、血液の流れと水圧の関係なども研究した。脳室の構造は凝固剤を注入して解剖し、研究した。]　（F3:900、A2:198）
■【国内】　梅毒、関東に伝播。　（A3:203）

1514
■ヴィゴー，ジョヴァンニ・ダ（イタリア）、『簡明外科手術』刊。[ヴィゴーは、創傷の治療に焼きごてや沸騰した油を使う方法を始めたと考えられている。本書はローマで出版されたのち、多くの言語に翻訳され、版も重ねて広く影響を及ぼした。]　（A5:186）
■ヴェサリウス，アンドレアス（ベルギー）、ブリュッセルで、薬剤師の子として生まれる。[1533から1536までパリ、その後、ルーヴェン、パドヴァで学び、1537にラーゼスの『マンスールの書』第9巻のラテン語訳を出版、さらにパドヴァで医学士の学位を得ると同時に教授に就任。のちに神聖ローマ帝国皇帝カール5世ならびにスペイン国王フィリップ2世の侍医となった。ヴェサリウスは、ガレノスの解剖学の影響を受けていたが、人体構造を広範囲に扱った体系的な解剖学書『人体構造論』（1543）によって、近代解剖学を方法的に確立したとされる。]　（A1:155、A2:200-4、生年はA2:200では1515）

1515
■レスリン，エウカリウス（ドイツ）、『妊婦と助産婦のバラ園』刊。[ムスティオの『産婆問答集』に依拠、古代から伝わる胎位図で中世産科学の知識を伝えた。ラテン語のほか各国語に翻訳されて版を重ねた。]　（A2:215）

1517
■ゲルスドルフ，ハンス・フォン（ドイツ）、『創傷外科の野外手引き書』刊。[ゲルスドルフは軍医。本書は創傷外科の方法を述べた本として有名。]　（A5:185）

1518
■フリーゼン，ラウレンティウス（フランス）、『薬剤の鏡』刊。[本書に収載されている脳の解剖図には、脳回と視束交叉が認められる。]　（A6:243）
■カルピ，ベレンガリオ・ダ（イタリア）、

『開頭術論』を出版。［手術器具の挿絵も添えて、詳細に紹介した。］（関連：1589）（A2:211、A6:243）
■痘瘡がカリブ海に伝播。　（A1:31）

1519
■レオナルド・ダ・ヴィンチ（イタリア）没。［ダ・ヴィンチは、30 体以上の死体で数十年間、解剖学の研究を行い、数百枚に及ぶ解剖図を残した。］　（A2:198）

1522
■サント，マリアーノ（イタリア）、ローマで、『膀胱結石手術に関する黄金の書』を出版。［サントの「大仕掛けのマリアーノ式結石手術法」は、大きな進歩をもたらしたとされている。］　（A2:210）
■カルピ，ベレンガリオ・ダ（イタリア）、『人体解剖学綱要（Isagogae breves）』刊。［虫垂、胸腺、披裂軟骨、心臓の弁を初めて記載。脳については、脳室、脈絡叢、松果体を記載。］　（A6:243）

1525
■パラケルスス（スイス）、当時の文献中心的な医学研究を批判。［書物の研究の時代は過ぎ、「事実を追求せよ」が医師の合い言葉にならなければならないと述べた。］（関連：1493）　（A2:173-4）
■『ヒポクラテス全集』のラテン語訳、出版。　（A2:180）
■ガレノスの著作（ギリシャ語）全 5 巻、ヴェネチアで出版される。　（A2:180）

1526
■『ヒポクラテス全集』のギリシャ語版、ヴェネチアで出版。［『ヒポクラテス全集』の最初の版本］　（A2:180、B9:199）
■パラケルスス（スイス）、バーゼルの出版人、ヨハネス・フローベン（フロベニウス）を診療し、知り合う。［フロベニウスは、当時のヨーロッパに広がる人文主義的潮流の中心にいる出版人だった。1518 には、オックスフォードのトーマス・モアの『ユートピア』を、エラスムスの序文、ハンス・ホルバインの装画で出版。フロベニウスを通じてパラケルススはエラスムス、バーゼルのもう 1 人の有力な出版人ヨハネス・アメルバッハの子でバーゼル大学法学部教授のボスファチウス・アメルバッハとも知り合った。］（関連：1493）（B10:172-3,176-8）

1527
■パラケルスス、バーゼル大学教授兼市医に招かれて、バーゼルに住む。［パラケルススは、フロベニウスやエラスムスらを通じてバーゼルに招かれた。その年の6 月 4 日、聖ヨハネの日に市の広場で、マルチン・ルターが大勅書を燃やしたようにアヴィケンナの医書『医学典範』などを燃やし（アヴィケンナ焚書事件）、ヨーロッパで主流となっていた文献的医学を否定する態度を示した。夏学期講義では、薬理学と薬剤処方の問題を取り上げ、植物種 62 種と鉱物系薬剤多数を病理学と治療学の問題に対応させた。夏期講習では、下剤処置と瀉血、脈検および尿検、『ヒポクラテス箴言集』、『薬草誌（マーケル・フロリドゥス）』などの講義も行い、さらに、これまで取り上げられていなかった外科学についての講義も行った。しかし、大学当局者や市当局者教会との軋轢が増し、さらに市の有力な聖職者の治療費をめぐる裁判に敗れて逆に告訴され、1528 夏に市を去った。各地を旅しながら診療と化学実験を行い、1529 にニュールンベルクで梅毒治療に関する研究書を出版、その後、鉱山病、ペストなどの研究書も書き、1536 にアウグスブルクで外傷とその治療法を論じた『大外科学』を出版。その間、出版に対する弾圧も受けた。金属や化学的調剤法でも成果を挙げ、アンチモン、ヒ素、銅、鉄、鉛、アヘンチ

ンキなどを治療に使った。主成分だけを抽出した秘薬やエキスをつくったのは彼が初めてとされる。また、木材の燃焼に空気が必要なことに気付き、生命にも空気が必要であると主張した。1541 にザルツブルクで死亡。〕（関連：1493、1525）（ A1:248-52、 A2:191-7、 B10:184, 187-200, 387-9）

1528
■【国内】 阿佐井野宗瑞、明の熊均（ゆうきん）の『医書大全』全 24 巻を翻刻。〔日本最初の医書出版。阿佐井野宗瑞は堺の医者。〕 （A3:58）

1530
■フックス、レオンハルト（ドイツ）、この年と 1533 に、ガレノス医学を激しく批判。〔フックスは、当時しだいに台頭しつつあった新ガレノス主義の推進者。ガレノスの理解者であったアヴィケンナの権威をヨーロッパ医学から拭い去ろうとしていた。〕 （A2:188）
■フリース、ローレンツ（フランス）、『アヴィケンナ擁護論』を発表。〔当時、ヨーロッパでは、大きな影響を及ぼしていたアヴィケンナの医学に対して批判が高まっていた。〕 （A2:189）
■フラカストロ、ジロラーモ（イタリア）、『梅毒あるいはフランス病』で、人間の接触によって病気の種が播かれるとする病気の伝染説を唱える。〔それまで、ヨーロッパで流行し、痘瘡、フランス病、スペイン病など様々な病名で呼ばれていた性病をシフィリス（Syphilis、梅毒）と命名。〕 （A1:102、A5:111）
■ブルンフェルス、オットー（ドイツ）、『植物誌』（ラテン語）刊。 （A5:109）

1531
■ヴィンター（ドイツ・アンダーナッハ生まれ）、『解剖学』全 9 巻などを含むガ

レノスのラテン語版著作集をバーゼルで出版。 （A2:84）

1535
■英国で、看護修道院の解体が始まる。〔16 世紀には、病者の看護を行う教団がヨーロッパ各地にできていた。英国では看護修道院の解体により、看護施設や看護体制に欠陥が生じた。〕 （A8:703-4）

1536
■ドリアンデル、ヨハネス（ドイツ）、『ヒト頭部の解剖学』刊。〔解剖に基づくと考えられているが、図は粗雑で、脳の構造についての知識は限られていることを示している。〕 （A6:243）

1537
■ローマ法王クレメント 7 世、解剖の教育を認める。 （A1:154）
■ヴェサリウス、アンドレアス（イタリア）、パドヴァ大学の解剖学・外科教授に就任。 （A2:200、A3:61）

1538
■ヴェサリウス、アンドレアス（イタリア）、ヴェネチアで 3 枚の骨格図と 3 枚の内臓および脈管図から成る『六種解剖図（Tabulae anatomicae sex）』を出版。〔パドヴァ大学の解剖学講義の教材として作成、自己観察に基づいたものと、ガレノスの解剖学を誤謬を含めて踏襲しているものとが混在。〕 （A2:201-2、A5:95）

1539
■ヴェサリウス、アンドレアス（イタリア）、ヴェネチアで出版予定のラテン語版ガレノス全集の解剖学の部分を翻訳。（A2:202）
■ボック、ヒエロニムス（ドイツ）、ドイツ語の植物誌を刊行。 （A5:109）

1540

■ロンドンの理髪師外科医組合、議会で承認される。　(A1:221)

■ホアン・ルイス・ビーベス（スペイン）没。［エラスムスの友人。著作に、精神病者に対する人道的な治療を示唆した記述として最初のものがみられる。］（A7:496）

■ヴェサリウス、アンドレアス（イタリア）、ボローニア大学の客員に招かれる。（A2:202）

1542

■フックス、レオンハルト（ドイツ）の『植物誌』刊行。［ドイツでは、この時代に医師によって自国の植物がよく研究され、高い水準の木版技術などとあいまって優れた研究書が出版された。フックスのほかに、優れた研究書や挿絵を残したドイツ人としてオットー・ブルンフェルス、ヒエロニムス・ボック、ヴァレリウス・コルドゥス、コンラット・ゲスナーらがおり、オランダのレンバート・ドドエンス、シャルル・ド・レクリューズ、デ・ロベール、フランスのリヨンのジャック・ダルシャンも優れた業績を残した。］　　（関連：1574、1530、1539）（A2:183-4、A5:109）

1543

■コペルニクス、『天体の回転について』刊　(A3:62)

■ヴェサリウス、アンドレアス（イタリア）、『人体構造論』全7巻（略して『ファブリカ』と呼ばれる）をバーゼルで出版。同年、『エピトーメ』と呼ばれる要約解剖書も出版。［精細な図版を入れた画期的な解剖学書。1555の第2版では、心臓における血液の流れに関するガレノスの考え方に疑問を呈するなど、第1版の記述を変えている。］　　(A1:155、156、A2:202、A3:62、A5:95、97)

■ヴェサリウス、アンドレアス（イタリア）、動物を開胸し、気管切開口から送気することにより、生存が持続することを実証。　(F6:1677)

■【国内】　種子島にポルトガル商船が来て、鉄砲伝来。　(A3:59)

1544

■『ヒポクラテス全集』ラテン語版が、パリで、イタリア人ギド・ギディ（ラテン語名：ウィドゥス・ウィディウス）によって出版された。［アンブロワーズ・パレは、骨折や脱臼の治療に関して、この全集を利用したとされている。］（A2:214-5）

■ピエトロ・アンドレア・マッティオリー（イタリア、シエナの医師）、ディオスコリデスの薬物学書の注釈書を刊。［マッティオリーは、のちに皇帝マクシミリアン2世の主治医となった。］　　(A8:674)

1545

■トーマス・フェール（英国、医師・弁護士）、『小児についての本』刊。［他の書物の付録として刊行された小冊子。従来からの知識を使えるようにした本とされる。］　　(A8:654)

■パレ、アンブロワーズ（フランス）、論文『創傷の治療法』を発表。［卵黄、バラ油、テレピン油で作った軟膏を創傷治療に用いる方法を考案した。それまでは、熱した油による焼灼が行われていた。壊疽性の傷や化膿性の傷には熱した油による焼灼を行う必要があるが、銃創などには必ずしも必要ではなく、軟膏は、痛み、腫脹、炎症が少ないという利点があるとした。パレは、1510に生まれ、理髪師から身を起こし、パリに出て理髪外科医として病院に勤務し、医学部で解剖示説の執刀医に任ぜられた。その後、軍事遠征に同行することが多くなり、1552には王の外科医に任命された。その後、シャル

ル 9 世の筆頭侍医となり、フランス外科学会の最高峰にたった。]　(A1:206-7、A2:213-4)

■リュッフ、ヤーコブ（スイス・チューリッヒの截石術師）、『妊娠と出産』を刊行。　(A2:217)

■エティアンヌ、シャルル（フランス）、『人体局部の解剖について』刊。［図には虫様突起（虫垂）が示されており、胸腺、耳下腺、腸間膜リンパ節が記述される。脳解剖図からは、脳室とその連絡、脈絡叢、脳弓、視束交叉、下垂体、松果体について熟知し、脳神経の起始についてもかなりの知識があったことが示されている。脊髄における異常な空洞についても言及。]　(A6:244, 278)

■ロンドンで、ヴェサリウスの『エピトーメ』が、翻訳出版される。(A2:208)

1546
■フラカストロ、ジロラーモ（イタリア）、『接触感染と伝染病について』を刊行。［接触感染を、①単純な接触、②感染した事物の仲介による間接的な接触、③離れたところからの伝搬、の3種類に分類し、自己増殖能がある微小な物質の伝搬によると考えた。]　(A2:186、A5:110-1)

1547
■ブアード,A（英国）、リューマ(rheuma、体液説)と関節炎を結びつける。［体液がうっ滞すると関節腫脹がおよび発赤を来すとする説]　(F9:2663)

1549
■フォンタノン、デニス（フランス、モンペリエ医学校教授）、『内科疾患の治療に関する3巻』刊。［躁は体液の変化によると記載。]　(A1:281)

■【国内】　イエズス会宣教師、フランシスコ・ザビエル、日本を訪れ、布教。(A3:96)

1551
■ヴェサリウスの『エピトーメ』が、ドイツ・ニュールンベルクで翻訳出版される。(A2:208)

■医学教育における臨床重視の先駆的推進者とされるモンテ、ジョヴァンニ・バッティスタ・ダ（イタリア）没。［パドヴァのサン・フランチェスコ病院における彼の臨床講義には多くの聴講生が集まった。]　(A2:220)

1552
■カルダン、ジェローム（イタリア）、スコットランドのエジンバラへ呼ばれ、高位聖職者の喘息を治療。［食事、規則正しい体操と睡眠、羽根ぶとんの使用禁止などによって治療。]　(A7:428)

■キース、ジョン（英国）、『発汗病に対する助言』刊。［ケンブリッジで学んだ後、パドヴァで医学を学んだヴェサリウスの弟子。発汗病（イギリス発汗病、Sudor Anglicus）は発熱、頭痛、全身の痛み、大量の発汗を伴い、死亡することが多い急性疾患。1485に、ロンドンで発生し、1500代にも何度か流行した。インフルエンザの可能性が考えられている。]　(A8:739)

■パレ、アンブロワーズ（フランス）、戦傷者で動脈を結紮して四肢切断を行う手術を初めて実施。　(A3:69)

■マッジ、バルトロメオ（イタリア）、銃創を挫傷としてとらえた治療法を発表。(A2:211)

■フェリ、アルフォンソ（イタリア）、銃創を扱った外科書を刊行。［フェリは保存的治療を好んだ。]　(A5:186)

1553
■セルベト、ミゲル（セルウェトゥス、ミカエル）（スペインの神学者・医師）、『キリスト復興論』を著す。［肺循環について

の記述があり、血液が右心室から中隔を経て直接左心室に入ることは起こりえず、右心室から肺に至り、そこで鮮紅色に変わり、肺静脈を経て左心室に達すると述べられており、ハーヴェイの循環説（1628）の先駆けとなった。この著書で彼は異端者として追われ、ジュネーヴで火刑に処せられた。その著書も没収され焼かれたが、3冊が残った。］　（A1:158、A3:72-3、A5:123）

■ イングラッシャ、ジョヴァンニ・フィリッポ（イタリア）、水痘について記載。（A5:205-6）

1554
■ フェルネル、ジャン・フランソワーズ（フランス）、『医学総論』を著す。［生理学、病理学、治療を3大柱とし、少なくとも1世紀にわたって、医学総論の教科書となった。］　（A5:105）

1555
■ ヴェサリウス、アンドレアス（イタリア）、『人体構造論（ファブリカ）』の増補改訂版を出版。　（A2:202-3、A3:63）

1556
■ フランコ、ピエール（フランス）、『小論』刊。［フランコは遍歴医で、アンブロワーズ・パレと並ぶ、この時代の天才外科医。ヘルニア切開術を専門とし、截石手術、白内障手術、形成手術なども得意とした。］　（A2:212）

1557
■ 【国内】　ポルトガル人アルメイダ、豊後の府内（現在の大分）で、領主大友義鎮（宗麟）の庇護を受け、日本で初めての洋式病院を設立して診療。［その後、イエズス会で聖職者による医療行為が禁止されたため、病院を去り、伝道に専念した。病院は1586に、島津軍が府内を

占領した際に焼失。］　（A3:96-7）

1559
■ シュトローマイヤー、カスパー（ドイツ）、『ヘルニア切開術』を出版。［リンダウの外科医。本書は、ヘルニアの根治手術に進歩をもたらしたが、嵌頓ヘルニアは扱っていない。］　（A2:213）

■ コロンボ、マッテオ・リアルド（イタリア）、『解剖学』刊（没後）。［コロンボは、ヴェサリウスの弟子で彼の後継者となった解剖学者。本書はセルベトの血液循環説を復活させた。コロンボとセルベトは、相互に、あるいはどちらかが他方に影響を与えた可能性、またイブン・アンナフィースの著作から影響を受けた可能性が考えられている。また、ヴェサリウスは、水晶体は眼球の中心部に位置しているとしていたが、コロンボは眼球前部とし、正しくした。］　（関連：1288、1553）　（A1:158、A3:73、A5:123、A6:246）

■ イタリア・マントヴァで、薬局方が刊行される。　（A8:674）

1560
■ ボタッロ、レオナルド（イタリア）、銃創に関する研究書を出版。［銃創を挫創ととらえたマッジ（1552）を支持。18世紀になってからもドイツ語に訳され、軍医に利用された。］　（A2:211）

1561
■ パレ、アンブロワーズ（フランス）、『人体解剖学総論』を刊行。［ヴェサリウスの『人体構造論』の一部がフランス語に翻訳されて取り入れられた。］　（A1:206、A2:214）

■ パレ、アンブロワーズ（フランス）、外傷および頭蓋骨折の治療法を発表。（A2:214）

■ フランコ、ピエール（フランス）、ヘ

ルニア切開術などに関する論文を発表。
(A2:212)

■ファロピオ，ガブリエーレ（ファロピウス，ファロッピア）（イタリア），ヴェサリウスの記載を詳細にして修正した解剖学書『解剖学的観察』を刊行。［ファロピオは，パドヴァ大学のヴェサリウスの後継者。本書では，頭蓋，耳，女性生殖器の構造などが詳細にされた。ファロピウス管を発見したが，それが卵管であることには気づかず，解明は 200 年後になった。］（A1:157，A2:203）

1562

■シデロクラテス，サムエル（ドイツ），この年と翌年に，ドイツ・ゲッティンゲン大学の医学部記念祝典の講演で，医数学（医学的占星術）の誤謬を攻撃。（関連：1315）（A2:188）

■【国内】イエズス会宣教師ルイス・フロイス来日。［著書で，西洋人に多い痛風が日本人には稀と記述。］（F9:2656）

1564

■パレ，アンブロワーズ（フランス），この年と 1572 に外科書を刊行。［解剖学の部分はヴェサリウスの業績に基づいているとされる。］（A1:157，A2:214）

■ヴェサリウス没。（A2:204）

■エウスタキ，バルトロメーオ（イタリア），『小解剖学』刊。［ヴェサリウス，ファロピオと並ぶ 16 世紀の代表的解剖学者。ローマで解剖学の講義を行っていた。発生学的，比較解剖学的観点を取り入れながら精緻な解剖を行い，ヴェサリウスが見落としていた多くのことを補正した。本書で，鼓膜緊張筋と鼓索神経について記載。また，クロトンのアルクマイオン（前 500 頃）が記載した構造であるエウスタキ管について最初の近代的な記述をした。］（A2:206、A6:245-6）

1565

■ボタッロ，レオナルド（イタリア，パリで活動），バラの香りによって夏季カタル（枯草熱）を発症した例を記載。［夏季カタル（枯草熱）は，のちに付された病名（1819）。最初のアレルギー性疾患の記載とされる。］（関連：1819）（A7:427）

1567

■パラケルスス（スイス），『ヒトの正気を奪う疾患について』刊。［執筆は，1525 頃。いろいろな型の精神病を区分。躁病を 4 種類に区分するほか，精神薄弱と精神異常を区別している。］（A7:504）

1569

■メルクリアリス，ヒエロニムス（イタリア，別名：メルクリアーレ，ジェロニモ），古代の体操に関する著作刊。（関連：1583、1606）（A8:654）

■モナルデス，ニコラス（スペイン），植民地の薬草などに関する書物の第 1 部を刊行。［第 2 部，第 3 部は 1574 刊。これらの著作は，1577 に，ジョン・フランプトンによって英語に翻訳。］（A5:108-9）

1570

■ツヴィンゲル，テオドル（スイス，バーゼルの医師・医学教授），この年頃，ギリシャ医学を研究し，神話の研究から，アスクレピオスが医学の創始者の一人として重要であること，半獣神のケイロン（Chiron）が薬理学の創始者であることなどを知る。（A1:52）

■この年頃，イタリア・フィレンツェで公定処方集が作られる。（A1:246）

1573

■ヴァロリオ，コンスタンツォ（イタリア），『視神経について』刊。［本書の脳底の図に橋が示される。これにより，脳の橋はヴァロリオ橋とも呼ばれる。］

(A6:246)

1574
■イタリア・ボローニャで、薬局方が刊行される。　(A8:674)
■【国内】　曲直瀬道三、『啓迪集』全8巻を著す。［道三は足利学校で学び、その後、明に留学して李朱医学を身につけた田代三喜に学ぶ。京都で啓迪院という学舎をつくり、医生を教えた。医学を仏教から再分離させた。］　(A3:59)

1578
李時珍（中国、明代）、著書『本草綱目』にツツガムシ病を記載。［6世紀頃、隋の巣元方が著した『病原候論』にも記述がみられる。］　(F10:2882)

1580
■ローマで、薬局方が刊行される。
(A8:674)
■メキシコ大学に医学教授の席が設けられたといわれる。　(A3:216)

1581
■ルセー、フランソワ（フランス）、パレの主張に反対し、帝王切開を肯定。
(A2:217)

1583
■メルクリアリス、ヒエロニムス（イタリア）、『小児疾患について』刊。［メルクリアリスはボローニャ大学内科教授。その講義録をまとめた。］　(A8:654)
■バルティッシュ、ゲオルク（ドイツ）、『眼病論』刊。［眼球摘出術、白内障手術などについて述べる。］　(A8:649)

1585
■パレ、アンブロワーズ（フランス）、『業績集』刊。［この年に75歳。彼の最も重要な業績は、パレ包帯と創傷治療への軟膏の応用であるとされる。］　(A1:206)
■ギルモー、ジャック（フランス）、『眼に関する113の疾患についての論文』を刊行。［ギルモーは、パレの弟子・義理の息子。］　(A2:218、A8:650)
■英国で、正式な薬局方が医師会によって要望される。［実現は1618］　(A8:674)

1587
■【国内】　豊臣秀吉によるキリシタン禁止令。　(A3:97)

1588
■ワイヤー、ヨハン（ドイツ・ラインラント）没。［精神病の研究に献身的に取り組んだ最初の医師とされる。著書『悪魔に憑かれたものの症状について』で、魔女は精神疾患に悩む者であるという考え方を述べる。］　(A7:496)

1589
■ドイツで初めて開頭術が行われる。（関連：1518）　(A2:211)

1590
■パレ、アンブロワーズ（フランス）没。
(A2:214)
■ヤンセン（オランダ）、この年頃、顕微鏡を作製。（関連:1621）　(A3:76)

1593
■李時珍（中国・明）、『本草綱目』全52巻を刊行。［本書は、国内採集旅行による調査に基づいて、動植物、鉱物、1892種の薬物を記載したもの。中国と日本の本草学に大きな影響を与えた。］　(A3:122)

1596
■スペインで、種々の伝染病流行。［1602まで続く。］　(A1:27)

1597

■タリアコッツィ，ガスパーレ（イタリア、ボローニャの外科医）、『移植外科論』全2巻をヴェネチアで出版。［本書で紹介された上腕の皮膚を使った造鼻術は、カラブリア地方のサンタ・エウフェミア湾の周辺に古くから伝わる方法を採用したものとされる。］　（A2:213，A5:104）

1600
■【国内】　オランダ船リーフデ号、豊後に来航。　（A3:98）

1601
■ファブリツィオ（ファブリキウス）、ジロラモ（イタリア）、眼球についての著作で、水晶体の正しい位置を明らかにする。　（A8:645）

1602
■サントリオ，サントリオ（イタリア）、脈拍計について述べる。［サントリオはサンクトリウスとも呼ばれる。この年、鑑別診断に関する書物を出版し、その中で脈拍計について述べた。1612には体温計について述べた本を出版し、1625にはその使用法について述べた。］（関連：1612）（A5:120·1）
■プラッター，フェリックス（スイス、バーゼル市医）、この年から1608にかけて『臨床医学論』（全3巻）を刊行。［本書では、精神病についても論じ、強制監禁を戒めて精神的療法を試みる立場をとった。］　（A2:334）

1603
■ファブリツィオ（ファブリキウス）、ジロラモ（イタリア）、静脈の研究書を刊行。静脈弁について最初の記載。のちにハーヴェイに影響を与える。［静脈弁の存在は、1546に、フェッラーラのジャンバティスタ・カナーノが気付いていたとされる。］　（A1:157，A2:208）

■イングラッシャ，ジョヴァンニ・フィリッポ（イタリア）、アブミ骨を発見。（関連：1553）　（A6:246）
■ジョーデン，エドワード（英国）、魔女裁判にかけられた女性の異常がヒステリー（the Mother）によると著書で主張。（A1:90）

1606
■メルクリアーレ，ジェロニモ没。［彼の『小児病論』は、ルネッサンス後の小児科学教科書として最も重要とされていた。『体操論』（全6巻）も著した。］（A2:338）

1607
■ドイツのザクセン公によって、公衆衛生上の問題を規制する医療条例が布告される。　（A2:250）

1610
■トラウトマン，エレミアス（ドイツ）、帝王切開を行う。［帝王切開の記載例として初。フランスでは、1689にジャン・ルローが行った例が初。英国では1790代まで記載例はない。イタリアでは、16世紀にマルチェロ・ドナートが成功したとされている。］（関連：1500、1581）（A1:207、A2:217）

1612
■サントリオ・サントロ（別名：サントリオ・サントリオ、サンクトリウス）（イタリア）、パドヴァ大学教授就任式で、自ら摂取した食事、飲料、排泄物の量を長年にわたって観察、記録し、新陳代謝と皮膚および肺による無意識呼吸の量を測定したことを明らかにする。また、この年に刊行された『ガレノス医学論注釈』および1626刊行（A5:121では1625）の『アヴィケンナ医学典範第1巻注釈』の中で、体温測定、脈拍計、膀胱結石摘出

器などに関する研究成果を明らかにした（体温計はガリレイが考案したものを使ったとされている）。[サントロは医物理学派の創始者とされ、化学的な説明を排除し、体内プロセスを物理的に説明した。また、無意識呼吸という概念を導入した。]（A2:221, 237、A5:120-1）

■ ヴィルツ、フェーリックス（スイス、チューリッヒの外科医）、『小児科学』刊。[本書は彼の『臨床外科学』の補遺として刊行され、小児整形外科学に重点を置いている。]（A2:338）

1614

■ サントリオ・サントロ（別名別名：サントリオ・サントリオ、サンクトリウス、イタリア）、『静力学的医学』刊。（A5:121）

■ プラッター、フェリックス（スイス）、『観察録』刊。[プラッターは解剖学者。本書では、小児病に強い関心が示されている。疾病分類に関心を持ち、精神病に関しての近代的な特徴を持つ最初の分類を行った。]（A2:338、A7:497）

1616

■ ハーヴェイ、ウィリアム（英国）、心臓の第1音を発見。[出版は 1628]（F3:791）

■ バイヨー、ギョーム・ド（フランス）、没。[流行病の概念の形成に貢献したほか、初めて百日咳を記載した。]（A5:111, 113）

1617

■ ウッドール、ジョン（英国）、海軍の外科マニュアル（The Surgeon's Mate）刊。[船員の疾病、外傷を扱っており、長期間、イギリス海軍の外科マニュアルとして用いられた。]（A1:207、A5:190）

1618

■ イタリア・ヴェネツィアで、薬局方が刊行される。（A8:674）

■ ロンドンの王立内科学会が『ロンドン薬局方』を刊行。[1851 に最後の『第 10 ロンドン薬局方』を刊行。その後、英国薬局方に発展した。]（A1:253、A8:674-5）

1619

■ ゼンネルト、ダニエル（ドイツ）、ウィッテンベルクで流行し、高い死亡率を示した発疹とその後の落屑を伴う疾患（しょうこう熱と考えられている）について記載。（A5:206）

1621

■ バートン、ロバート（英国、オックスフォードの牧師）、『憂鬱の解剖』で、絶望、自己破壊などのうつ状態は、悪魔（サタン）によるものであり、霊的な方法（祈りと断食）による治療が必要と述べる。（A1:282）

■ ドレッベル、コルネリウス（オランダの発明家）、この年頃、顕微鏡を発明。[これ以前の 1590 に、オランダの眼鏡職人ヤンセン父子のハンスとツァハリアスが考案したとする説が有力視されている。]（A2:230、B98:94）

1622

■ バニスター、リチャード（英国）、ギルモーの『眼に関する 113 の疾患についての論文』（1585）の英語版を再版し、自分の経験に基づいた『簡略な概要』を追加。[緑内障について明快に解説。]（A8:650）

1623

■ アセリ、ガスパレ（イタリア、パヴィア大学解剖学・外科教授）、犬の腸間膜で乳糜管（リンパ管）を認める。[乳糜管の意義は、1647 にモンペリエ大学教授ジャ

ン・プケーが、それまで静脈と思われて
いた胸管と乳糜管との連結に気付き、さ
らにその後、パドヴァ大学教授ヨハネス
・ヴェスリングが胸管はあらゆる乳糜管
とリンパ管との結合によって成り立って
いることを指摘したことによって理解さ
れた。（A2:229）］［腸のリンパ管と胸管
との関連は、1651、パドヴァで研究して
いたスウェーデン人、オロフ・ルードベッ
クが発見した（A5:127）］　　（A2:229 で
は 1622、A3:75、A5:126-7）

1628

■ハーヴェイ、ウィリアム（英国）、『動
物における心臓と血液の運動に関する解
剖学的研究』で血液循環説を主張し、ガ
レノスの説を否定して、静脈弁が血液の
逆流を妨げていること、左右心室間に血
流がないこと、一度の拍動で出る血液量
などを実験的に明らかにした。［ハーヴェ
イは、1597、ケンブリッジ大学を卒業、
イタリアのパドヴァ大学のファブリツィ
オ（ファウブリキウス）のもとで心臓の
運動を研究、特に静脈弁の存在を知って
大きな示唆を得た。1602 にロンドンで開
業、1607 に王立協会会員、1609 に聖バ
ーソロミュー病院の医師となった。その
後、ロンドン大学解剖学・外科学教授、
国王侍医を歴任し、1657 に没。］　　（関
連：1651）　　（A1:159、A2:227、A3:70-2、
A5:124-6）

1629

■ロルフィンク、W（ドイツ、イェーナ
大学教授）、死刑囚の公開解剖を 2 度実施。
［当時、ドイツでは死体解剖が行われる
のはまれで、このときも世論の強い反発
があった。］　　（A2:251）

1630

■この年から 1640 頃にかけて、キニー
ネの原料であるキナが、イエズス会士に
よって中南米からヨーロッパに導入され、
マラリアや発熱疾患に使われるようにな
った。　　（A1:254）

1632

■セヴェリノ、マルコ・オーレリオ（イ
タリア）、『腫瘍のかくれた性質について』
刊。［新生物、肉芽腫などの腫脹を記載、
病変について図解を加えた。］　（A8:632）
■画家レンブラント（オランダ）、アム
ステルダムのニコラス・トゥルプが外科
医師連盟の会員を前に解剖示説を行って
いる光景を描く。　　（A2:232）

1634

■ファブリ、ヴィルヘルム（ドイツ）没。
［ファブリは、「ドイツのパレ」とも呼ば
れ、当時最高の外科医とされる。各種外
科器具を考案し、四肢切断の際の新しい
止血法も考案した。］　　（A2:246）

1636

■オランダ・ライデン大学で、この年頃、
臨床教育が始められる。　　（A5:150）

1637

■哲学者ルネ・デカルト（フランス）、『方
法序説』刊。（B97:175）

1639

■【国内】　ポルトガル船の来航を禁止
し、オランダ人と中国人以外の外国人の
入国が禁止された（鎖国の完成）。
（A3:98、B97:174）

1641

■ヴェスリング、ヨハン（ドイツ）、『総
合解剖学』刊。［イタリアのパドヴァでの
ラテン語版の刊行。版を重ね、最終版は
1804 にイタリア語版として刊行。］
（A7:515-6）

1642

■ボント，ヤコブ・デ（別名：ボンティウス）（オランダ）、インド医学に関する著書『インドの医学』で、のちにベリベリ（beri-beri、脚気）として知られるようになった疾患を西洋の文献として最初に記載。［ボントは、1627、オランダ東インド領のバタヴィアに外科監督官として赴任。］　　　（A7:612）

■ウィルズング，ヨハン・ゲオルク（ドイツ）、膵管を発見。［ウィルズングは、イタリア・パドヴァの解剖学・植物学教授ヴェスリングの弟子。］　　（A7:515）

■バイヨー，G（バロニウス）（フランス）、リウマチを全身性筋骨格疾患ととらえる。（F9:2663）

1644

■ヘルモント，ヨハン（ジャン）・バプティスタ・ファン（ベルギー）没。［主著『医学の起源と発達』で、あらゆる生命現象の原因は最高原理“アルカエウス”にあると主張。炭酸ガスを発見し、ガスの概念を用い、さらに個々の症状を化学的に説明しようとするなど自然科学の知識を持っていたが、化学的変化は“アルカエウス”の変調によるという神秘主義的発想に頼った。］　　（A2:234-5、A5:143）

1645

■ホイッスラー，ダニエル（英国）、くる病について最初の記載を行う。［オランダのライデン留学時に、博士論文として書いた『英語で The Rickets と呼ばれるイギリスの小児の疾患について』が同地で出版された。大部分は自身の観察に基づくものではないが、明確に記載された。］（A7:615）

■シュルテス，ヨハン（ドイツ）没。［シュルテスの『外科百科』は、外科器具の精巧な挿絵などを含む好著で、15 版を重ねた。］　　（A2:246）

1646

■リヴィエール，ラザール（フランス）、心内膜炎死亡例を報告。　（F3:905）

1647

■中南米・バルバドス諸島の黄熱流行がカリブ海全体に広がる　（A1:34）

1648

■スペインで、種々の伝染病が流行、1652まで続く。　（A1:27）

■マガーティ，チェザーレ（イタリア）没。［マガーティは、単純で合理的な創傷治療を実践し、イタリアで他を圧倒する実力を持った外科医だった。］　（A2:245）

1649

■【国内】カスパル・スハムブルヘル（Casper Schaemburger）が長崎へ来る。通詞の猪股伝兵衛らが学び、カスパル流の外科として伝わる。　　（A3:99）

1650

■グリソン，フランシス（英国）、くる病について詳細な記載。［中国では 10 世紀以前から、くる病についての記載がされるようになっていた。］　　（A1:44、A7:615）

■プラッター，フェリックス（スイス）、著書に、躁を過剰な状態と記載。（A1:282）

■ザッキオ，パオロ（イタリア）、『法医学問答』刊。［ザッキオは、ローマの医師で、法医学の基礎を築いた。法医学成立は、分娩時の不祥事などに関係する法律的問題と密接な関係があり、本書でも流産、中絶、嬰児殺人などの問題が論じられた。］　　（A2:247）

■劇作家モリエール（フランス）、戯曲『恋する医者』で、尿の中には甘い味がするものがあると書く。　　（A7:554）

■【国内】　カスパル、将軍に謁見、その後数カ月間江戸に留まり医術を教える。(A3:99)

■【国内】　沢野忠庵（フェレイラ、Christovao Ferreira）没。［ポルトガル人宣教師として日本に来たのち、捕らえられて拷問の末、信仰を捨てて日本に帰化し、沢野忠庵と名乗った。医学や天文測量を日本人に教え、彼の口伝を門人が書いたと考えられるものが江戸時代前半では南蛮外科の指針となっていた。］(A3:98)

1651

■ハーヴェイ，W（英国）、『動物発生論』を刊行。［アリストテレスの胎生論、コイターの実験、ファブリキウスの研究などを吟味して書いた理論的著作。「あらゆる生物は卵から生じる」という学説を述べ、発生学に新しい方向を示した。］(A2:229，A5:44)

■ハーヴェイ，W（英国）、血餅内にある糸状物を記載。［19世紀になってフィブリンと呼ばれる］　(F7:2125)

■プケー，ジャン（フランス、モンペリエ大学教授）、犬を用いて腸間膜のリンパ節が左の鎖骨下静脈につながっていることを解明。　(A3:75)

1652

■ウィリス，トーマス（英国）、糖尿が甘い味を示すことに注目。(関連：1650、1664)　(A7:554)

■トゥルプ，ニコラス（オランダ）、『医学的観察』刊。［ポントによる脚気の記載（1642）を本書に記載。トゥルプは、レンブラントの《解剖学講義》に解剖示説者として描かれた医師。］　(A7:612)

1654

■グリソン，フランシス（英国）、『肝臓解剖』を刊行。［1つの器官だけを扱った最初の研究書とされる。肝臓の結合組織嚢（グリソン鞘）を発見した。］(A2:231)

■ボイル，ロバート（英国）、空気が物質であり、重量を測定できることを明らかにする。　(A5:138, 164)

1655

■シデナム，トーマス（英国）、ロンドンで開業。［シデナムは「英国のヒポクラテス」と呼ばれた。22歳でオクスフォード大学を卒業、モンペリエで学んだあと、ケンブリッジ大学で博士号を取得し、1689に死去するまでロンドンで開業医として診療活動を続けた。医化学派や医物理学派の理論が、臨床的な成果に結びつかないために、ヒポクラテス医学への回帰の傾向が生まれたが、シデナムはその傾向を代表した。彼は、症候を、本質的症候（疾病物質によって直接に引き起こされるもの）、偶因的症候（生体が疾病物質に反応した結果生じるもの）、人為的症候（医師の処置によって生じるもの）の3つに分類した。また、疾病経過という概念を用い、経過に即して症候を評価しようとした。また、体質を重視した。彼の、理論よりも観察を重視する臨床医学は、18世紀の臨床医学に大きな影響を与えた。］　(A1:168-9，A2:240-2)

■シュナイダー，コンラート・ヴィクトル（ドイツ）、鼻粘液（膠状粘液）は下垂体から分泌されるというガレノス以来の説を否定。［この年に、シュナイダー膜（鼻粘液を分泌する鼻粘膜）と篩骨の篩板を記載。］　(A7:542, B93:1390)

■ディオスコリデスの薬草書（ラテン語）、ジョン・グッドイヤーによって英語に翻訳される。　(A1:249)

1656

■ウォルトン，トーマス（英国）、顎下腺の導管を記載。［この年刊の『腺譜あるいは全身の腺組織について』に記載。］

(A7:516)

1658

■ヴェプファー，ヨハン・ヤーコブ（スイス），脳卒中は脳血管からの出血によると記載，脳血管の解剖学に多くの説明を加えた。　　(A6:273)

1660

■シュナイダー，コンラート・ヴィクトル（ドイツ），嗅突起は脳神経であることを明らかにする。　(A7:542)

■テルトル，マルグリート・デュ（フランス），パリのオテル・デューの助産婦長に就任。［オテル・デューは，助産婦に理論的，実践的教育を行い，産科病棟を独立して運営した模範的病院だった。テルトルは，オテル・デューの助産婦養成所で女性として初めて教鞭をとった。］(A2:246)

1661

■マルピーギ，マルチェロ（イタリア），透明度の高いカエルの肺を顕微鏡で観察して，動脈と静脈が毛細血管でつながっていることを発見，この年に刊行された著作に記載。　(A3:76、A5:128)

1662

■ステンセン，ニルス（別名：ステノ，ニコラウス）（デンマーク），『解剖学的観察』に耳下腺の導管を記載。［1664〜1667には，筋線維の活動が集まって筋肉の活動を起こすことを明らかにした。のちにイタリアに移住，ローマ教会の司教になった。］（関連：1664）　(A7:516)

■哲学者ルネ・デカルト（フランス），『人間論について（De homine）』刊（死後）。［生理学領域の最初の近代的著作とされ，感覚受容と運動インパルスの関係についての理論的考察などが示されている。例えば，網膜に形成された光学的像は脳の

松果体で処理され，神経液によって筋肉に伝えられると推論している。］(A5:140-1)

■英国で王立協会（Royal Society）設立。［この頃，ローマの学術アカデミー（1603），ドイツのレオポルディーナ（1652），パリの王立科学アカデミー（1666）などの学術機関も設立された。］(A1:160、A2:252、王立協会設立は、A2:252では1660)

■グラント，ジョン（英国），『死亡表についての自然的及び政治的諸観察』刊。［ロンドンの死亡記録をもとに，田舎の生活は都会生活よりも健康的であることを明らかにした。人口統計の創始者とされる。］(A5:183-4)

1664

■ウィリス，トーマス（英国，オックスフォード大学教授），『脳の解剖学』刊。［ウィリスはライデンのシルヴィウスの元で学び，脳の解剖から神経病理学に進んだ。本書では，脳神経について進んだ分類を示し，動脈注入法によって発見した脳底の動脈輪（ウィリス動脈輪）についても記載した。糖尿の甘い味，重症筋無力症，産褥熱についても初めて記載。また，喘息は気管支筋の攣縮によると考えた。］（関連：1672）　(A2:237、A6:244、247、A7:428)

■ステンセン，ニールス（別名：ステノ，ニコラウス）（デンマーク），1667にかけて，筋線維の活動が集まって筋肉の活動を起こすことを明らかにする。（関連：1662）　(A7:516)

■マヨール（ドイツ），『注入外科学の発見』で，薬剤の血管注入法を示唆。［1667の『注入外科学』では，その方法を図解］(A2:243)

■スワンメルダム，ヤン（オランダ），リンパ管の弁を発見。［1675にカゲロウの解剖についての詳細な研究成果である

『カゲロウの生活史』を刊行。ほかに、カエルの赤血球を発見し、神経筋標本を近代の生理学的研究に初めて利用。死後に残した未発表の原稿と解剖図は、ブールハーヴェが購入し、ライデンの化学教授、ヒエロニムス・デヴィッド・ガウビウスとともに編集して『自然の書』（1737 ～ 1738）として出版］　（A3:77-8、A5:135-7）

1665

■ロンドンでペスト流行。［約8万人が死亡したとみられる。1590から局地的な流行が繰り返していたとされる。］（A1:27, 89、A7:489）

■フック、ロバート（英国）、王立協会から『顕微鏡図集』を刊行。［コルクの小片を観察して、無数の小室を認め、細胞（cell）と呼んだ。「化学の父」と呼ばれるロバート・ボイルの弟子。物理学者として顕微鏡の改良に努めていた。王立協会の初代の実験監督を務めた。］　（A3:78、A5:133-4）

1666

■シデナム、トーマス（英国）、『熱病の治療法』刊。（関連：1655）（A5:111, 115）

■ローワー、リチャード（英国）、動物の動脈から他の動物の静脈へ血液を輸血。（A8:700）

1667

■ドニー、ジャン・バプティスト（英国）、子羊の動脈血を15歳児に輸血。［1668にドニーが輸血をした男性患者が死亡し、未亡人が訴訟を起こす。最終的に、死亡は未亡人が与えたヒ素によるものと確定されたが、事件は大きな衝撃を与え、19世紀初頭まで輸血は行われなかった。］（A8:700）

1668

■グラーフ、レイニエル・デ（オランダ）、卵巣のグラーフ卵胞を発見。［卵そのものと考えた。］　（A1:157、A3:77）

■モリソー、フランソワ（フランス）、産科学の教科書『妊産婦の疾病について』を著す。［産科学の発達は助産婦に負うところが多かったが、しだいに医師が進出し、フランスではモリソーら有名な産科医が分娩に携わるようになった。モリソーは、卵管内妊娠と産褥熱を初めて記載。］（A2:246-7、A5:179）

■メーヨー、ジョン（英国）、生命にとって必要なのは空気の一部分だけであることを明らかにした。［メーヨーは、ロバート・ボイルの同僚研究者。1674の論文では呼吸や燃焼によって生存に必要な空気の一部分が無くなることを明らかにした。］　（A5:139, 164）

■ニューヨークで黄熱が流行。　（A1:40）

1669

■ローワー、リチャード（英国）、『心臓についての論考』で、肺が血液の色を変える仕組みについて研究成果を報告。（A1:160）

1670

■ケルクリング、トーマス・テオドール（ドイツ）、『解剖学各論』で、空腸の襞を初めて図示。［空腸の襞はケルクリング襞（ケルクリング弁、輪状襞）と呼ばれるようになった。］　（A2:232、A8:632）

1672

■グライゼル、ヨハン・ゲオルク（オーストリア）、急性膵炎を記載。　（F2:637）

■シルヴィウス、フランス・デ・レ・ボエ（別名：フランシスクス・シルヴィウス、オランダ）没。［医化学派の創設者とされる。1658にライデン大学教授、古くからの体液説を化学的に吟味。発酵という概念を用い、食物が唾液や膵臓分泌液

によって変質するのは酵素（という概念で表される因子）の働きによると考えた。また、食物の変質によって酸性物質とアルカリ性物質が生じ、これらが調和を保っている状態が健康であると考えたほか、グラーフと共に消化の化学的研究を推進。大脳外側溝（シルヴィウス溝）を初めて記載（1637）、常に起こる振戦と随意運動に伴う振戦を区別。大脳皮質を高次機能の座とした点でも先駆者。］
（A2:235-7、A5:143、B92:1214）

■グリソン、フランシス（英国）、『物質の運動性』刊。［グリソンは生物学者。線維は有機体を構成する要素で、生命を有しており、物理的法則に従うが、刺激感応性という独特の性質を持つと考えた。］
（A2:239）

■ディオニ、ピエール（フランス、パリの外科医）、王立植物園で解剖学、外科学の講義を行う。　（A1:221）

■ワイズマン、リチャード（英国）、船医のための外科書『創傷論』刊。［ワイズマンは、ジェームズ一世の侍医も務め、イギリスの外科の父といわれる。］
（A1:207、A2:245）

■ウィリス、T（英国）、重症筋無力症の臨床像の一部を記載。　（F8:2354）

1673

■ステンセン、N（別名：ニコラウス・ステノ）（デンマーク）、流産児の剖検でファロー四徴症の形態的特徴を持つ心臓異常を記載。［のちにキャントレル症候群として知られるようになった特徴を持っていた。］（関連：1888）　（F3:900-1）

■ブルンナー、ヨハン・コンラート（スイス）、イヌの膵臓の大部分を切除した結果、著明な口渇と多尿が現れることを観察。［これらの観察を、1682に、『膵臓についての新しい実験』として出版。］
（A7:552）

■グラーフ、レイニエル・デ（オランダ）

没。［ライデン大学のフランシスクス・シルヴィウスのもとで学ぶ。卵巣に卵子を持つ卵胞を発見。イヌから膵液を採取。］
（A6:299-300）

■劇作家モリエール（フランス）、『気で病む男』刊。［心気症の男を描く喜劇］（新潮世界文学辞典:1148）

1674

■レーウェンフック、アノトミ・ファン（オランダ）、顕微鏡で微小生物を見たことをロンドンの王立協会に書簡で報告。
（A3:194）

■【国内】　オランダ医、テン・レイネ（Willem ten Rhijne）が長崎へ来る。2年ほど長崎に滞在、その間、江戸を2回訪れた。1683に針灸術を初めて西洋に紹介した。　（A3:100）

1675

■レン、クリストファー（英国）、いろいろな薬液を動物の静脈内に注入し、注入薬液の種類に応じて嘔吐、下痢、中毒などが現れることを明らかにする。［レンは、有名な建築家で、王立協会創立会員の自然哲学者。］　（A8:700）

1676

■イェニシウス、胆嚢切開によって胆石摘出。　（F2:612）

■ワイズマン、リチャード（英国）、軍事の外科を主体とした内容の『外科論集』刊行。［ワイズマンは英国の外科の父といわれる］（関連）：1672）　（A1:207）

1677

■スペインでペストの流行、1685まで続く。　（A1:27）

■ハム、ヨハン（オランダ・、ライデン大学学生）、ヒトの精子を発見。（関連：1651）　（A2:229、A3:78）

■ロンドン薬局方に、キナが記載される。

(A1:254)

1678
■ フォーシャール，ピエール（フランス），『外科的歯科医―歯についての論文』刊。［歯についてあらゆる角度から取り上げた最初の著書。］ (A8:666, 668)

1679
■ ボネ，テオフィル（スイス），『奥津城 (Sepulchretum)』刊。［自身と他の医師が記載した約 3000 の解剖例を含む死亡例の記録をまとめる］ (A5:171、A8:631)

1680
■ レーウェンフック，アノトミ・ファン（オランダ），ある種の（顕微鏡的）小動物は、無酸素下でも生存することを明らかにする。 (A7:396)
■ ボレリ，ジョヴァンニ・アルフォンソ（イタリア），この年から翌年にかけて刊行された『動物の運動について』で、鳥の飛翔、魚の遊泳に筋肉の収縮や呼吸の仕組みなど収縮的要因が関与していると提唱。化学的発酵と似たプロセスが引き金となって起こり、呼吸は空気を肺に送り込むプロセスであり、空気を含んだ血液が生命にとって不可欠であるとの考え方を示した。 (A1:160-1、A5:141-2)

1681
■ スコットランドで、エジンバラ王立内科学会創立。 (A6:282)

1682
■ シデナム，トーマス（英国），ヒステリーは心気症と同一であると『書簡論』で述べる。 (A7:504-5)

1683
■ レーウェンフック，アノトミ・ファン（オランダ），顕微鏡で観察したヒトの口腔内の微生物の図を英国の『王立協会報』で報告。 (A5:131-4)

1685
■ ヴィユサンス，レイモン（フランス），『全神経図』刊。［本書では、中枢神経系とともに末梢神経系が扱われている。他の著作では、耳、左心室の構造、冠状血管の走行について記述。僧帽弁狭窄、大動脈弁閉鎖不全とその特徴的な脈についても初めて記載した。］（関連：1705）(A6:247)
■ ブラジル・ペルナンブコ地方で黄熱が流行、セアラー地方に伝播して 5 年間流行が続く。 (A1:40)
■ ドイツ・ブランデンブルグ選帝侯によって、公衆衛生上の問題を規制する医療条例が布告される。 (A2:250)

1686
■ マルピーギ，マルチェロ（イタリア），肝、皮膚、肺、脾臓、腺、脳の顕微鏡的研究の成果を報告。 (A1:160)

1687
■ 物理学者アイザック・ニュートン（英国），『自然哲学の数学的原理（プリンピキア）』刊。 (A5:147)
■ ブルンナー，ヨハン・コンラート（スイス），十二指腸に存在する腺としてブルンネル腺（十二指腸腺）を記載。(A7:552-4)
■ フェリックス，シャルル＝フランソワ（フランス），ルイ 14 世の痔瘻の手術に成功。 (A1:221)

1688
■ ブランカールト，ステフェン（オランダ、医師、博物学者・昆虫学者），『実用解剖学』刊。［約 200 例の剖検例を記述。結核と卵巣嚢腫に対する理解を進歩させた。］ (A8:632)

■【国内】　江戸中期の元禄～享保年間（1688～1736）、江戸を中心として脚気が急速に流行し始める。［米を精白する傾向が普及し始めたためと考えられている］（F8:2253）

1689
■ハリス、ウォルター（英国）、『小児の急性疾患』刊。［1742 までの間に、3 種類の英訳本や数カ国語の翻訳本が刊行された。ハリスは、小児疾患の多くは酸の蓄積によると考え、カキ殻の粉末などアルカリの投与を行った。］（A8:654-5）

1690
■ルイシュ、フレデリク（オランダ）、この年頃、甲状腺のような器官が血液中に重要な物質を放出していると述べる。［内分泌の存在を示唆。ルイシュはアムステルダムの著名な解剖学者。解剖学と病理解剖学の博物館を創設。身体各部の詳細な構造を研究するためのロウ（ワックス）注入法を完成した。］（A7:516、A8:632）
■米国のフィラデルフィア、チャールストンで黄熱が流行。（A1:40）
■ジーゲムント、ジュスティーヌ（ドイツ）、助産婦のための優れた教科書を著す。［ジーゲムントは、ブランデンブルグ候によってベルリンに呼ばれ、宮廷助産婦を務めた。］（A2:246）
■【国内】　ケンペル、エンゲルベルト（ドイツ）、来日。［オランダのライデン大学に学んだ。長崎に 2 年間滞在し、医学を教え、患者を治療。また、日本の政治、歴史、風俗、物産、動植物などを調べ、その業績が死後の 1727 に発表された。］（A3:100-1）

1691
■米国・ボストンで黄熱が流行（A1:40）

1696
■コックバーン、ウィリアム（英国）、『船乗りの疾病の本態と治療』刊。［船員の疾病の内科的側面を扱った最初の本とされる。第 3 版からの書名は、『海上の疾病』］（関連：1617）（A5:190）
■シデナム、T（英国）、自身が罹患していた痛風の臨床像について詳しく報告。［痛風を急性・熱性多発関節炎から明確に区別。シデナムの医学書『医学的観察』は 200 年にわたって標準的な医学教科書として使われ、彼は英国のヒポクラテスとも呼ばれる。］（F9:2657, 2664）

1697
■レーディ、フランチェスコ（イタリア）、ウジは自然発生するのでなく、ハエが生み付けた卵によって生じることを実験で示す。（A6:331）

1698
■ドイツで、ブランデンブルク薬局方ができる。（A1:253）

1699
■スコットランドで、『エジンバラ薬局方』刊。［本書は、国際的にも有名になった。］（A8:675）

1700
■ラマッツィーニ、ベルディーノ（イタリア）、『働く人々の病気』刊。［約 40 の職業を扱っており、職業病研究の先駆となった。］（A5:200）
■レーウェンフック、アノトミ・ファン（オランダ）、サケの赤血球で細胞核を観察。（A6:323）

1701 － 1800

1701
■ デヴェンター，ヘンドリック・ヴァン（オランダ），『外科および産科手術論』刊。［骨盤の重要性を強調したほか，異常胎位の診断方法を緻密なものにした。］（A2:286-7）

1704
■ ヴァルサルヴァ，アントニオ・マリア（イタリア，ボローニャ大学解剖学教授），『ヒトの耳について』刊。［耳の構造について最初の詳細な説明を行った。］（A8:632-3）

1705
■ ヴィユサンス，レイモン（フランス，モンペリエの医学者），僧帽弁狭窄，大動脈弁閉鎖不全の臨床症状と剖検所見の関連を示す。［大動脈弁閉鎖不全の水槌脈（ウォータハンマー脈，コリガン脈）についても記載。］（関連：1685）（A8:632）
■ ブリソー，ミカエル（フランス），白内障は水晶体の変化によると報告。（A8:649）

1707
■ ランチシ，ジョバンニ・マリア（イタリア），『突然死について』刊。［病理学的な研究に基づき，突然死における心拡張と弁の疣腫の関与を記載。］（A5:200）
■ フロイヤー，ジョン（英国），正確に1分を刻む医師用脈拍時計を発明。（A5:174）
■ ジャン，アントワーヌ・メートル（フランス），『眼疾病論』刊。［白内障の所在が水晶体にあることを初めて指摘したと考えられている。また，眼科学を外科学

から徐々に独立させた。］（A2:285）
■ バリーヴィ，ジョルジョ（イタリア，ローマ大学教授）没。［人間機械論ともいうべき立場をとり，生命現象の物理的説明に取り組んだ。しかし，理論と実際の治療は区別した。］（A2:238-9）

1708
■ シュタール，ゲオルク・エルンスト（ドイツ），『医学の真の理論的分野である生理学および病理学を明晰な理性とゆるがぬ経験をもって，自然と学問の真の基礎から論じた真性医学論』刊。［シュタールは，生命の本源をアニマと呼び，それで病気，発熱，炎症などを説明。彼の医学論は，医化学，医物理学，機械論などが主流となっていた当時の大学の医学に対抗する意味を持っていたとされる。また，ヨハン・ヨアヒム・ベッヒャー（ドイツ，医師・錬金術師）の「燃える土」を「フロギストン」と再命名し，フロギストン説の事実上の創始者とされている。1708には，『精神病について』刊。『真性医学論』と同様，この小冊子でも精神状態に関する考え方を述べ，精神の身体に対する影響と身体の精神に対する影響を最初に認めたとされる。『真性医学論』は，1831にドイツ語訳され，精神病についての考えに影響をもたらした。］（A2:254-5，A5:144，A7:504 では『真性医学論』は1707 刊）

1709
■ ロシアで，ペストが流行し，約15万人が死亡。（A5:201）

1710
■ プティ，フランソワ・プールフォア・デュ（フランス），頸部交感神経鎖の切断によって眼瞼下垂，瞳孔縮小，眼球陥没が起こると発表。［現在では，この症候群はヨハン・フリードリッヒ・ホルネル（ス

イス）の名前が付されている。］
（A6:263）

1712
レオミュール，ルネ（フランス、博物学者）、ロブスターの爪と殻が再生することを示す。　（A1:163）

1713
■ チェゼルデン，ウィリアム（英国）、『人体解剖学』刊。　（A1:163）
■ ブールハーヴェ，ヘルマン（オランダ）、ライデン大学理論医学教授に就任。［彼の臨床講義は圧倒的な支持を得て、ヨーロッパ各地から学生が集まった。完結した体系を持たず、理論よりも実践を重視し、解剖学や生理学の研究成果を臨床経験と調和させることに努力した。］（関連：1737）　（A2:257-8）
■ ラマッツィーニ，B（イタリア）、はじめて職業性喘息について詳細に記述。［名著『働く人々の病気』（1700）では、製粉業者が有機粉塵で呼吸困難の発作を起こしたことを記述。ラマッツィーニは職業医学の父と言われる。］　（F9:2684、A5:200）

1714
■ ファーレンハイト，ガブリエル・ダニエル（ドイツ）、アルコール温度計の信頼性と精度を向上させたのち、水銀温度計を発明。［同じ頃（1707）、英国のジョン・フロイヤーは、脈拍を定量化するための時計を発明した。］　（A1:164）

1716
■ ランチシ，ジョバンニ・マリア（イタリア）、マラリア患者の組織中に灰黒色の色素が存在することを記載。［19世紀になって、色素は原虫であることが解明された。］（関連：1707、1872、1880）
（A7:455）

■ 【国内】　江戸で熱病が流行、一カ月で8万余人が死亡。［享保元年。流行性風邪と考えられている。1733（享保18）には、大阪市中で33万7415人が流行性感冒に罹患、2623人が死亡、さらに江戸へ移動。］　（F10:2846-7）

1717
■ ランチシ，ジョバンニ・マリア（イタリア）、『湿地の有害な蒸気について』刊。［マラリア伝播における蚊の役割について示唆した。］（関連：1707）　（A5:200）
■ ヨーロッパ東部中央部でペストが流行。　（A5:201）
■ ハイスター，ローレンツ（ドイツ）、ドイツ語で書かれた初の外科教科書を刊行。［当時、ドイツでは、内科医に比べて外科医の地位が低かった。オランダで外科学を学び、ドイツの大学に招かれて戻ったハイスターは、ドイツの大学における初の外科医となった。］　（A2:283-4）

1718
■ ディオニ，ピエール（フランス）没。［ディオニは、パレの治療法をさらに発展させ、『外科手術論』を著した。］
（A2:245）
■ チェゼルデン，ウィリアム（英国、ロンドンの外科・解剖医）、聖トーマス病院で年4コースの外科講義を開始。［私的な講義は、その前から始められていた。］
（A1:215）

1720
■ フランスのマルセーユとツーロンでペストが流行。［約9万人が死亡。これ以後、ヨーロッパで爆発的な流行はみられていない。］　（A5:201、A7:489）
■ 中国・清朝の康熙帝が、フランス人宣教師パールナンに行わせた西洋解剖学書の満州語への翻訳、この年頃、完成。3部が清書され、宮廷内などに保管。付図

は、主にバルトリン，C（デンマーク）の解剖学書に依拠。　　（A3:123-4）

1721
■モンテーグ，メアリー・ウォートリー（コンスタンチノープル駐在の英国公使夫人）、インドで始められ、トルコで行われていた人痘接種法をロンドンに伝える。（A3:143-4）
■パルフィン，ジョン（フランドル/フランス）、分娩鉗子を公開。［分娩鉗子の使用は、イギリス・ロンドンのチェンバレン一族が行っていたが秘密にしていた。パルフィンは、フランドルの外科医で、パリ外科学院で分娩鉗子の研究を行い、その成果を公表した。］　　（A2:287-8）

1722
■ツヴィンゲル二世，テオドール（スイス）、『臨床小児科学』刊。　　（A2:338）

1725
■ブールハーヴェ，ヘルマン（オランダ）とアルビヌス，ベルナルト・ジーグフリート（同）、協力してヴェサリウスの全集を刊行。　　（A5:153）
■ドイツ・プロイセンで、近代的な医事法制が敷かれ、医師の義務や権利が定められ、医師国家試験が行われるようになった。　　（A2:291）

1726
■モンロー，アレキサンダー（英国/スコットランド、エジンバラ医学校・解剖学・外科部長）、『骨学』刊。［息子のアレキサンダー・モンロー二世もエジンバラ大学の解剖学教授となった。］　　（A1:221-2, A5:155）
■スコットランドで、エジンバラ医学校設立。　　（A1:165）

1727

■ドイツ・シュトラスブルクで、ドイツ初の産科学の講義が行われる。（A2:295）

1728
■ランチシ，ジョバンニ・マリア（イタリア）、動脈瘤について著書。　　（A5:200）

1729
■スコットランドで、エジンバラ王立医院が設立される。　　（A1:213）
■【国内】古方家の香川修徳、それまでの本草家の説を顧慮せず、自らの経験による効果をもとに、『一本堂薬選』全3巻を発表。『一本堂行余医言』全30巻も著し、自分の正しいとする医学大系を示した。］　　（A3:104）

1730
■ヘールズ，スティーヴン（英国、牧師）、頭部を切断したカエルの皮膚に刺激を与えることによって脚の反射運動が生じることを発見。［その後、脊髄の破壊によってこの反射が消失することも知ったが、それについては公表していない。］（A6:253）

1731
■ヘールズ，スティーヴン（英国）、この年から1733にかけて『静力学論（Statical Essays）』刊。［ヘールズは、馬の頸静脈に真鍮製の管を挿入し、血行力学的な実験を行った。動脈の血圧が静脈の血圧に比べて遙かに高いことを観察、さらに定量的な実験を行い、心臓の余力、血流速度を測定、末梢血管が収縮・拡張を起こしやすいことを示して心臓の駆出量調節機能についても見解を述べた。これらの研究は第2巻に述べられており、循環生理学の分野を開拓した。呼吸に関する発見、船舶や監獄の換気の改善などでも成果もあげており、牧師でも

あったヘールズは多才であった。生体実験に対しては、当時批判もあった。〕（A1:164、A5:159）
■ フランスで、王立外科学会、外科学院が設立される。　（A1:221、A2:294）

1733
■ チェゼルデン、ウィリアム（英国）、『骨の解剖学』刊。　（A1:163、A5:155）
■ チェーン、ジョージ（英国）、『イギリス病（The English Malady）』刊。〔イギリス病は心気症を表す病名。自分の患者の3分の1は神経症と考え、それらについて記述すべき時期になっているとした。〕　（A7:505）
■ ウィンスロー、ヤコブ・ベニグヌス（デンマーク）、『人体の構造についての解剖学的示説』（全4巻）刊。〔交感神経系を小交感神経と神経節を持つ大交感神経に分類した。また、腹膜の大嚢から小嚢へと通じる孔を記述した。〕　（A6:247）

1734
■ アトキンス、ジョン（英国）、睡眠性ジステンパーという病名で、20世紀になってトリパノソーマ症（アフリカ型）と判明した疾患を記載。〔『海軍軍医』という著書に記載。〕　（A7:481）

1735
■ 植物学者カール・リンネ（別名：リンネウス、スウェーデン）、『自然の体系』刊。〔リンネは植物分類の方法を考案した。フランソワ・ボアシエ（通称ボアシエ・ド・ソヴァージュ）（フランス）は、この分類方法を病理学と臨床医学に応用。リンネは、それに影響を受けて、1763に『疾病の分類』を刊行。〕（関連：1763）　（A6:283）

1737
■ ブールハーヴェ、ヘルマン（オランダ）、スワンメルダムが死後に残した未発表の原稿と解剖図を購入し、オランダ・ライデンの化学教授、ヒエロニムス・デヴィッド・ガウビウスとともに、『自然の書』として編集して、この年から翌年にかけて出版。（関連：1713）　（A5:137）

1738
■ テーラー、ジョン（英国）、斜視の治療として、内直筋腱を切断する手術を行う。〔テーラーは、遍歴眼科医としてイギリス全土、西ヨーロッパを歴遊、ジョージ二世の眼科医になった。〕（関連：1839）（A8:651）

1739
英国で、産科教育が始まる。　（A2:295）

1740
■ ロンドンで、病院建設ラッシュが始まる。　（A8:704）
■ この年頃、英国では、小児の75％が5歳以前に死亡していた。　（A5:199）

1741
■ アンドレ、ニコラ（フランス）、『整形外科学——小児の肉体的変形の予防法と矯正法』（全2巻）刊。〔アンドレは、パリの大学教授であったが、80歳になって、小児の変形を防ぐことを目的とした研究を始め、その2年後に整形外科学（Orthopedics）と呼ぶようになった。これが、整形外科学の始まりになった。〕（A8:661）
■ コラム、トーマス（英国）、棄児養育院を設立。　（A8:659）
■ 中南米・コロンビアのカルタヘナを攻撃した英国軍1万9000人の半数が黄熱で死亡。　（A1:42）
■【国内】　古方家の根来東叔、享保17（1732）に刑死体の骨格を写生、それを元に『人身連骨真形図』を作成。

（A3:105, xii）

1742

■ ホフマン，フリードリッヒ（ドイツ）
没。［イェーナ大学で医化学者に師事した
あと英国の医物理学者ロバート・ボイル
の弟子になり，1694 にハレ大学の教授に
なった。機械論，力学論などを取り入れ
た新しい見地から過去の医学理論を見直
して完結した体系を作ろうとし，死去す
る数年前に主著『合理的・体系的医学』（全
9 巻）を完成させた。］（A2:255-7）
■【国内】　古方家の根来東叔，眼科書
『眼目暁解』を著す。［東叔は，白内障の
病変部位を示したほか，手術経験を元に
眼球内部の構造模型図を作った。］
（A3:105）

1743

■ ハラー，アルブレヒト・フォン（スイ
ス），当時の最も優れた解剖学書の一つ『解
剖学図譜』を 1756 にかけて刊行。［ハラ
ーは，ブールハーヴェの弟子。詩人，植
物学者，解剖学者，小説家としても名声
を得た。］（関連：1757）　（A1:166，
A5:156）
■ トレンブレイ，アブラハム（スイス），
ヒドラの再生実験を報告。［自然がデザイ
ンを内包し，部分の中に全体が存在する
として衝撃を与えた。］　（B6a:19）
■ フランスで，外科組合と理髪組合が分
離される。　（A1:221）

1744

■ トレンブレイ，アブラハム（スイス），
原形質と思われる物質について言及。
（A6:323）
■ モンロー，アレキサンダー（英国/スコ
ットランド），『比較解剖学論』刊。
（A1:221）
■【国内】　李仁山（中国・清の商人）
人痘法を長崎に伝える。［長崎で実施され

たが，成功したとはいえなかったようで
ある、とされている。］　（A3:144）

1745

■ プラットナー，ツァハリス（ドイツ・
ライプツィッヒ大学教授），『合理的外科
学指針』刊。［本書は広く読まれた。］
（A2:284）
■ ロンドンで，外科医組合と理髪師組合
が分離。（関連：1743）　（A1:224）

1746

■ ハンター，ウイリアム（英国/スコット
ランド、ロンドンで活動），外科産科の私
的講義を開始。［彼の師ウィリアム・スメ
リーは産科術をパリで習得］　（A1:222）
■ ロンドンに性病の専門病院としてロッ
ク病院が設立される。　（A1:213）

1747

■ リンド，ジェイムズ（英国），12 人の
壊血病患者を対象に臨床試験を行い，オ
レンジとレモンの壊血病予防効果を実証。
［リンドは，「英国の海軍衛生の父」とい
われる］（関連：1753）　（A1:256）
■ ミード，リチャード（英国），人痘接
種法に関する論文を発表。［人痘接種法は，
アジアで早くから行われており，メアリ
ー・ウォートリー・モンテーグ夫人が注
目したのをきっかけにヨーロッパで注目
されるようになった。］（関連：1721）
（A5:203）
■ ペイロニー，フランソワ・G・ド・ラ
（フランス）没。［フランスの外科学の発
展に大きく貢献した。パリ外科学院院長
として多くの講座を設置し，理髪外科医
と本来の外科医を峻別した。］
（A2:282）
■ ハラー，アルブレヒト・フォン（スイ
ス），『生理学入門』刊。（関連：1757）
（A2:263、A5:156）
■ アルビヌス，ベルナルト・シーグフリ

ート（オランダ、ライデン大学解剖学・
外科学教授）、『人体の骨格と筋肉の図』
刊。　　（A5:153）

1748
■カドガン，ウィリアム（英国）、『出生
から3歳までの小児の養育と看護』刊。［第
2版まではロンドン棄児養育院から無署
名で刊行された。カドガンは、ロンドン
の開業医で1754にロンドン棄児養育院
の医師になった。本書では、母乳栄養と
食物の選択を重要視。］（関連：1771）
　（A8:655）
■ダヴィエル，ジャック（フランス）、
白内障治療として水晶体を摘出する手術
を発表。［近代的な白内障手術の開発。水
晶体摘出術は、古代のアンテュロス以来
行われていなかった。］　　（A2:285、
A8:649）
■ラ・メトリー，ジュリアン・オフレ・
ド（フランス）、『人間機械論』という本
を出版し、社会に衝撃を与える。
（A2:238）
■ドイツ・ドレスデンに国立外科病院が
設立される。　　（A2:295）

1749
■中国・清の『医宗金鑑』に「種痘心法
要旨」との題で人痘接種の方法が記載さ
れる。　　（A3:143）
■ロンドンに、出産時に入院できる産科
病院としてブリティッシュ病院が設立さ
れる。［婚外子の出産などにも対応した。
1765までに、同様の3病院が設立され
た。］　　（A1:213）
■スウェーデンで、人口調査が行われる。
［完全な人口調査として最初の例］
　（A8:712）

1750
■プティ，ジャン・ルイ（フランス）没。
［プティは、理髪外科医から出発し、パ

リ外科学院の外科学教授、さらに院長と
なった。フランスの外科学の発展に大き
く貢献し、らせん止血器、二段階四肢切
断術、ヘルニア嚢を切開しないヘルニア
手術法などを考案した。］　　（A2:282）
■フランスで、外科学教育機関として、
外科実習学校が設立される。　　（A2:294）
■ロンドンの薬種商は、この年頃までに、
輸入した何百種類もの薬を世界中に出荷
するようになった。主要なものは、アジ
アから輸入したアヘンと南米から輸入し
たキナ。　　（A1:254）
■スコットランドのエジンバラ大学で臨
床教育のための特別病棟が開設される。
　［臨床講義は1740年代に始められてい
た。］　　（A1:215）

1751
■ホイット，ロバート（英国/スコットラ
ンド、エジンバラ大学の生理学者）、『動
物の生命運動とその他の不随意運動につ
いて』刊。［反射には脳と脊髄に存在する
無意識の感覚的原理が関与しているとい
う考え方を示した。］　　（A1:165、A6:253）
■フォザーギル，ジョン（英国）、『ロン
ドンにおける天候と疾病の観察』を1754
にかけて刊行し、特にジフテリアについ
て有用な情報を記載。　　（A1:169-171）
■ロンドンに精神病院として聖ルカ病院
が設立される。　　（A1:213）
■米国・フィラデルフィアに最初の総合
病院が設立される。　　（A1:214）

1752
■レオミュール，ルネ・アントワーヌ・
フェルショー・ド（フランス）、鳥類から
採取した胃液によって試験管内で植物を
分解させることに成功。　［当時、消化
は胃の機械的な運動によるとする考え方
が強かった。］（関連：1782）
　（A5:159-160）
■スメリー，ウィリアム（スコットラン

ド、ロンドンで活動）、『助産の理論と実践について』刊。［スメリーは、ロンドンの著名な産科医。器具を用いた分娩方法を重視し、骨盤測定を重視した方法論を打ち立てた。］　（A1:222、A2:288、A5:178-9）

■プリングル、ジョン（英国/スコットランド、陸軍軍医長）、『陸軍における疾病の観察』刊。［プリングルは、オランダのライデンのブールハーヴェのもとで学んだ。兵舎の換気、便所の整備、清潔化の重要性を指摘した。］　（A1:39、A5:187-8）

1753

■リンド、ジェームズ（英国）、『壊血病について』刊。［リンドはブールハーヴェの孫弟子。本書で、新鮮な果実もしくはレモン汁が壊血病の予防に有効であることを明らかにした。］（関連：1747）（A1:256、A5:191）

■レーデラー、ヨハン・ゲオルク（ドイツ）、『産科学要綱』刊。［レーデラーは、ゲッティンゲン大学に招かれ、ドイツ初の産科学教授となり、有能な産科医を育成した。当時、産科学をリードしていたのはフランスであったが、ドイツは、独自の道を歩んでいた英国から大きな影響を受けた。］　（A2:288）

1754

■スメリー、ウィリアム（英国）、『産科用解剖図譜』刊。　（関連：1752）（A2:288、A5:178-9）

■【国内】　宮中侍医、古医方大家の山脇東洋が、京都で公許可のもとに刑死体を解剖。［古医方は実証を重視した。山脇東洋も解剖学に志を持ち、古来の五臓六腑説が正しいかどうか実物を見て調べてみたいと考えていた。解剖について師に相談したが、「官が制するもの」であることを理由に制止され、カワウソの解剖を

勧められた。しかし、腸に小腸と大腸の区別があるかどうかなどについて疑問が解けず悩んでいた。この年、ついに許可が得られ、刑場のそばで、むしろの上に置かれた首のない死体を解剖した。その所見は5年後に『蔵志』（1759）として出版された。］　（A3:105-107）

1757

■ハラー（ハルレル）、アルブレヒト・フォン（スイス）、この年から1766にかけて『人体生理学要綱』（全8巻）を刊行。［ハラーは、スイス生まれ。オランダ・ライデン大学のブールハーヴェらに学んだあと、1736にドイツ・ゲッティンゲン大学の解剖学・外科学・化学・植物学の教授に就任。その後、病気などのため、1753にスイスに戻った。ブールハーヴェの線維に関する考え方に基づいて考え方を進め、17世紀半ばにフランシス・グリソン（英国）が提唱した収縮性は筋肉の特性であり、感受性は神経の特性であるという考え方を実験で立証した。こうした考え方に基づいて、彼は、心臓の拍動を説明した。本書は、長くヨーロッパの学界を支配し、ハラーは、ハーヴェイとともに「近代生理学の父」とされる。］（関連:1672）　（A1:164-5、A2:262-3、A3:86、A5:156-8）

1758

■ハーエン、アントン・デ（オーストリア）、この年から1779にかけて、年間報告書『ウィーン病歴集成』を刊行。［ハーエンは、ブールハーヴェの弟子で、臨床観察と経験を重視した。症例報告の形式をとった本書には、優れた観察、新しい病型、病理解剖に基づく事後記載、治療法の示唆などが含まれ、当時の医師に大いに利用された。］　（A2:259-260）

■ガウプ、ヒエロニムス・ダヴィッド・（ドイツ）、『病理学指針』刊。［ガウプは、

ブールハーヴェの弟子。本書で様々な学説を総合して体系を作った。疾病の基本型を、組織性疾患、体液性疾患、単純症、合併症に分け、病因は内因と外因を区別した。〕　（A2:268-269）

■ モンロー、アレキサンダー（英国/スコットランド、エジンバラ医学校・解剖学・外科部長）、『解剖学的、生理学的観察』刊。　（A1:221-3）

■【国内】　オランダ外科の伊良子光顕が伏見で、山脇東洋の高弟・栗山孝庵が萩で解剖を実施。　（A3:109）

1759

■ ポーターフィールド、ウィリアム（英国/スコットランド）、『眼球について――視覚現象とその仕組み』（全2巻）刊。〔眼の解剖学と生理学について同時代の知識をまとめ、独創的な観察も加えた。虹彩が視覚に不可欠であると述べる。〕
（A8:645-6）

■ ヴォルフ、カスパー・フリドリッヒ（ドイツ）、『発生論』刊。〔胎児発生の機序について、ウィリアム・ハーヴェイの後成説を支持。卵には臓器はなく、しだいに形成されることを証明。〕　（A1:169、A2:264）

■【国内】　山脇東洋、1754の解剖で得た所見を『蔵志』全2巻として出版。
（A3:107）

■【国内】吉益東洞、『瞖断（いだん）』を著し、解剖不要論を唱える。　（A3:111）

1760

■【国内】　讃岐の佐野安貞、解剖反対論『非蔵志』を出版。　（A3:111）

1761

■ アウエンブルッガー、レオポルド（オーストリア）、『一つの新発見』を著し、胸部打診の有用性を提唱。〔宿屋の息子として生まれ、子供の頃から知っていた酒樽を叩いて残量を知る方法を応用して、胸部打診の有用性を見出したといわれる。胸部打診は、特に結核の診断に用いられた。公表当時は、この研究の意味は理解されなかったが、1808にナポレオンの侍医、ジャン・ニコラ・コルヴィサールが広汎な注釈を付してフランス語に翻訳、その意義が認識されるようになった。〕
（A1:168、A2:260、A5:175）

■ モルガーニ、ジョヴァンニ・バティスタ（イタリア、パドヴァ大学解剖学教授）、『疾患の座と原因』刊。〔700体の解剖結果をまとめ、疾患は特定の臓器に局在し、症状は解剖学的な障害と関連することを明らかにした。第5巻には右室の拡大した慢性肺疾患（肺性心）を記載。1769に英訳され、1774に独訳された。モルガーニは病理解剖学の創始者とされる。〕
（A1:172、A5:171-3、F3:917）

■ ジュースミルヒ，ヨハン・ペーター（ドイツ、牧師・統計学者）、『人間の性、出生、死亡、生殖における神の秩序』刊。〔神学的な著作であったが、人口調査によって出生率が各地で男児1.05に対して女児1.00であることを発見、この著作で述べる。この男女比を神による秩序としたが、人口統計学の先駆とみなされる。ノイマン，C（ドイツ、教授・牧師）が1687～1691の間、ブレスラウ（現ポーランドのブロツワフ）の住民について作成した月間死亡率と死因データを参考にしたと述べている。〕　（A5:184、B89c:17、Wikipedia）

1763

■ ハンター，ジョン（英国/スコットランド）、セントジョージズ病院外科、軍医などを経てロンドンで開業。〔ハンターは、種痘の開発者であるエドワード・ジェンナー、米国の外科医フィリップ・シング・フィシクらを育成。〕　（A1:225）

■ シッペン、ウィリアム（米国）、フィ

ラデルフィアで外科・産科の講義を開始。
(A1:222)

■ストン，エドマンド（英国）、ロンドンの王立協会で、セイヨウシロヤナギ樹皮（アスピリン関連物質を含む）の発熱に対する作用について報告。　　(A1:253)

■リンネ，カール（別名：リンネウス）（スウェーデン）、『疾病の分類』刊。（関連：1735）　　(A6:283)

■ベイズ，トーマス（英国、統計学者・牧師）、統計学理論「ベイズの定理」を述べた論文が、友人によって王立協会で呈示される（ベイズ自身は 1761 までに死亡）。［ベイズの定理は、「新しい事実の生起により、ある事象の確率が変化する」とする法則。19 世紀初期にラプラス，P・S・d（フランス、数学者・天文学者）の確率論に応用されたが、重要視されるようになったのは 20 世紀に入ってから。1950 年代からは計算機の発達によって損害保険会社や軍などで統計研究に使われるようになり、医学分野ではタバコと肺癌の関係の遡及研究などにも使われた。］
　(B89c:22, 23、Wikipedia)

1764
■【国内】　山脇東洋の高弟、永富独嘯庵、『漫遊雑記』を著す。その中で病理解剖の重要性について述べる。　　(A3:110-1)

1765
■スパランツァーニ，ラザロ（イタリア、修道院長）、浸出液を煮沸すると小動物は発生しないことを示す。［当時、腐敗した肉などに生じるウジなどに関して自然発生説が強かった。］（関連：1782）
(A6:331-2)

■米国・フィラデルフィアに、米国初の医学校が開設。［独立前］　　(A3:216)

■【国内】　『医心方』を作った丹波康頼の後裔、多紀元孝が、幕府の許しを得て、神田佐久間町に躋寿館（せいじゅか

ん）という医学校を開設した。　　(A3:154)

1766
■【国内】　古方家の賀川玄悦（子悦）、『産論』を著す。胎内で胎児が頭を下側にしているという倒立説を述べる。［産科の実証主義的業績として評価される。］
(A3:104-105)

1767
■アームストロング，ジョージ（英国）、『乳児の致命的な疾病について』刊。［1777 刊の第 3 版では、年長児まで内容を広げた。1769、ロンドンに、貧困児童のための施療所を創設し、そこでの医師の教育にも力を注いだ。］　　(A8:656, 659)

■ベーカー，ジョージ（英国）、デヴォンシャー疝痛と呼ばれていた病気の原因が、その地方特製の酒樽に使われていた鉛であることを明らかにする。［デヴォンシャー疝痛とリンゴ酒の関係については、1739 にジョン・ハクサムによって述べられていた。］　　(A5:207)

1768
■ヘバーデン，ウィリアム（英国）、狭心症の最初の記載を行う。［狭心症（angina pectoris）という語を初めて用いた。それまでは stenocardia という語が用いられていた。この年に、講演で発表、論文発表は 1772。］（関連：1802）
(A7:628、F3:868、F3:874)

■リンド，ジェームズ（英国）、『熱帯地方においてヨーロッパ人が罹患する疾病について』刊。　　(A5:191)

■フランスで、外科徒弟制度が廃止される。　　(A1:221)

■ベルリンにシャリテ（Charité）病院が設立された。［この時期、ヨーロッパ各地に病院が設立された］　　(A1:213)

1769

■アームストロング，ジョージ（英国），貧困児童のための施療所を設立。[小児病院への発展を考えていたが，資金不足のため1783頃に閉鎖。]　　（A8:659）

■シーボルト，カール・カスパー（ドイツ），ドイツで初めて臨床外科医として正教授に就任（ヴュルツブルク大学）。（A2:339）

1770

■コトゥーニョ，ドメニコ（別名：コトゥニウス）（イタリア），糖尿病患者の尿を加熱して凝固物（尿蛋白）を分離。（F5:1401）

1771

■ヒューソン，ウィリアム（英国），『血液の本態についての実験的研究』刊。[ヒューソンは，ジョン・ハンターの弟子。本書は，のちに2巻が追加された。1777刊のもので血液を扱い，血液からフィブリノーゲン（凝固性を持った浸出液）を分離したほか，白血球は胸腺やリンパ節に由来し，脾臓で赤血球に変化するという説を唱えた。]　　（A6:318）

■カドガン，ウィリアム（英国），『痛風について』刊。(関連：1748)　　（A8:655）

■ハンター，ジョン（英国/スコットランド，ロンドンで活動），『ヒトの歯の自然史』刊。[ハンターは，有名な外科医であったとともに，近代における科学的歯科学の創始者の1人とされている。1778に，『実用歯科病学』刊。]　　（関連：1778）（A1:225、A8:672）

■ニューヨーク病院設立。　　（A1:224）

■【国内】　杉田玄白，前野良沢ら，江戸北郊の小塚原刑場で解剖を見学。[玄白，良沢，中川淳庵の3人が，ドイツ人クルムスの解剖書『解剖学図譜』（初版1722）のオランダ語訳版（1734刊）の翻訳を決意する。]　　（A3:112, 120）

1772

■【国内】　鈴木宗云，本木良意が翻訳したオランダ語の解剖書を『和蘭全躯内外分合図』として出版。[本木良意は通詞。原本は，ドイツのレムメリンの解剖書のオランダ語訳版（1667出版）]（A3:101-102）

1773

■ホワイト，チャールズ（英国），『妊婦と産婦の処置について』刊。[産褥熱の予防方法として，部屋や衣服を清潔にすることを強調したが，付添人の手を清潔にする必要性を見逃した。]（関連：1795、1847）　　（A6:363）

■【国内】　杉田玄白（筆者），中川淳庵（校閲），熊谷儀克（図作者），『解体約図』刊（安永2年1月）。　　（A3:117）

1774

■コトゥーニョ，ドメニコ（別名：コトゥニウス）（イタリア），脳脊髄液を発見。（A6:252）

■ハンター，ウィリアム（英国/スコットランド），『ヒト妊娠子宮の解剖学』刊。[ウィリアム・ハンターは，ジョン・ハンターの兄。女王の侍医も務めた。]（A1:222、A2:285、A5:179）

■英国・チェスターで痘瘡が流行。（A5:202）

■壮麗な大講堂を持つパリ外科総合学院の建設が始まる。　　（A2:294）

■英国で，精神病施設が認可制になる。（A1:294）

■【国内】　杉田玄白，前野良沢，中川淳庵，桂川甫周，石川玄常，嶺春泰，烏山松園，桐山正哲，小田野直武（図作成）ら，『解体新書』全5冊を出版（安永3年8月）。[クルムスの『解剖学図譜』のほか数種の解剖書，外科書が原本にされた。]（A3:116-7, 120）

■【国内】　杉田玄白，「神経」という

語を作り、『解体新書』の中で用いる。
(A3:118)

1775
■ボルドー，テオフィール・ド（フラン
ス）、内分泌の存在を推論。［ボルドーは、
モンペリエ医学校を卒業してパリで開業。
内分泌学の創始者ともされる。この年刊
の『慢性疾患についての研究』で、古来
知られている去勢の結果に基づき、体中
には、他の部分に作用する物質を放出す
る部分が多くあるのではないかと推論。
睾丸で特別な物質が作られ、それが循環
血液中に流れ込むと述べる。1910にオー
ストリアのアルトゥール・ビードルが、
『内分泌』で、その記述に注意を促す。
それまで、この記述を重要性は見逃され
ていた。］（関連：1910）　（A7:516, 540,
550）
■ポット，パーシヴァル（英国）、煙突
掃除人に陰嚢癌が多発すると記載。［ポッ
トは、ロンドンの聖バーソロミュー病院
の外科医。下腿骨の骨折（ポット骨折）、
脊柱の疾患と彎曲による下肢の部分麻痺
（ポット病）などについても記載してい
る。1756に、先天性ヘルニアについても、
初めて記載した。］　（A1:48、A5:182-3）
■プリーストリー，ジョセフ（英国）、
酸素を発見。［酸素の発見とそれを呼吸し
うることを王立協会へ報告。同時期、カ
ルル・ウイルヘルム・シェーレ（スウェ
ーデン）も燃焼に関与する気体（火の空
気）を発見していたが、二人とも、その
意義を十分理解できていなかった。その
後、アントワーヌ=ローラン・ラヴォワ
ジエ（フランス）が、定量的な研究を行
い、呼吸における酸素の性質を解明した。
彼は、呼吸は燃焼に似たプロセスである
と考え、外気温の低下、消化、運動時に
は酸素消費量が多いことを実験で示し
た。］　（A1:167、A5:167-170）

1776
■ドブソン，マシュー（英国）、糖尿病
患者の尿の甘さは、糖分によると立証。［患
者の尿を蒸発させた残渣がブドウ酒発酵
と酢酸発酵を呈することで証明。さらに
糖尿病患者の血清に甘い味があることを
観察し、高血糖症を発見。］　（A1:171、
A7:554）
■シェーレ，カルル・ウイルヘルム（ス
ウェーデン）、ヒトの尿と腎結石中に尿酸
を発見。　（F9:2657）
■【国内】　風邪が流行。［安永5。お駒
風と呼ばれた。1781（天明元年）にも風
邪が流行、信濃風と呼ばれた。この頃に
なると、長崎から始まり、上方、江戸、
関東へ広がっていくことが多かったよう
だと考えられている。］　（F10:2847）

1777
■サンディフォルト，エデュアルト（オ
ランダ）、ファロー四徴児を blue baby と
呼ぶ。［発作的なチアノーゼ増強を
sinking spell と呼び、症状と生理学の関
連を示唆。］（関連：1888）　（F3:901）
■サンディフォルト，エデュアルト（オ
ランダ）、翌年にかけて、『病理解剖学的
観察』刊。［大動脈性心内膜炎、先天性奇
形、骨変化、鼠径ヘルニアなどについて
述べる。また、病理解剖学に関する博物
館をライデンに建設した。］　（A8:633）

1778
■カレン，ウィリアム（英国/スコットラ
ンド、エジンバラ大学の医学者）、『実地
医学入門』を翌年にかけて刊行。［疾病の
分類に基づいて編集された本書で、神経
系の重要性を説いた。］　（A1:165,
A2:266, A5:149、A2:266 では 1777）
■メスメル，フランツ・アントン（オー
ストリア、ウィーンからパリに移住）、超
感覚的な力（動物磁気）を感応させるこ
とによって神経系を直すことができると

考え、多くの患者を集めた。[のちに催眠療法に発展した。](関連：1784、1820)
　(A2:272-3、A3:93、A7:507)

■ バルテーズ，ポール・ジョゼフ（フランス）、『人間科学の新要素』刊。[バルテーズは、医化学派とブールハーヴェを批判して有名になったモンペリエ学派のテオフィル・ド・ボルドーの弟子。五感覚で感得されたものを分析して総合するのが科学研究の正しい道と主張したコンディラックの哲学の影響を受け、生命現象の本源は「生命力」であるとする生気論を主張。生命力は、運動性と興奮性を備えており、それが損なわれたときに病気が発生するとした。]　　(A2:270)

■ ブラウン，ジョン（英国/スコットランド）、『医学原論』刊。[病気を興奮状態によってとらえようとする考え方は、多くの支持者を集めた。]　　(A2:266-7、A5:149)

■ ハンター，ジョン（英国/スコットランド）、『実用歯科病学』刊。[ハンターは、有名な外科医であったと共に、近代における科学的歯科学の創始者の１人とされている。本書で、不正咬合の矯正装置について述べる。う歯は、食べ物の小片が付着しやすい場所に起こりやすいと考えた。]　(関連：1771)　　(A8:672)

■ ハワイに、ジェイムズ・クックが上陸。船員から原住民に梅毒や痘瘡が伝染、その後の 100 年間で人口が９割減少したといわれている。　　(A1:38)

■ スコットランドのエジンバラ王立外科学会、終了証書授与を開始。　　(A1:221)

■ ロンドン医学会設立。　　(A1:171)

■ ロシアで、薬局方ができる。　　(A1:253)

■ 【国内】　1752 に日本に輸入された清の『医宗金鑑』の一部が翻刻され、『種痘心法』として出版される。　　(A3:144)

1779

■ フランク，ヨハン・ペーター（ドイツ）、この年から 1818 頃にかけて、『医事行政体系』（『医事警察』）全 6 巻を刊行。[フランクは、5 大学で教職に就き、ドイツ、オーストリア、ロシアの 10 都市で開業。ドイツ国王の宮廷につかえ、医師・助産婦の教育や病院の建設・管理にも影響を及ぼした。イタリアのパヴィア大学で臨床医学教授を務めているときには教育カリキュラムを再編成。本書では、国家の力による衛生状態の改善の必要性を説く。本書のほかに、『治療論』（1792 刊）も実用性が高く、広く読まれた。]　　(A2:260-1、A3:221、A5:200-1)

1781

■ ハンター，ウィリアム（英国/スコットランド）、のちにチェーン=ストークス呼吸と呼ばれるようになった周期性呼吸を報告。(関連、1818、1854)　　(F6:1685)

■ フォンタナ，フェリーチェ（イタリア）、血球以外の細胞で核と核小体を観察。[核、核小体の命名はしていない。核は赤血球では 1700 にレーウェンフックによって観察されている。](関連：1700、1835)　(A6:323)

■ 【国内】　大坂の儒学者、中井履軒が『顕微鏡記』という記録を残す。それによると服部永錫という大坂の商人が顕微鏡を手製していた。　　(A3:157)

1782

■ スパランツァーニ，ラザロ（イタリア）、消化において胃の撹拌運動は補助的なものであること、消化は腐敗や発酵とは異なっていること、胃液は胃自体が分泌すること、胃液が牛乳を凝固させること、などを示した。(関連：1752、1824)　(A5:160)

■ リヒター，アウグスト・ゴットリープ（ドイツ）、この年から 1804 にかけて、7 巻から成る外科教科書を刊行。　[リヒターは、眼科学の領域でも貢献]

（A2:285）

1783
■米国・ボストンに、ハーヴァード医学校が開設される。　（A3:216）

1784
■アンダーウッド，マイケル（英国）、『小児病学』刊。［本書は、イギリスの小児医学に大きな影響を与えた。］（A6:228）
■フランス科学アカデミー、メスメルの治療法に関する委員会を組織。［委員会は、メスメルの治療の効果は想像力によると考える。］（関連：1778、1820）（A7:509）
■オーストリア・ウィーンに、ヨーゼフ2世が、総合病院を再建。［貧窮者と病者1600人を収容。内科6科、外科4科、クリニック4科に分かれていた。また、86の臨床教育用ベッドがあった。ヨーゼフ2世は、続いて1787にオルミュッツ、1788にリンツ、1789にプラハに病院を建設した。ヴュルツブルグに1789に設立した病院は手術室が優れているとして賞讃された。］（A1:212、A6:282）

1785
■ウィザリング，ウィリアム（英国）、ジギタリスの葉の成分が強心作用、利尿作用、浮腫改善作用を有することを報告。［ジギタリスで治療した多数の患者について詳細に報告。ジギタリスは、民間薬として使われていた。］（関連：1874）（A1:132-3、A2:324、A8:686，F3:880）
■オーストリアで、軍の外科医を養成する総合ヨゼフ・アカデミーが設立される。（A2:295）

1786
■パリー，カレブ・ヒリアー（英国）、眼球突出を伴った甲状腺腫の1例を観察。［パリーは、エドワード・ジェンナーの友人。その後、眼球突出はないが、心悸

亢進をを伴う甲状腺腫7例を観察、これら8例は死後の1825に出版された。］（関連：1788）（A7:530-1）
■トロッター，トーマス（英国/スコットランド）、『壊血病の観察』刊。［トロッターは海軍船医。食事の問題を重視し、必須食品を減らすことを非難。］（A5:192）
■ミューラー，オットー・フリードリッヒ（デンマーク）、『河と海の小動物』刊。［種々の細菌について記述し、図を示す。］（A6:330）
■ベドース，トーマス（英国）ら、ホワイト・プレイグ（White Plague）と呼ばれ、ヨーロッパ都市部で増加していた結核について研究。（A1:171）
■レットソム，ジョン・コークリー（英国）、アルコール中毒について記載。（A1:171）
■【国内】　大槻玄沢によって、最初の蘭学塾「芝蘭堂」が開かれる。（A3:157）

1787
■アンダーウッド，マイケル（英国）、小児疾患に関する著書で、「下肢の萎縮」として初めてポリオについて記述。［脊髄に病巣があることは1869に、感染症であることは1890に明らかにされた。］（関連：1840、1869、1890）（A6:274）
■ファブローニ，アダモ（イタリア）、ワインの製法に関する著作で、ブドウの糖分はブドウ自体に存在する生きた物質により分解されるとする見解を述べる。（A6:333）

1788
■パリー，カレブ・ヒリアー（英国）、狭心症は冠動脈の疾患であるという説を発表。［出版は1799］（関連：1786）（A7:530）
■ピトケアン，デーヴィッド（英国/スコットランド）、僧帽弁狭窄はリウマチ熱と関連があることを明らかにする。［1789

にはエドワード・ジェンナー、1812には
ウィリアム・チャールズ・ウェルズも明
らかにする。］　　　　（A8:636）
　■コウリー、トーマス（ジャマイカで研
究）、膵臓に無数の結石を有する糖尿病患
者の1例を報告。［糖尿病と膵臓の関係を
示唆。報告が注目されたのは100年以上
経ってからだった。］　　　（A7:554、Lond
Med J 1788; 9 (pt 3) :286)
　■デュシャトー（フランス）、シェマン、
ニコラ・デュボア・ド（同）、磁器製の義
歯を開発。［デシャトーは薬剤師、シェマ
ンは歯科医師。］　　　　（A8:667）

1789

　■フランス革命が始まる。［病院は国有
化され、荒廃した。］　　　（A1:216）
　■ピネル、フィリップ（フランス）、『疾
病記述論』刊。［解剖学的考察を基礎に、
2500以上の疾病を種、科、目に分類した。］
（関連：1735、1763、1817）　（A6:283）
　■【国内】　筑前の秋月藩で天然痘が流
行。　　（A3:144）

1790

　■【国内】　筑前・秋月藩藩医の緒方春
朔、初めて人痘法の鼻乾苗法を行って効
果を得る。［秋月藩では、前年に天然痘が
流行。春朔は、寛政6（1794）、江戸でも
実施。その翌年『種痘必須弁』を著す。
人痘法は、時として生命の危険を伴うた
め広く普及しなかった。］　（A3:144）

1791

　■デソール、ピエール＝ジョセフ（フラ
ンス）、最初の外科雑誌『外科雑誌』を創
刊。　　（A1:221）
　■ラッシュ、ベンジャミン（米国）、水
銀は普遍的な治療薬であると述べる。［19
世紀に入るとカロメル（塩化第一水銀）
が広く使われるようになる。］　（A1:124）

1792

　■ガルヴァーニ、ルイジ（イタリア）、『筋
肉の運動における電気的力について』刊。
［死んだカエルの足を用いた実験で生命
現象に電気が関与していることを示し、
生物が独特の電気を起こしていると考え
た。オランダで1745にライデン瓶と呼
ばれる蓄電器が考案され、様々な科学実
験に使われるようになった。ガルヴァー
ニとヴォルタ（次項）は、のちに大きな
発展を見た電気生理学の草分けであっ
た。］　　（A1:167, A5:161-2、B98:147）
　■ヴォルタ、アレッサンドロ（イタリア）、
電気的刺激で筋肉が収縮することを報告。
［ヴォルタはパヴィア大学教授。ヴォル
タ電池の考案者。］　　　（A1:167）
　■ピネル、フィリップ（フランス）、パ
リのサルペトリエール病院で、鎖につな
がれていた精神病患者を解放。（関連：
1801）　　（A2:335）

1793

　■米国・フィラデルフィアで黄熱が流行
し、人口の約1割が死亡。　　（A3:219、
A7:468）
　■西インド諸島で、1793〜1796の間に
英国軍の約8万人が黄熱で死亡。
（A1:42）
　■キアルルジー、ビンチェンツォ（イタ
リア）、この年から翌年にかけて、『一般
および特殊な精神疾患について』（全3巻）
刊。［キアルルジーは、精神病患者の機械
的拘束を廃止した。本書は、100例の病
歴を基礎としており、精神病で死亡した
患者の脳の病理解剖について多く記載。］
（A7:505）
　■ベイリー、マシュー（英国/スコットラ
ンド、ロンドンで開業）、『人体の重要な
部分についての病理解剖学』刊。［ベイリ
ーは、ウィリアム・ハンターから教えを
受けた。本書で肝硬変を初めて記載。第
2版では、心臓のリウマチ性疾患の概念

を発展させた。] 　（A1:172、A5:173-4、A8:634）

■フランスで、革命のさなか外科医不足もあって新しい医科大学が創設される。（A1:312）

■【国内】　宇田川玄随、オランダ人ヨハネス・デ・ゴルテルの『簡明内科書』（1744）の邦訳を1792に完成、1793から1810にかけて『西説内科撰要』全18巻として刊行。[日本最初の西洋内科教科書]　（A3:128）

1794

■ガルヴァーニ，ルイジ（イタリア）、デンキウナギの放電が心筋を収縮させると報告。　（A1:366）

■スカルパ，アントニオ（イタリア）、『神経学図』刊。[スカルパは、心臓の神経を研究。]　（A6:247）

■フランク，ヨハン・ペーター（ドイツ）、尿崩症を記載。(関連：1779)　（A7:545）

■ハンター，ジョン（英国/スコットランド）、『血液、炎症、銃創について』刊。（A1:225、A3:90、A8:633）

■ドールトン，ジョン（英国、化学者）、色盲に関する科学的知見を出版。[ドールトンは自身も赤緑色盲であった。色盲が最初に記載報告されたのは1777。]（A8:652）

■フランスで、パリ外科総合学院の建物を受け継ぎ、外科と内科を総合したサンテ学院が設立された。[その後、パリ大学医学部になった。]　（A2:294）

■ポルトガルで、薬局方ができる。（A1:253）

1795

■英国海軍、レモンまたはライムのジュースを食事に取り入れる。[ジェイムズ・リンドがレモンとオレンジの壊血病予防効果を立証したのは1747。]　（A1:256）

■ベドース，トーマス（英国）、デイヴィ，ハンフリー（同）、亜酸化窒素（笑気ガス）の麻酔効果を自己実験し、吸入後、めまい、筋肉の弛緩、笑う傾向などが現れたと報告。[ベドースは内科医、デイヴィは助手。]　（A1:229）

■ゴードン，アレグザンダー（英国）、『アバディーンにおける流行性産褥熱について』刊。[産褥熱が助産婦や医師を介して伝播することを証明し、予防法として術者の清潔化が有効と述べる。]　（関連：1773、1847）　（A6:363）

■【国内】　杉田玄白、建部清庵と取り交わした書簡集『和蘭医事問答集』刊。（A3:117）

1796

■ガル，フランツ・ヨゼフ（ドイツ）、脳における精神機能の局在とその効果についての講演を始める。[ガルは、神経系の解剖学・生理学者。1805にウィーンを去り、1807にパリに移住。弟子のヨハン・カスパール・シュプルツハイムと共に、頭の形と精神の働きに密接な関係があるとする骨相学という説を広め、信奉者を集めた。骨相学は科学的根拠を欠いていたが、彼の考え方は脳における機能の局在に関して先駆となった。]　（関連：1810）　（A6:256-7）

■ジェンナー，エドワード（英国）、牛痘接種を行う。[ジェンナーは、有名な外科医ジョン・ハンターの弟子になった後、故郷の村で開業。1771頃に患者から、「牛の乳房に起こる牛痘にかかった人は痘瘡にかからない」という地方で信じられている話を聞き、牛痘にかかった牛乳搾りの女性の手から採取したリンパ液をある少年に接種した。膿疱が生じたが、約2カ月後に再度接種した時には痘瘡にならなかった。1713頃から東洋では人痘接種法が行われており、1721にコンスタンチノープル駐在の英国公使夫人モンテーグが伝えて広く知られるようになった。し

かし、人痘接種法は、ときに危険を伴うことが問題とされていた。］（関連：1720）（A1:39、A3:142、A5:201-4）

■テューク、ウィリアム（英国、クェーカー教徒の商人）、拘束を最小限にした精神異常者収容所を開設。　（A7:499）

■ライル、ヨハン・クリスティアン（ドイツ）、『生命力について』刊。［ライルは、ドイツにおける生気論の代表的人物。生命現象は物質（温熱や電気などを含む）の混合と形態に基づいており、疾病は形態と混合の異変とそれを癒そうとする内在的回復力との葛藤であり、発熱はその典型例であると考えた。治療的手段として、心理的、化学的、力学的手段を挙げ、心理的手段を特に重要視した。］（A2:270-1）

■【国内】　稲村三伯、我が国最初の蘭和辞典『江戸ハルマ』刊。　（A3:128）

1797

■トロッター、トーマス（英国/スコットランド）、『航海医学』（全3巻）、この年から1803にかけて刊。［艦隊の4年間の健康状態について述べる。］　（A5:192）

■ウォラストン、W・H（英国）、自身の耳介の痛風結節から尿酸を発見。［痛風と尿酸の関連を示す］　（F9:2657）

1798

■ジェンナー、エドワード（英国）、小冊子『牛痘の原因と効能に関する研究』で牛痘接種法を報告。　（A3:142、A5:205）

■マルサス、トーマス・ロバート（英国）、『人口の原理』刊。［当初、匿名で刊行。大きな影響を与えたが、新しい理論ではないとされる。］　（A8:712-3）

■スペインで、人口調査が行われる。（関連：1749）　（A8:712）

■【国内】　幕府の医学館に痘科が創設される。痘瘡治療として種痘は行わない系統の池田瑞仙が教授になった。

（A3:144-5）

1799

■アンダーウッド、マイケル（英国）、『小児病学第4版』刊。［第1版は、1780頃。この第4版では、小児先天性心疾患の重要性とその診断について述べる。］（A8:656）

■デイヴィ、ハンフリー（英国）、亜酸化窒素（笑気ガス）を自身で吸入して、外科手術に利用できると発表。（関連：1795）　（A6:345）

1800

■デイヴィ、ハンフリー（英国）、『主に亜酸化窒素とその吸入に関する化学的、哲学的研究』刊。［デイヴィは、1795にトーマス・ベドースと共に亜酸化窒素（笑気ガス）の吸入実験をした。気分が陽気になる作用があるため、米国や英国ではパーティでの遊びなどに使われるようになり、その後、硫酸エーテルも同じ目的に使われるようになった。］（関連：1795）（A1:229、A6:345）

■ビシャ、マリー・フランソワ・グザヴィエ（フランス）、600体の死後解剖結果に基づいた『一般膜と特殊膜について』刊。［疾患による組織学的変化に注目。また、臓器が結合組織、筋肉、神経組織など組織（膜と呼ぶ）を持つことを解明。21種類の組織を記載。モルガーニの臓器病理解剖学とのちのウィルヒョウの細胞病理学（1858）をつないだ。］（A1:173、A6:322、A8:634）

■トレヴィラヌス、ゴットフリート・ラインホルト（ドイツ）、ラマルク、ジャン＝バプティスト（フランス、先駆的進化論者）らにより、この年頃、生物学（Biology）という語が作られる。　（A1:166）

■英国で、外科医と理髪外科医が区別されるようになった。　（A2:295）

1801 － 1850

1801

■ ピネル，P（フランス）、『精神病あるいは躁病についての医学概論』刊。[精神病患者に対する人道的処置についての理論を述べる。]　（A7:497）

■ ビシャ，F・X（フランス）、『一般解剖学、その生理学および内科学への応用』刊。[神経組織、脈管など身体全体に分布する一般組織と筋肉、骨などの器官に特有な特殊組織に大別し、さらにこれらを単純組織と呼び、様々な単純組織から成る複合組織と区別した。このようにして、疾病過程を身体各部位、各器官、各組織に局在化することを可能にした。このような考え方から、①どの組織も同じ構造、特質、素因を持つため、病変は同じ形態をたどる、②身体各部、各器官は、必ずしも全体として罹病するとは限らない、という結論が導かれた。]　（A2:298、A8:634）

■ フルクロワ，A・F（フランス）、フィブリンという名称を初めて使用。（F7:2125）

■ 英国で、国勢調査が行われる。[1800制定の人口法に基づくもの。]　（A5:184、A8:713）

■ ロンドンに伝染病隔離病院が設立される。　（A1:214）

■ 米国で、連邦政府の船員病院、ヴァージニア州に設立。　（A6:235）

1802

■ ヘバーデン，W（英国）、『評釈書』刊。[本書で、狭心症の最初の完全な記載を行う。大動脈のアテロームについても述べた。]（関連：1768）　（A8:633）

■ バウアー，F・L（オーストリア、植物学者）、植物細胞で初めて核を認める。[図は1830～1838に出版]（関連：1700、1781、1831）　（A6:323）

■ パリに小児病院が設立。　（A1:224）

■ フランスで、国家による医師免許制が開始される。　（A1:312）

■ 【国内】　桂川甫周、幕命で『顕微鏡用法』を執筆。我が国で医学に顕微鏡を用いたのは甫周が最初といわれる。（A3:157）

1803

■ オットー，J・C（米国）、出血傾向を示す家系を報告。[微小な外傷に伴う出血によって死亡する人がいることは、古くから知られていたが、医学的な記載は18世紀末になってからであり、オットーの報告は血友病の最初の記載の一つ。]　（F7:2125、B59:469）

■ ウィンターボトム，T・M（英国/スコットランド）、トリパノソーマ症（アフリカ型）の症状について正しく説明。]　（A7:481）

■ デロズネ，C・L（フランス）、アヘンからアルカロイドを分離。[デロズネは、パリの薬剤師。モルヒネの本質は認識されなかった。]（関連：1805）　（A8:682）

■ 【国内】　長崎の通詞、馬場佐十郎、オランダ商館長からジェンナーの牛痘法を聞いたとされる。　（A3:145）

1804

■ ヘバーデン，W（英国）、『概観小児科学』刊。[著者は、大ヘバーデン（1802の項）の息子である小ヘバーデン]　（A8:656）

■ クーパー，A（英国）、『腹部ヘルニアの解剖学と外科治療』第1巻刊。[1807に第2巻刊]　（A1:226）

1805

■ ボッツィーニ，P（ドイツ）、食道上部

を内視鏡で観察。　（F2:585)

■スイス・ジュネーヴで脳脊髄熱が流行。［ヴィユスウ，G が、この流行について記載。］　（A6:274)

■ピアソン，A（英国、東インド会社医官)、中国のマカオ・広東で牛痘法による種痘を始める。　（A3:146、J Med Biogr 2013; 21 (2) :112)

■セルチュルナー，F・W・A（ドイツ)、モルヒネの本質を認識。（関連：1803)（A8:682)

■【国内】　伏屋素狄（ふせやそてき)、『和蘭医話』全2冊刊。腎臓が尿を濾過する働きを有していることを実験に基づいて記述。［糸球体濾過を墨汁注入によって証明]（関連：1842)（A3:130、F5:1379)

■【国内】　宇田川玄真（榛斎（しんさい))、『医範提綱』全3巻刊。［西洋解剖学の大略、人体の生理、病理などを記載。中国や我が国の医学では知られていなかった膵臓の存在を記載し、初めて「膵」の字（国字)が使われた。]（A3:110、128、F2:637)

■【国内】　紀州の華岡青洲、通仙散という麻酔剤による麻酔法を用いて乳癌の摘出を行う。通仙散はマンダラゲ（チョウセンアサガオ)とトリカブトを主な主成分とする。　（A3:151-2)

1806

■コルヴィザール，L（フランス)、『心臓と大血管の疾患と器質的病変について』刊。［動脈瘤について詳細に説明]（A8:634)

■ボッツィーニ，P（ドイツ)、喉頭反射鏡を開発。　（F6:1669)

■セルチュルナー，F・W・A（ドイツ)、アヘンからモルヒネを分離。［セルチュルナーは、薬剤師助手。]　（A1:258)

1807

■トロッター，T（英国)、『神経性気質についての考察』刊。［自分の患者の3分の2は神経症と述べる。]　（A7:505)

■シーボルト，C・C（ドイツ)没。［恥骨結合切開術など新しい手術法を開発した。ヴュルツブルク大学で解剖学・外科学・産科学の教授を務め、有能な外科医を多く育成。]　（A2:285)

■ヤング，T（英国)、連続運動の自動記録法としてキモグラフの使用を提案。（A6:302-303)

■イギリス議会に精神病収容施設調査委員会が設置された。　（A1:294)

1808

■ウィラン，R（英国)、この年に刊の『皮膚病について』で、しょうこう熱について記載。　（A5:206)

■ウォードロップ，J（英国)、『ヒトの眼球の病理解剖学について』刊。［厳密な解剖学的基礎に基づいて眼疾患を扱った。角膜の炎症症状について、角膜炎という用語を取り入れた。]　（A8:650)

■ブルセ，F・J・V（フランス)、『慢性炎症における炎症論』刊。［慢性に持続する弱い刺激が、組織の肥厚、硬化、線維性変性、骨化、豚脂様性変性、潰瘍、結節形成、浸出液を生ずること、さらに多くの粘膜の癌は慢性炎症に続いて形成され、炎症が転移を促すことを指摘した。また、多くの疾患は炎症、特に胃腸管のそれによると主張、多くの追随者を得た。その治療法として、食事の軽減とヒルによる吸血を提唱。ブルセの名声がピークに達した1833には4100万匹のヒルがフランスに輸入されたとされる。](A6:284-5、B67a:33)

■バダム，C（英国)、慢性気管支炎の用語を提唱。［1814にも論文]　（F6:1748)

■ウィラン，R（英国)、顔面の皮膚結核の結節から潰瘍を来す皮疹に対してループス（狼瘡)という用語を用いる。［尋常性狼瘡（皮膚結核)として今日も用いら

れる。ウィランは、英国皮膚科学の祖と言われる。］　（F9:2645）
■英国で、精神病患者収容施設のための公的支出を認める法律（Wynne 法）ができる。　（A1:288、A7:501）

1809
■ロランド，L（イタリア）、『人間および動物の脳の構造と神経系の機能についての研究』刊。［動物実験で小脳と大脳半球を除去した影響を観察した結果を記載。小脳が不随意運動を支配し、大脳が意志による活動を支配していると結論。］（A6:257）
■マクダウェル，E（米国）、麻酔なしで卵巣摘出を行い、成功。［患者は術後 31 年間生存。］　（A1:227、A6:364）
■マジャンディ，F（フランス）、ジャワ人が使う矢毒の有効成分がストリキニーネであることを明らかにする。［マジャンディは、クロード・ベルナールの師。実験薬理学の父と呼ばれる。］　（A8:682）
■ドイツ・バイエルンとオーストリアで、公医養成を目的とした医学校が設立される。　（A2:340）

1810
■ガル，F・J（ドイツ）、シュプルツハイム，J・C（同）、この年から 1819 にかけて、『神経系一般、特に脳の解剖学と生理学』全 4 巻刊。［彼らの骨相学は、一般人の間で強い関心を持たれたが、学界では反対者が多くいた。本書は、科学的著作と評価され、脳の白質は神経線維から成り、脳幹部で錐体路の一部が交叉していることなどを明らかにしている。］（A3:94-5、A6:257）
■ベイル，G・L（フランス）、癆（肺結核）に関する重要な成書『肺結核の研究』を刊。900 体（肺結核 54 例）の解剖に基づいて癆を 6 つの型に分類。［現代の分類では、これらは同じ変化であるとされて

いる。］　（A1:174、A8:635）
■ウォラストン，W・H（英国、化学者・物理学者・天文学者）、シスチンを発見。（A7:597）
■ハーネマン，S（ドイツ）、『合理的治療法』刊。［ハーネマンは、類似療法（ホメオパシー：「似たものをもって似たものを癒す」という考え方）の創始者とされる。スコットランドのウィリアム・カレンの著作に、キナ皮は健康体に対してマラリア類似の症状を起こす、と記述されているのに注目し、自己実験を行って証明しえたと確信した。他の薬物でも自己実験を行い、服用によって症状が悪化することに気付き、本書で理論化した。彼は、生命力の調整を可能にするのは適量の薬剤であり、過剰な量はむしろ害になる考え、薬剤の量をアルコールや乳糖で薄める方法を考案した。］（A2:277-9）

1811
■ベル，C（英国/スコットランド）、『新しい脳解剖学の考え方』刊。［ベルは、本書で、神経線維は運動刺激と感覚刺激のどちらか一方を伝達し、1 方向にしか伝わらないこと、脊髄神経が脊髄から出る 2 つの根部の前方の部分の刺激が筋肉の痙攣を起こすことなどを示した。］（関連：1757、1822）（A5:158、A6:252,)
■ノース，E（米国）、脳脊髄熱について初の記載。（関連：1805）　（A6:274）
■ハインドルフ，A（ドイツ）、ドイツで初の精神医学教科書を刊。［心理的観点と身体論的観点が考慮されている。］（A2:334）
■イタリアで、サレルノの医学校が閉鎖される。［サレルノの医学校は、新しい大学との競争で衰微し、すでに目立たない存在になっていた。ナポレオンの布告によって閉鎖された。］　（A5:75）
■米国・ボストンにマサチューセッツ総合病院が設立される。　（A1:214）

1812
■ クールトア，B（フランス、化学者）、ヨウ素を発見。　（A7:523）
■ ロシア遠征のナポレオン軍にチフスが発生。遠征は失敗。　（A1:43）
■【国内】文化 4 に千島のエトロフ島でロシア船に拉致された番人小頭の中川五郎治、シベリア各地に 5 年間いたあと、牛痘法を習得して帰国。　（A3:145）

1813
■ 米国外科学会、設立。　（A3:232）

1814
■ ロンドンに王立胸部疾患病院、設立。（A1:224）
■ 英国議会下院、精神病患者施設の調査を実施。［翌年、精神病院を改善するための法律を検討する委員会が設立される。］（A1:296、A7:499）

1815
■ クラーク，J（英国）、テタニーと呼ばれる状態を記載。　（A7:535）
■ ホジソン，J（英国）、動脈内膜の慢性炎症による潰瘍、内膜肥厚、石灰化を記述。　（B67a:33）
■ シュヴルール，M・E（フランス）、糖尿病患者尿中の糖がブドウ糖であることを明らかにする。［シュヴルールは、動物性脂肪、植物性染料の化学の先駆者。中性脂肪が脂肪酸とグリセリンに分解されることを明らかにしたほか、クレアチンを分離。］（A6:321、A7:554）
■ 英国で、医師薬剤師（Surgeon apothecary）が一般医（GP、general practitioner）になる。［GP は諸権利を増したが、エリートであるコンサルタント医師と区別され従属的な立場に置かれた。］（A1:126）
■【国内】　杉田玄白の回顧録『蘭学事

始』刊。　（A3:117）

1816
■ ラエネック，R（フランス）、聴診器を発明。［各種心雑音、機能性雑音の存在を認める。心臓の第 2 音も記載したが、解釈は間違っていた。］　（A1:173-4、F3:791, 792）
■ プラウト，W（英国）、甲状腺腫の 1 症例にヨウ化カリウムを投与。（関連：1820）　（A7:523）
■ マジャンディ，F（フランス）、イヌを砂糖と蒸留水だけで飼育すると、1 カ月ほどで死亡することを見出す。［バターと水、オリーブ油と水でも同様だったことから、蛋白質が不可欠と結論。］（A7:580）
■ ケリー，G（英国/スコットランド）、小児の手足の慢性拘縮（手足攣縮）を記載。　（A7:535）
■ デーヴィス，J・B（英国）、ロンドンに貧困児のための施療所を開設。［翌年、乳児の死亡率について調査結果を発表。王立ウォータールー小児婦人病院に発展。］　（A8:659-660）
■ フィジク，P・S（米国）、吸収される縫合糸についての研究を発表。［フィジクは、英国のジョン・ハンターのもとで研究し、ペンシルベニア大学外科教授になった。扁桃摘出術の切除器具を開発した業績もある。］　（A6:353）
■ デルペシ，J・M（フランス）、内反足の手術を行い、筋拘縮にも応用できる方法に発展させる。［デルペシは整形外科学の創始者といわれている。］（関連：1828）（A8:661）
■ スコットランドに、慈善事業として看護婦学校が建設された。　（A6:227）

1817
■ パーキンソン，J（ジェイムズ）（英国）、『振戦麻痺について』刊。［その病理的所

見は、1921にフォア，C（フランス）により明らかにされた。］（関連：1921）（A6:274）

■邱浩川（中国）、『引痘略』を著す。［本書は十数年間、種痘を実施・研究して、書かれたもので、1846（弘化3）に、その内容が『引痘新法全書』として日本にもたらされた。］　（A3:146）

■マジャンディ，F（フランス）、ペルティエ，P・J（同）、植物性吐根の催吐作用は、エメチンと命名した成分によることを明らかにする。［のちにエメチンは少なくとも3種類のアルカロイドの混合物であることがわかった。］　（A8:682-3）

■アリベール，J・L（フランス）、『自然疾病分類学』刊。（関連：1735、1769、1789）　（A6:283）

■アジアから中東までの広い地域で、コレラが流行。［世界の広い地域にわたるコレラの流行として最初のもの。16世紀からインドでのみ発生していたコレラが、他の国でも発生するようになった。］（A1:41, 43）

■英国で、熱帯病への対応を目的に船員病院協会が設立される。［最初の病院には、グリニッジ沖合に停泊する艦船が利用された。］　（A6:224）

1818

■チェーン，J（英国/スコットランド、アイルランド移住）、のちにチェーン＝ストークス呼吸として知られるようになった呼吸型の患者の病理所見を記載。（関連：1781、1854）　（A8:656, F6:1685）

■ブランデル，J（英国）、助手から採取した血液を注射器で回復が期待できない患者に注入。［回復が期待できない患者19人に実験を行い、1829に分娩後に出血した患者に実施して成功。］　（A8:701）

■ペルティエ，P・J（フランス）、カヴァントゥー，J・B（同）、1820にかけて、キナ皮からキニン、シンコニンの2種類

のアルカロイド、ホミカからストリキニーネとブルシンの2種類のアルカロイドを分離。　（A8: 683）

■ブローディー，B・C（英国）、関節リウマチは滑膜炎で始まり、二次的に関節軟骨の破壊に至るとする。　（F9:2665）

■ドイツのヘッセン・ナッサウ領国政府が、すべての医師を公務員化する試みを実施。［他の領国政府は追随しなかった。］（A2:341）

1819

■ラエネック，R（フランス）、『間接聴診法』刊。［多くの胸部疾患について臨床的、病理学的記載を行い、気管支炎、肺炎、肺結核（癆）などを区別し、呼吸器疾患の多様性を明らかにした。］（A1:174、A5:175-6、A8:635）

■ボストック，J（英国）、自身の病気を夏季カタルと命名。［枯草熱、Bostock's Catarrhと呼ばれる病気］　（関連：1565、1831）　（A7:427, B93:223）

■チェーン，J（英国/スコットランド、アイルランド移住）、小児の手足の慢性拘縮を説明。　（A7:535）

■フランス・ストラスブール大学に、病理解剖学の教授職が創設される。（関連：1829、1836）　（A8:635）

■【国内】　南小柿寧一、83図よりなる解剖図集『解剖存真図』を作る。そのときまでに、40余体の解剖体をみたといわれている。　（A3:131-2）

1820

■ロスタン，L（フランス）、卒中の原因として脳軟化症（ramollissement de cerveau, softening of brain）を提唱。［当時、卒中の原因は脳の炎症とする対立する説があった。］　（B11:121）

■ブルダッハ，K・F（ドイツ）、この年頃、楔状束を記載。　（A6:250-1）

■プラウト，W（英国）、胃潰瘍の胃炎

説を提唱。　（F2:592）

■コアンデ，J・F（スイス）、甲状腺腫 150 例にヨードチンキを投与して良好な結果を得る。［1860 頃には、ヨウ素の毒性に対する反発が生じ、この治療は行われなくなった。］（関連：1180、1816）（A7:523）

■ジョルジュ，E・J（フランス）、『狂気について』刊。［ジョルジュは、ピネルの弟子。幻覚という語やうつ病の概念を取り入れている。］　（A7:505）

■ベルトラン，A・J・F（フランス）、催眠状態を観察し、解明。　（A7:509）

■ブラコノ，H（フランス）、ロイシン、グリシンを発見。　（A7:597）

■ヴィエルメ，L（フランス）、パリの死亡率が貧困と相関することを 1820 代に示す。　（A1:319）

■フランスで、この年頃、ヨードが創傷治療に使われるようになった。（A1:230）

■米国薬局方ができる［薬局方が法的に有効になったのは 1906］。　（A1:253）

■【国内】　通詞の馬場佐十郎が、中川五郎治がロシアから持ち帰ったロシア語の牛痘書を『遁花秘訣』と題して翻訳。［我が国におけるロシア語翻訳の皮切りであると共に、最初の牛痘法の紹介となった。］（A3:145）

1821

■ベーア，G・J（オーストリア）没。［眼科器具の改良、瞳孔成形術を行ったほか、眼科学全般で功績を挙げ、ウィーン大学の眼科の名声を高めた。］　（A2:286）

■ルンゲ，F・F（ドイツ）、コーヒー豆からカフェインを分離。　（A8:683）

■マジャンディ，F（フランス）、実地医家向けのポケット処方集『ホミカ、モルフィン、青酸、ストリキニーネ、ベラトリン、キナ皮アルカロイド、エメチン、ヨウ素などの新薬の調剤と利用のための

処方集』刊。［マジャンディは、アルカロイドを治療に初めて使用。］　（A8:683）

■スペイン・バルセロナで黄熱流行。（A1:43）

■ジャワ島、中国、ペルシャなどに、コレラが広がる。　（A1:43）

1822

■マジャンディ，F（フランス）、脊髄根の前根は運動性、後根は感覚性であることを実験によって明確にする。（A5:158）

■メーヨー，H（英国）、『解剖学的ならびに生理学的注解』第 1 巻刊。［顔面の三叉神経、顔面神経の機能について記載。第 2 巻は、1833 刊。］（関連：1833）（A6:254）

■ベイル，A・L・J（フランス）、進行麻痺を記載。［慢性髄膜炎によると考えた。］　（A7:507）

■カーソン，J（英国/スコットランド）、人工気胸の手技を示す。（関連：1888）（A6:373）

■プレース，F（英国、社会改革運動家）、人口増加の抑制を目的とした産児制限を提唱。　（A8:713）

■【国内】　日本国内で、コレラが大流行。　（A3:161）

■【国内】　佐々木仲沢、解剖図『存真図腋』をつくる。［南小柿寧一の『解剖存真図』を補う意図のもの。］　（A3:132）

1823

■英国で、王立外科学会の資格試験制度が始まる。［その後、王立内科学会も資格制度を始めた。］　（A1:317）

■【国内】　シーボルト，P・F・v（ドイツ）、オランダ商館医師として赴任（8月）。　（A3:132）

1824

■フルーラン，M・J・P（フランス）、『脊

椎動物における神経系の特性と機能についての実験的研究』刊。［ハトで一側の大脳半球を摘出すると他側の視力が失われること、小脳を摘出すると運動機能が障害されることなどを記載。また、呼吸中枢の存在を確認した。1842 に増訂版刊。］（A6:254-5, 257-8）

■ポルタル，A（フランス）、脊髄性麻痺の一特殊型として脊髄空洞症を命名。［ポルタルは、古代解剖学史の研究者であった。］（関連：1545）　（A6:278）

■プラウト，W（英国）、胃の中に遊離塩酸が存在することを証明。　（A5:161, F2:592）

■リザース，J（英国/スコットランド）、英国初の卵巣摘出を行う。　（A1:228）

■デュトロシェ，R・J・H（フランス、医師・植物学者・生理学者）、浸透現象について粘性物質が重要であることを認める。　（A6:323）

■スミス，T・S（英国）、『生きている者のための死者の利用法』刊。［スミスは、医師と牧師を兼ね、功利主義者ベンサムのサークルに属していた。本書は、解剖に対する誤解を取り除くことを意図、1832 の解剖法の成立に影響を与えたとみられる。ベンサムは解剖法成立直前に死亡、自分の遺体の解剖への利用をスミスに託した。］（関連：1832）　（A6:214）

■コレラの第 2 回目の世界的流行。［第 1 回目（1817）とほぼ同じ地域からロシア、ヨーロッパへ広がる。1831 に英国、1832 に北米、1833 にカリブ海諸国と中南米に伝播。］　（A1:41）

■米国で、眼科耳鼻科の専門病院マサチューセッツ眼科耳鼻科病院が設立される。（A1:225）

■【国内】　シーボルト、長崎の鳴滝に塾を開設。　（A3:135）

■【国内】　松前藩で天然痘流行、中川五郎治が牛痘苗を作って種痘を行う。（A3:145）

1825

■ベイリー，M（英国）、脳の出血は、動脈の硬化と関係していると述べる。［高齢者ではトルコ鞍近傍の内頸動脈主幹の病変が多く見られ、細い分枝にまで及んでいることも多い。動脈内壁表面には骨状あるいは土状の沈着物が見られ、それによって血管は収縮力、拡張力を失い、強靱さを失っていると述べ、同様の病変は脳底動脈でも認められると述べた。さらに頸動脈でサクランボ大の動脈瘤を認めた例もあるとしている。］　（B11: 122）

■ヴェーバー，E・H（ドイツ）、ヴェーバー，E・F・W（同）、『波動運動について』刊。［管の中の液体の流体力学を論じ、脈波速度を初めて測定。著者の二人は兄弟で、ともにライプチッヒ大学教授。］（A6:314）

■ルイ，P・C・A（フランス）、結核に関する大著『肺結核の病理解剖学的研究』刊。［死後剖検した 50 例を含む 123 例の記録。1829 には腸チフスに関する書を著した。症状・所見を詳細に記録し、死後に剖検所見を記録する統計的方法を提唱した。］　（A1:174-6、A8:721）

■パリー，C・H（英国）、甲状腺腫で眼球突出を伴う 1 例（1786 に観察）と心悸亢進を伴う 7 例を報告。［パリー病（グレーヴス病、バセドウ病）の発見。この報告は没後の出版であった。］（関連：1786、1835、1840）　（A7:530-1、B92:1969）

■プルキンエ，J・E（チェコ）、卵の胚小胞を記載。［論文発表は 1830。プルキンエは、膵臓抽出物が蛋白分解能力を持っていることも明らかにした。］（関連：1837）　（A6:323、A7:554）

■柳から、サリシン（不純物を含む）が分離される。［サリシンは、アスピリン（アセチルサリチル酸）の関連化合物］（関連：1829）　（A8:685）

■ケトレ，L・A・J（ベルギー、天文学

者・統計学者）、ブリュッセルにおける出生死亡統計表の作成を開始。［のちに対象をベルギー全土に広げ、性別、年齢、気候、教育などの変数と犯罪の関係を検討し、司法科学の基礎を築いた。兵士の身長、胸囲などが正規分布に従うことも示した。］（A8:724、B89c:18、B96:216-7）

■ドイツ・プロイセンで、医師身分制度ができ、大学で学位を取得した者、一級外科医、二級外科医の3階級に分けられた。［1840頃には、ヴュルテンベルクでは9階級、バーデンでは8階級に分けられた。］　（A2:340）

■英国で、臨床医学の新しい施設として、ロンドンのガイ病院が、聖トーマス病院との協同病院から独立。［ガイ病院には、ブライト、アディソン、ホジキンら大きな業績をあげた医師が所属した。］（関連：1827、1849）　　　（A6:287）

■ミルフォード，J（英国）、精神病院の内部を曝露した著作を刊。　（A1:294）

1826
■ラエネック，R（フランス）、ラエネック、『間接聴診法・第2版』刊。［結核の進展について明確な説明、肺梗塞、肺気腫、気管支拡張症、気胸などについて系統的な記述。剖検した肺気腫2症例で右室拡大と左室と同等の右室壁厚を記載。］（A8:635、F3:917）

■ブルトノー，P（フランス）、ジフテリアを命名、臨床的定義を明確にする。［それまで、ジフテリアとしょうこう熱は混同されていた。］　（A5:207、A8:635）

■英国で、薬剤師・医師薬剤師協会（Association of Apothecaries and Surgeon-Apothecaries）が、一般内科医・外科医協会（The Associated General Medical and Surgical Practitioners）に名称変更。　（A1:126）

■【国内】　大槻玄沢、杉田玄白の命により、『重訂解体新書』全13冊を刊行。

（A3:127-8）

■【国内】　美馬順三の『日本産科問答』、ドイツのフランクフルト・アム・ゲマインの産科学雑誌に掲載。［美馬は、シーボルトの門下生。『日本産科問答』は、オランダ語に訳してシーボルトに提出、1825にバタビアの学術雑誌に掲載され、さらにドイツ語に訳されての掲載となった。日本の医学論文が、ヨーロッパの学術雑誌に掲載された最初の例。］　　（A3:137）

1827
■ブライト，R（英国）、『内科疾患についての報告』を1831にかけて刊。尿蛋白と浮腫が現れる病気として腎臓病（ブライト病）を記載。［腫大変性、腎皮質顆粒状、腎萎縮の3型に分類］　（A1:177、A6:287、F5:1386, 1479）

■ベーア，K・E・v（ドイツ、エストニア出身）、哺乳類の卵子を発見。（A6:323）

1828
■ホップフ，F（ドイツ）、血友病（haemophilia）という病名を初めて使用。　（F7:2125）

■アバークロンビー，J（英国）、この年に初版が出版された著書『脳と脊髄の疾患の病理学的、臨床的研究』で、昏睡と死亡を免れた卒中によるマヒを、①漿液滲出、②小規模血管外溢血、③軟化、④炎症、に分類。さらに、軟化は動脈の骨化からくる循環障害によると述べる。［脳卒中の現代の知識に近い。］（B11:124）

■ポアズイユ，J・L・M（フランス）、血圧測定に水銀圧力計を使用。（関連：1733、1847、1881、1896）　（A6:313）

■ビラール，C・M（フランス）、『乳幼児の疾患について』刊。［病理解剖所見と臨床所見を関連づけて疾病分類の体系を作った。］　（A8:657）

■デルペシ，J・M（フランス）、『整形

外科学』刊。[デルペシは、整形外科学の
創設者といわれている。](関連：1816)
　（A8:661）
■ ヴェーラー，F（ドイツ）、尿素を合成。
[1836 からゲッチンゲン大学教授。この
合成は、生体物質と通常の化学物質の間
に差がないことを示した。]　（A1:178-9）
■ 英国で、ロンドンに精神病収容施設の
監査委員会が設置される。　（A1:294）

1829

■ ロブシュタイン，J・G・C・F・M（フ
ランス）、動脈硬化（arteriosclerosis）
という用語を病理解剖書で初めて使用。
[動脈の肥厚、黄色ピューレ状で平坦で
なく瘤の多い状態を指す語として使っ
た。]　（B11:123）
■ ルイ，P・C・A（フランス）、腸チフ
スに関する研究書を著す。[死後剖検例を
含む 138 例に基づいている。](関連：
1825)　（A1:174、A8:721）
■ ルゴール，J・G・A（フランス）、ヨ
ウ素溶液を結核症の治療に使用。[のちに、
ヨウ化カリウムが加えられた（ルゴール
液）。この溶液は甲状腺腫の治療に用いら
れるようになったが、毒性が問題となり、
1860 頃からは用いられなくなった。](関
連：1180、1816、1820、1895)　（A7:523）
■ クリュヴェイエ，J（フランス）、『人
体病理解剖学』第 1 巻第 1 分冊刊。[6 年
後までに数冊からなる第 1 巻を完成、
1835 から刊行が始まった第 2 巻は 1842
に完結した。200 以上の肉眼標本の石版
画を収載（その多くは彩色画）。先天性奇
形、腫瘍、静脈炎などの図があり、多発
性硬化症などについては最初の図解書と
される。](関連：1836、1849)　（A8:636）
■ クリュヴェイエ，J（フランス）、胃潰
瘍を臨床的疾患単位として確立。
（F2:591）
■ ブルトノー，P（フランス）、腸チフス
ではパイエル板に腸の病変があると述べ

る。　（A8:635)
■ ロブシュタイン，J・G・C・F・M（フ
ランス）、『病理解剖学概論』刊。[病因（病
原）（論）（pathogenesis）という用語を
つくる。]　（A8:635)
■ 柳から、サリシンが、純粋な形で分離
される。[サリシンは、アスピリン（アセ
チルサリチル酸）の関連化合物。古代か
らリウマチ治療薬として使われた冬緑油
の有効成分。](関連：1825、1874)
　（A8:685)
■【国内】　坪井信道、江戸深川で医業
を開業。[開業のかたわら日習塾という塾
をおこして蘭学を教える。坪井信道は宇
田川玄真の弟子。門下から、緒方洪庵ら
が出た。]　（A3:158)

1830

■ ドイツ・ベルリンに小児病院が設立さ
れた。　（A1:224)
■ 麦角の有効成分が分離され、エルゴチ
ンと命名される。(関連：1906、1920、
1935)　（A8:684)
■【国内】　シーボルト、日本を退去。
(A3:138)

1831

■ ホープ，J（英国）、『心臓と大血管の
疾患について』刊。[心臓喘息と弁膜症に
ついて古典的な記載。心音についても記
述。](関連：1834)　（A8:637)
■ エリオットソン，J（英国）、夏季カタ
ル（枯草熱）について記述。[患者の 1 人
は、発作の原因は花粉と示唆。ウサギの
皮膚からの放出物によって発症した例も
記載。](関連：1565、1819)　（A7:428)
■ ブライト，R（英国）、糖尿病患者にお
ける膵臓の病的変化を報告。　（A7:554)
■ サイム，J（英国/スコットランド）、『病
的関節の切除について』刊。[四肢切断を
避けた関節切除術を記述。]　（A6:353)
■ ブジェリ，J・B・M（フランス）、ジ

ャコブ，N・H（同）、『人体解剖学総論』、
この年から 1854 にかけて刊。　（A1:94）
　■ スーベイラン，E（フランス）、ガスリ
ー，S（米国）、リービッヒ，J（ドイツ、
化学者）、それぞれ独立にクロロホルムを
調合。［純粋なクロロホルムが調合された
のは 1834］。（関連：1847）　（A6:347）
　■ ブラウン，R（英国/スコットランド、
植物学者）、植物細胞を研究し、核という
用語を使い始める。（関連：1700、1781、
1802）　（A6:323）
　■ ベラドンナ（ナス科有毒植物）からア
トロピンが抽出される。　（F6:1692）
　■ 英国で、コレラが、この年から流行し、
翌年ピークに達する。［ヨーロッパでのコ
レラ流行は、この時が最初。］　（A1:318、
A6:213、A8:729）
　■【国内】　戸塚静海、江戸茅場町に外
科を開業。［戸塚はシーボルトの弟子。］
（A3:159）

1832

　■ コリガン，D・J（アイルランド）、大
動脈弁閉鎖不全の水槌脈（ウォータハン
マー脈、コリガン脈）を記載。（関連：
1705）　（A6:286）
　■ ホジキン，T（英国）、ホジキン病と呼
ばれるようになったリンパ線腫について
記述。　（A6:288）
　■ ヘッケル，J・F・K（ドイツ）、黒死
病、舞踏病に関する歴史流行病学の論文
を発表。［1834 にイギリス発汗病（Sudor
Anglicus）の論文を発表。］　（A8:739）
　■ ロビケ，P（フランス、化学者）、アヘ
ンからコデインを分離。　（A1:258）
　■ リービッヒ，J（ドイツ、化学者）、化
学反応における基の存在を明らかにする。
（A6:240）
　■ デュモティアー，B・C（ベルギー）、
細胞分裂を初めて観察したと考えられて
いる。［1835 までにフォン・モールが観
察して記述、1838 までにプルキンエが認

める。］　（A6:328）
　■ 英国で、解剖に関する法律が成立、親
族、友人のいない貧者の解剖が認められ
る。［この法律によって医学教育における
人体解剖が認められた。］　（A1:154, 313,
A6:214）

1833

　■ メーヨー，H（英国）、『解剖学的なら
びに生理学的注解』第 2 巻刊。［脳幹にあ
る分節が瞳孔反射に必要なことを明らか
にした。第 1 巻は、1822 刊。］（関連：
1822）　（A6:254）
　■ ホール，M（英国）、カエルを用いた
いろいろな実験結果から、神経系は分節
的反射弓からできていると推論。
（A6:254）
　■ ボーモント，W（米国）、『胃液につい
ての実験と観察』刊。［ボーモントは米国
の軍医。胃に銃創を受け、瘻孔を持つ男
性において、約 10 年間、胃の運動や諸
条件下での胃液の流出の変化を研究し、
結果を報告した。］　（A5:161）
　■ リスフラン，J（フランス）、下部腸管
の癌切除手術を実施。［9 例中 6 例におい
て、手術直後の死亡が避けられた。］
（A6:365）
　■ ミューラー，J（ドイツ）、『人体生理
学提要』刊。［本書は生理学の進歩に大き
く貢献した。1840 に第 2 巻刊。］
（A1:179）
　■【国内】　伊東玄朴、江戸下谷に象先
堂という塾を開く。［伊東は、シーボルト
に学んだ。］　（A3:158）

1834

　■ ブライト，R（イギリス）、腎疾患によ
って高血圧が起こると報告。　（F5:1393）
　■ ロキタンスキー，K・v（オーストリア）、
ウィーン総合病院病理学研究所教授に就
任。［ロキタンスキーは、3 万体以上の剖
検を行ったといわれている。ウィーンが

再びヨーロッパでの医学教育の中心とな
る中で、内科医ヨーゼフ・スコーダとと
もに大きな役割を果たした。〕（関連：
1839)　　　(A5:174、A6:288)
■ホープ，J（英国)、『図解病理解剖学
原論』刊。（関連：1831)　　(A8:637)
■ルイ，P（フランス)、『臨床教育論』
刊。〔病状、病歴などの系統的な把握の重
要性を説き、フランスの病院に標準的な
基準をもたらした。数値を重要視し、多
数の例を元にして初めて一般的な法則が
わかるとした。臨床試験のパイオニアと
もみなされ、「医学統計学の父」と呼ばれ
る。〕　　(A1:174-6、A2:320)
■エジプトで、ペストが大流行。
(A7:489)
■英国・ロンドンのユニヴァーシティ・
カレッジ（1828 設立)、病院併設。
(A1:225)
■英国科学振興学会、「物質世界に関す
る知識の研究者」を「科学者（scientist）」
と呼ぶ。〔自然科学を哲学から独立させる
意味を持っていた〕　　(B8a:21、B6b:155)

1835
■クリュヴェイエ，J（フランス)、多発
性硬化症の病巣について図解。〔『人体病
理解剖学』第2巻。その後、シャルコー，J
・M（フランス）らが 3 主徴を挙げ、古
典的な診断基準とされた。〕(A6:277、
B94:974)
■グレーヴス，R・J（アイルランド)、
眼球突出性甲状腺腫に関する解説書を刊
行。〔グレーヴス病（バセドウ病）の発見〕
(関連：1825、1840) (A6:286、B92:1969)
■マルカムソン，J・G（英国/スコット
ランド)、脚気を近代医学的に記述し、神
経型、心臓型、水腫型があることを明ら
かにする。〔マルカムソンは、インドのチ
ェンナイ（マドラス）で診療していた。〕
(関連：1642、1652、1882)　　(A7:612)
■バッシ，A（イタリア)、この年から 1841

にかけて出版した著作でカイコ病が菌（の
ちにバッシ糸状菌と命名された）による
伝染病であること、さらにその伝染様式
を示した。〔特定の疾患が微生物によるこ
とを初めて示した。バッシは法律を学ん
で役人になり、生糸の生産に大きな影響
を与えるカイコ病の研究に取り組んだ。〕
(A6:330-1)
■ドゥジャルダン，F（フランス)、原生
動物の多くの新種を記載し、それらを構
成するものとしてサルコード（sarcode）と
いう物質を仮定。〔サルコードは、今の用
語で原形質に相当する。〕（関連：1744、
1841)　　(A6:323-4)
■ワグナー，R（ドイツ)、核小体を再発
見。〔核小体は、1781 にフォンタナ，F
が観察しているが、命名はされていなか
った。〕　　(A6:323)
■ドイツで、この年頃から、大きく改良
された義眼が作られ始める。〔ガラス製の
義眼は、17 世紀から、ヴェネチア、ボヘ
ミア、フランスなどで作られていた。〕
(A8:653)
■ドイツで、バンベルク、ランツフート、
ミュンヘンなどに外科医専門学校が設立
される。〔ドイツでは外科医専門学校は、
一度廃止されていた。〕　　(A2:340)
■【国内】　この年に出版された医書『医
療生始』で、インフリュエンザ（印弗魯
英撒）という病名が使われる。〔インフル
エンザは、風邪症状の流行病の呼び名と
して 16 世紀、イタリアで占星術師たち
よって使われるようになったとみられて
いる。〕　　(F10:2846, 2847)

1836
■レマーク，R（ポーランド)、神経系の
顕微鏡的構造についての著作を発表。〔2
年後に、交感神経線維は無髄であるため
に灰色であることを発見し、神経軸索は
脊髄の神経細胞と連続していることを発
見した。この発見は、シュヴァンによる

神経線維のミエリン鞘の記載の先駆となった。また、大脳皮質に6層の細胞層があることを顕微鏡的に認めた。神経疾患の治療に電気療法を用いた点でも先駆者となった。〕　(A6:248)

■シュヴァン，T（ドイツ）、ペプシンを発見。　(F2:592)

■ブライト，R（英国）、腎実質性高血圧症に相当する病態を記載し、アルブミン尿を呈し、腎不全で死亡した患者に左室肥大を認めると報告。　(F5:1498)

■ヴァレンティン，G・G（スイス）、細胞核と細胞壁の間にある物質を実質（parenchyme）と命名。（関連：1839、1841）　(A6:326)

■カニャール＝ラトゥール，C（フランス、工学者）、キュッツィンク，F・T（ドイツ、植物学者）、シュヴァン，T（ドイツ）、それぞれ独立に、発酵はイースト細胞の作用による生命現象であるとする考え方を発表。　(A6:332)

■パリ大学に病理解剖学教授職が創設される。〔クリュヴェイエ，J が記述解剖学教授として就任。〕（関連：1819、1829）　(A8:636)

■米国で、ニューヨーク皮膚病院、設立。　(A1:225)

■フリードナー，T（ドイツ、デュッセルドルフ近郊のカイザースウェルトの牧師）と妻のフリードナー，F、同地に小病院と看護学校を開設、医師の指示のもとにディアコニッセ（女性牧師補）による看護を行う。〔1864 までに 1600 人を養成。この方法は、急速に広まった。その後、カイザースウェルト・ディアコニッセ教団の活動として世界各地に広がる。フリードナーは、英国のエリザベス・フライから影響を受けたが、1840 にはフライがフリードナーのもとを訪れて施設を見学し、ロンドンに看護学校を設立した。〕（A1:226、A8:705)

1837

■プルキンエ，J・E（チェコ）、核と樹状突起を持った神経細胞、ミエリンを持った神経線維、小脳皮質に特徴的なフラスコ様の細胞（プルキンエ細胞）について発表。〔プルキンエは、原形質という術語を初めて用いた (1839)。〕　(A6:248)

■フォルクマン，A・W（ドイツ）、迷走神経を刺激すると心臓活動が抑制されることを発見。〔フォルクマンはこの現象を偶発的なものと考えた。ヴェーバ兄弟が、この観察が正しかったことを証明 (1845)。〕（関連：1825、1845）　(A6:315)

■ストークス，W（アイルランド）、胸部疾患に関する著書を刊行。〔1854 には、心臓や大動脈に関する著書を刊行した。彼の名は、チェーン＝ストークス呼吸、アダム＝ストークス症候群に付されている。〕　(A6:286)

■英国で、この年以降 1875 頃まで、しょうこう熱が重症型に変化。〔従来は軽症型だった。〕(A5:207)

■ガーハード，W・W（米国）、発疹チフスと腸チフスに差があることを明らかにする。〔1850 にジェンナー，W がこのことを確認。〕　(A7:389)

■ゼーベク，L・F・W・A（ドイツ）、着色した紙やガラスを分類させることによって色盲を分析。　(A8:652)

■ヘンレ，F・G・J（ドイツ）、ヒトの上皮の顕微鏡的構造を最初に記述。〔ヘンレは、ミューラー，J の弟子。〕　(A6:324)

■カーズウェル，R（英国/スコットランド）、『病理解剖学、疾患の基本的形態の図譜』刊。〔正確な着色石版画を収載し、肺結核と肝硬変の図は特に価値があるとされる。カーズウェルは、パリのピエール・ルイの弟子。〕　(A8:637)

■シュヴァン，T（ドイツ）、加熱した空気を加熱した浸出液に通すと腐敗が遅れることを実験で示す。〔腐敗を起こすのは、空気自体ではなく、加熱によって破壊さ

れる何らかの物によると結論。また、発酵はイースト細胞の作用による生命現象であるとする考え方を発表。〕（関連：1836）　（A6:332-3）

■マグヌス、H・G（ドイツ）、血液中に大量の酸素と二酸化炭素が存在することを明らかにする。　　（A7:582）

■オーストリア・ウィーンに小児病院が設立された。　　（A1:224）

1838

■リュイー、F（フランス）とバルテス、A・C・E（同）、1843 にかけて、『臨床小児科学』（全 3 巻）刊。　　（A8:657）

■デュビニ、A（イタリア）、鉤虫（十二指腸虫）を発見。　　（A7:493）

■リトル、W・J（英国）、ロンドンに整形外科病院を設立。〔英国における整形外科の創始者。自分自身が内反足であり、シュトローマイヤー、G・F・L（ドイツ）から腱切除術を受けて成功し、整形外科学を専門とするようになった。〕（関連：1853）　（A8:662）

■エスキュロール、J・E・D（フランス）、『精神病』刊。〔本書は、精神病学の名著とされる。著者のエスキュロールは、ピネルの業績を引き継いだ。〕（A7:501）

■シュライデン、M・J（ドイツ）、『植物発生論』刊。〔植物の顕微鏡的構造について研究し、核は粘液（Schleim）の中で結晶化によって形成され、細胞壁は核からの分泌によって形成されると考えた。この考え方は友人のシュヴァンに影響を与えた。〕　（A6:324-5）

■シュヴァン、T（ドイツ）、細胞について 3 編の論文を発表。〔シュヴァンは、ミューラー、J の弟子。友人シュライデン（前項）の植物の構造に関する研究を動物に適用、脊索が核をもった細胞からなることを確認し、細胞を生命活動の基本的な単位としてとらえる（細胞説）。シュヴァンは、胃内のペプシンの発見、筋収

縮の研究、化膿における微生物の役割などの研究でも業績を挙げた。〕　（A1:180, A2:301、A3:184、A6:325）

■エーレンベルク、C・G（ドイツ）、『完全な生物としての滴虫類（繊毛虫類）』刊。〔彩色図版を収載し、原生動物学に関して大きな影響を与えた。滴虫類が色素を収縮性小空胞内に取り入れることから、消化管などを持つ多細胞性と誤解、のちに誤りを明らかにする。〕　　（A6:330）

■ドイツで、サリシンからサリチル酸が合成される。〔1853 のアスピリン（アセチルサリチル酸）の合成に発展する。〕（A1:261）

■フランスで、精神病患者収容施設整備の法令施行。〔精神病患者の人道的治療、全県に精神病施設を設置することなどが定められた。〕　　（A1:294、A7:501）

■【国内】　緒方洪庵、大坂の瓦町に適々斎塾（適塾）を開く。　　（A3:159）

【国内】　佐藤泰然、江戸の薬研堀に和田塾を開く。　　（A3:159）

1839

■コレラ、第 3 回目の世界的流行。〔1839 にアフガニスタン遠征中のイギリス軍で発生し、1840 に中国に伝播、さらに中近東、中央アジア、ヨーロッパを経て、1848 に北米、南米に伝播した。〕　（A1:41）

■スコーダ、J（オーストリア）、『打診・聴診論』刊。〔スコーダはウィーン総合病院で、ロキタンスキーと共に臨床的所見と解剖所見を照合した。〕（関連：1834）　（A6:289）

■シェーンライン、J・L（ドイツ）、菌が黄癬の原因であることを示す。〔のちにシューライン黄癬菌と命名された〕（A6:331）

■ディーフェンバッハ、J・F（ドイツ）、斜視の治療として眼筋を切断する手術を行う。（関連：1738）　（A8:651-2）

■コノリー、J（英国）、英国最大の精神

病院であるミドルセックス保護施設の医師に任命され、器械による患者の拘束を廃止。［コノリーは、ロンドンのユニヴァーシティ・カレッジの臨床内科教授だったが、精神病の臨床教育に関する考え方が認められなかったために開業した。1830 代には、リンカーン精神病収容施設のヒル、R・G（英国）も、精神病施設入所患者の機械的拘束（手錠、拘束衣などの使用）を廃止。］　（A1:295、A7:499-500）

■シュヴァン，T（ドイツ）、『動物と植物の構造と成長における一致についての顕微鏡的研究』刊。［この論文によって細胞説を樹立したとされる。しかし、新しい細胞が分裂によって生じるという考えは持っていなかった。友人の植物学者シュライデンは、核は粘液（Schleim）の中で結晶化によって形成され、細胞壁は核からの分泌によって形成されると考え、シュヴァンはこの考え方を取り入れた。］（A2:301、A3:184、A6:324-5）

■プルキンエ，J・E（チェコ）、細胞内の生きた物質を原形質（protoplasma）と呼ぶ。［講演録は翌年刊］（関連：1744、1824、1835、1836、1838）　（A6:326）

■ブサンゴー，J・B（フランス、化学者）、ウシの飼料、排泄物中の元素の量を測定して、必要な酸素の量を算定。　（A7:582）

■ペレイラ，J（英国）、薬理学書『医学および治療学材料の要点』、この年から翌年にかけて刊行。　（A1:260）

■トムズ，J（英国）、翌年にかけ、いろいろな形の歯科用鉗子を発明。［歯科用鉗子は、古代からいろいろなものが使われていた。］　（A8:664）

■英国で、1830 代に、地域医師会設立が活発になった。（A1:315）

■【国内】　新宮凉庭、京都の南禅寺畔に順正書院を開く。［生象（解剖学）、生理、病理、内科、外科、博物、舎密（化学）、薬性の 8 科を設けて教授。］（A3:160）

1840

■ロンベルク，M・H（ドイツ）、『ヒトの神経疾患学』を、この年から 1846 にかけて刊。［7 年後に英訳され、欧米各国で大きな影響を与えた。内容は末梢神経疾患が主流を占め、ロンベルク症候についても記述。また、脊髄癆に関しても記述。］　（A6:275）

■モーア，B（ドイツ）、のちにバビンスキー＝フレーリヒ症候群（脂肪性器質発育不全症候群）と命名された症例を記載。（関連：1900）　（A7:545）

■ブイヨー，J・B（フランス）、リウマチ熱に心臓変化が現れると提唱。（F1:12）

■ボディントン，G（英国）、『自然の、合理的かつ好結果の原則に基いた肺結核の療養と治療について』刊。［外気暴露による肺結核治療の施設をつくったが、あまり成功しなかった。］　（A6:230-1）

■レイエ，P（フランス）、ブライト病を腎の炎症（Néphrite albumineus）と考える。（関連：1827、1851）　（F5:1386）

■バセドウ，K・A・v（ドイツ）、バセドウ病を報告。　（F4:1086、B92:1969）

■ヘンレ，J（ドイツ）、論文『ミアスマ（瘴気）および伝染について』を発表。［流行病を、①ミアスマによるもの、②ミアスマによって発症し、体内に寄生体が発育・増殖して他の人に伝染するもの、③伝染のみが関与するもの、の 3 グループに分類した。のちに発達する病原細菌学を予言したと評価されている。］（A3:184、A6:331、A8:729）

■ハイネ，J・v（ドイツ）、小児の下肢の萎縮（ポリオ）について詳細に記載。［脊髄に病巣があることは 1869 に、感染症であることは 1890 に明らかにされた。］（関連：1787、1869、1890）　（A6:274）

■フライ，E（英国）、ドイツ・カイザースウェルトの看護学校（Deaconess Institute）を見学し、ロンドンへ帰って

看護学校を設立。（関連：1836）
(A1:226)
■ ドイツ・ヴュルツブルク大学に医化学
教室が開設される。　　　(F5:1381)

1841
■ ヴァレンティン，G・G（スイス）、サ
ケの体内に鞭毛虫（のちにトリパノソー
マ属と命名される）を発見。(関連：1836)
　　(A7:481)
■ ロキタンスキー，K・F・v，（オース
トリア）、胃潰瘍の神経説を提唱。
(F2:592)
■ ロキタンスキー，K・F・v（オースト
リア）、1846にかけて、『病理解剖学必携』
（全3巻）刊。[第1巻総論、第2、3巻
各論。各論では、急性黄色肝萎縮につい
て初めて記述し、また肺炎の概念を進歩
させた。顕微鏡が使用されるようになっ
ていたが、顕微鏡的構造についてはわず
かしか述べられていない。]　(A8:638)
■ ヘンレ，J（ドイツ）、『一般解剖学』
刊。[本書と1855刊の『系統解剖学』は、
現代の解剖学の基礎となった名著とされ
る。]　　(A2:304)
■ ドゥジャルダン，F（フランス）、原生
動物に関し、従来よりも簡明な分類を発
表。(関連：1835、1838)　　(A6:330)

1842
■ フルーラン，M・J・P（フランス）、『骨
相学についての実験』刊。[フルーランは、
この論文でガルやシュプルツハイムの脳
機能局在説に反対。]　　(A6:258)
■ ビデル，F・H（ドイツ）、フォルクマ
ン，A・W（同）、交感神経系が細い有髄
神経線維からできていることを発見。
　　(A6:263)
■ マテウッチ，C（イタリア、物理学者
・神経生理学者）、筋収縮の信号が神経で
伝達されることを発見。　　(A1:366)
■ ボーマン，W（英国）、水とおそらく

塩分が糸球体を通過して尿細管に入り、
尿素のような固形成分を分解して尿細管
に分泌するとする理論を提出。(関連：
1805、1844、1874)　　(A6:304)
■ ドンネ，A（フランス）、血液中に小球
（血小板）を発見。[このあと、40年間に
わたって血小板に関する論文が多く発
表された。]（関連：1878)　　(A6:318-9)
■ クラーク，W（米国）、歯科医に頼ん
で友人の抜歯にエーテルを使う。[化学の
学生時代に"エーテル遊び"に加わって、
その効果を知っていた。その効果の利用
をさらに追求することはなかった。]（関
連：1800)　　(A1:229、A3:189、A6:345)
■ ロング，C・W（米国）、外科手術でエー
テルを全身麻酔に利用。[彼も、"エー
テル遊び"で効果を知っていた。この年
以後4年間に4〜5回、エーテルを麻酔
に使ったが、奨励はしなかった。]（関連
：1842、1800)　　(A6:345)
■ リービッヒ，J・v（ドイツ）、『有機
化学の生理学と病理学への応用』刊。[同
年、ロンドンで、翻訳された『動物化学
—有機化学の生理学と病理学への応用』
刊。動物組織における酸化過程での酸素
の作用、胆汁の性質、蛋白質の役割、消
化による変化、などについて論述。また、
尿中窒素の測定によって体内で破壊され
た蛋白質の量を測定できると述べる。生
化学の最初の教科書とされている。]
(A7:583)
■ チャドウィック，E（英国、社会運動
家）、「公共物の汚染が病気の原因となっ
ている」と主張する報告書を政府に提出。
(A1:318-9)

1843
■ ホームズ，O・W（米国）、産褥熱が伝
染すると報告。[ボストンの医師会での論
議を受けて文献調査を行い、その結果を
論文として公表した。この論文は、ゼン
メルワイスが提唱した手の消毒が普及す

る上で、影響を与えた。〕（関連：1773、1795、1847）　（A3:192、A6:363-4）
■アトレー，J（英国）、この年から1883までの間に、78例の卵巣摘出を行う。このうち64例が回復。　（A1:228）
■ブレード，J（英国/スコットランド、外科医）、『催眠学、あるいは神経性睡眠の合理的解釈』刊。〔催眠術、催眠薬などの術語を初めて用いた。〕　（A7:509）
■【国内】　佐藤泰然、下総（千葉）の佐倉に順天堂を開く。　（A3:160）

1844

■フォルクマン，A・W（ドイツ）、迷走神経の刺激によって気管支狭窄が起こることを実証。　（A7:428）
■ルードヴィッヒ，K・F・W（ドイツ）、希釈された非蛋白質溶液が濾過器として働く糸球体を通過するのは血圧によると主張。（関連：1844、1874）　（A6:304）
■ウェルズ，H（米国、歯科医）、抜歯で亜酸化窒素（笑気ガス）を使う。〔15人ほどの患者で成功したが、翌年1月に、ボストンのマサチューセッツ総合病院で示説を行ったときには患者がうめき声をあげたため信用されなかった。〕（関連：1799、1842、1846）　（A1:229、A6:346）
■ベルナール，C（フランス）、ウマにおいて頸動脈から左室へ、頸静脈から右室へそれぞれガラス製の温度計を挿入し、肺では熱発生のないことを証明。〔少しのちには、左室・右室に中空のガラス管を挿入し、圧を測定。動物における最初の心臓カテーテル施行とされる。〕（関連：1731）　（F3:808）
■【国内】　緒方洪庵、『病学通論』全3巻刊。病理学を日本で最初に紹介。（A3:160）

1845

■ケリカー，R・A・v（スイス）、神経線維は神経細胞に従属し、神経細胞の突

起であるものがあると述べる。〔ケリカーは、ドイツのヨハネス・ミューラーらのもとで学び、ヴュルツブルグ大学の教授になった。彼の考え方は、ニューロン説の先駆になった。また、遺伝的特徴は細胞核によって伝えられることを最初に述べた。〕　（A6:249）
■デュ・ボワ＝レイモン，E（ドイツ）、神経に定電流が存在することを証明。〔ヨハネス・ミューラーの弟子。彼の後継者としてベルリン大学の教授に就任した。〕　（A6:292）
■ヴェーバー，E・H、ヴェーバー，E・F・W（ヴェーバー兄弟）（ドイツ）、迷走神経を刺激すると心臓活動が抑制されたというフォルクマン，A・Wの1837の観察が正しかったことを証明。（関連：1825、1837）　（A6:315）
■ベネット，J・H（英国）、肝臓と脾臓が腫大し、白血球が著明に増加している例を記載。〔血液の化膿が死亡の原因と考えたが、6週後にドイツのウィルヒョウが白血病の1例を報告し、剖検によって正しい解釈を行った。〕　（A8:638）
■ヘブラ，F・v（オーストリア）、この年頃までに、組織学的観察に基づく皮膚病の新しい分類を提唱。　（A6:289）

1846

■ハッチンソン，J（英国）、スパイロメーターを用いて肺活量を測定。（F6:1665）
■ウィルヒョウ，R（ドイツ）、塞栓症の概念を導入。〔イヌで外頸静脈からフィブリノーゲン塊を注入し、塞栓の広がりを研究。初期の研究成果として、血栓症の第1の原因は血流が遅くなることであることを示した。〕　（A8:639、F3:930）
■ウォレン，J・C（米国）、モートン，W・T（同）、頸部腫瘍手術にエーテル麻酔を使用。〔手術はボストンのマサチューセッツ総合病院で行われた。ウォレンはハ

ーヴァード大学外科教授、麻酔を担当したモートンは歯科医]（関連：1799、1842、1844）　（A1:228、A6:346）

■リストン、R（英国）、米国でのエーテル麻酔の成功を知り、大腿切断手術に用いる。［このエーテル麻酔法を、Yankee dodge と呼んだ。］（関連：1799、1842、1844、1846）　（A1:228-9、A6:346-7）

■ホームズ、O・W（米国）、エーテルの効果を表現する麻酔（anaesthesia）という用語を造語。　（A1:229、A6:352）

■ソブレロ、A（イタリア）、ニトログリセリンを合成。［1853、ヘリング、C（ドイツ、米国移住）により狭心症の治療に有効であることが示された。］　（F3:871）

■リービッヒ、J・v（ドイツ、化学者）、チロシンを発見。　（A7:597）

■【国内】　『引痘新法全書』刊。［中国で邱浩川が、十数年間、種痘を実施・研究して著した『引痘略』の内容を伝えたもの。］（関連：1817）　（A3:146）

■【国内】　福井藩医の笠原良策が、幕府によって中国から牛痘苗を輸入することを藩主の松平慶永に建言した。手続きに時間がかかり、1848の蘭医（モーニッケ）による導入で注文までには至らなかった。　（A3:146）

1847

■ウィルヒョウ、R（ドイツ）、卒中の原因として塞栓を提唱。［当時、卒中の原因として脳の軟化、炎症、血管の骨化、アテローム性変化などが議論されており、解剖学の大家ロキタンスキー、C（オーストリア）らが、知識を総括していたが、血管の状態は変化がないのに、そこに遠隔から凝血塊が流れてきて血管を閉塞、結果として血管に病的変化が生じる場合があると指摘、画期的であった。］　（B11:126-7）

■ウィルヒョウ、R（ドイツ）、流血中にフィブリンはなく前駆物質フィブリノー

ゲンが存在すると推定。　（F7:2125）

■ベンス・ジョーンズ、H（英国）、尿中にM蛋白（ベンス・ジョーンズ蛋白）の存在を報告。　（F7:2107）

■ゼンメルワイス、I・P（ハンガリー、ウィーン総合病院産科医）、産褥熱の原因が医師や学生から伝達されていると考え、妊婦の診察や出産に携わる場合に、手を塩化カリウムに浸けるという規則を作り、産褥熱による死亡率を激減させる。［ウィーンで反発を呼び起こし、すぐには認められなかった。］　（A1:230、A2:326、A3:190-1、A6:362、A1では1848、A6では1846）

■シンプソン、J・Y（英国/スコットランド）、エジンバラ外科学会で、分娩時のクロロホルム吸入麻酔を発表。［この年 1月に分娩にエーテル麻酔を使用、同じ年にクロロホルム麻酔に変えた。］（A1:229、A3:189-190、A6:347）

■ウォラー、A・V（英国）、炎症の過程で毛細血管を通って白血球が遊走することを明らかにする。（関連：1850、1878）（A6:355）

■ヘルムホルツ、H・v（ドイツ）、デュ・ボワ＝レイモン、E（同）、ルードヴィッヒ、K（同）、ブリュッケ、E（同）、「生理学の目的は、すべての生命現象を生理化学の法則で説明することである」とする宣言を発表。［彼らはミューラー、J（ドイツ）の弟子］　（A1:179）

■ルードヴィッヒ、K（ドイツ）、キモグラフを生理学研究に導入。［呼吸運動や動脈圧の変化の記録に利用。キモグラフは、1807にトーマス・ヤング（英国）によって使用が提案されていたが、ルートヴィッヒは、1846に、生理学研究に適した装置を作った。］（関連：1733、1828、1881、1896）　（A1:179、A2:310、A6:313）

■バベジ、C（英国、数学者）、検眼鏡を発明。［バベジは、計算機の発明に取り組み、完成には至らなかったが、コンピュ

ーターの元祖とされる。検眼鏡は友人外科医に頼んだ試験が行われないままになり、実用化されなかった。臨床に取り上げられたのは、ドイツのヘルムホルツが1851に発明したものになった。〕（関連：1851）　（A6:291-2, B91:833）

■エーテル麻酔、全ヨーロッパと世界に広がる。（関連：1799、1842、1844、1846）（A6:347）

■英国で、都市の保健担当医が、初めてリヴァプールで任命される。　（A6:223）

■【国内】　佐賀藩主の鍋島閑叟、侍医の伊藤玄朴から牛痘法のことを聞き、長崎に住む藩医の楢林宗建を通じてオランダ商館長に取り寄せを依頼。〔モーニッケが来日時に持参したが、接種がうまくいかず失敗に終わった。〕　（A3:146）

■【国内】　藤井好直、日本住血吸虫症に関する「片山記」を記述。〔医学文献としての最初の記載。片山は備後国の地名。この地域の田地の農作業で病気にかかることが1804から文書で指摘されていた。〕　（F10:2869）

1848
■フランスで二月革命、ドイツ＝オーストリアで三月革命。　（B97:219）

■東ヨーロッパで、チフス流行。（A1:43）

■英国で、コレラが翌年にかけて流行。〔この流行末期に、スノー、J（英国）、患者排泄物中の物質が経口的に伝染に関与しているという考え方を発表。〕（A8:729）

■レーマク、R（ドイツ）、カエルの心臓の静脈洞の中に神経節が存在することを明らかにする。（関連：1836）　（A6:303、316）

■ルードヴィッヒ、K（ドイツ）、心室中隔に結節細胞を発見。　（A6: 316）

■ウェスト、C（英国）、『小児病講義』刊。〔診察した14,000人の小児患者の600

人の症例記録を元にした。〕　（A8:657）

■ガロッド、A・B（英国）、尿酸の検出法を考案、痛風や腎臓病患者では濃度が高いことを明らかにする。　（F9:2657）

■ノット、J・C（米国）、黄熱の伝播に蚊が関与しているという考えを示す。（A7:468）

■ハンコック、H（英国）、虫垂破裂に伴う腹膜炎の腫脹部切除を実施。（A6:367）

■ディックス、D・L（米国、社会活動家）、精神病者の悲惨な状況を議会に報告。（A7:502）

■英国で、ロンドンに聖ジョン家庭看護婦会が設立される。〔家庭看護婦は教育病院で教育を受けた。〕　（A8:706）

■英国で、公衆衛生法が成立。〔これに伴って上下水設備などの問題に取り組む総合保健委員会が設立された。背景にチャドウィック、E、スミス、T・Sら衛生改良家たちの活動があった。〕　（A6:222）

■ウィルヒョウ、R（ドイツ）、三月革命下、この年7月から翌年年6月まで、友人らと医療改革運動の週刊機関紙『医療制度改革』を発行。〔革命に参加したが敗北、追放された。〕　（A2:341）

■【国内】　蘭医モーニッケ、O、日本に牛痘苗（痘漿）を導入。〔佐賀藩の依頼に応じたもの。接種は成功しなかった。モーニッケは、この年、聴診器も日本に導入した。〕　（A3:146, F3:791）

1849
■ベルナール、C（フランス）、第4脳室底部のある部分の損傷によって多尿が起こることを発見。（関連：1913）（A7:547）

■フレーリクス、F・T・v（ドイツ）、多発性硬化症についての初の臨床的研究。（関連：1866）　（A6:277）

■チュルク、L（オーストリア）、この年から1853にかけて前皮質脊髄路など6

つの脊髄路を発見。　（A6:251）

■ベルトルト，A・A（ドイツ），内分泌の存在を実験的に証明。［雄鶏の鶏冠は去勢すると萎縮することが知られていたが，精巣を移植しておくと萎縮が起こらないことを明らかにした。この発見は，発表から約 60 年間，注目されなかった。］（A7:517）

■アディソン，T（英国），のちにアディソン貧血と呼ばれた悪性貧血の症例と副腎に同様の所見を持った症例（アディソン病の最初の症例）を報告。(関連：1825，1855)　（A6:287、A7:517, 623）

■ポレンダー，F・A（ドイツ），炭疽病の動物の血液中に桿状型の炭疽桿菌を発見。　（A2:317、A6:338）

■ボーマン，W（英国），『眼球の手術に関連した各部分と網膜の構造についての講義』刊。［眼の各部の組織学について広範な解説。］　（A8:645）

■クリュヴェイエ，J（フランス），1864にかけて，『一般病理解剖学概論』（全 5 巻）刊。［炎症は毛細血管の病的分泌物によるとする。］（関連：1829、1836）（A8:636）

■ブフハイム，R（ドイツ），ドルパート（現在，エストニアのタルト）に薬理学研究所を創設。［ブフハイムは，薬理学の初期研究者。1856 に教科書を刊。］（関連：1869）　（A8:686）

■ルニョー，H・V（フランス），レーゼ，J（同），動物の呼吸によって吸収された酸素と吐き出された二酸化炭素の量を測定。（A7:583）

■ヨーロッパの大学病院で，1840 代に，顕微鏡が使われ始める。　　（A1:140）

■米国で，最初の女医，ブラックウェル，Eがニューヨーク州のジェネヴァ（Geneva）医科大学を卒業。　（A1:328）

■【国内】　前年導入の痘漿による牛痘接種は不成功であったため，佐賀藩医の楢林宗建が，牛痘の痘痂の導入を蘭医モ

ーニッケに依頼、バタヴィアからこの年に長崎へ導入された。宗建の息子に接種されたあと、長崎で多数の子供に接種された。佐賀藩主の鍋島閑叟の息子らにも接種され、牛痘法はこの年に全国に広がった。その後、京都や大阪に除痘館が設立された。　（A3:147-8）

■【国内】　蘭書翻訳取締令により、医書出版が幕府医学館の許可制になる。（A3:156）

■【国内】　幕府、外科・眼科以外で医官が西洋医術を用いることを禁止。（A3:153）

1850

■ウォラー，A・V（英国），神経線維束が切断されると細胞から分離された線維部分は速やかに変性することを発見。［この現象を利用した方法などで，神経線維の境界を明確にし，神経経路を知ることができるようになった。］　　（A6:251）

■ベルナール，C（フランス），バターのエーテル溶液に膵液を作用させると急速に酸性反応を呈することを明らかにする。（関連：1851）　　（A7:603）

■ヘルムホルツ，H・v（ドイツ），神経の興奮伝導速度を実測。　　（A3:185）

■メグズ，C・D（米国），『幼若小児の二、三の疾患についての観察』刊。［母乳と牛乳の成分比較，牛乳のカゼイン含量と消化管障害の関係などを示す。孫のメグズ，A・V は母乳と牛乳の化学的分析の先駆者となった。（A8:658）

■メルク，G（ドイツ），アヘンからパパベリンを分離。　（A1:258）

■トラウベ，L（ドイツ），臨床で温度計を使い始める。　（A1:140）

■【国内】　利光仙庵，『魯西亜牛痘全書』刊。［馬場佐十郎によるロシア語牛痘書の翻訳『遁花秘訣』の大半を元にしたもの。］　（A3:145）

1851 － 1900

1851

■ カズナーヴ，P・L・A（フランス）、ループス・エリテマトースス（lupus erythematosus）という用語でSLEの顔面紅斑を記載。　（F9:2645）

■ クラーク，J・A・L（英国）、灰白質中の背核（クラーク柱）を記載。（A6:252）

■ ルードヴィッヒ，K・F・W（ドイツ）、第5神経舌枝の中に顎下腺につながる分泌線維を発見。　（A6:303）

■ ベルナール，C（フランス）、ウサギの頸部交感神経を迷走神経から分離して切断すると、同側の頸部の温度が上昇すること、イヌでは、同様の切断によってホルネル症候群の症状が現れ、体温上昇が生じることを明らかにする。［この発見は、神経による血流の制御を知ることにつながっていった。］　（A6:263-4）

■ 米国で、肺癌剖検例が報告される。（F6:1741）

■ ベルトロ，P・E・M（フランス、化学者）、バターのエーテル溶液に膵液を作用させて生じる脂肪酸を分離。［膵臓リパーゼの発見。酸性物質が生じることは、前年にベルナール，Cが発見。］　（A7:603）

■ フンケ，O（ドイツ）、血液から赤色色素を分離し、血色素と命名。（関連：1857、1862）　（A6:306）

■ コルティ，A（イタリア）、蝸牛の構造を解明。　（A6:252）

■ ホブソン，B（英国、医師・宣教師、中国名：合信、中国・清で活動）、中国語の解剖学書『全体新論』刊。［本書は、我が国の『解体新書』に相当するもの。これによって中国に西洋の解剖学が導入された。］　（A3:125）

■ ヘルムホルツ，H・L・F・v（ドイツ）、検眼鏡を発明。　（A3:185、A6:292）

■ ナイティンゲール，F（英国、イタリア生まれ）、ドイツ・カイザースウェルトの看護学校で3カ月間の訓練を受ける。（A1:226、A8:706）

■ ドイツで、強制診察（急病人の診察を警察官などが強制）が法制化される。（A2:341）

1852

■ ブラウン＝セカール，C・E（英国、フランスで活動）、頸部交感神経断端の電気刺激によって、皮膚が蒼白になり、温度が低下することを発見。［ベルナール，Cも同様の現象を観察。］　（A6:263-4）

■ カーキス，W・S（英国）、遷延性心内膜炎（endocarditis lenta）を命名。［現在の感染性心内膜炎］　（F3:905）

■ ビデル，F・H（ドイツ）、カエルの心臓の心室・心房境界部に結節を発見。（A6:316）

■ ギュンツブルク，A（ドイツ）、胃潰瘍の消化説を提唱。　（F2:592）

■ ヘレル，J・F（オーストリア）、輪環テスト（尿蛋白定性反応）を発見。（F5:1381）

■ フィーロート，K・v（ドイツ）、単位体積当たりの血球数を決定する試みで、満足すべき結果を得る。［この方法は簡便でなかったため、のちにガワーズ，W・R（英国）の方法にとって代わられた。］（A6:319）

■ ビデル，F・H（ドイツ）、シュミット，C（ドイツ・化学者）、『消化液と物質代謝』刊。［呼吸の程度は、消化吸収された食物の量と恒常性因子（定型的呼吸と呼ぶ）によって決まると考える。］　（A7:583-4）

■ コルヴィザール，L（フランス）、小児の手足の慢性拘縮に、テタニーという語を使用。（関連：1815、1816、1819）（A7:535-6）

■ヒルシュ，A（ドイツ）、『歴史的地理的病理学必携』の初版第1巻刊。[本書は、歴史流行病学の重要な著作。全世界の太古からの流行病を含む疾病の歴史を扱っている。]　　（A8:740）

■シムズ，J・M（米国）、膀胱膣瘻の手術に成功。　　（A6:364）

■オーエン，R（英国）、インドサイの解剖で発見した上皮小体を報告。（A7:536）

■ヘルムホルツ，H・v（ドイツ）、カエルの神経インパルスの速度を測定。（A6:291）

■リービッヒ，J・v（ドイツ）、ミュンヘン大学化学教授に就任。[1824に、21歳でギーセン大学の化学教授に就任。人体を化学システムと考えて、栄養・代謝の研究を進め、生理化学・生化学の基礎を築く。]　　（A1:177-8、A7:584-5）

■ケリカー，R・A・v（スイス、ドイツで活動）、『組織学』刊。[本書と1861刊の『発生学』は、各国の解剖学に大きな影響を与えた。]　　（A2:304）

■エイトキン，W（英国／スコットランド）、自分で使用する目的で体温計を作らせる。[長さは10インチ]　　（A7:630）

■カマン，G・P（米国）、聴診器を両耳で聞くタイプのものに改良。　　（A1:174）

■ロンドンに小児病院が設立される。（A1:224）

■【国内】　伊古田純道、帝王切開を実施。[伊古田は、秩父の産科医]（A3:130）

1853

■ヘリング，C（米国、ホメオパシーの開拓者）、ニトログリセリンが狭心症（心不全）の治療に有効であることを示す。（F3:871、880）

■グレーフェ，F・W・E・A・v（ドイツ）、斜視の治療として、結膜の下にある筋の腱を切断する手術を開発。（関連：1839）　　（A8:652）

■リトル，W・J（英国）、『ヒトの骨格の変形の本質と治療』刊。[英国での初の整形外科専門書。リトルは、小児の痙性麻痺を記述、英国の整形外科の創始者と言われる。]（関連：1838）　　（A8:662）

■スノー，J（英国）、ヴィクトリア女王がレオポルド王子を出産する際に、陣痛緩和を目的としてクロロホルムを使用。[スノーは、『ランセット』で批判されたが、1857にベアトリス王女を出産する際にも使用した。]　　（A1:263）

■ジェラール，C（フランス、化学者）、サリチル酸からアスピリン（アセチルサリチル酸）を合成。[消炎鎮痛薬としての効果が見出され、ドイツのバイエル社から発売されたのは1899。]　　（A1:261）

■ウッド，A（英国）、薬物を初めて皮下に投与。[成果は、1855に報告された。中空の管を使った静脈への薬物の注入は、2世紀ほど前から行われていた。ウッドは、注射針の先端に改良を加えたといわれている。外科医のハンター，Cは、ウッドの方法を用いて自分自身が創案したように主張したといわれている。]（A8:689）

■英国で、コレラ、翌年にかけて流行。（A8:729）

1854

■クリミア戦争が始まる。[1856まで]（B97:223)）

■ウィルヒョウ，R（ドイツ）、神経グリアを命名。　　（A6:249）

■ストークス，W（アイルランド）、のちにチェーン＝ストークス呼吸と呼ばれるようになった周期性呼吸を報告。（関連：1781、1918）　　（F6:1685）

■シュレーダー，H・G・F（ドイツ、化学者・数学者）、デュッシュ，T・v（ドイツ）、腐敗の原因となる物は濾過によって除去できることを実験で示す。（A6:332）

■スノー，J（英国）、ロンドン中央部で10日間に500人以上の死者を出したコレラの原因が、特定の個所から供給されている飲料水によることを、個別調査で明らかにする。　（A8:729-30）

■ガルシア，M（スペイン、ロンドンで活動の声楽家）、喉頭鏡を発明。[チュルク，L（オーストリア）らによって臨床に応用された。]（関連：1849）　（A6:251）

■ニューヨークに小児病院が設立される。　（A8:660）

1855
■パニッツァ，B（イタリア）、大脳皮質の側頭－後頭領域が視力に必要と結論。（A6:258）

■フィーロート，K（ドイツ）、脈拍などの波の研究に図描写法を初めて用いる。[脈波計の発明。1860にマレー，E・J（フランス）が改良、さらに1878にダッジョン，R・E（英国）が改良した。]（関連：1807、1857、1860）　（A6:315、A7:625）

■ベルナール，C（フランス）、肝臓が糖を血液中に送り出すことを証明し、内分泌（sécrétion interne）という用語を用いる。　（A3:217、A6:298、A7:518）

■アディソン，T（英国）、『副腎疾患の全身的、局所的影響について』刊。[翌年、他の学者によってアディソン病と命名された疾患11例の臨床所見、剖検所見を記載。アディソンは、1849に、アディソン病の最初の症例報告を行った。]（関連：1825、1849）　（A6:287、A7:517）

■グランディディエル，L（ドイツ）、血友病に関する単行本を出版。[血友病（haemophilia）という病名を定着させた]　（F7:2125）

■アディソン，T（英国）、白血球という用語を初めて使う。　（A6:320）

■チュルク，L（オーストリア）、脊髄癆を記載。[脊髄癆に関する記述はロンベル

ク（1840）のものが、ずば抜けて素晴らしいとされる。]　（A6:275）

■デュシャンヌ，G・B・A（フランス）、『電気の局所的応用について』刊。[生理学、治療における電気の応用に関する先駆的著作とされる。]　（A6:276）

■ウッド，A（英国/スコットランド）、モルヒネを臨床に導入。[皮下注射による。]（関連：1853）　（A1:134）

■英国で、首都管理法に基づき、ロンドン各地区に保健担当医の配置が義務付けられる。　（A6:234）

1856
■ウィルヒョウ，R（ドイツ）、静脈血栓症の3大誘発因子（Virchow triad：血流停滞、静脈壁損傷、血液凝固能の亢進）を提唱。[肺血栓塞栓症は静脈血栓症の合併症と記述]　（F3:930-1）

■ヴルピアン，E・F・A（フランス）、のちにアドレナリンと命名された活性物質を副腎髄質に発見。（関連：1898、1901）　（F6:1733）

■ルードヴィッヒ，K・F・W（ドイツ）、交感神経の分泌能を発見。　（A6:303）

■ウィルヒョウ，R（ドイツ、胃潰瘍の血管梗塞説を提唱。　（F2:592）

■ガル，W・W（英国）、脊髄癆の病変を発見。　（A6:275-6）

■英国で、聖ヨハネ家庭看護婦会、1885まで、キングス・カレッジ病院の看護を引き継ぐ。（関連：1848、1862）　（A8:706）

1857
■ベルナール，C（フランス）、血管運動神経（血管収縮神経、血管拡張神経）を発見。　（A6:264）

■フリードライヒ，N（ドイツ）、急性白血病を記載。[フリードライヒは、最初となる白血病の分類を導入した]　（F7:2084、B60:7）

■マレー，E・J（フランス）、ヴェーバー兄弟の研究（管中の流体力学、1825）を、弾力性をもった管の中の流れに拡張。［マレーは連続写真撮影機である写真銃を発明］（関連：1855、1860）　（A6:314、B96:740）

■コルヴィザール，L（フランス）、この年から1863にかけて、膵液は胆汁の助けがなくても作用することを実験で示す。（A7:554）

■フォイト，C・v（ドイツ）、この年から翌年にかけて、イヌにおける食物摂取と窒素排泄の量を測定。［食物で摂取される窒素量と尿・糞便中に排泄される窒素量が同じになった状態を窒素平衡と呼び、6.25 gの蛋白摂取で1gの窒素が排泄されることを明らかにした。］（関連：1860）（A7:585-6）

■グレーフェ，F・W・E・A・v（ドイツ）、緑内障治療として、虹彩の一部を切除する手術（虹彩切除術）を行う。［グレーフェはベルリン大学眼科学教授。白内障の手術の改良、検眼鏡による臨床的観察なども行った。］　（A8:651）

■ベルナール，C（フランス）、肝臓に貯蔵されている糖生成物質をグリコーゲンと命名。　（A3:217、A6:298）

■マイヤー，L（ドイツ）、血液中の酸素は血液中の成分と一時的に結合していることを明らかにする。［マイヤーは元素の周期律も研究］　（A6:305-6）

■ポルトガル・リスボンで黄熱流行。（A1:42）

■【国内】　ポンペ（オランダ）、幕府の招聘によって長崎に来る。［ポンペは、オランダ海軍二等軍医。1862まで日本に滞在し、日本の医学に大きな影響を与えた。］　（A3:166）

■【国内】　緒方洪庵、『扶氏経験遺訓』全30巻として、この年から文久元年（1861）にかけて刊行。［ドイツの名医、フーフェラント（C. W. Hufeland）著の

内科書『Enchiridion Medicum』のオランダ語訳本を日本語に訳したもの。］（A3:160）

1858

■ピーコック，T・B（英国）、心疾患の遺伝的素因の存在を述べる。　（F3:903）

■デュシャンヌ，G・B・A（フランス）、この年から翌年にかけて、脊髄癆に関する的確な記述を発表。「その病巣は脊髄後柱にあり、梅毒が原因であるとした。この業績により、この疾患はデュシャンヌ病と呼ばれた。」　（A6:276）

■ガロッド，A・B（英国）、rheumatoid arthritis　という用語を作る。［リウマチ性痛風といわれた大多数の患者は本当の痛風でもリウマチでもなかったという考えに基づく。］　（F9:2665）

■ウィルヒョウ，R（ドイツ）、『細胞病理学』刊。［「すべての細胞は細胞から生じる」と主張。シュヴァンの細胞説では、細胞分裂は知られておらず、blastema（芽体、始原細胞集団）が核と細胞膜を得て細胞になると考えた。ウィルヒョウは細胞分裂の知識を取り入れた。ビシャが、1800刊の膜論で組織を分類したのに対し、ウィルヒョウは細胞を分類した。病気は細胞内の異常な変化によって生じると考え、癌の理解にも細胞が重要であると主張した。白血病を初めて記載。］（A1:180-1、A6:329、A8:639）

■ウェルズ，T・S（英国）、この年から卵巣疾患の開腹術を実施。（関連：1866）（A6:364）

■スノー，J（英国）、『クロロホルムとその他の麻酔薬について』刊。［スノーは、ロンドンで開業の最初の麻酔専門医で流行病の研究者でもあった。4％のクロロホルムを吸入できるようにした吸入器を開発。本書に、その図が収載されている。］　（A6:347-9）

■ミュラー，J（ドイツ）、没。［ミュラ

ーは、1833 にベルリン大学教授に就任、デュ・ボア=レイモン、ヘルムホルツら次代を担う多くの優秀な医学者を育成した。〕　(A2:307-9)

■ゲイン，C（英国）、歯列不整を広範囲に論じた著書を刊。　(A8:673)

■英国で、医療改革の法律が成立。〔これに基づいて総合医学協議会や国の監査局が設置される。〕　(A1:126、A8:675)

■【国内】　長崎、大坂、江戸で、夏にコレラが大流行。〔江戸だけで3万人が死亡したといわれる。〕　(A3:160-1)

■【国内】　緒方洪庵、『虎狼痢（コロリ）治準』を書き、コレラの治療法を発表。　(A3:160)

■【国内】　江戸の神田お玉ヶ池に種痘所が設立。〔資金は、江戸の蘭学者 82 人が出し合った。〕　(A3:149)

■【国内】　蘭方禁止令が解かれる。（種痘所設立の直後）　(A3:156)

1859

■ダーウィン，C（英国）、『種の起源』刊。　(A6:335、A7:512)

■フォスター，M（英国）、カタツムリの心臓は一部を切断しても律動的な収縮を続けることを示す。〔その後、カエルで、心尖部に一定の血液が流入すると心臓が律動的な運動を開始することを証明。〕　(A6:316)

■ドニ，P・S（フランス）、血漿からフィブリノーゲンを分離。　(F7:2125)

■ブレーマー，H（ドイツ）、シュレジエン地方（ポーランド南西部を中心にチェコ・スロバキア・ドイツに広がる地域）にサナトリウムを開設。　(A6:231)

■ブンゼン，R・W（ドイツ）、スペクトル分析を取り入れ、ガス分析法を改良。〔自ら改良したバーナー（ブンゼン・バーナー）を利用した〕　(A6:321)

■【国内】　シーボルト、2度目の来日。〔1863 まで日本に滞在。〕　(A3:140-1)

1860

■ゴル，F（スイス）、薄束（楔状束の内側にある主要上行性感覚路）を記載。（関連：1850 のウォーラーの業績）　(A6:251)

■デュシャンヌ，G・B・A（フランス）、進行性球麻痺の古典的記載を発表。　(A6:276)

■ソルター，H・H（イギリス）、『喘息、その病理と治療』刊。〔喘息に関する初期の重要な論文の一つ。喘息発作は、干し草、吐根、動物の放出物によって起こると記述。〕　(A7:428)

■ビショッフ，T・L・W（ドイツ）、フォイト，C・v（同）、『肉食動物における栄養の法則』刊。〔窒素、炭素の代謝について考察〕　(A7:586)

■ゼンメルワイス，I・P（ハンガリー）、論文『産褥熱の原因、概念と予防法』を発表。　(A3:192)

■テイト，R・L（英国/スコットランド）、初めて虫垂切除を行う。　(A2:328)

■ブレイド，J（英国/スコットランド）、没。〔催眠術を医療に導入した。催眠術（hypnotism）という用語を考案した。〕　(A2:273)

■マレー，E・J（フランス）、移動式脈拍計を考案。〔この装置により噴煙紙（いぶして煤を付着させた紙）上に脈波を記録。〕（関連：1807、1855、1857）　(A6:315)

■ロンドンの聖トーマス病院にナイティンゲール看護学校が設立される。　(A8:709)

■ロンドンに、国立神経病院が設立される。　(A1:224)

■英国で、1860 代から衛生医官の任命が地域行政で義務化される。また、病院が地域医療のセンターと位置づけられ始めた。　(A1:321)

■【国内】　江戸の神田お玉ヶ池種痘所

が官立になる。　　（A3:149）

■【国内】　幕府の医学館によって、『医心方』の写本が刊行される。　　（A3:155）

1861

■ブローカ，P・P（フランス），左側大脳半球の下前頭回（ブローカ回）が構音言語中枢（ブローカ中枢）であるとする論文を発表。　　（A6:258）

■トルソー，A（フランス），『パリ、オテル・デュー病院における臨床医学』刊。［トルソーは、フランス学派の最も偉大な人物の１人とされる。本書には、特に急性伝染病疾患の診断と治療に関する多くの重要な観察結果が示された。］（A6:285）

■パストゥール，L（フランス），『空気中に存在する微生物についての覚え書き』刊。［腐敗が空気中の微生物によることをいろいろな実験で確かめ、その結果をまとめた。］　　（A6:336-7）

■シムズ，J・M（米国），子宮頸管切断術について最初の報告。　　（A6:364）

■ショーヴォー，J・A（フランス），マレー，E・J（同），動物の頸動脈から心臓各部にカテーテルを挿入し、圧を測定。（関連：1844）　　（F3:808）

■【国内】　神田お玉ヶ池の種痘所が西洋医学所と改称され、教授、解剖、種痘の３科が置かれる。　　（A3:164）

■【国内】　長崎に洋式の病院、小島養生所（120床）ができる。［ポンペの幕府への進言による。］　　（A3:168）

■【国内】　伊東玄朴、ポンペが持ってきた麻酔用クロロホルムを用いて手術を行う。　　（A3:190）

1862

■ベツォルト，A・v（ドイツ），心臓促進神経線維の存在を証明。［脊髄から出ていることを明らかにした。］（関連：1863）　　（A6:315）

■ローゼンタール，I（ドイツ），人工呼吸によって起こった肺の過換気を無呼吸と呼び、呼吸中枢が酸素濃度によって刺激を受けていることを示す。　　（A6:307）

■アウエルバッハ，L（ドイツ），腸管壁に腸筋神経叢を発見。　　（A6:263）

■ホッペザイラー，E・F（ドイツ），血色素を結晶化。［当時、ベルリンのウィルヒョウ研究所助手。この業績に続いて、1864までに酸化ヘモグロビンとメトヘモグロビンのスペクトルを発見。］（関連：1859）　　（A6:306）

■【国内】　司馬凌海（盈之）、日本最初の薬物治療書『七新薬』を著す。［ヨード、モルヒネなどの薬理作用を述べる。凌海は松本良順の弟子。明治期になって医学所（東京大学の前身）などで教授、1872には日本初の独和辞典『和訳独逸辞典』を上梓］　　（F8:2242）

1863

■コレラの第４回目の世界的流行。［1874まで続く。］　　（A1:41）

■キューネ，W（ドイツ），筋の固有感覚受容器を記述し、筋紡錘と呼んだ。［キューネは、1876にトリプシンを分離。］（A6:271）

■ベツォルト，A・v（ドイツ），心臓の神経支配に関する研究論文を発表。［ベツォルトは、デュ・ボワ＝レイモンの弟子。イェーナ大学とヴュルツブルク大学の生理学教授を務めた。実験を積み重ね、心臓神経支配には迷走神経と交感神経の拮抗作用があることを明らかにした。］（関連：1862）　　（A2:313）

■トゥディクム，J・L・W（ドイツ、英国移住），『胆石論』刊。［トゥディクムは、リービッヒの元で学ぶ。英国移住後、英国の生化学の開拓者となる。］　　（F2:612）

■ウィルヒョウ，R（ドイツ），この年から1868にかけて『病的腫瘍論』を刊。（A3:186）

■ パストゥール，L（フランス）、酪酸発酵に関与した微生物において芽胞形成を観察。［パストゥールは、その重要性をまだ理解できなかった。］（関連：1869）
（A6:339）

■ デマルケー，J・N（キューバ）、乳糜性陰嚢水腫患者の尿中に糸状虫を発見。［1870 にルイス，T・R（英国/ウェールズ）が独立に発見。］（関連：1870）
（A7:492-3）

■ ヒルトン，J（英国）、『安静と疼痛』刊。［自然回復力を妨げる可能性のある組織は、切除するのが外科医の主な仕事と説く。］（A8:662）

■ エーヴリング，J・H（英国/スコットランド）、供血者から受血者へ直接輸血するための器具を創案。［1872 にこの器具を用いて直接輸血に成功。］（A8:701）

■ リエボー，A・A（フランス）、身体的な疾患を治療する方法として催眠術を研究。（A7:509-510）

■【国内】 西洋医学所、医学所と改称。
（A3:164）

1864

■ ジャクソン，J・H（英国）、この年から、片側性に痙攣を起こすてんかん、大脳半球の限局性の破壊病変から起こる舞踏病様運動・麻痺などを研究し、運動は大脳皮質の特別な部位からの表現が共同して起こると結論。［ジャクソンは、「英国の神経学の父」と呼ばれる。］（A6:258-9）

■ レックリングハウゼン，F・D・v（フランス）、糖尿病患者の膵臓における結石の存在を記載。（関連：1788、1831）
（A7:554-5）

■ シェーンライン，J・L（ドイツ）、没。［シェーンラインは、自然史学派を代表する医学者。ヴュルツブルク、チューリッヒ、ベルリンの３大学で教えた。寄生虫論から出発し、病理学的分類、臨床診断学的、自然科学的観察にたどり着いた。

多くの病気は寄生虫によるとみなした。黄癬の病原体であるシェーンライン黄癬菌を発見した。］（A2:275-6）

■ ドンデルス，F・C（オランダ）、『屈折と調節の異常』刊。［屈折異常と調節障害を区別した。英訳書が先に刊行された。］（A8:647）

■ ドイツのバイエル社、バルビツール酸の合成に成功。（A1:135）

■『英国薬局方』ができる。［1618 にロンドンの王立内科学会が作った薬局方を発展させ、総合医学協議会のために作った。『第1英国薬局方』の刊行は 1864。］（関連：1858）（A1:253、A8:675）

■ デュナン，J・H（スイス、銀行家）、国際赤十字を設立。（A1:226）

1865

■ シャルコー，J・M（フランス）、筋萎縮性側索硬化症を記載。（A6:276）

■ ヴィユマン，J・A（フランス、陸軍軍医）、ヒトの結核病巣の物質をウサギに伝染させ、結核が伝染病であることを証明。［パリの医学アカデミーで 1867 に発表。］（関連：1882、1896、1901、1911、1932）（A3:198、A7:397）

■ リンガー，S（英国）、麻疹と結核における体温の観察結果を発表。［リンガーは、リンゲル液の開発者。］（A7:630）

■ リスター，J（英国）、リンシードオイルと石炭酸（クレオソート）による消毒で化膿を防ぐことに成功。（A1:231）

■ ベルナール，C（フランス）、『実験医学序説』刊。［生理学、病理学、薬理学の相互依存が実験医学の基礎であるとする考え方をとり、病理学的異常は病気の原因ではなく、結果と考えた。］（A1:182）

■ ニューヨーク病院で温度計が使われ始める。（A1:140）

1866

■ シャルコー，J・M（フランス）、ブー

シャール，A（フランス），脊髄癆の電撃痛について記載。　　　（A6:276）

■ツェンケル，F・A・v（ドイツ），粉じん吸入に起因する肺病変を包括的にPneumonokoniose と呼ぶ。［プルースト，A（フランス）が 1876 に pneumoconiosisと呼ぶ。］　　　（F6:1775）

■シャルコー，J・M（フランス），多発性硬化症について重要な研究。［協調運動の不調，企図振戦，眼球振盪などの臨床症状を詳細に記載。］（関連：1849）
（A6:278）

■ルードヴィッヒ，K・F・W（ドイツ），シオン，E・v（ロシア/フランス），動物実験で，頸部のある神経を刺激すると，心拍数が低下し，血圧が著名に低下することを発見，降圧神経と命名。［ルードヴィッヒは，呼吸と血圧の関係，血管運動中枢の局在（延髄）についても明らかにした。］（関連：1837，1845，1862，1871）
（A6:304，315）

■クスマウル，A（ドイツ），マイヤー，R（同），血管炎の概念を提唱。［中小動脈に動脈瘤様の拡張を認め，結節性動脈周囲炎と命名。］　　　（F5:1481,1494）

■フォイト，C・v（ドイツ），イヌの長期飢餓実験の結果から，血中を循環する蛋白質と組織を構成する蛋白質を区別。
（A7:591-2）

■フランクランド，E（英国，化学者），チーズ，ジャガイモ，パン，バター，卵白，卵黄などの食物の熱量を明らかにする。［測定された熱量は燃焼によるもの。この研究によって，燃焼筒熱量計を精巧なものにした。］　　　（A7:587）

■パストゥール，L（フランス），カイコ菌病に伝染性があり，微生物と関係があることを示す。（関連：1835）　（A6:338）

■リスター，J（英国），石炭酸（クレオソート）で創傷治療に成功。（関連：1867，　1870，　1875，　1880，　1890）
（A1:231）

■ウェルズ，T・S（英国），脾摘出術を実施。（関連：1858）　　　（A6:364）

1867

■ルードヴィッヒ，K・F・W（ドイツ），血液の流速を測定する流体時計（Stromuhr）を発明。　　　（A6:314）

■フォイト，C・v（ドイツ），食物中の蛋白質は吸収後，容易に分解される循環蛋白となり，組織蛋白の消耗を補充するのに利用される，とする理論を提唱。［リービッヒは，蛋白質は消化によってほとんど変化せず，そのまま吸収されて組織蛋白の補充に利用されると考えていた。］
（A7:600）

■リスター，J（英国），防腐的創傷治療法を提唱。［この方法は，実験を記録した3編の論文で『ランセット』に発表した。①黴菌が感染の原因であること，②感染と化膿は正常な過程でない，という2点を強調。手洗いを重視し，創傷部位に石炭酸に浸したドレッシングを当て，銀紙で包むという方法を用いた。リスターの方法は，パストゥールの功績に基づいていたといわれている。］（関連：1866，1870，　1875，　1880，　1890）　　（A1:231，A2:326-7，A6:338）

■ユンカー（フォン・ランゲック），F・A（オーストリア），麻酔のユンカー吸入器を発明。［ロンドンの病院に勤務時代に発明。この吸入器は，英国では，1920 代まで使われていた。ユンカーは 1872 に設立された京都療病院（京都府立医科大学の前身）の初代教授として招聘された。］
（A6:365、熊谷知美：人間文化研究 2017;39:177）

■バイヤー，A・v（ドイツ，化学者），アセチルコリンを初めて合成したといわれている。［1894 にノートナーゲル，Gが合成したのは確実。バイヤーは，色料のインディゴを合成し，1905 に「有機染料およびヒドロ芳香族化合物の研究」に

よってノーベル化学賞を受賞。］
(A7:569)

■ブラントン，T・L（英国/スコットランド）、亜硝酸アミル（amyl nitrite）の臨床的有用性（前負荷軽減効果）を発見。
(A1:135、F3:880)

■オールバット，T・C（英国）、体温計を導入。［長さ6インチ、測定時間は従来のものは 20 分だったが、5分に改良された。その後、3インチのものに改良し、現代の体温計の原型となった。］（関連：1852、1870）　(A1:140、A7:630)

■オーストラリアで、ナイチンゲールが創始した看護教育が行われるようになる。
(A1:226)

■パリで国際医学会が開催される。
(A1:184)

1868

■ウンデルリヒ，C・R・A（ドイツ）、『疾病における特有な体温の様相』刊。［1848頃から多数の患者の体温を記録。1871に英訳が刊行された。ウンデルリヒは、1876に東京大学に赴任したベルツの師。］
(A7:630、B6a:22)

■デュシェーヌ，G・B・A（フランス）、デュシェーヌ型筋ジストロフィー（Duchenne muscular dystrophy、DMD）を報告。　(F8:2261)

■シャルコー，J・M（フランス）、脊髄癆に関連した関節症状（シャルコー関節病）を記載。　(A6:276)

■ソルター，H・H（英国）、喘息発作の治療に熱いコーヒーの飲用を推奨。［キサンチンによる治療の始まり。］
(F6:1733)

■クスマウル，A（ドイツ）、内視鏡（硬性胃鏡）を作製し、食道と胃を観察。（関連：1805、1843）(F2:585, 597、F6:1743)

■ヘノッホ，E（ドイツ）、ヘノッホ紫斑病（Henoch-Schönlein 紫斑病）を報告。［シェーンライン，J・Lの報告は1837］

(F1:2、F5:1494)

■ビッツォツェロ，G（イタリア）、骨髄における赤血球・白血球形成を解明。
(F1:2)

■ダヴェーヌ，C・J（フランス）、炭疽病の血液 100 万分の1滴の接種によって感染が起こることを証明。　(A6:338-9)

■パストゥール，L（フランス）、低温滅菌法（pasteurization）を案出。　(F1:2)

■ハンセン，G・H・A（ノルウェー）、ハンセン病の病原菌（Mycobacterium leprae）を発見。［病原菌と確定されたのは 1880。ハンセンは、ベルゲン近郊のハンセン病病院で、ハンセン病の研究に一生を捧げた。］（関連：1880）　(A7:390-1)

■ミーシャー，J・F（スイス）、核酸を発見。（1871 に発表）　(F1:2)

■キューバ反乱鎮圧のために遠征したスペイン軍で黄熱が発生。　(A1:42)

■ブラックウェル，E（英国、幼少時に米国移住）、ニューヨークに女子医科大学を創設。［ブラックウェルは米国最初の女医。］（関連：1849）(A1:328)

■【国内】　高松凌雲、函館戦争で石炭酸水を傷の治療に用いる。［高松は、フランス留学から帰国した幕府軍の医師。］
(A3:193)

■【国内】　横浜の軍陣病院が江戸下谷に移され、医学所と合せて、東京府大病院となる。　(A3:171)

■【国内】　明治維新。（9月8日に明治と改元）［改暦は 1873］　(B97:234)

1869

■ランゲルハンス，P（ドイツ）、膵臓のランゲルハンス島を記載。［膵臓固有の腺組織と異なる島状の組織の存在を報告。1893 に、ラゲッセ，G・Eが、ランゲルハンス島の名称を付ける。］　(A7:555、F1:2)

■ブラムウェル，J・B（英国/スコットランド）、成人のクレチン病（新生児甲状

腺機能低下症）様症状について、息子の
ブラムウェル、Bに示説。（関連：1871、
1873、1877） 　　（A7:524）

■ブラウン＝セカール、C・E（フランス）、
老人の血液中に精液を注入すると、精神
力や体力が刺激を受けると述べる。［臨床
的には行っていない。］（関連：1852、
1875、1889） 　　（A7:550）

■ハッチンソン、J（英国）、サルコイド
ーシスの皮膚病変を記載。　（F6:1765）

■パストゥール、L（フランス）、カイコ
の疾患の原因微生物の芽胞形成を発見。
［芽胞が長期の乾燥に対して抵抗力を持
つことを明らかにした。］（関連：1863）
（A6:339）

■マーチソン、C（英国）、『英国におけ
る持続熱病について』刊。［発疹チフス、
腸チフス、間欠熱を扱い、臨床的な面で
は価値があったが、飲料水の汚染が腸チ
フスの原因であるとする考えを否定し
た。］　　（A8:730）

■グラハム、T（英国/スコットランド、
化学者）、没。［グラハムは浸透現象を研
究し、透析を分析方法として取り入れた。］
（A6:321）

■ジーモン、G（ドイツ）、腎臓を初めて
切除。　（A6:366）

■ビルロート、T（ドイツ/オーストリア）、
この年までに、20例の甲状腺摘出術を実
施。［8例が死亡。1877の講義では、単
に美容のために行うべきではないと述べ
る。弟子のコッヘル、T（スイス）は、
手技を大きく改善した。］（関連：1895）
（A7:523-4）

■ルヴェルダン、J（スイス）、皮膚自家
移植を記載。　（A1:237）

■メッツガー、J・G（オランダ）、1860
代に、外科におけるマッサージの有用性
を強く主張。［のちに、フランスの外科医、
ルーカス＝カンピオニエール、J・M・M
もマッサージを推奨した。］（関連：1917）
（A6:373）

■ゴルトン、F（英国、人類学者）、『遺
伝的天才』刊。［生物学、遺伝学、統計学
の歴史における金字塔といわれる。ゴル
トンは、統計学的手法を科学に応用し、
回帰直線の勾配が相関係数の量を表すこ
とを明らかにした。］（A8:724-5）

■シュミーデベルク、J・E・O（ドイツ）、
コッペ、R（同）、ムスカリンを抽出。［テ
ングタケの活性成分であるアルカロイド。
その作用がコリンと密接な関係を持つと
考えた。］　（A7:567）

■抱水クロラールが睡眠薬として臨床導
入される。　　（A1:135）

■この年頃、抗凝血剤として硫酸ソーダ
が用いられる。　　（A8:701）

■ビンツ、C（ドイツ）、ボンに薬理学研
究所を創立。［ビンツは、ブフハイム、R
と並ぶ、薬理学の初期研究者。講義録が、
1895に英訳された。］（関連：1849）
（A8:686-7）

■ドイツのプロイセンで、規制を部分的
に緩和する法律が制定され、医師資格が
国家によって保護されると同時に無資格
の診療も認められる。　　（A1:317）

■英国で、『病名集』がロンドン王立内
科学会の指名する委員会によって刊。［死
亡統計を目的としたもの。］　　（A8:715）

■【国内】　佐賀藩の相良知安と福井藩
の岩佐純、医学取調御用掛りに任命され
る。　　（A3:172-3）

■【国内】　大病院が医学校兼病院と改
称される。　（A3:173）

■【国内】　佐藤進、明治政府の海外渡
航免状の第1号を得て、ドイツ留学のた
め横浜を出帆。［佐藤進は、佐藤尚中の養
子。］　　（A3:175）

■【国内】　医学校で日本最初の特志解
剖（本人の生前の希望による解剖）が行
われる。　　（A3:178）

■【国内】　大学校を大学、開成学校を
大学南校、医学校兼病院を大学東校と改
称。　　（A3:174-5）

■【国内】　佐藤尚中、大学大博士（大学東校の最高地位）に就任。　　（A3:175）

■【国内】　明治新政府、ドイツ医学の採用を決定。［イギリス医学が採用されるとの見方が優勢だった。］　　（F11:3131）

1870

■普仏戦争が始まる。［1871 まで］（B97:233）

■フィッチ，G・T（ドイツ）、ヒッツィッヒ，E（同）、イヌにおいて大脳皮質のある部分に加えた電気刺激が反対側体側の運動を引き起こすと報告。　（A6:259）

■ウィルクス，S（英国）、細菌性心内膜炎の最初の記載。　　（F1:2）

■ステルク，P（ドイツ）、食道鏡を開発。（F2:585）

■ヴィスコンティ，A（イタリア）、ケイ酸粉塵の吸入により発症した肺病変をけい肺症（silicosis）と呼ぶ。　（F6:1775）

■ノイマン，F・E・C（ドイツ）、骨髄が白血球産生の場であることを示唆し、骨髄性白血病を記載。　　（F7:2084）

■ルイス，T・R（英国/ウェールズ、インドで研究）、乳糜尿患者で糸状虫を発見。［1863 のデマルケーによる発見とは独立に発見。ルイスは、さらに、これら患者の排泄物中のアメーバについて記載。］（関連：1863、1872）　　（A7:493）

■ルヴェルダン，J・L（スイス）、形成外科を復活させる。［ルヴェルダンに続き、ティールシュ，K（ドイツ）が、皮膚移植法で大きな業績をあげた。］　（A6:375）

■リスター，J（英国）、骨折手術において感染予防を目的として石炭酸を噴霧する方法を使い成功。（関連：1866、1867、1875、1880、1890）　　（A6:356）

■ドイツ・プロイセン軍、普仏戦争時、リスターの消毒方法を導入。［フランス軍も、この方法を取り入れていた。］（A1:231、A6:360）

■グレーフェ，F・W・E・A・v（ドイツ）、没。［グレーフェは、近代最高の眼科医とされる。白内障線状摘出術に成功し、1854 には『眼科学雑誌』を創刊した。］（A2:330）

■オールバット，T・C（英国）、近代的臨床体温計を導入。　　（F1:2）

■この年頃から、組織切片の染色法が進歩。　（A8:640）

■【国内】　ドイツ北部連邦公使と日本政府との間に、プロイセンから医学教師2名を3年間の契約で雇う約束がされる。続いて約 10 名余の医師が、ドイツ留学を命ぜられる。　　（A3:174, 175）

■【国内】　人体解剖が初めて制度上認められる。［刑死体などを解剖したいとする大学東校の要望が許可されたもので、この年だけで、約 50 体が刑務所から大学東校に送られた。］　　（A3:180）

■【国内】　この年（明治 3）から 1876にかけて数回、天然痘が流行。［対応して同年種痘館規則公布、1871 に種痘局設置、74 に牛痘種継所設置］　（F10:2823）

1871

■ルードヴィッヒ，K・F・W（ドイツ）、ディットマー，C（同）、血管運動中枢が延髄にあることを発見。　（A6:318）

■バウディッチ，H・P（米国）、心尖部に圧を加えた液を流入させることによって心臓が律動的運動を始めることを示し、同時に心筋に関する「全か無かの法則」を確立。［バウディッチは、ルードヴィヒのもとにいた。米国のハーヴァード大学に移り、米国で最初となる生理学実験室を設立。］（関連：1859）　（A6:316）

■ファッジ，H（英国）、クレチン病（新生児甲状腺機能低下症）は成人でも発症する可能性があると予測。［成人型甲状腺機能低下症（粘液水腫）の予測。］（A7:524）

■ローラン，P・J（フランス）、性徴の発達不良を幼稚症という病名で記載。

(A7:544)

■【国内】 大学を廃し、文部省が置かれる。[これに伴って、大学東校の名称は東校となる。] (A3:177)

■【国内】 ドイツ人医学教師、陸軍軍医少佐レオポルト・ミュルレルと海軍軍医少尉テオドール・ホフマン、来日。(A3:177)

1872

■コーンハイム，J（ドイツ）、動物実験の結果から、塞栓によって起こる血管の変化には、虚血性壊死と出血性梗塞があることを示す。[コーンハイムはウィルヒョウの弟子] (B11:128)

■カポジ，M（ハンガリー、ウィーンで研究）、カポジ肉腫を記載。[カポジは皮膚科医。カポジ肉腫は地中海沿岸やアフリカの高齢者にみられる腫瘍であったが、1980年代にエイズ患者にみられる腫瘍として世界中に広まった。] (F10:2952、B92:411)

■ハンチントン，G（米国）、ハンチントン舞踏病を記載。 (A1:196、F1:2)

■デュシャンヌ，G・B・A（フランス）、『電気の局所的応用について』第3版で、上腕神経叢がおかされるエルプ＝デュシャンヌ型の分娩麻痺を記載。 (A6:276)

■シャルコー，J・M（フランス）、この年から1887にかけて、『サルペトリエール病院における神経系疾患講義集』刊。[本書は神経学の偉大な教科書とされている。] (A6:277)

■ルードヴィッヒ，K・F・W（ドイツ）、シュミーデベルク，O（同）、迷走神経に心臓促進神経も混在することを証明。（関連：1862、1866、1882） (A6:315)

■ラングハンス，T（スイス/ドイツ）、ホジキン病に巨大細胞が出現することを記載（仮性白血病）。 (F1:2)

■ワトソン，P・H（英国/スコットランド）、甲状腺機能亢進症の治療として甲状

腺の部分切除を実施。[甲状腺機能亢進症は、当時、眼球突出性甲状腺腫、グレーヴス病、バセドウ病などの病名で呼ばれていた。]（関連：1907） (A7:534)

■デラフィールド，F（米国）、マラリア患者の色素顆粒は透明微細な顆粒体であり、色素を伴わないこともあると述べる。（関連：1716、1880） (A7:457)

■ルイス，T・R（英国/ウェールズ、インドで研究）、乳糜尿患者の血液中に糸状虫の幼虫を発見し、*Filaria sanguinis hominis* と命名。[1877にリンパ液中に成虫を発見したが、前年にバンクロフトがすでに発見していたため、バンクロフト糸状虫と命名された。]（関連：1863、1876） (A7:493)

■ビルロート，C・A・T（ドイツ/オーストリア）、癌患者の食道を切除。[ビルロートは、腹部外科の創始者とされる。ドイツ、英国、フランスの大学に学び、31歳でスイスのチューリッヒの外科教授になり、その7年後にウィーンに招聘された。]（関連：1881） (A6:365-6)

■ドゥディクム，J・L・W（ドイツ、英国に移住）、『化学的生理学便覧』刊。[トゥディクムは、ドイツのリービッヒとブンゼンのもとで研究したのち、1853に英国に移住。胆汁と尿中の色素について研究し、カロチノイド色素、脳組織中にセファリンとミエリンを発見。]（関連：1901） (A6:321)

■ベネット，A・H（英国/スコットランド）、コカインが著明な麻酔作用を持つことを明らかにする。 (A6:350)

■エストニアのドルパット（現タルチュ）の大学で世界初の薬理学講座が開設され、その教授となったブッフハイム，R（ドイツ）の弟子、シュミーデベルク，J・E・O（同）がシュトラスブルク大学に赴任。薬理学が広まる拠点となった。(A1:260)

■【国内】 三浦謙三、ジフテリア感染

と病原について報告。　　（F1:2）

1873

■ ブラックレイ，C・H（英国），『枯草熱の原因と本態についての実験的研究』刊。［1880 に『枯草熱、その原因、治療および有効な予防法』に改訂。花粉による眼の粘膜腫脹、花粉による皮膚局所反応などを記述。］（関連：1903）　　（A7:429）

■ ガル，W・W（英国），クレチン病様症状を呈する成人女子5例を報告。［成人型甲状腺機能低下症（粘液水腫）の報告。クレチン病（新生児甲状腺機能低下症）は成人ではみられないとされていた。］（関連：1871）　　（A7:524）

■ ルスティツキー，J・v（ドイツ），多発性骨髄腫という用語を使用。（F7:2106）

■ ペッテンコーフェル，M・v（ドイツ），フォイト，C・v（同），100 g の脂肪と175g のでんぷんは、生理的に等質であることを明らかにする。［その後、1883 にフォイトの提案で弟子のループナー，M が熱量の互換について、100g の脂肪は232g のでんぷんと同等とした。］（A7:587）

■ オーベルマイエル，O・F・F（ドイツ），回帰熱の病原菌（*Treponema recurrentis*）を発見。［オーベルマイエルは、スピロヘータ発見の業績もある。］　　（A7:390-1）

■ ゴルジ，C（イタリア），クロム銀酸による染色で神経細胞成分を顕微鏡下に黒色に見えるようにする方法を記載。（関連：1885、1898）　　（A6:249）

■ ブラントン，T・L（英国/スコットランド），この年頃、英国初の薬理学研究室を設置。［ブラントンは、友人のガムギー，A の薬理学実験をみて、亜硝酸アミルを狭心症の患者に吸入させ、症状の緩和を得る。1885 に薬理学・薬物学に関する大部の教科書を刊。］（関連：1849、1891）（A8:687）

■ サリチル酸が合成される。［サリチル酸は、アスピリン（アセチルサリチル酸）の関連化合物。］（関連：1829、1899）（A2:324、A8:685）

■【国内】　改暦が行われ、明治5年12月3日が明治6年（1873 年）1月1日となる。［太陽暦の採用］　　（B97:234）

1874

■ デュレ，H（フランス），脳の血管支配と病巣部位との関係を剖検によって検討。［その後、多くの研究者による報告が次いだ。］　　（F8:2329、B11:128-9）

■ ウェルニッケ，C（ドイツ），言語の理解障害は上側頭回（ウェルニッケ中枢）の損傷で生じると報告。　　（F8:2277）

■ ヒッツィッヒ，E（ドイツ），『脳の研究』刊。［大脳皮質に加えた刺激によって運動が引き起こされることをイヌやサルの実験で確認したことを述べる。］（A6:259）

■ クスマウル，A（ドイツ），糖尿病性昏睡でみられるクスマウル呼吸を記載。（F1:2）

■ ハイデンハイン，R・P・H（ドイツ），多くの実験に基づき、腎臓の機能に関するボーマンの理論と似た理論を提示。（関連：1842）　　（A6:304）

■ ヘノッホ，E・H（ドイツ），腹性紫斑病を記述。　　（A8:657）

■ パストゥール，L（フランス），器具の煮沸消毒と炎による消毒が有効なことを示唆。　　（A1:230）

■ オレ，P・C（フランス），麻酔剤（抱水クロラール）の静脈内投与に成功。（A6:352）

■ ミッチェル，S・W（米国），乱視によって起こる眼精疲労は多くの神経と関係があることを明らかにする。　　（A8:647）

■ シュミーデベルク，J・E・O（ドイツ），ジギタリスからジギトキシンを分離。（関連：1785）　　（A8:686）

■マラッセ，L（フランス）、血球数を測定する器具を開発。（関連：1875）（A6:320）

■ナイチンゲールが創始した看護教育がカナダでも行われるようになる。（A1:226）

■英国医師会の集会でフランスの生理学者が犬にアルコールを注射する実験を行った、との新聞報道をきっかけとして、生体解剖に対する反発が強くなる。（A1:183）

■英国で、出生届および死亡届法が制定される。　（A8:715）

■【国内】　この年、漢方医8人に対し洋方医2人の割合。　（A3:209）

1875

■キャントン，R（英国）、脳波の最初の報告［英国医師会雑誌（BMJ）］。　（F1:2）

■エルブ，W・H（ドイツ）、膝蓋腱反射を記載。［同年にウェストファールも記載。］　（A6:254）

■ウェストファール，C・F・O（ドイツ）、膝蓋腱反射を記載。［同年にエルブも記載。］　（A6:254）

■喀痰の細胞診から肺癌が発見される。（F6:1741）

■ウィルクス，S（英国）とモクソン，W（同）、潰瘍性大腸炎を赤痢から独立させる。　（F2:606）

■エールリッヒ，P（ドイツ）、白血球の染色に成功。［アニリン色素を使用。］（A6:320）

■ガワーズ，W・R（英国）、血色素計を発明。　（A6:281）

■ヴァルデイヤー，W（ドイツ）、形質細胞（plasma cell）という用語を初めて使用。　（F7:2106）

■ブラウン＝セカール，C・E（フランス）、モルモットで若返りを目的として睾丸移植を行う。（関連：1869、1889）（A7:550）

■レッシュ，F（ロシア）、赤痢アメーバ（Entamoeba histolitica）を糞便中に発見。　（A7:494）

■リスター，J（英国）、手術時の石炭酸噴霧のための蒸気噴霧器を開発し、その図を記載。（関連：1866、1867、1870、1880、1890）　（A6:357）

■米国で、クリスチャン・サイエンスの創始者、メアリー・ベイカーが、心による癒しについて述べた『科学と健康』がベストセラーになる。　（A1:115）

■英国で、新しい公衆衛生法が成立。［ロンドンの保健担当医が市に提出した報告書が大きな役割を果たした。］　（A6:224）

■【国内】　文部省、医術開業試験の実施を通達。［試験科目は西洋医学のもの。すでに開業の漢方医は継続を認められた。］　（A3:209-10）

1876

■デューラフォワ，P・G（フランス）、脳内出血に遺伝の関与を示す。（F3:833）

■フレヒシッヒ，P・E（ドイツ）、錐体路についての重要な著作を発表。（A6:251-252）

■シャルコー，J・M（フランス）、『大脳疾患における局在についての講義集』刊。［大脳における運動中枢と臨床との関連を扱う。］　（A6:277）

■フェリアー，D（英国/スコットランド）、『脳の諸機能』刊。［イヌやサルの大脳皮質のいろいろな部分の除去、電気刺激による結果を追求した。］　（A6:260）

■トムセン，A（デンマーク）、先天性筋強直症を記載（トムゼン病）。　（F1:2）

■フリードレンデル，C（ドイツ）、閉塞性血栓性血管炎を記載。　（F1:2）

■マレー，E・J（フランス）、心拍の間隔が異常に速くなる心疾患の存在を明らかにする。［20年後に、期外収縮として カエルや哺乳類で研究されるようになっ

た。〕　（A7:625）

■キューネ，W（ドイツ）、トリプシンを分離。　（A7:554）

■コッホ，R（ドイツ）、炭疽病菌は、適した温度と十分な酸素のもとで、芽胞を形成することを明らかにする。〔コッホは当時、小都市の医務官。実験は、微生物を研究する植物学者フェルディナント・コーンの研究所で行われ、論文は、コーンが創刊した『植物生物学誌』に掲載された。この発見によって汚染された地域での本症の持続性、感染の再発が説明された。〕　（A6:339-40、F1:121）

■バンクロフト，J（英国/オーストラリア移住）、バンクロフト糸状虫（*Filaria bancrofti*）を発見。（関連：1872）　（A7:493）

■ロレット，J・P・M（フランス）、ゴルジ器官を記載。〔ゴルジ器官は、その後、1880 にゴルジによって詳細に研究された。〕　（A6:272）

■クッフェル，K・W・v（ドイツ）、肝臓の毛細管壁に星形細胞があると記述。〔星形細胞は現在、食細胞と呼ばれているもの。〕　（A6:320）

■英国で、法（Cruelty to Animal Act）が成立し、条件付きで動物実験が可能になる。〔生体解剖派と科学者との間に妥協が成立したことによる。〕　（A1:183）

■【国内】　石塚左玄、『検尿必携』刊。〔石塚は陸軍薬剤官補〕　（F5:1382）

■【国内】　長谷川泰、済生学舎を創設。〔洋方医の速成を開始。野口英世、吉岡弥生ら約 8000 人の医師を育て、1903（明治 36）に廃止。〕　（A3:211）

■【国内】　ドイツからベルツが来日。〔東京医学校で内科を教える。25 年間滞日〕　（A3:213）

1877

■デュ・ボワ＝レイモン，E（ドイツ）、神経伝達には筋肉の化学物質（アンモニ

アか乳酸）あるいは電気が作用しているとする考えを発表。（関連：1845）　（A1:267、A7:566-7）

■ウィルクス，S（英国）、重症筋無力症を記載。　（F1:4）

■ガスケル，W・H（英国）、カエルの血管拡張神経線維が運動神経の中を走行していることを発見。　（A6:318）

■ランスロー，E（フランス）、糖尿病の 2 病型（やせ型、肥満型）を提唱。〔やせ型は若年者にみられ、治療が難しく、肥満型は食事療法や激しい労働により改善するとする。〕（関連：1880）　（F4:1195）

■オード，W・M（英国）、クレチン病（新生児甲状腺機能低下症）様症状を呈する成人 5 例を報告。〔中年女性にみられるクレチン病様症状を呈する疾患を粘液水腫と呼ぶことを提唱。誤った根拠に基づいていたが、この病名は定着した。現在の病名は、成人型甲状腺機能低下症。〕（関連：1869、1871、1873、1882）　（A7:524）

■ゲルハルト，C・A・C・J（ドイツ）、1893 にかけて、『小児疾患必携』（全 16 巻）刊。　（A8:658）

■ボリンゲル，O・v（ドイツ）、ウシから放線病症の病原体（*Actinomyces bovis*）を発見。（関連：1878）　（A7:390-1）

■パストゥール，L、炭疽菌の純粋培養に成功。　（A6:340-1）

■マンソン，P（英国/スコットランド）、バンクロフト糸状虫（*Filaria bancrofti*）の幼虫がアカイエカによって伝播することを明らかにする。〔マンソンは、ロンドン熱帯病医学校の創立者。〕　（A7:460）

■ページェット，J（英国）、変形性骨炎（ページェット病）を記載。　（F1:4）

■コーンハイム，J（ドイツ）、1880 にかけて、『一般病理学講義』（全 2 巻）刊。〔コーンハイムはウィルヒョウの弟子。本書は、炎症における細胞の起源についての説明などを含む。白血球の遊走の過

程が炎症の本態であり、膿は死滅・崩壊
した白血球によるものであることを明ら
かにした。10年後に英訳された。〕
(A6:355、A8:641)
■治療用コンタクトレンズが初めて使用
される。〔商品として製造されたのは1920
頃。〕　　　(A8:647)
■米国・コネチカット州ハートフォード
で、薬局と21の医院が電話で結ばれる。
(A1:148)
■【国内】　長崎、横浜を中心にコレラ
が大流行。〔コレラ予防法心得が制定され
る。〕　(F10:2824)
■【国内】　東京医学校、東京大学医学
部と改称。　(A3:209)

1878
■ベール、P（フランス）、『気圧計の圧
力について』刊。〔ベールは、クロード・
ベルナールの弟子。異常に高い大気圧や
異常に低い大気圧の生理的影響を研究し、
その成果を本書で述べる。血中の酸素な
どの生理的影響は、分圧によると結論し
たが、長く認められなかった。本書は1943
に英訳された。〕　　(A6:306)
■アイエム、G（フランス）、血小板数を
初めて正確に算定。（関連：1842、1882）
(A6:319)
■コッハー、E・T（スイス）、胆嚢造瘻
術を実施。　(F2:612)
■フリードライヒ、N（ドイツ）、大酒家
の膵を観察し、「酒客の膵」と呼ぶ。〔膵
細胞の萎縮、間質の線維増生をきたした
硬い膵を観察。アルコール性慢性膵炎の
最初の記録とされる。〕　　(F2:639)
■コーンハイム、J（ドイツ）、この年か
ら数年間で、炎症における白血球遊走と
化膿の関係を明らかにする。〔コーンハイ
ムは、ウィルヒョウの弟子。〕（関連：
1847)　　(A6:355)
■コッホ、R（ドイツ）、化膿巣の病原体
（球菌）を発見。〔1881にオグストン、A

（英国）が連鎖球菌とブドウ球菌を区別〕
（関連：1881）　(A7:391、B70-I:132)
■イスラエル、J・A（ドイツ）、ヒトか
ら放線菌症の病原体（*Actinomyces bovis*)
を発見。（関連：1877）　　(A7:390-1)
■グラッシ、G・B（イタリア）、パロナ、E
（同）、パロナ、C（同）、十二指腸虫症
（鉤虫症）の検便診断を開発。〔虫卵糞便
診断法の始まり。〕　(A7:493、F1:4)
■ルイス、T・R（英国/ウェールズ、イ
ンドで研究）、ネズミの体内にトリパノソ
ーマを発見。　　(A7:481)
■ダッジョン、R・E（英国/スコットラ
ンド）、マレー、E・J（フランス）が考
案した脈波計を改良。〔これが20世紀に
使われる型になった。〕（関連：1860）
(A6:315)
■スペインのマドリードで黄熱が流行。
〔ヨーロッパで規模が大きい流行は、こ
れが最後。〕　(A7:467)
■米国南部で蔓延していた黄熱がピーク
に達する。　(A1:42)
■米国で、国民検疫法が成立。〔検疫を
行う政府の部局は、のちに公衆衛生事業
にもかかわるようになり、国立衛生試験
所（NIH）に発展する。〕　(A6:236-7)
■【国内】　ベルツ、E・v（ドイツ、日
本滞在）、新潟県下のツツガムシ病を調査
し、発生が洪水と関係があるとし、日本
洪水熱と命名。〔古くから新潟、山形、秋
田では「ケダニの病」、「恙の病」などとし
て知られており、1800代のはじめ頃には
多くの記録があったが、ベルツはその原
因であるアカツツガムシには気づかなか
った。のちに、その病原体はリケッチア
であることがわかった。〕　　(A3:219、
F10:2882)
■【国内】　政府、東京の神田一橋に国
立の脚気病院を開設。〔ベッドを洋方と漢
方に二分し、治療の結果を比較。1882（明
治15）、同病院は廃止。〕　(A3:207-8)

1879

■マキューウェン，W（英国/スコットランド）、硬膜下血腫の排除、髄膜腫の除去に成功。　（A6:369）

■ロジェ，H（フランス）、聴診上の心雑音を心房中隔欠損と結びつけ、診断での有用性を述べる。　（F3:901）

■マレル，W（英国）、狭心症患者においてニトログリセリンの冠動脈拡張作用を発見。　（A1:135、F1:4）

■エールリヒ，P（ドイツ）、肥満細胞（マスト細胞）を記載。　（F9:2611）

■コッホ，R（ドイツ）、微生物による疾患の発生に関する論文を発表、のちにコッホの4条件（原則）と呼ばれるようになった原因菌の決定方法について述べる。〔4条件は、①どの患者にもその菌が存在、②分離された菌は純粋培養が可能、③純粋培養物を実験動物に接種することによって疾患が再現される、④接種した実験動物からその菌が得られ、再び純粋培養できること。1882の結核菌発見の論文や1884の論文でもこの決定方法について述べた。このうちの3条件は、すでにヘンレ，F・G・J（ドイツ）が述べており、それを発展させた。1883に、レフレル，F・A・J（ドイツ、コッホの助手）も同様の条件を述べた。〕（A1:184-5、B70-I:141、B92:882）

■ナイセル，A・L・S（ドイツ）、淋双球菌（Neisseria gonorrhoeae）を発見。〔ナイセルは、ブレスラウ（現在はポーランドのヴロツワフ）の皮膚病学研究所長。淋病に加えてハンセン病、梅毒などを研究。〕（A3:199、A7:391-2、F1:4）

■マキューウェン，W（英国/スコットランド）、くる病による骨変形の骨切術による矯正に成功。（A6:370-1）

■1870代から、甲状腺治療の研究が盛んになる。　（A1:232）

■1870代、ギブス包帯が広く使われ始める。　（A6:373）

■【国内】　コレラが全国で流行、罹患者約16万人、死者約10万人と報告される。〔その後、1895まで、数年おきに流行を繰り返す。〕（F10:2824、B7:年表33）

■【国内】　医師試験規則ができ、医師開業試験が全国的に統一される。この年の医学校数は、公立20校、私立25校。（A3:210, 212）

1880

■ガワーズ，W・R（英国）、表在性前側方路（前脊髄小脳路）を記載。（関連：1850）　（A6:251）

■マーティン，H・N（米国）、体外に取り出した心臓を灌流によって維持する実験法を開発。〔マーティンは、ケンブリッジ大学のフォスター，Mのもとで研究したのち、1876にジョンズ・ホプキンス大学生理学教授になった。この実験方法によって、哺乳類の心臓に対する動脈圧や温度の影響を調べた。〕　（A6:317）

■コーンハイム，J（ドイツ）、諸種肺疾患により、右心の負荷と肥大が起こると指摘。　（F3:917）

■コーンハイム，J（ドイツ）、腎実質に糸球体炎の考えを導入。　（F5:1386）

■ランスロー，E（フランス）、糖尿病をやせ型と肥満型に分類し、前者は膵病変に由来すると考える。（関連：1877）（F4:1122）

■ランドレ=ボーヴェ，A-J（フランス）、関節リウマチについて最初の臨床的記載をする。〔痛風の異型と考えられる原発性消耗性痛風の女性9例を報告。この疾患が虚弱体質に発症するのに対し、痛風は一般に強健な富裕者に発症すると考える。〕　（F9:2665）

■ビルロート，C・A・T（オーストリア）、甲状腺切除術実施患者に、しばしば死亡につながる上皮小体欠乏性テタニーと呼ばれる病態が生じる場合があると報告。

［1882 にはルヴェルダン，J・L，1883 にはコッハー，E・Tも報告。］　(A7:535)

■ムンク，I（ドイツ），イヌに中性脂肪の代わりに遊離脂肪酸を与えると，胸管のリンパ液には脂肪酸ではなく中性脂肪がみられることを発見。［吸収に伴って遊離脂肪酸は中性脂肪になることを発見。1891 にヒトでも同様であることを明らかにする。］　(A7:603)

■エーベルト，C・J（ドイツ），腸チフス菌を発見。［純培養されたのは 1884。エーベルトは，ウィルヒョウの弟子。］　(A3:199，A7:391-2，F1:4，A7:389 では 1881)

■コーンハイム，J（ドイツ），結核の感染を実証。家ウサギの眼前室へ結核を接種。(1877 実験)　(F1:4)

■パストゥール，L（フランス），鶏コレラのワクチン（弱毒化した鶏コレラ）による免疫に成功。　(A3:196，A6:341)

■ラヴェラン，C・L・A（フランス），マラリアの病原体を発見。［マラリア患者の血液中の色素が赤血球内の嚢胞様体に含まれ，透明な嚢胞様体から鞭毛が出ていることを観察。ラヴェランは，1907 にノーベル賞受賞。］　(A3:199，A7:457)

■ペロンチト，E（イタリア），サン・ゴタール・トンネル建設に従事する作業員に流行する貧血の原因が，十二指腸虫症（鉤虫症）であることを明らかにする。(関連：1878)　(A7:493)

■ハンセン，G・H・A（ノルウェー）が発見した菌がハンセン病の病原体であることが確認される。(関連：1868)　(A3:199)

■ブルンス，V・v（ドイツ），ジョセフ・リスター（英国）の石炭酸噴霧法に反対して，論文『噴霧器をやめよう』を発表。［リスターが提唱した石炭酸の噴霧は，医師，看護婦，患者が嫌っていたのに加えて，化膿菌による創傷感染の可能性が大きくないことがわかりはじめ，やめる医師が増えていた。リスター自身も 1887 に同じ考えを持つようになった。］（関連：1866，1867，1870，1875，1890）　(A6:357-8)

■マキューウェン，W（英国/スコットランド），気管切開によらない気管内麻酔を行う。(関連：1869，1879)　(A6:351-2)

■マキューウェン，W（英国/スコットランド），脛骨から採取した骨を，上腕骨の骨幹であった部分に移植して成功。［骨は骨膜でなく，骨自体から生じると考えて，この移植を行った。］　(A8:663)

■ジェリノー，J・B・E（フランス），ナルコレプシー（ジェリノー症候群）を詳記。　(F1:4)

■サンドストレーム，I・V（スウェーデン），上皮小体に関する系統的な報告を行う。［上皮小体は，1852 にオーエンによって動物の解剖に基づいた報告が行われ，ヒトでは 1863 にウィルヒョウによって記載されたとされている。］　(A7:536)

■リンガー，S（英国），灌流に適した溶液（リンゲル液）を作る。　(A6:317)

■キングスレイ，N・W（米国），『口腔奇形』刊。［歯列不整に関する分野の基礎を築いた著書。］　(A8:673)

■米国で，『国立医学図書館索引カタログ』第 1 巻刊。[Index-Catalogue of the Surgeon-General's Library] (A8:743)

■【国内】　この年頃，脚気が大流行。［1881，ベルツ，E・v が，東京における流行について論文で報告。］　(A7:612)

1881
■コレラの第 5 回目の世界的流行。1896 まで続く。中国，日本，エジプト，ドイツ，ロシアなどで猛威。南米と東アフリカでも発生。ニューヨークでは防疫が成功。　(A1:41)

■フェリアー，D（英国/スコットランド），国際医学会議で大脳皮質の一部を切除して麻痺を起こさせたサルを呈示。

(A6:260)

■バッシュ，S・S・v（オーストリア）、無侵襲の血圧計を発明。［底にゴムが付いたカプセルをゴム管で圧力計に接続した装置。カプセルを橈骨動脈に当て、脈が消失するまで圧迫して測定した。誤差が大きい欠点があった。］（関連：1733、1828、1847、1896）　（A6:313）

■ラングリー，J・N（英国）、胃腺の壁細胞を発見。　（F2:592）

■ビルロート，C・A・T（オーストリア）、胃の上半分の切除を初めて行う。　（関連：1872）　（A6:366）

■ルーニン，N・I（スイスで研究）、ミルクと主な組成（蛋白質、脂肪、炭水化物、塩類）が同じ人工飼料を与えたネズミが死亡することを発見。［天然食品は未知の物質を含んでいると結論。］（A7:611-2）

■コッホ，R（ドイツ）、パストゥールが推奨する器具の熱消毒を受け入れる。（A1:230）

■コッホ，R（ドイツ）、国際医学会（ロンドン）で、ゼラチンに肉汁を入れた細菌培養基を発表。　（A3:198、A6:342）

■コッホ，R（ドイツ）、論文「病原微生物研究」で、細菌学研究の方法を示す。（A2:319）

■オグストン，A（英国/スコットランド）、ブドウ球菌を発見（連鎖球菌と区別）。［オグストンは、スコットランドに生まれ、ウィーン、ベルリンなどで研究した後、1882にスコットランドで外科教授になった。］（関連：1878）　（A7:391-2）

■ヘーゼル，H（ドイツ）、『流行病の歴史』刊。［1845から刊行された医学史（全3巻）の第3巻。］　（A8:740）

■パストゥール，L（フランス）、ヒツジ炭疽のワクチン（弱毒化したヒツジ炭疽菌）による予防に成功。　（A1:184、A3:196、A6:341）

■ティンダル，J（アイルランド、物理学者）、『腐敗や感染に関連した空気中の浮遊物について』で、浸出液の中に生物を発生させる空気の能力と光を分散させる能力との間に密接な関係があることを示す。　（A6:337-8）

■フィンレイ，C・J（キューバ）、黄熱は蚊によって伝播すると発表。［フィンレイは、キューバに移住したスコットランド人医師の息子。米国のフィラデルフィアで医学教育を受け、ハバナで開業。］（関連：1848）　（A3:219-20）

■ロンドンで、国際医学会開催。（A1:146）

■【国内】　菅之芳、岡山で肺ジストマを発見。　（F1:4）

■【国内】　スクリバ，J・K（ドイツ）、来日。［スクリバは外科医。明治34まで約20年間滞日し、日本の医学の進歩に貢献。］　（A3:212）

1882

■ガスケル，W・H（英国）、心臓の神経支配に関する古典的論文刊。［静脈洞にある神経節が重要な役割を演じていることを示す。］（関連：1862、1866、1871、1883）（A6:315）

■ランゲンブッフ，L（ドイツ）、胆嚢摘出術を行う。［胆嚢胆石症には胆石を胆嚢とともに摘出すべきと主張、その後一世紀にわたって主流の治療法とされた。］（F2:614）

■ビッツォツェロ，G（イタリア）、血小板という用語を使い始める。［血液凝固における血小板の役割を初めて研究。］（A6:319）

■ルヴェルダン，J・L（スイス）、甲状腺摘出後にみられる症状が、粘液水腫（成人型甲状腺機能低下症）の症状ときわめて類似していると報告。（関連：1869、1871、1873、1877、1883）　（A7:525）

■シュトリュビング，P（ドイツ）、発作性夜間血色素尿症（PNH）を報告。

（F7:2078）

■コッホ，R（ドイツ）、結核菌を発見。［油浸装置やアッペ式集光器などの顕微鏡研究機器の改善による。］（A1:185、A2:318、A6:343、F1:4、F6:1708、1736）

■フリードレンデル，C（ドイツ）、フリードレンデル肺炎桿菌（*Pneumobacillus*）を発見。　（A7:391-2、F1:4）

■レフレル，F・A・J（ドイツ）、鼻疽の病原菌（*Pfeifferella mallei*）を発見。（A7:391）

■パストゥール，L（フランス）、高温培養によって炭疽菌を弱毒化、ヒツジでワクチン効果を得る。　（A7:432）

■マルキャファーヴァ，E（イタリア）、マラリア患者の赤血球内の色素はヘモグロビンの変性によって生じたメラニンであることを確認。［マルキャファーヴァは、ラヴェラン，C・L・A（フランス）からマラリア患者の血液から作製されたプレパラートを見せられた。］（関連:1880、1884）　（A7:457-9）

■キング，A・F・A（米国）、マラリアの蚊による媒介仮説を提唱。　（F1:4）

■米国外科学会、手術中に石炭酸を噴霧するリスター，J（英国）の消毒方法の導入を拒否。［臭いや皮膚刺激性があるクレオソートを術者も浴びることから英国内でも批判が強く、1892頃には、リスター自身もこの方法を使わなくなった。］（関連:1880）　（A1:230-231）

■フレミング，W（ドイツ）、有糸分裂を解明。　（A2:316）

■【国内】　この年頃、海軍軍医総監・高木兼寛、日本の水兵に脚気が多いのは食物と関係があると考え、遠洋航海に出た軍艦2隻で兵員の食物を異なるものにして実験を試みた。その結果、白米を減じて麦を混ぜ、肉類などを多くした食物の方が脚気患者は著しく少なく、脚気の原因は蛋白質の摂取量が少ないことにあると考えた。（関連:1642、1652、1835、

1881、1896）　　（A3:207、A7:612）

1883

■ガスケル，W・H（英国）、実験結果を踏まえて心臓の自動調節と興奮伝達を行うのは心筋そのものであり、心臓の神経細胞ではないと主張。［ガスケルは、ドイツのルートヴィッヒの弟子で英国を代表する生理学者。カメを用いた実験で、房室溝に切開を加えると心室は活発に活動した後、しだいに遅くなって停止し、しばらくすると心房とは異なった律動で拍動を再開することを示す。］　（A2:313、A6:316）

■コッヘル（コッハー），E・T（スイス）、甲状腺摘出患者100例中30例に、術後甲状腺除去性悪液質と呼ばれる状態が生じたと報告。［この病態をめぐって、ルヴェルダンとの間に論争が起こる。］（関連:1877、1882）　（A7:525）

■セーモン，F（ドイツ、英国移住、咽喉科医）、コッヘルのいう甲状腺除去性悪液質、粘液水腫（成人型甲状腺機能低下症）、クレチン病（新生児甲状腺機能低下症）は、すべて同じ原因（甲状腺の機能喪失）によるとする見解を発表。［この見解は、ロンドン臨床医学協会が組織した委員会によって証明された。］（関連:1877、1882、1883）　（A7:525）

■バーロー，T（英国）、乳児壊血病を記載。　（A8:659）

■ルー，W（ドイツ、発生学者）、遺伝は染色体に基づくとの仮説を発表。（F1:4）

■コッホ，R（ドイツ）、コレラ菌（*Vibrio cholerae*）を発見。　（A1:41、185、A2:318-9）

■クレブス，T・A・E（スイス）、ジフテリア菌を発見。［クレブスは、ウィルヒョウの弟子。］（関連:1884）　（A3:199、A7:383、F1:4）

■テイト，R・L（英国）、この年までに

1000 例の開腹術を実施。［テイトは、婦人科の先駆者。胆嚢切除術も普及させた。］ (A6:364)

■ マキューウェン，W（英国/スコットランド）、この年から 1886 までに、椎骨を部分切除し、圧迫によって生じた塊を除去した 5 例を報告。(関連：1869、1879、1893) (A6:369)

■ コーツ，J（英国/スコットランド）、『病理学便覧』刊。［コーツはルードヴィッヒのもとで学んだ。］ (A8:641)

■ キエルダール，J（デンマーク）、有機物中の窒素測定法を創案。 (A6:322)

■ シュミーデベルク，J・E・O（ドイツ）、薬理学の有名な教科書を刊。［シュミーデベルクは、多くの有名な薬理学者を養成した。］ (A8:687)

■ ドイツで、ビスマルクによって、健康保険が制度化される。 (A2:343)

■ ドイツ・ライプツィッヒで、ハルトマン同盟と呼ばれる医師組合が設立される。 (A2:344)

■ 【国内】 医術開業試験規則と医師免許規則が出され、漢方が制度上、日本の正統な医学としての立場を失った。 (A3:210-1)

■ 【国内】 北里柴三郎、東京大学を卒業してドイツへ留学。 (A3:199)

1884

■ ゴッドリー，R・J（英国）、ベネット，A・H が診断した脳腫瘍を摘除。［このとき、マキューエンはすでに何例かの腫瘍を摘除していたとされる。］(関連：1872、1879) (A6:370)

■ ブリックス，M・G（スウェーデン）、ゴルトシャイデル，J・K（ドイツ）、それぞれ独立に、皮膚の触覚点の分布を研究。 (A6:271)

■ メチニコフ，E・I・I（ロシア）、ミジンコでアメーバ様細胞が異物を貪食する食細胞現象を発見。［メチニコフは、食細胞を化膿に関与する細胞に相当すると考える。コッホはこの考え方に懐疑的であり、彼の弟子のベーリングとエールリヒは、生体防御では白血球よりも血清因子が重要な役割を果たしていると考えた。メチニコフは、1908 のノーベル賞を受賞。](関連：1892、1908) (A1:189-191、A7:411、A2:316 では 1883)

■ フレーリクス，F・T・v（ドイツ）、糖尿病患者の 20 ％は膵臓に著しい変化があると述べる。(関連：1864) (A7:555)

■ レーン，L（ドイツ）、甲状腺切除術を行った結果をもとに、甲状腺腫の心悸亢進などの症状は甲状腺の活動亢進によると述べる。［甲状腺切除術を行ったのは 1880。］ (A7:531)

■ フリッツッシェ，C・F（スイス）、巨人症患者の病理解剖時、下垂体腫瘍を発見。［下垂体疾患の最初の記載］ (F4:1166)

■ レフレル，F・A・J（ドイツ）、ジフテリア菌の培養に成功。［菌は発見者のクレブスの名前と合わせて Klebs-Löffler 菌と呼ばれた。レフレルはコッホの助手。］ (関連:1883) (A7:383)

■ ニコライエル，A（ドイツ）、庭の土をネズミに接種して破傷風を発症させ、そのネズミから桿菌（*Clostridium tetani*）を発見。［この菌は、1889 に北里柴三郎により純培養され、動物に破傷風を発症させた。］(関連：1889) (A7:388、F1:4, 122)

■ ガフキー，G（ドイツ）、腸チフス菌を純粋培養。［ガフキーは、コッホの助手を務め、のちにコッホ研究所長になった。］ (関連：1881) (A7:389、F1:4)

■ マルキャファーヴァ，E（イタリア）、マラリア患者の赤血球内の環状体などがアメーバ運動するのを観察。(関連：1880) (A7:458-9)

■ フレンケル，A（ドイツ）、肺炎菌を確定。 (A3:199)

■ グラム，H・C（デンマーク）、グラム

染色法を開発。　　(F1:4)
■【国内】　高木兼寛、海軍艦船乗組員の食事をパン食に変えて、脚気予防に成功。　　(F1:126)

1885

■エディンガー，L（ドイツ）、この年以前に、前・後脊髄小脳路を記載。[後脊髄小脳路は、その後、フレヒシッヒ，P・E（ドイツ）によって研究され、彼の名前が付された。]（関連：1850、ウォーラーの業績）　　(A6:251)
■ゴルジ，C（イタリア）、『中枢神経系の顕微鏡的解剖学』をこの年から翌年にかけて刊。[1873に開発した染色法によって神経系組織を観察した成果をまとめたもの。ゴルジは1906にノーベル賞受賞。]（関連：1873、1898）(A6:249)
■コーニング，J・L（米国）、コカインをイヌの脊髄領域に注入して後肢の脱力をみる。　　（関連：1872、1884、1898）(A6:351)
■オドワイアー，J・P（米国）、ジフテリアなどの気道狭窄に対して喉頭挿管を成功させる。　　(A8:658)
■オールチン，W・H（英国）、潰瘍性大腸炎を記載。　　(F1:4)
■エッシェリヒ，T（オーストリア）、大腸菌（*Bacillus coli communis*）を最初に記載。[エッシェリヒはミュンヘン生まれで、ウィーン大学の小児科教授。正常な腸内細菌叢に関心をもった。]
(A7:391、393)
■パストゥール，L（フランス）、狂犬病ワクチンを開発。[狂犬病のイヌの唾液を家兎の脳に感染させて得た固定毒（virus fixe）を家兎の脊髄腔に植え、その脊髄を乾燥させて作製。その後、1908に、フェルミ，C（イタリア）は、パストゥール型でフェノール処理したものを開発したが、時に狂犬病を発症させることが知られた。その後も、いろいろなワクチン

が開発された。]　　(A1:184、A6:341-2、F10:2807)
■ゴルジ，C（イタリア）、マラリアの間欠的な発熱は、分裂小体が赤血球を破壊し、新しい赤血球に侵入する時期に一致していることを明らかにする。また、三日熱マラリア原虫と四日熱マラリア原虫とを区別。　　(A7:459、F1:4)
■アンチピリンが合成される。
(A2:324)

1886

■シャルコー，J・M（フランス）、マリー，P（同）、進行性筋萎縮症の遺伝性病型（腓骨型、Charcot-Marie-Tooth病）を報告。[トゥース，H・H（英国）も独立に報告。]　　(A6:276-7、F1:6)
■ガスケル，W・H（英国）、2つの遠心性神経（頸部領域から出る球性、仙骨性）を明らかにし、先に明らかにしていた胸腰部遠心性神経と合わせて不随意神経系と呼ぶ。　　(A6:264)
■クレンライン，R・U（スイス）、虫垂切除を初めて実施（穿孔例）。（関連：1848、1889）　　(A6:367)
■ヤッフェ，M（ドイツ）、クレアチニン定量法（Jaffé法）を開発。　　(F5:1381)
■メビウス，P・J（ドイツ）、甲状腺の異常な活動が身体全体に毒作用を及ぼすと述べる。（関連：1884）　　(A7:532)
■マリー，P（フランス）、指端肥大症（マリー病、先端巨大症）を記載。[1888に先端巨大症の病名を付けて特徴を報告]
(A7:543、F1:6、F4:1166)
■ハッチンソン，J（英国）、皮膚の萎縮を伴い、毛髪と乳房を先天的に欠損する症例を報告。　　(A7:544)
■フレンケル，A（ドイツ）、肺炎双球菌（*Streprococcus pneumoniae*）を同定。[フレンケルは呼吸器疾患の権威。]
(A7:391,393、F1:6)
■ワイル，A（ドイツ）、黄疸出血性レプ

トスピラ病（ワイル病）を記載。［種々の器官からの出血と肝腫大を伴い、下水道で働く人に多くみられると報告。］（関連：1915）　（A7:474、F1:6）

■ ブルース，D（英国/スコットランド、英国陸軍軍医）、地中海熱の死亡患者から原因菌を分離し、マルタ熱菌（*Micrococcus melitensis*）と呼ぶ。［地中海熱は、マルタ熱、ジブラルタル熱とも呼ばれていた。菌名は、1918に *Brucella abortus* と改められた。現在では、ブルセラ属の菌は6菌種が知られている。ブルセラ菌による感染症はブルセラ症あるいは波状熱と呼ばれる。］（関連：1897）　（A7:385-7、B92:2179）

■ ベルクマン，E・v（ドイツ）、手術器具や手術着の蒸気殺菌を行う。（A6:366, 369）

■ クラフト=エビング，R・v（ドイツ/オーストリア）、『性の精神病理』で性的異常を記載。　（A1:297-8）

■【国内】橋本綱常、ドイツの医学誌（Z Clin Med 1886; 12:261）に仮性筋肥大に関する論文を発表。［日本人による最も初期の外国医学誌での論文発表の一つ］（F8:2242）

■【国内】東京大学、帝国大学と改称。（A3:212）

1887

■ ブラウン＝セカール，C・E（フランス）、大脳皮質の刺激によって血管拡張が起こることを示す。　（A6:318）

■ ウォラー，A（英国）、ヒトの心臓の電気現象を初めて記録。　（F3:797, 912）

■ ヒス，W（スイス）、軸索が原始神経細胞から発生することを示す。［のちに神経グリアは外胚葉から派生することを証明した。］　（A6:249）

■ トレヴェス，F（英国）、虫垂炎の静止期の切除に成功。［手術時期は急性期よりも、その後の静止期の方が良いという考え方に従う。］（関連：1848、1886、1889）（A6:367-8）

■ ミンコフスキー，O（ドイツ）、先端巨大症で死亡した患者で下垂体の腫大がみられたことを報告。　（A7:543、F4:1166）

■ ワイクセルバウム，A（オーストリア）、髄膜炎菌（*Neisseria meningitidis*）を発見。　（A3:199、A7:391-3）

■ シャントメス，A（フランス）、ウィダール，G・F・I（同）、大腸菌（*Bacillus coli communis*）は乳糖を発酵させ、腸チフス菌はさせないことを明らかにする。［シャントメスはパストゥールの同僚で、パリ大学教授。］（関連：1880、1885）（A7:400）

■ ホーズリー，V（英国）、脊髄の新生物を除去。（関連：1879、1884）　（A6:370）

■ シャルコー，J・M（フランス）、パリのサルペトリエル病院でのヒステリー患者の示説を行う。［この示説はエッチングに描かれる。シャルコーは、神経学的研究に催眠術を利用し、それによってヒステリー患者の麻痺を回復させた。］（A7:510）

■ フェナセチンが開発される。（A2:324）

■ ブンゲ，G・v（ドイツ）、生理化学・病理化学の有名な教科書を刊。（関連：1872、1901）　（A6:321）

■ キニューン，J・J（米国）、ニューヨークのスタッテン島の船員病院に衛生研究室を開設。［キニューンは、コッホの下で学んだ医学研究者。この研究室は、国立衛生研究所（NIH、開設1930）の基盤となった。］（関連：1930）（A6:236-7）

■【国内】長井長義、麻黄からエフェドリンを抽出。［喘息治療薬として各国で使われるようになった。］（F1:6、F6:1733）

■【国内】川原汎、球脊髄性筋萎縮症の兄弟例を記載。［滝川晃一によって、1953にX染色体劣性遺伝形式をとるこ

とが明らかにされ、1968 に米国の研究者らによって晩発性進行性脊髄球性近位性筋萎縮症（Kennedy-Alter-Sung 病）として記載された。] 　（F8:2243）

■【国内】 　千葉、仙台、岡山、金沢、長崎に国立高等中学校医学部ができる。（A3:212）

■【国内】 　下平用彩、『診断学』刊。（F6:1665）

■【国内】 　日本法医学会設立。

1888

■ ブラムウェル，B（英国/スコットランド）、頭蓋内腫瘍について重要な研究。（A6:281）

■ キューネ，W（ドイツ）、随意筋の終板は電気的刺激を受けることを支持する証明を示す。(関連：1863) 　（A7:567）

■ ファロー，A（フランス）、ファロー四徴症を記載。[形態、循環生理、症状を統合して記載] （F3:901）

■ ワルテル，O（ドイツ）、ノルドラッハ・イン・バーデンにサナトリウムを開設し、サナトリウム療法を成功させる。（A6:231）

■ フォルラニーニ，C（イタリア）、人工気胸の処置を初めて実施。[肺結核の治療に使われるようになる。]（関連：1822、1892） 　（A6:373-4）

■ エールリッヒ，P（ドイツ）、再生不良性貧血を記載。 　（F1:6）

■ ゲルトネル，A・A・H（ドイツ）、食中毒の原因菌（*Salmonella enteritidis*）を発見。 　（A7:391, 393）

■ ブッフナー，H（ドイツ）、嫌気性菌を培養する装置を発明。 　（A7:396）

■ ルー，P・E（フランス）、エルサン，A（同）、ジフテリア菌の培地は、濾過によって菌を取り除いても毒性を有することを発見（菌体外毒素の発見）。[2 人はパストゥールの弟子] 　（A1:191，A7:411-2）

■ ナトール，G・H・F（米国、英国移住）、血清中に微生物を破壊する力（殺菌力）が存在することを明らかにする。[ナトールは、『衛生学雑誌(Journal of Hygiene)』『寄生虫学（Parasitology）』の創刊者] 　（A7:410）

■ 睡眠薬のサルフォナールが導入される。 　（A1:135）

■ パリに、パストゥール研究所設立。（A3:196）

■【国内】 　江馬賤男、白血病を報告。（F7:2084）

■【国内】 　医学博士の学位が設けられる。 　（A3:215）

1889

■ ホーズリー，V（英国）、開頭法で初の下垂体腫瘍の手術を行う。 　（F4:1081）

■ ラングリー，J・N（英国）、交感神経節にニコチンを作用させると、神経インパルスの伝達が阻害されることを報告。（関連：1898） 　（A6:264）

■ ケイトン，R（英国）、閉塞型無呼吸の患者をナルコレプシー（睡眠発作）として報告。 　（F6:1685）

■ マクバーネ，C（米国）、右下腹部炎症の多数例で虫垂が罹患臓器であることを強調、診断上の圧痛点を記載。(関連：1848、1886) 　（A6:367）

■ ゴルジ，C（イタリア）、糸球体から出発した尿細管がループを作り、もとの糸球体の血管極に戻ることを記載。[ゴールマハティヒ（ベルギー）による傍糸球体装置の概念 (1939) に発展。] 　（F5:1395,1499）

■ カーラー，O（オーストリア）、多発性骨髄腫を記載。 　（F1:6）

■ メリンク，J・v（ドイツ）、ミンコフスキー，O（同）、動物（イヌ）の膵臓を切除し、急速に死亡する糖尿病を作成。[膵液が腸管に流出しなくなったためではなく、異なった要因が全身の代謝に関与しているためと述べる。] 　（A7:555,

F4:1101, 1122, 1195)

■ブラウン＝セカール，C・E（フランス），精液と精巣静脈血を自分に注射して若返りを試みる。（関連：1869，1875）
　（A7:550）

■ファーベル，K（デンマーク），破傷風菌の純粋培養から得た菌体外毒素を動物に注射し，同様の症状を起こさせる。
　（A7:439）

■デュクレー，A（イタリア），軟性下疳の病原菌（*Haemophilus ducreyi*）を発見。　（A7:391, 393）

■マルキャファーヴァ，E（イタリア），チェーリ，A（同），悪性マラリアの原虫が別種であることを明らかにする。
　（A7:459）

■ウェッカー，L・d（フランス，ドイツ生まれ），眼を観察するための顕微鏡を考案。　（A8:652）

■シェヴルール，M・E（フランス，化学者）没。［シェヴルールは，中性脂肪が脂肪酸とグリセリンに分解されることを明らかにしたほか，動物組織からクレアチンを分離した。］　（A6:321）

■1880代に，虫垂切除が多く行われるようになる。　（A1:232）

■1880代に，外科医が，白い上着を着用するようになった。　（A6:371）

■英国で，伝染病（届け出）法が制定される。［地域が任意に採用する法とされ，地方によっては伝染病届け出をすでに義務化していた。最初の都市はボルトンで，1877。全国的に伝染病届け出が義務化されたのは1899。］　（A8:715）

■米国で，ジョンズ・ホプキンス病院，ボルティモアに設立。［ジョンズ・ホプキンス病院は，ドイツ医学の強い影響を受け，米国の臨床医学の新しい中心的施設となった。4年後に大学を併設。］
（A1:182）

■【国内】　北里柴三郎，破傷風菌の純粋培養に成功。［この研究はコッホのもと

で行われた。破傷風菌が嫌気性菌であることも明らかにした。］（関連：1884）
　（A3:199，A7:388）

■【国内】　呉秀三、翻訳書『医学統計論 総論』（スイスのエステルレン著）刊。［医学統計を日本に最初に紹介。呉秀三の兄は、日本の国勢調査の生みの親である呉文聰（あやとし）］　（B89c:24）

1890

■ジャクソン，C（米国），マッケンジー，M（英国）の食道鏡を完成させ，食道異物の摘出に成功。　（F6:1669）

■パルム，T・A（英国/スコットランド），くる病を予防する上で日光の価値を強調。［パルムは，医療宣教師として1875に来日，新潟で活動し，東北地方でも活動した。］（A7:616、熊沢由美：社会政策 2017; 9:109）

■フレンケル，C（ドイツ），熱で殺菌したジフテリア菌培地を注射した動物では，ジフテリア菌を注射しても発症しないことを発見。［フレンケルはコッホの助手。この論文が刊行された翌日，北里とベーリングの抗毒素発見の論文が刊行された。］　（A7:412）

■ベーリング，E・A・v（ドイツ），北里柴三郎，破傷風あるいはジフテリアに免疫された動物の全血あるいは血清によって治療が可能になると報告（抗毒素，血清療法の発見）。　（A1:191，A3:200，A7:412，F1:122）

■コッホ，R（ドイツ），培養結核菌ワクチンであるツベルクリンを発表。［予防での有用性が期待されたが，それほど効果はなく，のちに結核の診断に利用される。］（A3:198）

■マルキアファーヴァ，E（イタリア），チェーリ，A（同），四日熱マラリア（*Plasmodium malariae*）を記載。
（F1:6）

■メジン，O（スウェーデン），小児の下

肢の萎縮（ポリオ）が感染症であること明らかにする。［病巣が脊髄灰白質の前角にあることは 1869 に明らかにされていた。ハイネとメジンの業績により、この疾患はハイネ＝メジン病と呼ばれた。］（関連：1787、1840、1869）　　（A6:274）

■リスター，J（英国）、石炭酸の噴霧法を否定。［感染の防止を目的とした石炭酸の噴霧法はリスター自身が開発したが、反発が強まっていた。リスターは、1887には、反発を受け入れるようになっていた。］（関連：1866、1867、1870、1875、1880）　　（A6:357-8）

■ハルステッド，W・S（米国）、手術室でゴム手袋の使用を始める。［ハルステッドは、ジョンズ・ホプキンス病院の外科医。手袋の使用は、看護婦の手が消毒薬によってかぶれるのを予防することが当初の目的だったといわれている。］（A1:230、A6:372）

■ 1890 代にアスピリンの抗リウマチ効果が発見される。　　（A1:261）

■英国で、精神病患者の施設入所に、それぞれ別の医師が発行した２通の医学証明書が必要になる。　　（A1:294）

■英国のロンドン学務委員会、小学校の児童を診察する医師を任命。　（A6:227）

■【国内】　我が国初の結核療養所（私立須磨浦療養所）が設立される。（F1:131）

1891

■ルチアーニ，L（イタリア）、小脳についての研究書刊。［小脳に関する近代的な研究は、ルチアーニの実験と考察によるところが多いとされている。］　　（A6:262）

■ロンベルク，E・v（ドイツ）、説明困難な肺動脈硬化を呈した剖検例（１例）を報告。［原因不明の肺高血圧を来す疾患（原発性肺高血圧症）の研究の始まり］（F6:1780）

■ワルダイエル＝ハルツ，H・W・G（ド

イツ）、ニューロン説を明確にする。［ワルダイエル＝ハルツは胚上皮の発見者でもある。］　　（A6:249）

■マーレイ，G・R（英国）、ヒツジの甲状腺抽出物の皮下注射によって症状が軽快した粘液水腫（成人型甲状腺機能低下症）例を報告。［この患者は、さらに 28年間生存。］（関連：1883）　　（A7:526）

■ベーリング，E・A・v（ドイツ）、北里柴三郎、ジフテリアの抗毒素を開発。［最初の臨床使用として、12 月 24 日に、ベルリンのある診療所で小児に投与された。1892 には市場に出され、1895 には一般的な治療になり、ジフテリア死亡率はその後の 10 年以内に半減した。］（A1:136、A7:433-4）

■コッホ，R（ドイツ）、ツベルクリンを新たに作製。［加熱殺菌した結核菌とその培地の濾過液。コッホは、これが治療に使えると考えていた。］　　（A7:423-4）

■エールリッヒ，P（ドイツ）、グットマン，P（同）、マラリア患者にエチレンブルーを投与して、好結果を得たと考える。［エールリッヒは、細菌などに親和性を持つ合成アニリン色素の研究を進めた。］（A8:691）

■エーベル，J・J（米国）、ミシガン大学の薬理学教授に就任。［米国初の薬理学研究室。エーベルは、ドイツのシュミーデベルクの弟子。1893 にジョンズ・ホプキンス大学教授に招聘される。］（A8:687）

■ドイツで、伝染病研究所（のちのコッホ研究所）設立、コッホが所長に就任。（A3:199）

■クレイトン，C（英国）、1894 にかけて、『英国における流行病史』刊。（A8:740）

■【国内】　日本で初めての民間立検査センター、東京顕微鏡院が設立される。［細菌学者遠山椿吉が開設、細菌検査を受託。］（F11:3169）

1892

■マッケンジー，J（英国/スコットランド），静脈波計を考案。［心臓、動脈、静脈の拍動を記録するインク式ポリグラフに改良し、1902に研究書を刊行］（A7:625-6）

■フォルラニーニ，C（イタリア），肺結核の治療法として、初めて人工気胸術を実施。（A3:222）

■ナウニン，B（ドイツ），炎症性胆石生成論を主張。（F2:611, 612）

■ホイスナー，L（ドイツ），胃潰瘍の穿孔部位を閉鎖する手術に初めて成功。（A6:368）

■メチニコフ，E・I・I（ロシア），『炎症の比較病理学についての講義』刊。［本書によって食細胞説は広く知られた。メチニコフは、1887にパリのパストゥール研究所の副所長になった。1908にノーベル賞受賞。］（関連：1884、1908）（A7:411）

■パイフェル，R・F・J（ドイツ），エンドトキシンの概念を提唱。［コッホ，R（ドイツ）の元で研究。熱に安定な細菌毒素と考え、これに対する抗体は産生されないと定義した。］（F10:2975、Rietschel: Microbes Infect 2003; 5:1407）

■マッケンジー，H・W・G（英国/スコットランド），フォックス，E・L（英国），それぞれ独立に、粘液水腫（成人型甲状腺機能低下症）に甲状腺抽出物を経口投与し、満足すべき結果を得る。（関連：1891）（A7:526-7）

■パイフェル，R・F・J（ドイツ），インフルエンザ（桿）菌（*Haemophilus influenzae*）を発見。（A7:391, 394、B70-I:161）

■イヴァノウスキー，D・A（ロシア、植物学者），タバコモザイク病は濾過病原体によると証明。（A7:444-5、F1:6）

■ウェルチ，W・H（米国），ガス壊疽から病原菌（*Clostridium welchii*）を発見。［ウェルチは、ジョンズ・ホプキンス大学病理学教授。］（A7:391, 394）

■ジフテリア・ワクチンの商業生産が始まる。ジフテリアの予防は医師のイメージアップに大きく寄与した。（A1:136）

■オスラー，W（カナダ、米国などで活動），『医学の原理と実際』刊。［オスラーは、モントリオールで学んだのち、米国のフィラデルフィアで医学部教授になり、ボルティモアに新設されたジョンズ・ホプキンス大学教授になった。1905にはオックスフォード大学教授に招聘された。本書は、長く、英語圏の臨床医、医学生のバイブルとされた。］（A1:260、A6:319）

■【国内】　田中敬助、ツツガムシ病は、ケダニ（アカツツガムシ）によると断定、診断には「刺し口」の発見が最も重要と記載。［田中は1889以来、秋田県湯沢でツツガムシ病の研究と診療を続けていた。Protozoa、Proteusなどの微生物も病原体として疑った。］（関連：1906）（F10:2883）

■【国内】　北里柴三郎、ドイツから帰国して伝染病研究所を設立。［伝染病研究所は、福沢諭吉と森村市左衛門が私財を投じ、北里の研究の場として設立。］（A3:200）

1893

■マリー，P（フランス），遺伝性小脳運動失調症を記載。（A6:279）

■マキューウェン，W（英国／スコットランド），『脳および脊髄の化膿性伝染性疾患』刊。［マキューウェンは、神経外科の創始者。頭蓋内感染症74症例を手術、63例を治癒させた。］（A6:369）

■ヒス，W（スイス），心房と心室を隔てる線維輪の中に存在する伝導組織束（連結束、現在のヒス束）を記載。［ケント，A・F・S（英国）も独立に同様の記載。］

(A7:626、F3:841)
■ メーヨー＝ロブソン、A・W（英国）、潰瘍性大腸炎（colostostomy）を報告。（F2:606）
■ ラゲッセ、G・E（ドイツ）、ランゲルハンス島の名称を付ける。メリンク、J・v（ドイツ）とミンコフスキー、O（同）の実験結果を確認し、ランゲルハンス島は内分泌液を産生していると述べる。（関連：1869、1889）　（A7:555）
■ マンソン、P（英国/スコットランド）、マラリアの蚊による伝播を提唱。（F1:6）
■ アセトアニリド（解熱薬）の誘導体、パラセタモール（アセトアミノフェン）が臨床に導入される。（A1:261）
■ 米国・ニューヨークで結核が任意の届出制になる。［1897に義務化］（A6:231）
■ 米国で、ジョンズ・ホプキンス大学医学部が発足。［女性も入学が認められた。］（A1:182、A3:215-6）
■【国内】　大谷周庵、小児の白血病を初めて報告。　（F7:2084）
■【国内】　栗本東明、日本住血吸虫症患者の死体解剖を行い、肝臓から多数の不明卵を発見。［1897には下平用彩も死体解剖で同様の発見］　（F10:2869）
■【国内】　日本解剖学会設立。
■【国内】　日本耳鼻咽喉科学会設立。［2021に日本耳鼻咽喉科頭頸部外科学会に改称］

1894
■ ペスト、中国・広東の流行で死亡者は10万人に達した。また、この年から翌年にかけてのインドの流行では、死亡者は130万人に達した。　（A7:490）
■ ビンスワンガー、O・L（スイス）、ビンスワンガー病を報告。［梅毒とは無関係に発症した進行性痴呆患者を慢性進行性皮質下脳症として報告。アルツハイマー、A（ドイツ）によってビンスワンガー病と呼ばれるようになった。］（B92:2102）

■ オリヴァー、G（英国）、シェーファー、E・A（英国）、副腎髄質が重要な生理活性物質を分泌していることを発見。［この物質を1897にエーベル、J・J（米国）がエピネフリンと命名。1900に高峰譲吉らが結晶として分離、アドレナリンと命名した。］　（A7:539）
■ ルーブナー、M（ドイツ）、最初の動物熱量計を作成。［イヌを部屋に閉じこめて産生熱量と代謝量を測定］（A7:589）
■ パイフェル、R・F・J（ドイツ）、コレラ菌に免疫を持つモルモットでは、コレラ菌を注射しても異常を呈さないことを発見。［コレラ菌に免疫を持つモルモットの腹腔液がコレラ菌のみの殺菌（溶菌）能力を持つことも発見。］（関連：1892、1896）　（A7:414）
■ エルサン、A・E・J（フランス）、ペスト菌を発見。［香港での流行に際しての発見。同年、北里柴三郎も独立に発見。エルサンは、パストゥールの弟子、ベトナムのパストゥール研究所所長。］（A3:199、A7:385、F1:6）
■ オスラー、W（カナダ、米国などで活動）、カナダのマギル大学での講演で、生理学と化学の重要性を強調。　（A1:260）
■ ドイツで、ベルリン大学医学部に小児科学講座が設けられる。　（A2:338）
■【国内】　北里柴三郎、ペスト菌を発見。　（A3:199、A7:385、F1:6）

1895
■ レントゲン、W・C（ドイツ）、X線（レントゲン線）を発見。［レントゲンは、ヴュルツブルグ大学の物理学教授。真空管内に高圧電流を流すことによって人体を透過する電磁波が発生することを11月8日に発見。12月22日に、妻の手の骨の撮影に成功、12月28日に「新しい光線について」と題する報告書をヴュルツブルグ物理学・医学協会に提出した。］（A1:140、A2:329、A6:375-6、F1:164、

F2:597、F6:1681, 1743)

■クインケ，H（ドイツ）、腰椎穿刺を導入。　（A6:252、B92:2474 では 1891)

■デジェリン，J・J（フランス）、クルンプケ，A・D（同）、1901 にかけて『中枢神経の解剖学』刊。[本書は、神経症状の解剖学的基礎について大きな貢献。]　（A6:281)

■ジャクー，F・S（スイス）、心内膜炎の診断に血液培養が有効と報告。（F3:905)

■マキューウェン，W（英国/スコットランド）、結核性膿胸患者において肺切除を実施（初の肺切除術）。[1 カ月後に胸郭成形術によって空洞を閉鎖。患者は 45 年後も生存。]　（関連：1872、1879、1883、1893)　（A6:370)

■ベスニエル，E・H（フランス、皮膚科医）、肝の針生検を報告。[肝の針生検が日常的に行われるようになったのは 50 年後。ベスニエルは、1879 に生検(biopsy) という術語を導入。初めて生検を行ったのは、ルドネフ，M・M（ロシア）で 1875 とされる。]　（F5:1390、Zerbino:PMID 7975522)

■オリヴァー，G（英国）、シェーファー，E・A（同）、下垂体懸濁液の静注によって心拍数減少、心拍出量増加、末梢血管収縮、著明な血圧上昇が起こることを報告。[その後、アドレナリン（エピネフリン）が同様の作用を持つことを発見]（関連：1894、1898、1901)　（A7:546)

■バウマン，E（ドイツ、化学者）、甲状腺にヨウ素の有機化合物が存在することを化学的に解明。（関連：1180、1816、1820、1829)　（A7:527)

■コーン，A（チェコ）、上皮小体は甲状腺とは別のものであると述べる。[それまで、甲状腺の一部であると考えられていた。]　（A7:536)

■ホールデン，J・S（英国/スコットランド）、酸素が高率に存在すると一酸化炭

素の毒性効果が減少することを明らかにする。　（A6:307)

■ヨーネ，H・A（ドイツ、家畜病理学者）、家畜の偽結核症からヨーネ桿菌を発見。[放線菌症や旋毛虫症についても重要な貢献をした。]　（A7:391, 393)

■マルモレーク，A（フランス）、連鎖球菌のある株が、赤血球の溶血を起こすと報告。　（A7:402)

■コッヘル，T（スイス）、この年までに、1000 例以上の甲状腺摘出術を実施。[第一次世界大戦前までに 2000 例に達し、死亡率は 4.5％と低かった。]　（A7:524)

■フロイト，S（オーストリア）、ブロイアー，J（同）、ヒステリーの治療に関する成果を出版。　（A7:513)

■オーヴァートン，C・E（スイス、植物学者）、間質細胞質が細胞膜を形成するために修飾を受けるという理論を提出。[植物では細胞壁の存在が認められていたが、動物細胞に関しては、細胞外皮の存在に関して議論があった。]　（A6:328)

1896

■レツィウス，G・M（スウェーデン）、『ヒトの脳』刊。（19 世紀における脳の肉眼的解剖学の最も重要な研究とされる。）　（A6:248)

■ババンスキ，J・F・F（フランス）、足底皮膚反射（バビンスキー反射）を記載。[ババンスキは、シャルコーの弟子。]（A6:279-80)

■リヴァ＝ロッチ，S（イタリア）、リヴァ＝ロッチ水銀血圧計を発明。[上腕に巻くカフに空気を送り込む仕組み。広く使われる血圧計になった。]（関連：1733、1828、1847、1881)　（A1:141、A6:313、F3:833, 937)

■ローゼンハイム，T（ドイツ）、3 本の管で構成された胃鏡の使用経験を報告。[レンズを装着した管を中心に、光源用の管、長さ測定用のスケールで構成され

ていた。100 例で成功したが、その後、使用されなくなった。理由は不明だが、穿孔を経験したのではないかと推測されている。］　（B39:127）

■スティル，G・F（英国）、小児慢性関節リウマチ（スティル病）を記載。（A8:659，F1:8）

■バナタイン，G・A（英国）、関節リウマチの関節 X 線像を初めて報告。（F9:2666）

■クナウエル，E（オーストリア）、未成熟あるいは去勢した動物に卵巣を移植すると性徴が出現することを発見。［1900にハルバン，J・v（オーストリア）も同様の実験を行う。］　（A7:551）

■エイクマン，C（オランダ、バタヴィア〈現在のジャカルタ〉で研究）、ニワトリの多発神経炎がヒトの脚気によく似ており、白米で飼育した時に発症し、玄米で飼育するか糠（ぬか）の成分を与えたときには発症しないことを発見。［1901、後継者のヘリット・フレインズが、脚気、多発性神経炎は糠の中の因子が不足することによって起こると報告。1929、エイクマンとホプキンズ，F・G（英国）はノーベル賞医学生理学賞受賞。］（関連：1882）（A3:208、A7:612）

■マルファン，A・B（フランス）、マルファン症候群、クモ状指趾症（先天性結合織異常疾患）を記載。　（F1:8）

■パイフェル，R・F・J（ドイツ）、カタル球菌（Microcossus catarrhalis）を発見。（関連：1892、1894）　（A7:394）

■ダーラム，H・E（英国）、グルーバー，M（同）、ある微生物で処理した動物血清によって、その微生物が凝集することを発見。［他の研究者によって腸チフスの診断法として応用された。］　（A7:418）

■エルサン，A（フランス）、ウマで得られた抗ペスト菌血清を治療に用いる。（A7:491）

■エルメンゲム，E・P・M・v（ベルギー）、ボツリヌス中毒から原因菌（Clostridium botulisnum）を発見。［エルメンゲムは、ヨーロッパ各地で研究し、ベルリンではコッホとともに研究。その後、ゲント大学細菌学教授。］　（A7:391、394-5、B70-I:166 では 1895）

■スミス，T（米国）、ウシ由来の結核菌とヒト由来の結核菌の形態に差があることを明らかにする。（関連：1865、1882、1901、1911、1932）　（A7:398）

■ホールデン，J・S（英国/スコットランド）、炭坑災害による死亡者多数を調査し、ほとんどが一酸化炭素中毒によることを明らかにする。（関連：1895）（A6:307）

■シュトラウス，F（ドイツ）、次硝酸ビスマスなどを用いて X 線による消化管造影に成功。［1895 に X 線画像診断が発明されると、次硝酸ビスマス、酸化鉄、還元鉄、鉛溶液などの封入体を消化管に通して造影する試みが相次いだ。シュトラウスの研究は、その一つ。］　（F1:8）

■フォイクト，J（ドイツ）、手術不能の咽頭癌を X 線で治療し、疼痛が寛解したことを報告。　（F6:1745）

■ベックレル，A（フランス、物理学者）、放射能を発見。　（A1:242、F1:164）

■フィンセン，N・R（デンマーク）、コペンハーゲンに光線医学研究所を開設。［フィンセンは、太陽光の構成要素の生理学的効果を研究したのち、電弧（アーク灯）の光線の生理学的研究を行った。アーク灯を用いたフィンセン灯と呼ばれる装置を作り、それで得た光線を狼瘡や皮膚結核の局所照射治療に使い、成功した。1903 にノーベル賞を受賞。］（関連：1900）　（A6:379）

■コッセル，A（ドイツ）、ヒスチジンを発見。［細胞核の化学的研究によって 1910 にノーベル賞を受賞］　（A7:597）

■【国内】　山川健次郎、水野敏之丞、村岡範為馳、それぞれ X 線の実験に成功。

(F1:8)

■【国内】　日本小児科学会設立。

1897

■キリアン，G（ドイツ），キルシュタイン喉頭鏡で観察したのち，ミクリック＝ローゼンハイム型の食道鏡を用いて気管支異物を鉗子で摘出。　　　　（F6:1669）

■ギルフォード，H（英国），老衰で死亡した 17 歳の少年を記載。［1904 に早老症（progeria）と命名］　　　（A7:544）

■エールリッヒ，P（ドイツ），『ジフテリア治療血清の抗毒素価の決定とその理論的基礎』刊。［本論文によって，ジフテリア免疫血清の検定法と免疫の側鎖説を発表。最少致死量（体重 250g のモルモットを 4 日以内に死亡させる最少毒素量）の 100 倍を中和できる抗毒素量を 1 免疫単位とする。］　　（A7:413，F1:8）

■バング，B・L・F（ノルウェー），家畜の流行性流産の原因と考えられる桿菌，ウシ流産菌（Bacillus abortus）を発見。［ウシ流産菌はマルタ熱菌（Micrococcus melitensis）と同一であることがわかり，1918 に Brucella abortus という菌名に改められた。現在では，ブルセラ属の菌は 6 菌種が知られている。ブルセラ菌による感染症はブルセラ症あるいは波状熱と呼ばれる。］（関連：1886）　（A7:386-7，B92:2179）

■クラウス，R（オーストリア），ペスト，コレラ，腸チフスなどの培地濾過液を動物に注射して生じた物質が，血清中に沈降反応を起こすことを発見。　　（A7:418）

■ライト，A・E（英国），腸チフスワクチンによる予防方法を発表。［1900 以降に効果が報告され始めた。第一次世界大戦中のイギリス軍兵士における腸チフス予防で大きな効果がみられた。］（A7:443）

■キャノン，W・B（米国），蒼鉛化合物が消化管の X 線造影剤となることを明らかにする。［キャノンは，当時，ハーヴァード大学の学生。のちに，同大学の生理学者となり，X 線を用いて消化管の運動を明らかにし，ホメオスタシスの概念についても多くの研究を行った。］（A2:329，A6:305, 377）

■エーベル，J・J（米国），クロフォード，A・C（同），オリヴァー，G（英国）とシェーファー，E・A（同）が 1894 に発見した昇圧物質をエピネフリンと命名。［エピネフリンは米国での正式名，日本，英国などではアドレナリンが正式名］（関連：1856、1894、1901）　　（A7:539）

■テオフィリンが合成される。（A2:324）

■カハール，S・R・y（スペイン），この年から 1904 にかけて，『人および脊椎動物の神経系の構造』刊。　　（A3:226）

■【国内】　志賀潔，赤痢菌（Shigella shigae（Bacillus dysenteriae））を発見。［その後，赤痢は志賀が発見した菌以外の菌でも起こることがわかった。志賀は，北里柴三郎の助手を務め，エールリッヒの研究室に 3 年間勤務したのち伝染病研究所（日本）部長。］　（A3:200-1、A7:391, 395、A7:391 では 1898）

■【国内】　緒方正規，ペストがネズミのノミにより媒介されることを証明。（F1:8）

■【国内】　佐多愛彦，筋萎縮性側索硬化症の日本最初の剖検例を報告。（F8:2349）

■【国内】　近藤次繁，胃癌における我が国初の胃切除および腸管吻合術を報告。（F2:599）

■【国内】　川原汎，『内科彙講，神経係統篇完』刊行。［19 世紀に刊行された神経学書として世界の名著に比肩される著作］　（F8:2243）

■【国内】　伝染病予防法公布で 8 種が指定される（コレラ、赤痢、腸チフス、痘瘡、発疹チフス、しょうこう熱、ジフ

テリア、ペスト）。　　（F10:2806）

■【国内】　京都帝国大学が設置され、帝国大学は東京帝国大学に。　（A3:212）

■【国内】　日本眼科学会設立。

1898

■ラングリー，J・N（英国）、不随意神経系に代わる名称として自律神経系を提唱。［約7年後に、交感神経系を作る胸部と腰部の脊髄膨隆部と副交感神経系をつくる頸部と仙骨部の膨隆部の2系統に分ける考え方を示した。］（関連：1886）
　（A6:264、A7:567）

■ティゲルシュテット，R・A・A（フィンランド）、ベルクマン，P・G（スウェーデン、カロリンスカ研究所学生）、ウサギ腎臓抽出物を他の動物に注射すると血圧が上昇することを発見し、この昇圧物質をレニンと命名。　　（F3:937、F5:1393、1498）

■キリアン，G（ドイツ）、直達気管支鏡を作製。　　（F6:1743）

■ランゲ，F（ドイツ）、メルツィンク，C・A（同）、胃カメラを発明。［幅4mmのフィルムに約50コマを撮影。光学材料が未発達のため発展しなかった。］
　（F2:530、B37:23）

■コント，L（スイス）、妊娠中に下垂体が腫大することに注目。（関連：1912）
（A7:548）

■ウェルシュ，D・A（英国/スコットランド、オーストラリア移住）ら、上皮小体を摘出すると重症のテタニーを発症して死亡することを明らかにする。（関連：1895、1896）　　（A7:536-7）

■ハウエル，W・H（米国）、下垂体後葉の抽出物が昇圧効果を有することを報告。（関連：1895）　　（A7:546）

■レフレル，F・A・J（ドイツ）、フロッシュ，P（同）、家畜の口蹄疫が濾過病原体によることを明らかにする。（関連：1892）　　（A7:445）

■ベイエリンク，M・W（オランダ）、イヴァノウスキー，D・A（ロシア）と独立にタバコモザイクの濾過性病原体を発見。　（A7:445、F1:8）

■ビニャーミ，A（イタリア）、バスティアネリ，G（同）、グラッシ，G・B（同）、マラリア患者の血液を吸った蚊に刺されることによりヒトが感染することを、ボランティアによる実験で明らかにする。（関連：1899、1900）　　（A7:463）

■ロス，R（英国、インドで研究）、トリのマラリアの原虫の研究で、アカイエカ唾液腺に胞子小胞体の詰まった細胞を発見、さらにトリにおいて蚊による原虫の伝播を証明。（関連：1899、1900）
　（A7:462）

■マンソン，P（英国/スコットランド）、『熱帯病』刊。［昆虫学、蠕虫学、寄生虫学の重要性を指摘。］　　（A1:187）

■ロース，A（エジプト）、鉤虫幼虫培養液を誤って皮膚のうえに滴下させ、感染。［ルースは、1905～1911刊の著書で鉤虫の体内経路を記述、裸足で働く農業従事者の皮膚鉤虫症を説明］　（A7:493-4）

■ビール，A・K・G（ドイツ）、コカインを脊髄腔に注入して肢の疼痛消失を得る。（関連：1872、1884、1885）　（A6:351）

■クッシング，H（米国）、コカインを神経幹に注入する麻酔法を普及させる。［この方法を最初に行ったのはハルステッド，W・S（米国）。］（関連：1872、1884）
　（A6:350）

■ファブリ，J（ドイツ、皮膚科医）、ファブリ病を1例報告。［ファブリ病は、X染色体劣性のスフィンゴ糖脂質代謝異常症でまれな疾患］　　（F3:858）

■ゴルジ，C（イタリア）、動物細胞中に観察されるゴルジ装置について記載。
（A6:249）

■クレペリン，E（ドイツ）、成人期の初期に発症する精神病を記載し、早発痴呆と命名。［統合失調症にあたる疾患。］（関

連：1911）　　（A7:510）
■ドイツのバイエル社、モルヒネより強
力な誘導体ヘロイン（diamorphine）を
喉頭炎用鎮静薬として発売。　　（A1:258）
■キュリー，M・S（フランス）、キュリ
ー，P（同）夫妻、ラジウムを発見。
（A1:335、F1:164）
■【国内】　東京大学内科学教授のスク
リバ，J・K（ドイツ）、シーメンス社製
のX線装置の使用を開始。（F6:1681）
■【国内】日本消化器病学会の前身、胃
腸病研究会が発足。［1902 に日本消化機
病学会、1964 に日本消化器病学会と改
称。］　　（F1:9、F2:522, 591, 596）

1899
■コレラの第6回目の世界的流行。［中
国、日本、朝鮮、フィリピンで主に発生。
1923 まで続く。西半球とヨーロッパの大
部分では回避。］　　（A1:41）
■タルバート，G・A（米国）、イヌの大
脳皮質に電気刺激を与えて、ジャクソン
てんかんに似た限局性痙攣を起こさせる。
（A6:260）
■ペニントン，J・R（米国）、直腸鏡を
開発。　　（F2:602）
■フロイドワイラー，M（スイス）、尿
酸塩注入による実験的炎症を確認。
（F9:2657）
■ベック，C（ノルウェー）、サルコイド
ーシスの皮膚病変を multiple benign
skin-sarcoid と命名。［これを由来として
サルコイドーシスの病名が使われるよう
になる］　　（F6:1765）
■ビニャーミ，A（イタリア）、バスティ
アネリ，G（同）、グラッシ，G・B（同）、
熱帯熱マラリア原虫、四日熱マラリア原
虫、三日熱マラリア原虫の蚊体内有性相
を観察。　　（A7:463）
■ロス，R（英国、インドで研究）、ヒト
でマラリア原虫の発育環を確認。［ロスは、
望む研究ができなくなったためインド衛

生局を退職し、アフリカのシエラレオネ
で研究。1902 にノーベル賞受賞。］
（A7:463）
■ステンベック，T（スウェーデン）、シ
ェーグレン，T（同）、皮膚癌に初めて放
射線を用いた治療を行う。　　（F1:8、
Kardamakis: Vesalius 2010; 16:95）
■ランヴィエ，L・A（フランス）、結合
組織の中にある分枝細胞について記述。
（関連：1901、1922）　　（A6:320）
■フィッシャー，H・E（ドイツ）、アミ
ノ酸からポリペプチドを合成することに
取り組む。［フィッシャーは 1902 にノー
ベル化学賞受賞］　　（A7:597）
■ドイツで、アスピリン（アセチルサリ
チル酸）の抗リウマチ効果と鎮痛消炎解
熱作用が確認される。　　（A1:261）
■英国の船員病院協会、熱帯病病院と熱
帯病医学校を設立。　　（A6:224）
■【国内】　日本に初めてペストが発生。
［神戸］　　（F10:2824）
■【国内】　京都帝国大学医学部が発足。
（A3:212）
■【国内】　日本の死因順位：1位肺炎
・気管支炎、2位脳血管疾患、3位全結
核、4位胃腸炎、5位老衰。　　（F1:118）
■【国内】　日本外科学会設立。

1900
■デジュリン，J・J（フランス）、トー
マ，A（同）、オリーブ橋小脳萎縮症
（Olivopontocerebellar atrophy）を記載
（F8:2226）
■ラッセル，J・S・R（英国）ら、亜急
性脊髄連合変性症（subacute combined
degeneration of the spinal cord）を記載
（F8:2226）
■キャンプベル，H（英国）、ブラムウェ
ル，E（同）、重症筋無力症のほぼ全貌を
記述。　　（Brain 1900; 23:277、F8:2354）
■ラントシュタイナー，K（オーストリ
ア、米国移住）、異なるヒトの赤血球を混

合すると、凝集反応が起こる場合があることを明らかにする。［この発見がきっかけとなって、のちに血液型を解明。1930にノーベル賞受賞。］　　　（A8:702）

■オピー，E・L（米国）、多くの糖尿病患者の膵ランゲルハンス島がヒアリン変性を起こしていると報告。　（A7:555、F4:1122）

■ババンスキー，J・F・F（フランス）、性徴がなく肥満した17歳少女例を報告。［卵巣が小さく、下垂体腫瘍があった。のちにバビンスキー＝フレーリヒ症候群、フレーリヒ症候群、脂肪性器質発育不全症(1908)と命名される。］（関連：1840、1901、1908）　　　（A7:545）

■ド・フリース，H（オランダ、植物学者）、コレンス，C（ドイツ、植物学者）とチェルマック，E（オーストリア、植物学者）、それぞれ独立にメンデルの法則を再発見。　（F1:8、B70-I:178）

■ショットミューラー，H（ドイツ）、パラチフス菌（*Salmonella paratyphi*）を発見。　　　（A7:391, 395）

■ノイフェルト，F（ドイツ）、肺炎球菌は胆汁中での溶解によって連鎖球菌と区別できるとする。　　　（A7:401）

■グラッシ，G・B（イタリア）、『マラリアについての一動物学者の研究』刊。［マラリア原虫の生活環に関して重要な図を収載。］（関連：1898）　　　（A7:463）

■ハートレイ，P・H（英国）、尿中に腸チフス菌を排泄するが外観は健康人の例（保菌者）を報告。［コッホも、1902に、腸チフスの回復患者の中に、腸チフス菌を排泄する者がいると報告。］（A7:408）

■米国政府、陸軍黄熱委員会を設置。［米西戦争に伴い、黄熱が問題となったため。委員長には陸軍軍医学校細菌学教授のウォルター・リードが就任。蚊が関与するとするカルロス・フィンレイ，C（キューバ）の説を兵士やボランティアでの実験で検討。委員の医師は、患者の血を吸った蚊に自分を刺させ、発病を確認。1人の委員は発病後、死亡した。］（関連：1881、1991）　　　（A1:187-9、A7:469）

■ホールデン，J・S（英国/スコットランド）、少量の血液で酸素濃度を測定できる方法（シアン化第二鉄法）を発表。（関連：1895）　　　（A6:308）

■ピアソン，K（英国、数理統計学者）、カイ2乗検定を考案。［ピアソンはヒストグラム、標準偏差、回帰係数など多くの統計的概念や用語を導入した。この時期の英国の統計学は、ダーウィンの進化論の影響を受け、遺伝学や優生学に強い関心を持ち、ピアソンも優生学者でもあった。］　　（A8:725、B89c:19）

■この年頃までに、外科で感染予防の認識が普及、マスク、ゴム手袋、手術衣などが使われるようになった。（A1:230）

■フィンセン，N・R（デンマーク）、英国皇太子妃を通してフィンセン灯をロンドン病院に寄贈。［フィンセン灯は、狼瘡や皮膚結核の局所照射治療に約30年間使われた。］（関連：1896）　（A6:379）

■フロイト，S（オーストリア）、『夢の分析』刊。［性的欲望と抑圧が精神病の原因と考える。］　（A1:298、A7:513）

■【国内】高峰譲吉、上中啓三、副腎が分泌する昇圧物質を純粋な結晶として抽出、アドレナリンと命名。［報告（米国薬理学会誌）は1901。ホルモンを世界で初めて純粋な結晶として抽出。1901に、アルドリッチ，T・B（米国）も独立して結晶分離に成功。］（関連：1894、1897、1901、1904）　　（A7:539、F1:8、F4:1062, 1074、F6:1690、F6:1733）

■【国内】　野口英世、渡米、ペンシルベニア大学の病理学助手。［1904にロックフェラー医学研究所へ。］　　（A3:205）

■【国内】　日本皮膚科学会設立。

1901 － 1920

1901

- ラングリー，J・N（英国）、交感神経を薬物で刺激すると、アドレナリンの作用に匹敵する結果が得られることを明らかにする。　（A7:567）
- ラングリー、J・N（英国）、アドレナリンを血液中に注射すると交感神経系の刺激と同じ結果が生じることを示す。（A7:539）
- アイエルサ，A（アルゼンチン）、著しいチアノーゼを伴う心疾患患者を記載し、黒色心（Cardiaco negro）と呼ぶ。[剖検で右房と右室の肥大を認め、慢性気管支炎の合併を明らかにした。]　（F3:917）
- アイントホーフェン，W（オランダ）、心電計を発明。[弧線電流計による心臓波形を写真乾板に記録。心電図波形をP、Q、R、S、T、Uと命名。]　（A1:141、F3:875、912）
- オーピー，E・L（米国）、ファーター乳頭に胆石が嵌頓した急性膵炎の1剖検例を報告し、胆石性急性膵炎発症機序として共通管説（common channel theory）を提唱。　（F2:508、637）
- モイニハン，B・G・A（英国）、十二指腸潰瘍を胃潰瘍と区別して検討。（F2:591）
- フレインズ・G（オランダ）、脚気、多発性神経炎は糠（ぬか）の中の因子が不足することによって起こると報告。[フレインズは、エイクマンの後継研究者。]（関連：1896）　（A7:612-613）
- ラントシュタイナー，K（オーストリア、米国移住）、ABO血液型を発見。（F1:8）
- ボルデ，J（ベルギー）、ジャングー、O（同）、抗原抗体反応が血清中の物質（補体）を結合することを発見。[当初、この物質をアレキシン（alexin）と呼んだ。ボルデは1919にノーベル賞受賞]　（F9:2591）
- フレーリッヒ，A（オーストリア）、肥満と性器発育不全を伴った下垂体腫瘍症例を報告。[バビンスキー＝フレーリヒ症候群（脂肪性器質発育不全症）]（関連：1900）　（A7:545、F4:1166）
- フォイト，E（ドイツ）、飢餓中に破壊される蛋白質の量は体内の脂肪の量によることを明らかにする。[フォイト，Eは、フォイト，C・vの弟]（関連：1907）（A7:593）
- クレペリン，E（ドイツ）、『臨床精神病学講義』で、統合失調症（精神分裂病）の特徴を記載。　（A1:299-300）
- キュリー，P（フランス）、ラジウムによって皮膚に火傷が生じることを確認。[この現象は、ベックレル，H（同）が、ポケットに入れておいたラジウムによって火傷を負うことによって偶然に発見されていた。この年、ラジウムは狼瘡の治療に使われた。]　（A6:378）
- コッホ，R（ドイツ）、ヒトの結核とウシの結核は異なっていると発表。[ロンドンで開催された英国結核学会で発表。ウシ結核は、ヒトには感染しないと述べたが、のちに英国での研究で牛型菌はヒトに感染し、特に腸、骨、関節の病変の原因となりうることが明らかにされた。]（関連：1865、1882、1896、1911、1932）（A7:399）
- 米国陸軍の黄熱委員会、研究結果を発表。[免疫を持たないヒトが、患者の血を吸った黄熱蚊（のちにAëdes aegyptiと命名）に刺されることにより伝播と結論。細菌濾過器を通過した血清によって発病することも明らかにした。]　（A7:470-1）
- ゴーガス，W・C（米国）、ハバナで、米国陸軍黄熱委員会の報告に従って蚊に対する対策を行い、黄熱による死亡の減

少を達成。［ゴーガスは、米国陸軍のハバナ主任衛生官。1898 に赴任後、ハバナの衛生環境改善に努力。1904 からは、パナマ運河工事現場でも蚊の駆除に取り組み、黄熱の予防に貢献した。］　(A1:189、A7:471-4)

■マルシャント，F（ドイツ）、ランヴィエ，L・A（フランス）が記述した分枝細胞（1899）と類似の細胞が多くの組織にみられ、共通の特徴を有すると報告。［アショフ，K・A・L（ドイツ）によって、1922 に細網内皮系と命名された。］　(A6:320)

■ダンロ，H・A（フランス）、ラジウム治療開始。［狼瘡を治療。］　(F11:3092)

■トゥディクム，J・L・W（ドイツ、英国移住）、『ヒトおよび動物の脳の化学的組成』刊。［本書は、生化学分野の古典的著作とされている。］（関連：1872）(A6:321)

■ニュージーランドで、看護婦の強制的登録制度が、世界で初めて法制化される。［英国では 1919］　(A8:710)

■【国内】　金森辰次郎、急性白血病を報告。　(F7:2084)

■【国内】　呉秀三、東京府巣鴨病院での精神病患者拘禁具の強制使用を禁止。(B7 年表:34)

■【国内】　ベルツが東京大学を去り、医学部教授陣はすべて日本人となる。(F1:113-4)

■【ノーベル賞】　ベーリング，E・A・v（ドイツ）、ジフテリア血清療法の研究、特にジフテリアへの応用［第 1 回ノーベル生理学・医学賞］　(B8:26)

■【ノーベル賞】　レントゲン，W・C（ドイツ）、X 線の発見。［物理学賞］(B8:26)

1902

■マッケンジー，J（英国/スコットランド）、『脈拍の研究』刊。［自身が開発したインク式ポリグラフ（心臓、動脈、静脈の拍動を記録）を用いた研究成果。重大でない不規則性と重症の器質的心疾患による不規則性を区別。1908 には、『心臓病』を刊。］　(A7:625-6)

■キリアン，G（ドイツ）、直達気管支鏡を開発。　(F6:1642)

■ベイリス，W・M（英国）、スターリング，E・H（英国）、胆汁や膵液の分泌を促進する物質を小腸粘膜から発見し、セクレチンと呼ぶ。［2 人はロンドン・ユニバーシティ・カレッジの研究者。1905 に、スターリングはセクレチンのような内分泌物質をホルモンと呼ぶ。］(A1:193、A3:217、A7:518、F1:12、F2:508、F4:1062)

■ソボレフ，L・V、膵管を結紮すると腺細胞は萎縮するが、ランゲルハンス島は変化しないことを発見。［インスリンを分離する上で、トリプシンによる島のホルモン（インスリン）の破壊を防ぐ方法になる。］　(A7:556)

■チェーン，W・W（英国/スコットランド）、この年から 1912 にかけて腹部手術を増加させる。［チェーンは、ロンドンのキングス・カレッジ病院の外科医。］(A1:232)

■ポルティエ，P（フランス）、リシェ，C・R（同）、動物（カツオノエボシ、イソギンチャク）の毒素をイヌに注射すると過敏症が生じることを発見。［その現象をアナフィラキシーと呼ぶ。リシェは、パリ大学教授、1913 にノーベル賞受賞。スミス，T（米国）も、この頃、モルモットにジフテリア抗毒素を長い間隔で注射すると急激に悪化することを見出していた。］　(A7:421、F1:10、B70-I:183-184、C R Soc Biol（Paris）1902; 54:170)

■ダットン，J・E（英国）、ヒトの血液中にトリパノソーマを発見。［ダットンは、リバプール熱帯医学校の研究者］(A7:482)

■カステラーニ，A（イタリア）、アフリ

力眠り病の患者の脊髄液中にトリパノソーマを発見。［カステラーニは、インドのボンベイ（現ムンバイ）のペスト研究所の研究者であったときに、英国王立協会第一次眠り病委員会によって、この年に、ウガンダに派遣された。］（関連：1903）（A7:484）

■フレクスナー，S（米国）、野口英世、種々の蛇毒の研究を行い、コブラ科の主要毒素は神経毒、マムシ科のは出血毒であることを明らかにする。［2人は当時ペンシルベニア大学で研究。1904にロックフェラー医学研究所が設立されて移動。］（F10:2888、J Exp Med 1902; 6:277）

■ホルツクネヒト，G（オーストリア）、最初の線量計（Chromoradiometer）を作製（F11:3092）

■ベルリンで開催された国際会議で、複十字を結核撲滅の国際的な旗印とすることを決定。（F6:1642）

■英国で、帝国癌研究基金が創設される。（A1:335）

■英国で、助産婦法によって、助産婦としての登録がなければ医師の監督なしで分娩に立ち会うことは違反になる。（A6:230）

■【国内】 須藤憲三、『医化学実習』刊。［血液・尿の化学分析の日本における最も古い教科書］（F5:1381）

■【国内】 三浦謹之助、呉秀三ら、日本神経学会を設立、機関誌『神経学雑誌』発刊。（F8:2226）

■【国内】 日本消化器病学会誌創刊。（F2:508）

■【国内】 血清薬院にて500単位のジフテリア血清を頒布、初めて血清が欧州のものに準じた製品となる。（F10:2806）

■【国内】 日本内科学会創立。（F2:522）

■【国内】 日本婦人科学会設立。［1949に産科婦人科医学会（1915設立）と統合

して日本産科婦人科学会に］

■【ノーベル賞】 ロス，R（英国）、蚊によるマラリアの伝播についての研究。［鳥におけるマラリア原虫の生活環に関する研究］（B8:27、F10:2806）

■【ノーベル賞】フィッシャー，H・E（ドイツ）、糖類とプリン合成。［化学賞］（B8:27）

1903

■ネグリ，A（イタリア）、狂犬病の中枢神経系に小体（ネグリ小体）を発見。（F1:10）

■ショットミューラー，H（ドイツ）、心内膜炎患者の血液培養で緑色連鎖球菌を検出。［起炎菌との1対1対応を主張］（関連：1910）（F3:905）

■アイントホーフェン，W（オランダ）、心電計の詳細を報告。［この年からの数年間で、多くの心電図記録に解釈を加える。1924にノーベル賞を受賞。］（A1:243、A7:627、F3:778、894）

■フェラーリ，F、動脈瘤様の拡張を呈さない動脈炎を結節性多発動脈炎（polyarteritis nodosa、PAN）として報告。（関連：1866）（F5:1481）

■バロワ，J・G・M（米国）、カプラン，D・M（同）、アドレナリンの皮下注射が喘息発作の治療に有効であると報告。（F6:1690）

■ケリー，H・A（米国、産婦人科医）、直腸鏡検査法を考案。（F1:10、F2:508）

■胆道系のX線撮影が始まる。（F2:528）

■アインホーン，M（米国）、慢性胃腸性疾患に低色素性貧血（血色素減少性貧血）の合併を発表。（F1:10、F2:508）

■アトウォーター，W・O（米国、化学者）、ベネディクト，F・G（同、化学者・生理学者）、静止した自転車をこぐ労働は、脂肪と炭水化物の消費により、蛋白質の消費によるのではないことを明らか

にする。　（A7:594）

■ストークス，G・G（アイルランド、数学者・物理学者）没。［ストークスは、還元ヘモグロビンとヘモクロモーゲンのスペクトルを発見。］　（A6:321）

■オスラー，W（カナダ）、巨脾赤血球増多症を記載。［ヴァケー，L・H（フランス）も 1892 に赤血球増多症を報告。真性多血症（polycythemia vera）、オスラー病、オスラー＝ヴァケー病、ヴァケー病とも呼ばれる。］　（F1:10, B92:1269）

■ダンバー，W・P（米国）、花粉の抽出液によって皮膚局所反応が引き起こされることを明らかにする。［花粉の作用は機械的効果とする考え方を否定。］（関連：1873）　（A7:429）

■ピルケー，C・P・v（オーストリア）、結核とアレルギー（過敏症）について解説。　（F9:2542）

■アルチュス，N・M（フランス Nicholas Maurice Arthus）、アルサス（Arthus）反応を発見。［牛の血清をウサギに繰り返し皮内注射すると局所に潰瘍を形成する反応］　（F9:2570）

■ライト，A・E（英国）、オプソニン説を提唱。［ペニシリン発見者のアレグザンダー・フレミングは、ロンドンのセントメリー病院ワクチン研究所の免疫学者であったライトの助手になり、指導を受けた］　（F9:2542）

■エルドハイム，J（オーストリア）、下垂体好酸性腺腫と副甲状腺過形成の合併を認める剖検例を報告。［多発性内分泌腫瘍症 MEN 1 発見の先駆け］（関連：1988）　（F4:1179）

■ロリエ，A（スイス）、結核に対して高原療法を提唱。（関連：1859、1888）　（F1:10）

■ショットミューラー，H（ドイツ）、溶血性連鎖球菌（Streptococcus haemolyticus）と緑色連鎖球菌（Streptococcus viridans）を分類。（関連：1928）　（A7:402）

■メチニコフ，E・I・I（ロシア、フランスのパストゥール研究所で研究）、ルー，P・P・E（フランス）、この年から 1905 年にかけて、梅毒を類人猿に感染させることに成功。　（A7:406）

■ブルース，D（オーストラリア、英国陸軍軍医）、ナバロ，D・N（英国）、眠り病患者の髄液中にトリパノソーマを確認し（前年、前任のカステラーニが発見）、血液中でも発見。さらに、流行地域がツェツェバエの分布と一致し、ツェツェバエに咬まれたサルにトリパノソーマが出現すると報告。［ブルースとナバロは、王立協会第 2 次眠り病委員会によって、この年に、ウガンダに派遣され、第 1 次委員会のカステラーニらの研究を引き継いだ。］（関連：1902）　（A7:484）

■リューシマン，W・B（英国/スコットランド、英国陸軍医官）、カラアザール（ダムダム熱）患者から寄生虫を発見したと報告。［発見は 1900。1904 にドノヴァン，C（アイルランド）が、同じ寄生虫を記載、Leishmania donovani と命名。］（A7:487, F1:10）

■ライト，J・H（米国）、デリー癤の病原となる寄生虫（のちに Leishmania tropica と命名された）を発見。［5 年前にボロフスキー，P・F（ロシア）がすでに発見していたが、ロシア語論文のため、ヨーロッパで知られたのは、40 年後になった。］　（A7:487）

■クリーヴス，M・A（米国）、子宮頸癌患者にラジウム腔内照射（brachytherapy, 近接照射療法）を行う　（F11:3092）

■プセイ，W・A（米国）、乳癌術後予防照射を推奨　（F11:3092）

■ラザフォード，E（ニュージーランド、英国で物理学者）、α線の計測にシンチレーションを利用　（F11:3092）

■バルビツール酸の誘導体であるバルビタール（商品名：ベロナール）が発売さ

れる。　　(A1:135、A6:352)

■ドイツ南西部のトリールに、腸チフス実験所が設立される。[コッホの首席助手のフロッシュ，P の指導のもとに、軽症者や不顕性感染者の重要性に関するコッホの理論を細菌学的、疫学的に研究。のちにドイツ南西部の他の場所にも同様の施設が設立された。](関連：1900)　(A7:408)

■【国内】　ユリウス・カール・スクリバ（ドイツ、東京大学教授）、日本初の肺膿瘍に対する肺切開術例を発表。　(F6:1642)

■【国内】　江口襄、日本人による初の肺膿瘍の肺切開術成功例を発表。　(F6:1642)

■【国内】　二木（ふたき）謙三、赤痢菌として、駒込 A、B 菌を分離。　(F10:2806)

■【国内】　河西健次、日本住血吸虫症患者糞便中から虫卵を発見、吸血虫の虫卵と報告。　(F10:2869)

■【国内】　吉田竜蔵、真木等、日本住血吸虫症患者の死体解剖を行い、肝、脾、腸などに特異な病変を見出し、それらの組織内に虫卵を認め、京都大学の藤浪鑑に病理学的研究を依頼。　(F10:2869)

■【国内】　京都帝国大学に所属して福岡医科大学が設置される[1911（明治44）に九州帝国大学に発展]。　(A3:213)

■【ノーベル賞】　ベクレル、H（フランス）、放射線の発見。[物理学賞]　(B8:28)

■【ノーベル賞】　キュリー、P（フランス）、キュリー、M（ポーランド）夫妻、放射線の発見と研究。[物理学賞]　(B8:28)

■【ノーベル賞】　フィンセン、N・R（デンマーク）、病気、特に狼瘡の光線治療法の研究。　(A6:379、B8:28)

1904

■エリオット，T・R（英国）、交感神経はアドレナリンの遊離によって平滑筋や腺細胞に間接的に作用するようだと述べる。　(A7:568)

■アショフ，K・A・L（ドイツ）、リウマチ熱患者の心筋内に結節（アショフ結節）の存在を確認。[1840 のブイヨー，J・B（フランス）の、リウマチ熱に心臓変化が現れるという提唱を確認。](関連：1840)　(F1:12、F3:778)

■アイゼンメンゲル，V（オーストリア）、胸腹部に陰圧をかけ、呼吸を補助する装置（cuirass 式陰圧呼吸器）を作製。　(F6:1677)

■ジャクソン，C（米国）、気管・気管支専用内視鏡を実用化。[アインホーン，M（米国）の先端照明式内視鏡を改良。]　(F6:1669)

■レンハルツ，H（ドイツ）、消化性潰瘍の治療に高蛋白、高カロリー食の必要性を提唱。[Lenhartz diet]　(F2:594)

■リーデル，H（ドイツ）、次硝酸蒼鉛粥を用いて胃腸の X 線造影を行う。　[胃のX線検査法の基礎を確立]　(A2:329、F2:585, 597)

■エーデルボールス，G（米国）、『ブライト病の外科治療』で、術中診断などにおける腎組織による診断を記載。　(F5:1390)

■クローゼ，B（ドイツ）、液状造影剤による尿管造影を試みる　(F11:3092)

■モラヴィッツ，P（ドイツ）、血液凝固に重要な成分を体系化。[古典的凝固学説と呼ばれる。凝固因子として、フィブリノーゲン、トロンビン、トロンボキナーゼ、カルシウムを挙げる。]　(F7:2125-6)

■ドナート，J（オーストリア）、ラントシュタイナー，K（同）、発作性血色素尿症の血清と血球を試験管内で混合し、冷却後温めると溶血が起こることを実験で確認。[発作性寒冷血色素尿症（ドナート＝ラントシュタイナー症候群）の解明]

（F1:10）

■ レヴィ，L（フランス）、粘液水腫における新陳代謝の低下を確認。　（F1:12）

■ アスカナジー，M（スイス）、汎発性骨炎（汎発性嚢胞性線維性骨炎）死亡例の解剖で上皮小体腫瘍を発見。[骨炎と上皮小体腫瘍の関連は関連づけられなかった。]（関連：1909、1925）　（A7:538）

■ オスラー，W（カナダ）、SLE の内臓病変（心、肺、中枢神経、腎、関節症状）を系統的に記載。　（F9:2645）

■ チッテンデン，R・H（米国）、身体の必要とする最小栄養価を特定。　（F1:12）

■ イェジオネック，A（ドイツ）、先天性梅毒で死亡した胎児の臓器に核内封入体を含む細胞病理所見を認めたと報告。[プロトゾア様と記載。サイトメガロウイルス（CMV）による病理所見の最初の報告とされる。これより先、1881 にリッベルト，H.（ドイツ）が先天性梅毒死産児の腎臓や小児の耳下腺に大型の細胞を観察していたが、解釈できていなかった。]（F10:2950）

■ トーマス，W（英国）、アトキシールをトリパノソーマに適用。[アトキシールは、エールリッヒ，P（ドイツ）が発見。約 20 年間にわたって唯一の化学療法剤として使われた。]　（A4:13、F1:12）

■ グレニー，A・T（英国）、ホルマリンでジフテリア毒素を処理し、トキソイドを精製、馬などの免疫に用いる。（F10:2806、B70-I:188）

■ ロジャース，L（英国）、カラアザール原虫（*Leishmania donovani*）の培養に成功。[さらに、ナンキンムシによって伝播されることを解明]（A7:487、F1:12）

■ ロース，A（ドイツ）、十二指腸虫の経膚感染を解明。　（F10:2806）

■ クローマイヤー，E（ドイツ）、持ち運び可能な皮膚光線照射装置（水冷式石英水銀ランプ）を開発。（関連：1896、1908）（A6:379）

■ イェジオネック，A（ドイツ）、光感受性色素を用いて皮膚病の光線力学的治療（photodynamic therapy、PDT）を行う。[イェシオネックは皮膚科医。PDT 発案者で薬理学者のタッペイネル，H・v（ドイツ）が主著者の共同研究。]（F6:1745、Mohanty: J Clin Diagn Res 2013; 7:1254）

■ フロイト，S（オーストリア）、『日常生活の精神病理』刊。[正常と異常の境界は漠然としていることを明らかにした。]（A7:513-4）

■ ヌープ，F（ドイツ）、脂肪酸のベータ酸化説を発表。[脂肪酸代謝の過程をメチル基にフェニール残基をトレーサーとして付加することにより突き止めた。代謝研究において標識づけをする技術を導入]（B70-I:188、F4:1062）

■ プリューゲル，E・F・W（ドイツ）、グリコーゲン定量法を発表。　（F1:10）

■ シュトルツ，F（ドイツ）、副腎髄質ホルモン（アドレナリン）の合成に成功。（A7:539、F4:1062、F6:1733）

■ ボーア，C（デンマーク）、ハッセルバルチ，K・A（同）、クローグ，A（同）二酸化炭素の存在下では、酸化ヘモグロビンが酸素を遊離しやすいことを明らかにする。　（A6:310）

■ エールリッヒ，P（ドイツ）、トリパノソーマ症に対する治療薬としてトリパンレッドを開発。　（F10:2833）

■ ニューヨークにロックフェラー医学研究所が設立される。1910 に病院を併設。（A1:196）

■【国内】　日露戦争開戦　（B97:254）

■【国内】　三浦謹之助、我が国で初めて尿崩症を記載。[5 例のうち 2 例はヒステリー性尿崩症、別の 2 例は麻疹と脳梅毒に続発と報告。]（関連：1906）（F4:1161）

■【国内】　桂田富士郎、ネコの死体解剖で肝臓内から従来報告されていたのと

同一の虫卵を発見、さらに門脈枝内に雄虫 24 条、雌虫 8 条の合計 32 条を虫体を発見して日本住血吸虫と命名。
（F10:2869-70）

■【国内】 吉田竜蔵、藤浪鑑、死体解剖で左葉門脈の一小分枝に 1 条の日本住血吸虫雌虫を発見。［人体からの最初の日本住血吸虫雌虫の発見］ （F10:2869）

■【国内】 宮島幹之助、恙虫（ツツガムシ）病の伝染媒介と野ネズミの耳に寄生する赤虫の関係を研究。 （F10:2806）

■【国内】 二木（ふたき）謙三、赤痢患者から検出した菌の大部分は、フレキシネル菌（当時駒込菌と称した）であり、志賀菌は 2.8 ％であったと報告。［第 2 次大戦後の 1945、46 には志賀菌が半数以上を占めたが、大陸帰還者による持ち込みが考えられ、その後、流行菌はフレキシネル菌、ソンネ菌に戻った。赤痢の流行菌型には地域特異性があるようだと考えられている。］ （F10:2880）

■【国内】 この年頃、Pavy 法の変法（隅川・須藤法）によって尿糖測定が可能になる。（F4:1102, 1196）

■【国内】 肺結核予防令公布 （F10:2806）

■【ノーベル賞】 パヴロフ，I（ロシア）、消化腺の研究。 （B8:29）

1905

■キアリ，H（ドイツ）、剖検結果から頸動脈分岐部の血栓が二次的に脳塞栓を起こすと報告。 （F8:2330、B11:129）

■クッシング，H（米国）、新生児の頭蓋内出血に対する手術療法に成功。
（F8:2226）

■キャンベル，A・W（オーストラリア）、『大脳機能の局在についての組織学的研究』刊。［大脳皮質研究の古典的書物とされ、構造よりも機能に重点を置いた。］
（A6:250）

■ラングリー，J・N（英国）、交感神経と副交感神経を区別。［受容体という概念を提唱］ （F1:12、F3:778, 871）

■エリオット，T・R（英国）、アドレナリンの交感神経興奮作用を証明。
（F1:12、F3:778）

■コロトコフ，N（ロシア）、聴診器を用いた血圧計の使用方法を発明（血流を止めたときに出る音を利用して拡張期血圧の測定が可能になった）。 （A1:141、F3:778, 894）

■ホールデン，J・S（英国/スコットランド）、プリーストリー，J・G（英国）、生体が組織の要求に応じて呼吸を制御する仕組みに関する研究を発表。
（A6:308）

■ジャクソン，C（米国）、硬性気管支鏡を改良。 （F6:1642, 1719）

■エドキンス，J・S（英国）、ガストリンを発見。 （F1:12、F2:508、F4:1062）

■ホルツクネヒト，G（オーストリア）ら、ビスマス粥および発泡剤投与による胃の二重造影を発表 （F11:3092、F2:526では 1906）

■ミューラー，F・v（ドイツ）、腎細尿管変性疾患をネフローゼ、糸球体変化を腎炎（nephritis）と呼ぶことを提唱。（関連：1914） （F5:1386, 1471）

■カレル，A（フランス）ら、イヌの腎臓の自家移植に成功。［カレルは、1912 に血管縫合法と血管・器官移植の研究でノーベル賞受賞］ （F1:12）

■ライヘル，H、しょうこう熱感染後腎炎の剖検例における糸球体病変を報告。［1717 以来、しょうこう熱回復期における尿量減少、浮腫が観察されていた。］
（F5:1479）

■ピルケー，C・P・v（オーストリア）、シック，B（米国、ハンガリー生まれ小児科医）、『血清病』刊。［広い含蓄を持つ重要な書とされている。異種血清に対する反応などについて記載。］（関連：1906、1907、1909） （A7:429）

■スターリング，E・H（英国）、内分泌物質をホルモンと呼ぶ。　（F1:12、F4:1062）

■ブロック，W（英国/スコットランド）、セケイラ，J・H（英国）、副腎生殖腺症候群を記載。［副腎と性腺の関係に注目した。］　（A7:396, 541-2、F4:1062）

■フォリン，O（米国）、蛋白代謝には組織代謝（内因性代謝）と中間代謝（外因性代謝）があるという理論を提唱。（A7:600）

■シャウデン，F・R（ドイツ、動物学者）、ホフマン，P・E（ドイツ、皮膚科医）、梅毒の病原体として Spirochaeta pallida（Treponema pallidum）を発見。（A3:204、A7:391, 395、A8:692）

■エールリッヒ，P（ドイツ）、この年頃、化学療法という用語を使用。［エールリッヒは、化学療法とは、体内の病原微生物に特異的に作用する合成化学物質を発見することであると考えた。化学療法という言葉自体は、すでに 1785 にウィッテンベルグという研究者の論文で使われている。］　（A8:690）

■キエンベック，R（オーストリア）、写真作用を利用した線量計 Quantimeter を発表　（F11:3092）

■ロンドンのユニヴァーシティ・カレジ、薬理学教室を設置。［英国初の薬理学教室。初代教授カッシニー，A・R は、ドイツのシュミーデベルクに学び、米国のミシガン大学でエーベルの後任教授に就いた。のちに、エジンバラ大学教授。ジギタリス、血液循環、尿分泌を増加させる薬物を研究し、有名な教科書を書いた。］（関連：1891）　（A8:687-9）

■【国内】　柴山五郎作、日本に腸チフス以外にパラチフスの存在することを証明。　（F10:2806）

■【国内】　阪神地方でペスト大流行。（F10:2807）

■【ノーベル賞】　コッホ，R（ドイツ）、結核に関する研究。（F6:1642、B8:30）

1906

■アルツハイマー，A（ドイツ）、アルツハイマー病症例の最初の報告。［翌年にも報告、1911 に詳細な報告］　（F8:2226）

■ディクソン，W・D（英国、薬理学者）、副交感神経も化学伝達物質を遊離すると予想。　（A7:568）

■マリー，P（フランス）、失語症中枢に注目し、知覚、運動のほかに精神性要約について着目。　（F1:14）

■デール，H・H（英国）、妊娠初期のネコの子宮平滑筋に対するアドレナリンと交感神経の興奮作用は、事前に麦角製剤を注射しておくことによって逆転することを発見。さらに、下垂体後葉抽出物に子宮収縮を起こす成分が存在することを確認。［下垂体後葉抽出成分は、アドレナリンや交感神経の興奮とは別個に平滑筋に作用するという結論が出された。その後、下垂体抽出物（ピツイトリン）は、子宮収縮による分娩促進作用を得るために用いられるようになった。］（関連：1920）　（A7:546、F1:14）

■シェリントン，C・S（英国）、『神経系の統合作用』刊。［筋肉は、春髄の一つの分節の運動神経のみによって支配されているのではないこと、脚の屈曲に際して筋肉の収縮とともに拮抗筋の積極的な弛緩が起こること（相反神経支配）を明らかにした業績などがある。また、ニューロン間の結合をシナプスと命名した。本書は神経学のバイブルと呼ばれた。シェリントンは、のちにオックスフォード大学教授。1932 に神経細胞の研究でノーベル生理学・医学賞をエイドリアン，E（英国）と共に受賞］　（A1:193、A6:265-267）

■ハント，R（米国）、タヴォー，R・d・M、いろいろなコリンのエステルを比較し、アセチルコリンがコリンの 1000 分の 1 以下の投与量で同じ抑制作用を現

すことを発見。　（A7:569、F1:12）

■アイントホーフェン，W（オランダ）、完全房室ブロック心電図を報告。［以後、他の研究者による研究も相次ぎ、1910までに期外収縮、二段脈、心房細動、心房粗動などの心電図が報告された。］（F3:912）

■ランゾホフ，J（米国）、初めて開胸術を行う。　（F6:1642）

■バウエル，R（オーストリア）、肝臓機能診断法として、ガラクトーゼ負荷試験を提唱。（F1:14）

■ピルケー，C・P・v（オーストリア）、アレルギーの命名とアレルギーの概念の確立。［花粉などが引き起こす疾患は、抗原抗体反応によると考え、外来性の物質と接触したときの過敏状態をアレルギーと呼ぶ。］（関連：1905、1907、1909）（A7:429、F1:12）

■メビウス，P・J（ドイツ）、バセドウ病を甲状腺機能亢進と提唱。　（F1:14）

■ナウニン，B（ドイツ）、アシドーシスを記載。［ナウニンは、水酸化酪酸が生成される異常な代謝を指す語として使用。］（F1:14、F4:1062、F6:1642、Chace:JAMA 1920; 74:641）

■ハウエル，W・H（米国）、血中にアミノ酸が存在することを部分的に証明。（A7:598）

■ホプキンズ，G（英国）ら、ネズミは、牛乳蛋白のカゼインを唯一の窒素源とする食事では成長するが、トウモロコシの蛋白質であるゼインでは、120日以内に4分の3が死亡し、チロシンを加えても効果はないが、トリプトファンを加えると生存期間は延長することを発見。［1929にノーベル賞受賞］　（A7:599）

■ラスク，G（米国）、『栄養の科学の原理』刊。［1928に第4版刊。約30年間にわたって大きな影響を与えた。］（A7:595）

■マグヌス＝レヴィ，A（ドイツ）、代謝を測定する条件を定め、その条件下で測定された代謝を基礎代謝（Grundumsatz）と呼ぶ。　（A7:591）

■ワッセルマン，A・v（ドイツ）、アルベルト・ナイセルら、血清反応による梅毒の診断方法を発表。　（A3:204、A7:392、417-418）

■ローゼンバーガー，R・C（米国）、中枢神経系梅毒の脳脊髄液中にスピロヘータ・パリダを確認。［ローゼンバーガーは、スピロヘータ染色法を開発］（F10:2807）

■コンラジ，H（ドイツ）、胆汁培地にチフス菌を培養　（F10:2807）

■ボルデ，J（ベルギー）、ジャングー，O（同）、百日咳菌（Haemophilus pertussis）を発見。　（F1:12、A7:391）

■ハフキン，W・M・W（ロシア）、ペストワクチンを開発。［ハフキンは、パストゥールに学んだ後、インドの英国政庁でペストなどの研究を行った。］（A1:191、A7:439、F1:12）

■グレイ，A・L（米国）、膀胱癌に対して放射線治療を行う。［のちに前立腺癌にも応用。］　（A1:234）

■フィッシャー，H・E（ドイツ）、プリン体の構造を解明。　（F1:14、F4:1062）

■バーガー，G（英国、化学者）、カー，F・H（同）、デール，H（英国、生理学者）、麦角からエルゴトキシンを分離。（関連：1830、1920、1935）［デールは、1936に神経化学伝達に関する業績などでノーベル医学生理学賞受賞］　（A8:684-5）

■【国内】　田原淳（たわら・すなお）、心臓刺激伝導系ヒス筋束に田原結節（房室結節）を発見。［ドイツ・マールブルク大学アショフ教授のもとへ留学中］（F1:12、F3:778, 841, 912）

■【国内】　高木兼寛、母校の英国・セント・トーマス病院医学校に招かれて、兵食改善による脚気の予防について報告、欧米の栄養学者に大きな影響を与える。

［講演原稿は、ランセット、英国医師会雑誌に掲載された。］　(F1:127)
■【国内】　小口忠太、先天性夜盲症を記載。　(F1:12)
■【国内】　坂本育太郎、尿崩症についての論文で、脳疾患によるもの、機能性神経病によるもの、特発性の3種類があると述べる。（関連：1904、1912）　(F4:1161)
■【国内】　林直助、ツツガムシ病病原体としてリンパ球中に小体を発見して報告。［1906から毎年夏に新潟県黒条村で研究。リンパ球細胞の原形質内に桿状または球状の小体を発見、*Theileria tsutsugamusi* と命名、1906に北越医学会雑誌に発表。1920に改めて欧文誌に発表して認められた。］　(F10:2807, 2883)
■【ノーベル賞】　カハール、S・R・y（スペイン）とゴルジ、C（イタリア）、神経系の構造の研究。［カハールは、ゴルジの銀染色法を改良し、脳の微細構造を解明するために利用。］　(A6:249-250, F8:2226、B8:31)

1907
■アルツハイマー、A（ドイツ）、アルツハイマー病症例の最初の記載（抄録の報告）。［1906に最初の報告。1911に論文で報告。神経病理学的には、老人斑と神経原線維変化の著しい出現が特徴とする。1910に彼の師クレペリン、E（ドイツ）がアルツハイマー病と命名］　(F8:2367)
■ビング、P・R（スイス）、脊髄小脳系の概念提唱　(F8:2226)
■キース、A（英国/スコットランド）、フラック、M・W（英国）、心臓刺激伝達系の起始、洞房結節を発見。　(F1:14, F3:778、F3: 843 では1908)
■フリードリッヒ、P・L（ドイツ）、胸郭形成術の第1例を報告。　(F6:1642)
■リヒトヴィッツ、L（ドイツ）、胆石生成に関して胆汁の膠質化学変化説を主張。

(F2:611-2)
■シック、B（米国、ハンガリー生まれ小児科医）、しょうこう熱の治癒期に急発する腎炎は、病原に対する生体のアレルギー反応により起こると発表。（関連：1905、1906、1909）　(F1:14)
■ヴォーン、V・C（米国）、アナフィラキシー現象の最初の過程は、感作注射によって血液中に生じた特別な酵素の作用によって産生された非特異的な毒素（アナフィラトキシン）が血中で形成されることであるとする考えを述べる。［ベスレドカ、A（フランス）の考え方（細胞説、1908）と対比して体液説と呼ばれるようになった。］（関連：1908）　(A7:563)
■エルドハイム、J（オーストリア）、副甲状腺とカルシウム代謝の関係を発見。　(F1:14)
■メーヨー、C・H（米国）、甲状腺機能亢進症という病名を提唱。［1860頃から眼球突出性甲状腺腫、グレーヴス病、バセドウ病などの病名が使われ、オスラー、Wは1898にパリー病と呼ぶことを提唱していた。］（関連：1906）　(A7:532)
■シュロッフェル、H（オーストリア）、経蝶形骨下垂体手術（TSS: transsphenoidal surgery）の初例を報告。　(F4:1081)
■ホーズリー、V（英国）ら、脳下垂体腫瘍の手術実施。　(F8:2226)
■フレッチャー、W（英国）、精神病院での食事実験で、白米摂取患者の4分の1が脚気になり、その半数が死亡し、精白しない米を摂取した123人では脚気発症は2人であったと報告。　(A7:613)
■ホルスト、A（ノルウェー）、フレーリッヒ、T・C・B（同）、モルモットの食事制限実験で、壊血病が起こることを発見。　(A7:620)
■ホプキンス、F・G（英国）、フレッチャー、W・M（同）、無酸素状態下で筋肉を刺激すると乳酸が蓄積することを明ら

かにする。（A6:295、F4:1062、F6:1642）

■ベネディクト，F・G（米国）、1週間の断食を続けている7人について研究し、断食初日でも貯蔵グリコーゲンが少ないと蛋白質の破壊が大きいことを明らかにする。[断食初日に蓄積されていたグリコーゲンが糖に転換されることは、プラウスニッツ，W（ドイツ）が明らかにした。]　（関連：1915）　（A7:592）

■ピルケー，C・P・v（オーストリア）、ツベルクリンによる皮膚反応を提唱。[皮膚に小さな傷をつけて、コッホのツベルクリンを滴下する方法。陽性では硬結が出現。ピルケーは、オーストリアの小児科医。米国のジョンズ・ホプキンス大学の小児科医を2年間務めた。]（関連：1905、1906、1909）　（F1:14、A7:424-5）

■カルメット，C・A（フランス）、結膜のツベルクリン反応を発見。[カルメットは、BCG開発者（1924）の一人。]　（F9:2542）

■シャントメス，A（フランス）、腸チフス菌の死菌でウマを免疫して得た血清を治療に用いる。[ジフテリアや破傷風の抗毒素血清ほどの効果は得られなかった。]　（A7:443）

■リケッツ，H・T（米国）、ロッキー山紅斑熱をモルモットとサルに感染させる。　（関連：1909、1916）　（A7:450）

■ハルベルステッター，L（ドイツ）とプロワツェク，S・v（チェコ）、トラコーマが感染症であることを証明。[細胞封入体（プロワツェク小体）を病原体と考察]　（F1:14）

■シャガス，C（ブラジル）、風土病患者の血液中に新種のトリパノソーマを発見。[*Tripanosoma crizi* と命名。トリパノソーマ症としてアフリカ型（眠り病）とは異なった病態を示す。]（関連：1911）　（A7:486）

■エールリッヒ，P（ドイツ）、トリパノソーマ症の治療薬、トリパンレッド（ト

リパンロート）を開発。　　（F10:2807）

■イヴァーノフ，I・I（ロシア）、人工授精が家畜改良の有効な手段であると提唱。（F1:14）

■ラーベ，P（ドイツ）、キナ皮有効アルカロイド（キニーネ）の構造式を決定。（F1:14）

■ヴィンダウス，A（ドイツ）、フォークト，W、ヒスタミン（のちの命名）を合成。[ヒスタミンが自然に産生されることは知られていなかった。ウィンダウスは1928にノーベル賞受賞]（関連：1910）　（A7:559、F1:14）

■ジャクソン，C（米国）、気管・気管支・食道・胃の内視鏡を開発。[ジャクソン式硬性食道鏡]　（F1:14、F2:585）

■ジャクソン，C（米国）、『気管気管支鏡、食道鏡、消化管鏡』刊。　（F6:1669）

■『第1英国薬治療法集』刊。　（A8:677）

■英国で、優生学が大きな影響力を持つようになり、この年、英国優生学教育協会が設立された。[この頃、同様の組織がドイツ、北欧諸国、米国でも作られた。]（A1:326）

■【国内】　久保猪之吉、本邦初の硬性気管支鏡による異物摘出を行う。[キリアン，G（ドイツ）の指導を受けて帰国後]　（F6:1719, 1743）

■【国内】　癩予防法公布。　（F10:2807）

■【国内】　東京で脳脊髄膜炎が流行。（F10:2807）

■【ノーベル賞】　ラヴラン，C・L・A（フランス）、疾病発生における原虫の役割に関する研究。[マラリアの発症における原生動物の役割に関する研究]　（F10:2807、B8:32）

■【ノーベル賞】　ブフナー，E（ドイツ）、生化学的研究と無細胞発酵の発見。[化学賞]　（B8:32）

1908

■ノンネ，M（ドイツ）、髄液における

ノンネ=アペルト反応を提唱。　（F1:14）

■マッケンジー，J（英国/スコットランド）、『心臓病』刊。［ポリグラフによる脈拍の記録と心臓病との関係を研究し、その成果をまとめる。彼は心電図を適切に評価しなかった。］　　（A1:200）

■バージャー，L（米国）、閉塞性血栓性血管炎を報告。　　（F5:1494）

■カレル，A（フランス）、動脈の移植実験に成功。　　（F1:14）

■ゲイ，F・P（米国）、スザード，E・E（同）、感作されたモルモットの静脈に特別な抗原を注射すると急性呼吸障害が起こることを明らかにする。　　（関連：1902、1910）　　（A7:563）

■トレデレンブルク，F（ドイツ）、肺動脈の塞栓摘出に成功。　　（F6:1642）

■ザウエルブルッフ，E・F（ドイツ）、肺葉切除に成功。　　（F6:1744）

■マイルス，W・E（英国）、リンパ節郭清を伴う腹会陰式直腸切断術を完成。
（F1:16、F2:602）

■エッピンゲル，H（オーストリア＝ハンガリー）、ウィルヒョウ・カタル黄疸に肝臓炎と命名することを提唱。
（F2:508）

■ルー，C（スイス）、胃全摘術の際のRoux-en-Y型再建法を提唱。　　（F2:508）

■ベスレドカ，A（フランス）、アナフィラキシーショックは、抗原と細胞あるいは細胞の原形質に生ずる一種の沈降素の性質を持った物質との間の反応による、とする理論を発表。［細胞説と呼ばれた。］
（関連：1917）　　（A7:563）

■ツェルツァー，G・L（ドイツ）、膵臓からの抽出物を8名の糖尿病患者に用いて好結果を得る。［中毒症と考えられる症状が出現し、研究を打ち切る。中毒症と考えられたのは、低血糖症状であったと考えられている。］（関連：1921）
（A7:555-6）

■シェーファー，E・A（英国）、ヘリン

グ，P・T（同）、下垂体後葉も利尿成分を持っていると報告。（関連：1894）
（A7:547）

■レヴィ，E（イタリア）、性徴の発達不良は下垂体の機能低下によるとする考え方を述べる。　　（A7:544）

■クッシング，H（米国）、下垂体切除によって脂肪性器質発育不全症が発症することを報告。（関連：1900、1901）
（A7:547）

■ホールデン，J・S（英国/スコットランド）、高圧からの減圧に伴って起こる筋肉の潜函病についての研究を開始。
（A6:312-3）

■シック，B（オーストリア、米国移住）、微量のジフテリア毒素の皮膚内接種による皮膚反応によってジフテリアに対する感受性を知ることができることを明らかにする。［1913にシック試験として完成。］
（A7:434）

■マントゥー，C（フランス）、結核アレルギー性反応として、ツベルクリン皮内注射による反応（マントゥー・テスト）を提唱。　　（A1:425、F1:14、F6:1642、A1:425では1910）

■ラントシュタイナー，K（オーストリア）、ポッパー，E（同）、ポリオが濾過性病原体によって発症することを実証（ヒト髄液のサル腹腔接種）。　　（F10:2807）

■フェルミ，C（イタリア）、狂犬病ワクチンを開発。［狂犬病ワクチンはルイ・パストゥール（フランス）が1885に最初に開発。フェルミは、パストゥール型でフェノール処理したものを開発したが、時に狂犬病を発症させることが知られた。その後も、いろいろなワクチンが開発された。］　　（F10:2807）

■ビネ，A（フランス）、シモン，T（同）、精神検査法（Simon-Binet Intelligence Scale）を発表　　（F8:2226）

■ナーゲルシュミット，F（ドイツ）、空冷式石英水銀ランプ（皮膚光線照射装置）

を開発。(関連：1896、1904)　　(A6:379)

■【国内】　高安右人、花環状吻合の眼底所見を示し、後年盲目に陥った 22 歳女性の症例を報告。[第 12 回日本眼科学会総会での報告。高安動脈炎（大動脈炎症候群、脈なし病）の発見。総会の席上、2 人の出席者から同様の症例の報告があり、橈骨動脈の脈拍の触れない事実が指摘された。]　　(F3:778、F5:1494、F9:2616)

■【国内】　緒方鷲雄、日本初の肺アスペルギルス症例を報告。　　(F10:2907、福岡医大誌 1908; 2:20)

■【国内】　ロベルト・コッホ夫妻来日。(F10:2807)

■【ノーベル賞】　エールリッヒ、P（ドイツ）とメチニコフ、E・I・(ロシア)、免疫の研究。　　(A1:263、F6:1642、F9:2542、B8:33)

■【ノーベル賞】　ラザフォード、E（ニュージーランド）、元素の崩壊と放射性物質の化学的研究。[化学賞]　　(B8:33)

1909

■ブロードマン、K（ドイツ）、『大脳皮質の局在性についての比較研究』刊。[ブロードマンは、大脳皮質の詳細な研究を行った先駆的研究者。大脳皮質を 52 の領域に分けた「脳地図」を作成。本書は古典的著作とされる。]　　(A6:250、F1:16)

■エッピンゲル、H（オーストリア＝ハンガリー）、ヘス、L（同）、ピロカルピンに過敏な副交感神経（迷走神経）緊張者は、アドレナリン反応（糖尿）が軽いことを指摘。　　(F1:16、日本自律神経学会「自律神経機能検査の歴史」: 6)

■モナコフ、C・v（ロシア、スイスで活動）、重要な赤核脊髄路（モナコフ束）を記載。(関連：1850、ウォーラーの業績)　　(A6:251、F1:18 では 1910)

■オスラー、W（カナダ）、感染性心内膜炎の診断にオスラー結節（Osler painfull nodes）を提唱。　　(F3:894)

■ブラウエル、R（ドイツ）、人工気胸および胸郭造成術を肺結核治療に応用。(F6:1642)

■ヴァーノン、H・M（英国）、深呼吸性テタニーを記載。　　(F6:1642、J Physiol 1909; 38:18)

■アイゼルスベルク、A・F・v（オーストリア）、損傷した肺動脈の縫合に成功。(F6:1642)

■アショフ、K・A・L（ドイツ）ら、代謝性胆石生成論を提唱。[コレステロール胆石は胆汁成分の代謝異常に基づくとする非炎症発生論。] (関連：1892)　　(F2:508、611、612)

■ジュウセツ、J（フランス）、ラジウムによる食道癌治療を報告。　　(F2:585)

■ロックハート＝マンメリー、J・P（英国）、潰瘍性大腸炎の直腸鏡所見を記載。(F2:606)

■シュルツェ、W・H（ドイツ）、白血球のオキシダーゼ反応を応用し、エールリッヒらの白血病の 2 型分類（リンパ性、骨髄性）に賛同。　　(F1:16)

■マッカラム、W・G（米国）、膵臓組織の病変と糖尿病との関係について明解な説を述べる。[マッカラムは、ジョンズ・ホプキンス大学の研究者]　　(A7:555)

■マッカラム、W・G（米国）、ヴェクトリン、C（スイス、米国移住）、上皮小体の肥大とともに骨の変化が起こることを発見し、上皮小体がカルシウム代謝を調節していると結論。[上皮小体の摘出によって起こるテタニーは、カルシウムの投与によって予防できることも明らかにした。ヴェクトリンは、米国移住後、米国立癌研究所長などを務めた。] (関連：1895、1896、1898)　　(A7:537)

■ガロッド、A・E（英国）、『先天性代謝異常』刊行。[アルカプトン尿症をモデルとして、先天性代謝異常を研究。](A1:195)

■ニコルス、E・H（米国）、リチャード

ソン，F・L（同）、多発性関節炎と骨関節症（変性疾患）とを区別　（F9:2542）

■シュテップ，W・O（ドイツ）、脂肪を含まない食事によって起こる眼の変化は、純粋な脂肪を加えても改善しないことを明らかにし、脂肪の中に成長に必要な未知の因子が存在することを示唆。[同年、クナップ，P（スイス、眼科医）、ネズミをある種の欠乏食で飼育すると、結膜炎が起こると報告。]（関連：1917）（A7:618）

■ピルケー，C・P・v（オーストリア）、ウィーン市民を対象にしたツベルクリン反応の調査で、結核の症状を示さない小児の70％が10歳までに、90％が14歳までに感染していることを示す。（関連：1905、1906、1907）　（A7:425）

■ニコル，C・J・H（フランス）、発疹チフスがシラミの媒介によることを発見。[ニコルは、チュニスのパスツール研究所所長。1928にノーベル賞受賞]（A3:218-9、A7:451、F1:16）

■リケッツ，H・T（米国）、ロッキー山紅斑病（発疹チフス）の病原体はきわめて小さく、両極が染色される細菌であると発表。[リケッツは、1906年から研究に取り組んでいた。この病原体は、1916にリケッチアと命名された。]（関連：1907、1916）　（A3:218、A7:450）

■カレル，A（フランス）、臓器移植の動物実験に成功。　（F1:16）

■米国で、アスピリンとフェナセチンが頻用される薬剤になる。　（A1:135）

■【国内】　井上達二、戦傷例を対象にした視覚中枢に関する研究で、有線領の後部は視野の中心部分、有線領の前部は視野の周辺部分に対応することを明らかにする。　（F8:2278、大庭ら:神眼 2017;34:361）

■【国内】　石森國臣、世界最初の脳内睡眠物質を報告。　（F8:2226）

■【国内】　藤浪鑑と中村八太郎、桂田

富士郎と長谷川恒治、それぞれ動物で日本住血吸虫症の経皮感染を証明。[同年、松浦有志太郎は自ら有毒溝へ入って人体でも経皮感染が起こることを証明]（F10:2870）

■【国内】　国産医療用X線装置が作られる。[島津製作所製造。直流電源用。交流電源用は1911に製造、1号機は大津赤十字病院に納入されたといわれる。]（F1:164、F6:1681, 1743）

■【国内】　高峰譲吉、タカジアスターゼの製造特許取得。　（F4:1062）

■【国内】　田原良純、フグの卵巣から毒素を抽出し、テトロドトキシンと命名。[フグ毒の正体の解明]　（F1:16）

■【国内】　野口英世、蛇毒に関する著書『Snake Venom』（Carnegie Institution）を刊。[毒蛇の分類、生態、生理、咬傷の病理、治療まで広範囲に記述]　（F10:2888）

■【国内】　種痘法公布。　（F10:2807）

■【国内】　神経学会が精神病名の「狂」を「症」に改称。　（F8:2226）

■【ノーベル賞】　コッヘル，E・T（スイス）、甲状腺の生理・病理・外科的研究。[コッヘルは、甲状腺腫の治療として甲状腺を切除する先駆的な手術を行った外科医。]　（A6:375、F4:1062、B8:34）

1910

■ホフマン，J（ドイツ）、膝窩部を電気刺激して下腿三頭筋にアキレス腱反射を誘発。[H反射。のちにマグラダリー，J・W（米国）によって、脊髄前角細胞の活動性の指標になることが確立された。]（F8:2274）

■リブマン，E（米国）、セラー，H（同）、亜急性細菌性心内膜炎（subacute bacterial endocarditis）の病名を提唱。[ショットミューラー，H（ドイツ）が、緑色連鎖球菌による遷延性心内膜炎を記載していたが、起炎菌が緑色連鎖球菌に

限らないことを示す。］（関連：1903）
（F3:905）

■アウアー，J（米国）、ルイス，P・A、真性のアナフィラキシーによるモルモットの死亡は、気管支筋の強直性収縮によって生じる無呼吸によることを明らかにする。　（A7:430）

■メルツァー，S・J（米国、ドイツから移住）、気管支喘息はアレルギー性疾患に含まれると述べる。　（A7:430）

■ヤコブス，H・C（スウェーデン）、結核に対する人工気胸術に胸腔鏡を応用。（F6:1642）

■キュメル，H（ドイツ）、肺癌の治療として、右肺全摘を行う。［数日から 1 年以内に死亡］　（F6:1744）

■バッヘム，C（ドイツ）、グンテル，H（同）、消化管造影剤として硫酸バリウム（BaSO4）を実用化。　（F1:164、F2:526、597）

■ハウデック，M（オーストリア）、胃潰瘍において X 線でニッシェを確認。（F1:16、F2:508）

■アインホーン，M（ポーランド、米国移住）ら、十二指腸ゾンデ（duodenum tube）を発明。　（F1:16 、F2:508）

■ローントリー，L・G（カナダ）、ジュラティー，J・T、腎臓機能診断にフェノールスルホンフタレイン（PSP）試験を応用。　（F1:16）

■プライス＝ジョンズ，C（英国）、赤血球の大きさが診断上重要であるとし、その測定法を記述。　（A6:320）

■ハーリック，J・B（米国）、鎌形赤血球貧血を報告。　（F1:16）

■ヤンスキー，J（チェコ）、モス，W・L（米国）、それぞれヒトの血液型を4型に分類。［ヤンスキーが最初に 4 型に分類したのは 1907］　（F1:16）

■ドゥンケルン，E・v（ドイツ）、ヒルズフェルト，L（ポーランド）、血液型はメンデルの法則により遺伝すると発表。（F1:16）

■ビードル，A（オーストリア）、『内分泌』刊。［内分泌腺に関する、おそらく最初の総合的な著述とされる］　（A7:540）

■ビードル，A（オーストリア）、クラウス，R（同）、モルモットにペプトンを注射し、細気管支が著明に収縮したことからアナフィラキシーショックが生じたことを証明。［アナフィラキシーショック発見の経緯：シュミット＝ミュールハイム，A（ドイツ、獣医学者）が、1880 に、フィブリンの消化分解物（ヴィッテペプトン）を麻酔下のイヌに注射すると血圧が著明に低下することを発見。その後、スターリング，E・H（英国）が、主にリンパ液形成と肝臓の血管に対するペプトンの作用によることを明らかにして血圧を低下させる物質に関心を喚起。1895 にオリヴァー，G（英国）とシェーファー，E・A（同）は、甲状腺抽出物によって同じ状態が起こることを観察。1899 にモット，F・W（英国）とハリバートン，W・D（英国）も神経組織抽出物で同じ状態が起こることを見出していた。］（A7:558-9）

■ハルステッド，A・E（米国）、現在の下垂体手術の原法である sablabial incision を報告。　（F4:1081）

■ツンツ，N（ドイツ）、高山における生理学的観察を行うために、ドイツ・オーストリアの科学者による探検隊を組織、バークロフト，J（英国）にも参加を要請。［その後、英国、米国の生理学研究者らによっても高山における生理学的研究がなされ、これらの研究によって気候馴化についての知見が得られた。］（A6:311-2）

■バーガー，G（英国）、デール，H・H（同）、麦角中にヒスタミン（ネコの子宮平滑筋の著明な非協調性収縮を起こす物質）を発見。［ほぼ同時期に、クッチャー，F（ドイツ）が、麦角から抽出した β-イミ

ナゾリールエチラミンと考える。クッチャーとアッカーマン，O・H・R（ドイツ）は、バーガーとデールが発見した物質とβ-イミナゾリールエチラミンはわずかに異なると考える。デールらは、ヒスタミンがアナフィラキシーショックを起こすことを知る。］　　　（A7:559）

■ウエロカイ，J（ウルグアイ）、神経線維腫を記載。　（F1:16）

■ラウス，F・P（米国）、移植可能な家鶏肉腫を報告。［発癌性ウイルスの発見につながり、1966 にノーベル賞受賞］（F1:16）

■ノイフェルト，F（ドイツ）、ヘンデル，L、肺炎球菌に血清反応により異同のあることを発見。　　　（F1:16、F6:1642）

■エールリッヒ，P（ドイツ）、秦佐八郎との共同研究により、梅毒治療薬としてサルバルサンを開発。［1911 に治療に使用される。不安定な物質であったために、1912 にネオサルバルサン（ネオアルスフェナミン）を開発。エールリッヒは、1908 にノーベル賞を受賞。］（A1:264、F1:16）

■マッコイ，G・W（米国）、チャピン，C・W（同）、カリフォルニアで土竜属（モグラ）にのちの野兎病を発見。［1911 に細菌によることを発見］　　　（F1:18、B70-1:202）

■ロンドン熱病病院の咽頭ジフテリア死亡率、1894 の 62 ％から 12％に低下。［抗毒素による］（関連：1891）　　（A7:434）

■モーガン，T・H（米国）、ショウジョウバエの実験で突然変異を発見。（F1:16）

■アッカーマン，O・H・R（ドイツ）、細菌によってヒスチジンからヒスタミンが作られることを証明。　　（A7:560）

■国際放射線会議で、放射性元素ラドンの量の単位としてキュリー（Curie）が定義される。［現在は、放射能の国際単位としてはベクレル（Bq）が使われる。］（F11:3092）

■1910 以降、ヘルニア手術、虫垂手術が日常的に行われるようになった。（A1:233）

■米国とカナダの医学教育を調査したフレクスナー報告書、米国で刊行される。［ヨーロッパに匹敵できる医学部は、米国に 5 カ所（ハーヴァード、ジョンズ・ホプキンス、ペンシルベニア、シカゴ、ミシガン）しかないと報告。執筆者のアブラハム・フレクスナーは、1904 に設立されたロックフェラー医学研究所の初代所長サイモン・フレクスナー（野口英世の研究指導者、1902 の蛇毒研究の項）の兄弟。サイモンはドイツ型の医学研究を目指していたジョンズ・ホプキンス大学の熱心な称賛者で、報告書が刊行されると、ロックフェラー財団は、ジョンズ・ホプキンス大学に対して臨床医学研究体制の確立を図るための資金を提供した。やがて改革の動きは全米に広がり、1920 代半ばには、ヨーロッパの優れた研究機関と肩を並べられる機関は 20 カ所に増えた。］（A1:196）

■【国内】　　小林晴次郎、肝臓ジストマの第 2 中間宿主の淡水魚を発見。（F1:16、F2:508）

■【国内】　　鈴木梅太郎（東京大学農学部）が、脚気を防ぐ作用のある物質（のちにオリザニンと命名）を発見。（F1:16、F4:1062）

■【国内】　　陸軍で、この年以降、入営後直ぐに腸チフス、パラチフス予防接種を実施。これにより従来兵員 1 万に対し患者数 40 ～ 80 名から 1911 以降 6 ～ 10 名に激減。　　（F10:2807-8）

■【国内】　　石原修、女子工員の結核実態調査を実施。　　（F10:2808）

■【ノーベル賞】　　コッセル，A（ドイツ）、蛋白質、核酸に関する研究。（B8:35）

1911

■フォークト，O（ドイツ），脳綿状体症候を記載。（F1:18）

■ルイス，T（英国/ウェールズ），『心拍動のメカニズムと図形描写』刊。［アイントホーフェンが開発した心電計を用いた生理学的・臨床的研究。初期の心電図検査では，水の入った4つのバケツが用意され，患者は両足と両手をそれらの中に入れなければならなかった。手順は複雑であったが，ルイスは，心電図検査装置を完全に使いこなした最初の医師といわれる。臨床研究を重視し，所属するロンドンのユニバーシティ・カレッジを英国における臨床研究のメッカにしたことなどから，英国における臨床研究の構築者ともいわれた。］　　　（A1:141, 197-200、A7:627）

■フランク，E（ドイツ）ら，本態性血圧亢進症を記載。　　（F1:18）

■オスラー，W（カナダ），高血圧，動脈硬化がある状態での一過性の失語症，マヒに注意を促す。　（Can Med J 1911; 1:919）

■英国の「結核に関する王立委員会」任命。［のちに拡大委員会が，ウシ型結核は人に感染することを証明。］（関連：1865、1882、1896、1901、1932）　　（A7:399）

■ホールデン，J・S（英国），血液ガス装置を導入。［ホールデンのもとで研究していたダグラス，C・G（同）は，同年，呼吸によるガス交換を測定するダグラス・バッグを考案。］（A6:309、A7:591）

■ヌーン，L（英国），花粉抽出物を結膜嚢に滴下して，花粉に対する感受性を調べるテストを始める。（関連：1906）（A7:430）

■ヌーン，L（英国），フリーマン，J（同），枯草熱（喘息）に減感作療法を臨床応用。　（F6:1642, 1733）

■ポッペル，H（ドイツ），穿孔潰瘍にX線検査を行い，右横隔膜下に消化管脱漏ガス像を確認。［1915の論文では，穿孔消化性潰瘍の診断における胸部X線検査の有用性について述べる。］　　（F2:508）

■モイニハン，B（英国），胃切除による貧血を報告。　　（F1:18, F2:508）

■エルスナー，H（ドイツ），改良した硬式胃鏡を開発。［ローゼンハイム，T（ドイツ）が開発した硬性胃鏡の先端にゴム部品を付けて安全性を高めた。］（F11:3092）

■リヒテンベルグ，A・v（ドイツ），ディートレン，H，気体腎盂撮影法を試みる。　（A2:330）

■フォルスマン，J（スウェーデン），異好性抗体（heterophilic antibody, HA）を発見。［HAは異種動物の抗原と反応する抗体］　　（F1:18）

■キース，A（英国/スコットランド），巨人症とみなされる男性を解剖して，トルコ鞍の拡大を認める。　（A7:544）

■ペザール，A（フランス），睾丸物質の注射によって去勢したニワトリの鶏冠が成長することを，ホルモンの存在を調べる試験として用いることができることを明らかにする。［ベルトルト，A・A（ドイツ）の実験結果（1849）の確認。］（A7:550）

■ベルグ，A・A・H・v・d（オランダ），発作性夜間血色素尿症（PNH）は赤血球自体に異常があることを示す。（F7:2079、Revue Medecine 1911; 31:63）

■アディス，T（英国/スコットランド），血友病患者の血液に正常血漿を加えると凝固時間が短縮すると報告。（関連：1952）　　（F7:2126、J Patho Bact 1911; 15:427）

■フンク，C（ポーランド），精米所でできた糠から，ハトの脚気を回復させる物質を分離，ビタミンと呼ぶ。［フンクはロンドンのリスター研究所のポーランド人化学者。］　　（A3:208、A7:613）

■ラウス，F・P（米国），ニワトリの肉腫が濾過性病原菌で起こると報告。［ラウ

ス肉腫ウイルスの発見。のちに、RNA型ウイルス（レトロウィルス）であることが判明。1966にノーベル賞受賞]。
(F1:18, 134)

■ラントシュタイナー，K（オーストリア、米国移住）、ルヴァディティー，C（ルーマニア）、プラセック，E（チェコ）、しょうこう熱から得た材料をサルの咽頭に接種し、典型的なしょう紅熱を発症させる。[発症したサルの咽頭から検出した化膿連鎖球菌（*Streptcoccus pyrogenes*）を他のサルの咽頭に接種しても発症しなかった。]　(A7:436)

■デーレ，K・G・P（ドイツ）、しょうこう熱における白血球内封入体（デーレ小体）を発見。　(F1:18)

■モルゲンロート，J（ドイツ）ら、肺炎菌、連鎖状球菌などに化学療法を提唱。(F1:18)

■ルンペル，T（ドイツ）、レーデ，C・S（米国）、それぞれ、しょうこう熱などの発疹性疾患にルンペル・レーデ現象を発見。[ルンペルは1909、レーデは1911に発見]　(F1:18)

■ヴィアンナ，O・C・d（ブラジル）、アメリカ型トリパノソーマ症の寄生虫、*Tripanosoma cruzi*の増殖様式を、この年までに解明。(関連：1907)　(A7:486)

■ウェンヨン，C・M（英国）、皮膚リーシュマニア症がスナバエによって媒介されると報告。(関連：1903、1904)
(A7:487)

■ブロイラー，P・E（スイス）、クレペリンの早発痴呆の概念(1898)に修正を加えて、精神分裂病（総合失調症）と命名。(A7:510-1)

■アドラー，A（オーストリア）、個人心理学派をつくる。[アドラーは、フロイトの弟子。フロイトから離れてこの学派をつくった。性をパーソナリティの推進力とみるフロイトの考え方に代わって優越欲求を推進力とみて、劣等感の概念を導

入した。]　(A7:514)

■英国で、国民健康保険法が成立。[これによって、サナトリウムなどの施設の設置が各地方当局に義務付けられた。]
(A1:147、A6:225, 232、A8:742)

■英国のイングランドとウェールズで結核が強制届出制になる。　(A6:232)

■【国内】　北島経夫、脳塞栓（脳えんぼりー）の一例を報告。[経過中の失語症の好転について訓練の成果、閉塞血管の開通、副血行路の形成などを推測]
(F8:2330、医中誌 1911; 9:253)

■【国内】　鈴木梅太郎、脚気を防ぐ作用のある糠から有効成分を抽出し、オリザニンと命名。　(A3:208)

■【国内】　野口英世、梅毒感染ウサギからの材料によって、梅毒スピロヘータ（トレポネーマ）の純粋培養に成功。[翌年、ヒトの材料による純粋培養にも成功。米国での研究。]　(A7:406、F1:18)

■【国内】　横川定、横川吸虫を発見、第2中間宿主が淡水魚であると報告。
(F10:2869)

■【国内】藤浪鑑、稲本亀五郎、移植家鶏肉腫を報告[ウイルス発癌を我が国で初めて証明]。(関連：1910、1911、ラウスの項)　(F1:134、F1:16では1910)

■【国内】　瀬尾雄三、『糖尿病及其療法』刊。[我が国初の糖尿病専門書]
(F4:1196)

■【国内】　東大、京大、九大に Edelmann型弧線電流計（心電計）が輸入される。
(F3:875, 912)

■【国内】　東京医科大学（現東京大学）皮膚科教室でラジウム療法を開始。
(F1:16)

■【国内】　結核予防撲滅を目的に日本白十字会創設　(F10:2808)

■【国内】　パラチフスを法定伝染病に指定　(F10:2808)

■【国内】　奉天で国際ペスト学術会議開催。[東洋での国際学会の最初]

（F10:2808）

■【国内】　日本病理学会設立
（F11:3092）

■【ノーベル賞】　グルストランド，A
（スウェーデン）、眼の屈折に関する研究。
［眼の屈折系、角膜の形、調節の際の水
晶体の変化などを研究。彼が発明した細
隙灯によって、これらの研究が可能にな
った。］　　　（A8:652、B8:36）

1912

■ヘリック，J・B（米国）、心筋梗塞（冠
動脈閉塞）を狭心症とは独立した疾患概
念として記述。［生存患者に対し、初の心
臓発作の診断］　　　（F3:778，874，875，
JAMA 1912; 59:2015）

■スターリング，E・H（英国）、体外に
取り出した心肺標本を用いて、心臓の駆
出量などを測定する実験方法を完成。（関
連：1880，1918）　　　（A6:317）

■米国・ボストンのマサチューセッツ総
合病院で、入院時の血圧記録を開始。
（A1:141）

■ピーターズ，R・A（英国）、血液中の
酸素1分子がヘモグロビンの鉄原子と化
学結合することを確認。　　　（A6:310）

■アドラー，I（米国、ドイツ生まれ）、
原発性肺癌375例を報告。　　（F6:1741）

■エーレンライヒ，M、柔軟ゴム製胃消
息子を使い、分割的に胃液を採取。
（F2:508、Ztschr f klin Med; 1912; lxxv,
231）

■レヴィー，F・H（ドイツ、米国移住）、
レヴィー小体を記載。　　　（F8:2226）

■ウィルソン，S・A・K（英国）、進行
性レンズ核変性と肝硬変を示す家族的疾
患、ウィルソン病を記載。　　（F1:18）

■バロン，A（オーストリア）、バルソニ，
T、十二指腸憩室をX線で確認。
（F2:508）

■カウシュ，W（ドイツ）、膨大部癌に
対して膵頭十二指腸部分切除

（pancreaticoduodenectomy）を報告。［手
術実施は1909］　　（F2:508，634）

■ノオルデン，C・v（ドイツ）、糖尿病650
例の検索で21.5％に蛋白尿を認める。［ほ
とんどは一過性だった。］　　（F5:1401）

■アッシュネル，B（オーストリア、米
国移住）、下垂体切除（イヌでの実験）に
よって性器の発育不全が起こると報告。
（関連：1898）　　　（A7:548）

■スタイナッハ，E（オーストリア）、精
系を結紮すると性腺間質細胞からホルモ
ンを分泌し、性機能を亢進させると発表。
（F4:1062）

■フランク，A・E（ドイツ）、銃弾がト
ルコ鞍に止まって発症した尿崩症を記載。
［尿崩症は下垂体機能異常によると考え
る。］（関連：1919）　　　（F4:1161）

■クッシング，H（米国）、『下垂体とそ
の障害』刊行。［下垂体腺腫の概念を確立。
下垂体機能異常で肥満が生じることを記
載。この年にハーヴァード大学教授に就
任、最初の神経外科医となった。］
（A1:193，232、A6:372、F4:1081，1166）

■ホルスト，A（ノルウェー）、新鮮な野
菜、果汁中に抗壊血病因子が存在するこ
とを実験で証明。（関連：1747、1928）
（F1:20）

■カスパリ，W（ドイツ）、モスコウス
キ，M（同）、白米と植物食で脚気に類似
の症候を発現させる。（関連：1882）
（F1:20）

■フンク，C（ポーランド、欧米諸国で
研究）、脚気、壊血病、くる病などを欠乏
症とし、副次的な食事因子をビタミン
（vitamine）と呼ぶ。［vitamineは、vital
amineを元にした語で、誤解に基づいて
いた。のちに、末尾のeが除かれ、vitamin
の用語が定着。］　（A1:268、A7:614，620）

■ホプキンズ，F・G（英国）、ネズミを
人工飼料で飼育した場合、少量の牛乳を
加えると成長が促進されると報告。［脚気
が、未知の物質の欠乏によると主張。1929

に、エイクマン，C（オランダ）と共に
ノーベル賞を受賞］　（A7:613）
■ベイヨン，H・P・G（イタリア、英国
移住）、タールの注射によって悪性の上皮
増殖を起こさせる。　（A8:642）
■マッコイ，G・W（米国）、チャピン，C
・W（同）、野兎病病原体を発見。（関連
：1910）　（F1:18）
■エールリッヒ，P（ドイツ）、ネオサル
バルサン（ネオアルスフェナミン）を合
成。　（F1:18）
■レディンガム，J・C・G（英国）、アー
クライト，J（同）、『感染症の保菌者
問題』刊。［1900以来、問題となってき
た保菌者の問題を多方面から解明］。（関
連：1900、1903）　（A7:409）
■ゴーン，A（オーストリア、チェコで
研究）、結核の初期変化群を提唱。［多く
の小児の体内に豆状のもの（活動性のな
い結核病巣）が存在することを報告。］
（A7:426、F1:18）
■ランゲ，C（ドイツ）、髄液の梅毒反応
として、金ゾル液の特異膠質反応を発見。
（F1:18）
■ロジャース，L（英国）、アメーバ赤痢
にエメチンを使用。［ロジャースは、カル
カッタ熱帯医学校、英国王立熱帯医学衛
生学協会の創立メンバー］　（F1:18、
F10:2808）
■ゲート，T（ドイツ）、ローゼンタール，J
（同）、レントゲンキモグラフィー（動態
撮影）を行う。　（F2:508）
■クラウゼ，P（ドイツ）、ミエログラフ
ィー（脊髄造影法）を開発。　（F1:18）
■フォリン，O（スウェーデン、米国で
活動）、総窒素、尿素、アンモニア窒素を
測定する微量測定法を開発。［フォリンは
ハーヴァード大学生化学教授］
（A7:598）
■スライク，D・D・v（米国）、アミノ
酸窒素を直接測定する方法を導入。［この
方法によって、アミノ酸のアラニンが腸

管から血中に移行することを明らかにし
た。］　（A7:598）
■フェノバルビタール（商品名：ルミナ
ール）が導入される。［アミタール、セコ
ナール、ネンブタールなど約50種類の
薬が続く。］　（A1:135）
■ラウエ，M・T・F・v（ドイツ）、結晶
によるX線回折現象を発見。　（F1:18）
■リリエンフェルト，J・E（オーストリ
ア＝ハンガリー）、白金フィラメントを使
用した熱電子X線管を開発。　（F1:18）
■英国で、学校歯科クリニックが開設さ
れ、予防歯科学が進む。　（A8:673）
■【国内】　橋本策（はかる）、慢性甲
状腺炎（Struma lymphomatosa）の記
載。［橋本病の発見。約20年後に、グラ
ハム，A（米国）とマッカラ，E・P（同）
が同様の4例を報告し、Struma
lymphomatosa（Hashimoto）と呼び、
以後、Hashimoto's thyroiditis と呼ばれ
るようになった。］　（F1:18、F4:1062,
1075, 1086, 1127-9）
■【国内】　三宅速、日本人の剖検例の
胆石保有率は3.1％、胆石手術例ではコ
レステロール系石28.4％、ビリルビン系
石69.7％と報告。　（F2:612）
■【国内】　壁島為造、コレラ特異培地
を考案。　（F1:18）
■【国内】　横川定、人間小腸内に寄生
するメタゴニムスを発見、その中間宿主
（アユ、フナなど）を解明。　（F1:18）
■【国内】　宮川米次、日本住血吸虫の
体内移行経路を解明。　（F10:2870）
■【国内】　石川日出鶴丸、イワーノフ，E
・I（ロシア）のもとで、ウマの人工授精
を試行。　（F1:18）
■【国内】　コレラ流行。　（F10:2808）
■【国内】　無蛋白ツベルクリンが発売
され、ツベルクリン注射が始まる。
（F10:2808）
■【国内】　日本泌尿器科学会設立。
■【ノーベル賞】　カレル，A（フラン

ス）、血管縫合、血管と器官の移植に関する研究。［カレルは、後年、米国に移住、血管外科を開拓し、血管移植、動静脈瘤、血栓の手術を行う。］　　　（B8:37）

1913

■カミュ，J（フランス）、ルーシー，G（同）、第3脳室底部に加えられた損傷によって多尿が起こると報告。（関連：1849）　　（A7:547）

■ドワイヤン，E・L（フランス）、肺動脈弁狭窄に対して弁切開を試みる。［実際の診断はロト部筋性狭窄で、患者は死亡。］（F3:902）

■ウォーシン，A・S（米国）、癌家系を記載。［遺伝性非ポリポーシス大腸癌（hereditary nonpolyposis colorectal cancer、HNPCC）、肺癌家系］（F2:602-3、F6:1742）

■フォルセル，G（スウェーデン）ら、胃十二指腸粘膜レリーフ検査を開発。（F2:597）

■ベルクマン，G（ドイツ）、自律神経支配異常による胃潰瘍の血管攣縮成因説を提唱。　　　（F2:509）

■トレック，F・J・A（米国）、世界初の食道切除を行う。　　（F2:585）

■ブラウン，J・Y（米国）、潰瘍性大腸炎の ileostomy（回腸造瘻術）を報告。（F2:606）

■エーベル，J・J（米国）、コロジオン膜で血液を透析。［人工腎臓と呼ばれる装置を作成して動物の血液を透析］（関連：1943）　　（F1:20）

■エーベル，J・J（米国）、血液中から個々のアミノ酸を分離し、同定。［コロジオン膜を用いて血液中のアミノ酸を食塩水中に透析する方法を利用。］（A7:599）

■レシャド，H（ドイツ）、シリング＝トルガウ，V（同）、単球性白血病を記載。（F1:20）

■ユスタン，A（ベルギー）、血液凝固防止にクエン酸ソーダを用いた間接輸血を開始。［1914 にアゴテ，L（アルゼンチン）も開始、1915 にはレヴィゾーン，R（ドイツ、米国移住）も独立に開発、最適濃度を確立した］（F1:20、F7:2126）

■フォン・デン・フェルデン，R（ドイツ）、尿崩症の多尿における脳下垂体後葉抽出液の抗利尿作用を報告。［同年にファリーニ，F（イタリア）も報告］（F1:20、F4:1063、1164）

■オズボーン，T・B（米国）、メンデル，L・B（同）、バターの中にネズミの成長に必要な因子が存在することを明らかにする。［のちに脂溶性ビタミン A であることがわかった。］（関連：1914）（A7:614）

■マッカラム，E・V（米国）、デーヴィス，M（同）、卵黄、肝油の中にネズミの成長を促進する脂溶性因子が存在し、牛乳の中には水溶性の成長促進因子が存在すると報告。［のちに、水溶性の成長促進因子は、小麦胚、糠、酵母などに含まれることがわかり、ビタミン B と命名された。］　　（A7:614）

■ニコラ，J（フランス）、ファブル，M（同）デュラン，N・J（同）、鼠径リンパ肉芽腫症は独立疾患であると提唱。（F1:20）

■ヴィアンナ，G（ブラジル）、カラアザール（ドノバンリーシュマニア）の治療にアンチモン製剤を使用。　（F1:20）

■ドシェ，A・R（米国）、ギレスピ，L・J（同）、肺炎球菌を4型に分類。（F6:1643）

■ニコルス，H・J（米国）ら、梅毒患者の脳脊髄液にスピロヘータ・パリーダ（トレポネーマ・パリドゥム）を見出し、継代培養。［強毒ニコルス株として今日も繁用される。］（F10:2984、JAMA 1913;60:108）

■プロワツェク，S・v・P（チェコ）、発疹チフスから、米国のリケッツが 1909 に報告したのと同じ微生物を発見。［のち

に、この病原体は、研究中に感染で死亡したリケッツとプロワツェクのために、リケッチア・プロワツェキィイ（*Rickettsia Prowazekii*）と呼ばれるようになった。］　（A3:219）

■グオスミー，J・T（米国）、エーテルと石灰塗剤を混合して、直腸麻酔に成功。［エーテルによる直腸麻酔を最初に試みたのは、ピロゴフ，N・I（ロシア）、1847。］　（A6:351）

■サロモン，A（ドイツ）、乳房 X 線診断法を報告。［乳癌の X 線所見などについて述べる。］　（F11:3093、Gold: RadioGraphics 1990; 10:1111）

■ユング，C・G（スイス）、分析心理学派を創設。［ユングは、フロイトの弟子。この年にフロイトの元を離れた。］　（A7:514）

■ヘンリー，T・A（英国）、『植物アルカロイド』刊。　（A8:684）

■クーリッジ，W（米国）、熱陰極 X 線管を開発。　（F1:20）

■ソデイ，F（英国）、ファヤンス，K（ポーランド）、それぞれほぼ同時期にアイソトープ（同位体）の概念を堤出。［ソディは 1921 にノーベル化学賞受賞］　（F11:3093）

■ヘヴェシー，G・K・v・H（ハンガリー）、アイソトープ・トレーサー法を開発。［ヘヴェシーは 1943 にノーベル化学賞受賞］　（F11:3093）

■英国で、医学研究機関として医学研究委員会（Medical Research Committee）が設立される。　（A1:200, 325）

■米国で、米国癌協会（The American Society for the Control of Cancer）が設立される。　（A1:335）

■【国内】　野口英世、ムーア，J・W、進行性麻痺（麻痺狂）、脊髄癆の患者の脳、脊髄の中にスピロヘータ・パリーダの存在を証明。［これらの疾患は、梅毒と関係が深いといわれていた。米国ロックフェラー研究所での研究］　（A3:205、A7:507、F1:20、F10:2888、J Exp Med 1913; 17:232）

■【国内】　長与又郎、脚気における多発性の神経および筋変性を指摘し、右心室の肥大は左心室の緊張力の減退による肺うっ血に対する反応であると発表。　（F8:2227）

■【国内】　宮入慶之助、鈴木稔、日本住血吸虫の中間宿主（ミヤイリガイ）を佐賀県で発見。感染メカニズムを完全解明。　（F10:2808）

■【国内】　神保孝太郎、東洋毛様線虫を発見。　（F10:2869）

■【国内】　藤浪鑑、ニワトリの肉腫ウイルス（藤浪肉腫ウイルス）を発見。（のちにこのウイルスは RNA 型ウイルスであることが判明）（関連：1911）　（F1:20）

■【国内】　佐々木隆興、腎臓炎に関する論文を日本内科学会雑誌第 1 巻に発表。　（F5:1379）

■【国内】　『日本内科学会雑誌』創刊。　（F5:1425）

■【国内】　日本結核予防協会、結核予防心得を全国に無料配付。　（F6:1643）

■【ノーベル賞】リシェ，C・R（フランス）、アナフィラキシーに関する研究。　（F7:1957、B8:38）

1914

■第1次世界大戦勃発。［7月28日］
■第1次世界大戦が始まり、チフスが増加。［1918 の休戦までに、市民・戦闘員合わせて 200 ～ 300 万人がチフスで死亡したとされている。］　（A1:43）

■ハント，J・R（米国）、頸動脈閉塞が様々な脳卒中の症状を呈することを報告。［当時、塞栓性閉塞の塞栓源としては心臓病と静脈血栓だけが挙げられていた。］（関連：1905、キアリの項）　（F8:2329、Amer J Med Sci 1914; 147:704）

■デジェリン，J・J（フランス）、『神経

疾患の症状と徴候』刊。［本書は、神経疾患について、当時の最も包括的な書となった。］　　　(A6:281)

■デール，H・H（英国）、麦角から筋肉に作用する物質を発見。［ムスカリン様物質と考えられたが、同年、共同研究者のエーウィンズ，A・J（英国）が分離して、アセチルコリンであることが証明された。アセチルコリンは麦角の正常な成分ではなく、細菌作用によって生じたものと考えられている。］（関連：1921）　(A1:194、A7:568-9、F1:20)

■デール，H・H（英国）、論文「コリンのある種のエステルとエーテルの作用」で、アセチルコリンによる神経インパルスの化学伝達を予見。［コリンのエステルの少量注射で血管の拡張、心拍減少などがみられ、これらの作用がアトロピンの注射によって消失することなどを報告。また、生体内でアセチルコリンの作用時間が短いことは、コリンと酢酸への加水分解によるとする考えなどを述べる。］　　(A7:569-70)

■ヴェンケバック，K・F（オランダ、オーストリアで研究）、キニーネ（キニジン）の心筋麻痺作用を心房粗動に適用。　(F1:20、F3:913)

■パターソン，S・W（オーストラリア、英国で研究）、パイパー，H、スターリング，E・H（英国）、フランク＝スターリングの法則を発見。［フランク，O（ドイツ）は、1895に「心筋の動力学」の論文］　(F3:779、Patterson et al：H J Physiol 1914; 48: 465、Khutz-Buschbeck et al: Journal of Molecular and Cellular Cardiology 2018; 119:96)

■ラウテンベルク，E（ドイツ）、腹腔内に酸素を送入して、肝臓、脾臓をX線撮影し、診断上の位置その他の異常を検査。　(F2:509)

■ハンゼマン，D・P・v（ドイツ）、虫垂粘液嚢腫を記載。　　(F2:509)

■フォルハルト，F（ドイツ）、ファール，K・T（同）、腎疾患分類の試み。［ブライト病を臨床症状、腎機能、病理組織学的所見から腎炎、ネフローゼ、腎硬化症の3つに分類。腎炎、ネフローゼに腎硬化症を追加。］（関連：1905）　(F5: 1386、1479)

■フォリン，O（米国）、クレアチニン定量の改良法を発表。　(F5:1381)

■ブラッシュ，W・F（米国）ら、ハロゲン化合物を用いて腎盂撮影法を開始。　(F1:20)

■ヘクマ，E（ドイツ）、血液の凝固を膠質化学で説明。　　(F7:1957)

■テイス，M・J（ドイツ）、子宮外妊娠の破裂患者に自家輸血を行う。　(F7:1957)

■アレン，F・M（米国）、イヌの膵臓を10分の9切除したのち、一時断食させると、悪液質に陥り、死には至らないことを発見し、糖尿病に一定度の断食療法を実施。［ジョスリン，E・P（米国）が、のちにこの方法を改良。］　　(F2:509、F4:1063)

■シモンズ，M（ドイツ）、シモンズ病（シモンズ症候群、下垂体性悪液質）を報告。［性機能不全、脱力、やせを呈し、下垂体前葉に萎縮と線維形成が認められた症例。高度の衰弱状態を伴った汎下垂体機能低下症。下垂体性悪液質という用語は現在は使われない。］　　(A7:545、F1:20、F4:1063、B92:374)

■シュレーダー，R（ドイツ）、排卵は月経開始後14〜16日目に発来とする説を発表。　　(F4:1208)

■ケンダル，E・C（米国）、甲状腺ホルモン（チロジン誘導体）を分離、サイロキシン（チロキシン）と命名。［1950にノーベル賞］　　(A7:527、F1:20、F1:22では1915、F4:1184では1913)

■オズボーン，T・B（米国）、マッカラム，E・V（同）、脂溶性Aビタミンを提唱。（関連：1913）　(F1:20、F4:1063)

132

■ゴールドバーガー，J（米国），この年から数年間で，ペラグラが感染症ではなく，栄養不良によることを解明。［ゴールドバーガーは，米国保健省の研究者。1926に，ビタミンBは2要素（B1とB2）からなっていることを解明。その後，1930代にペラグラ予防因子は，ビタミンBの一種，ニコチン酸（ナイアシン）であることが解明された。］　（A1:192、A7:622）

■ロジャース，L（英国），ムイル，E（同/スコットランド），カラアザールに三価アンチモン製剤（酒石酸アンチモンカリウムおよび酒石酸アンチモンナトリウム）が効果をあることを証明。　（F1:20）

■クルーゼ，W（ドイツ），普通感冒の濾過性病毒を提唱。［細菌が混じっていない鼻汁によって健常者に普通感冒が発症することを証明］　（F1:20）

■ニコル，C・J・H（フランス），初感染，再感染を考慮した結核の進展に関する分類を試みる。［ニコルは，発疹チフスがシラミを介して伝染することを証明した業績などにより，1928にノーベル賞受賞］（F6:1643）

■バコット，A・W（英国），マーティン，C，ペストがノミとネズミによって媒介されることを実験で明らかにする。（A7:490）

■ボヴェリ，T（ドイツ），癌発生の体細胞突然変異説を提唱。［ボヴェリは1914に死去。1929に，夫人によって学説の英語翻訳書が刊行された。彼は，形質保持に必要な一組の染色体をゲノムと命名したことでも知られる］　（F7:1995、PMID:24323923）

■メイヤー，K（ポーランド），異物検出深部撮影装置を使用。［断層撮影の先駆け］（F6:1743）

■デサウアー，F（ドイツ），ファントムを用い深部線量測定。　（F11:3093）

■スティーヴンソン，W・C（英国），ラジウム・エマナチオン（ラドン）を放射

線治療に利用。　（F11:3093）

■英国で，『第5英国薬局方』刊。［140の生薬を含み，その3分の1はガレノスの時代までに使用されていたもの，他の3分の1は中世～米大陸発見後，残り3分の1は18～19世紀に加わったものという。その後の版では，天然物がしだいに削除され，合成薬が加えられていった。］（A8:675-6）

■【国内】　末吉雄治、末吉法（尿蛋白定量法）を発表（東京医学会雑誌）。（F5:1382）

■【国内】　野村正一、広沢豊作、『袖珍臨牀診断指針』刊。　（F5:1382）

■【国内】　佐伯矩、私立栄養研究所（のちに国立栄養研究所）創設。　（F4:1063）

■【国内】　中川幸庵、ウェステルマン肺吸虫（肺ジストマ）の第2中間宿主がサワガニであることを発見。（F10:2869）

■【国内】　東京で発疹チフス発生，各地に流行（年末までに死者1176名）（F10:2808）

■【国内】　発疹チフスの流行で伝染病医療従事者の殉職が多発。　（F10:2809）

■【国内】　東京でペスト流行（F10:2809）

■【国内】　三共、タカジアスターゼの生産開始。　（F4:1063）

■【国内】　第1次世界大戦勃発の影響：ドイツとオーストリアには日本人留学生が89名滞在，他国へ避難した者もいた一方で40余名が行方不明になり，保護の名目で2カ月間以上刑務所に収容された者もいた。また，輸入医薬品の価格が高騰した。　（B90b:5-6）

■【ノーベル賞】　バーラーニ，R（オーストリア），内耳の前庭器の生理学と病理学の研究。　（B8:39）

【ノーベル賞】　ラウエ，M・v（ドイツ），結晶によるX線の回折の発見。［物理学賞］　（B8:39）

1915

■エグルストン，C（米国），ジギタリス大量療法を提唱。　（F1:22、F3:779）

■オールバット，T・C（英国），『狭心症を含む動脈の疾患』刊。　（A7:628）

■シッピー，B・W（米国），胃潰瘍に大量アルカリ療法を提唱。［ミルクと制酸剤による治療法で、注目されたが効果はなく、用いられなくなった。］　（F1:22、F2:509）

■レーフス，M・E（米国），柔軟性ゴム製胃消息子を用いて分画時胃液採取を行い、胃液分泌機能検査に新しい局面を開拓。　（F1:22、F2:509）

■フランク，A・E（ドイツ），特発性血小板減少性紫斑病を記載。　（F1:22）

■ベネディクト，F・G（米国），30日間の断食期間中に熱の産生が 29 ％減少することを明らかにする。（関連：1907）（A7:592-3）

■エマヌエル，G（ドイツ），脳脊髄液の梅毒反応として、マスチックス反応を発見。　（F1:22）

■トウォールト，F・W（英国），バクテリオファージ（溶菌現象）を発見。［デレルによる 1917 の発見と同様の現象であり、トウォールト＝デレル現象と呼ばれた。］（関連：1917）　（A7:391, 395、A8:698、F1:22）

■ゴードン，M・H（英国），マーレイ，E・G・D（南アフリカ、英国・カナダで研究），流行性脳脊髄膜炎菌をⅠ、Ⅱ、Ⅲ、Ⅳ群に分類。　（A7:403）

■ウーレンフート，P（ドイツ）らドイツの 2 研究グループ、稲田竜吉らと独立にワイル病病原体を発見、*Spiroheta icterogenes* と命名。　（F1:22）

■ワイル，E（ドイツ），フェリックス，A（チェコ），発疹チフスにおける特異反応を発見。　（F1:22）

■マクドナー，J（英国），住血吸虫症に

アンチモンを初めて適用。　（F1:22）

■バールトン，A（ペルー）、オロヤ熱の病原体、*Bartonella bacilliformis* を 発見。（F1:22）

■英国で全国的に出生届の提出が義務付けられる。　（A6:229）

■【国内】　野口英世、ワクシニアウイルスの純培養に成功。［生きたウサギやウマの精巣に感染させる方法による。］（関連：1925、1931）　（A7:447）

■【国内】　稲田竜吉、井戸泰、ワイル氏病の病原体を発見し、黄疸出血性スピロヘータと命名、治療法と合わせて発表。［1918 に黄疸出血性レプトスピラ（*Leptospira icterohaemorrhagiae*）に名称変更。日本では、はじめに鉱山労働者で発見されたが、ドイツでは兵士で発見された。］　（A3:218、A7:474、F1:22、F10:2895）

■【国内】　渡辺信吉、日本第 1 例目の深在性クリプトコッカス症を報告。（F10:2907、福岡医大誌 1915; 8:470）

■【国内】　恩地与策、西尾恒敬、有害異形吸虫を記載。　（F10:2869）

■【国内】　二木謙三ら、鼠咬症スピロヘータを発見。水銀製剤およびサルバルサンが非常に有効であることを確認。（F1:22）

■【国内】　山極勝三郎、市川厚一、ウサギの耳にコールタールを反復して塗布し、皮膚癌を発生させることに成功。（関連：1912）　（A3:223-4、F1:133）

■【国内】　鈴木梅太郎の開発したサルバルサン剤アルサミノールが秦佐八郎の動物試験を経て発売、国産六〇六号の先駆となった。　（F10:2809）

■【国内】　岩垂亨、サルバルサンの研究を完成。［岩垂は萬有製薬の創業者］（F1:22）

■【国内】　岡田春吉、アンチピリンの試製に成功。　（F1:22）

■【国内】　麻疹、インフルエンザ、流

行性脳脊髄膜炎、再帰熱患者および疑似症が届出伝染病に指定。　（F10:2809）

■【国内】　仙台医学専門学校が昇格して、東北帝国大学医学部になる。（A3:214）

■【国内】　日本医師協会設立。　（F1:23）

■【国内】　北里研究所、東京に開所。（F10:2809）

■【ノーベル賞】　生理学医学賞は該当者なし。　（B8:40）

1916

■ギラン，G（フランス）、バレー，J・A（同）、ストロール，A（同）、ギラン・バレー症候群を記載。　（F8:2227, 2362）

■カッツネルソン，P（ポーランド、ドイツで研究）、ウェルルホフ病（Werlhof's disease）に脾臓摘出療法を開始。（F7:1957）

■ガスケル，W・H（英国）、『不随意神経系』刊。　（A6:265）

■クック，R・A（米国）ら、喘息の遺伝学的研究を家系調査により行う。（F6:1731）

■メランビー，E（英国）、腸から吸収された大量のヒスタミンが、外科的ショックと同様の状態を引き起こすことを観察。（A7:561）

■アディス，T（英国/スコットランド、米国移住）ら、尿素クリアランスの式を考案。　（F5:1382）

■ヴォルバッハ，S・B（米国）、ロッキー山紅斑熱（発疹チフス）の病原菌を発見し、*Dermacentroxenus rickettisi* と命名（現在の菌名は、*Rickettsia prowazekii*：次項参照）。（関連：1909、1913）（A7:450）

■ロカ＝リマ，H・d（ブラジル）、発疹チフスの病原体を記載し、リケッチア・プロワツェキ（*Rickettsia prowazekii*）と命名。［ロカ＝リマはハンブルグ大学教授となったブラジル人。研究中に、この菌に感染して死亡したリケッツ，H・T（米国）とプロワツェク，S・v（チェコ）の名をとって菌名を命名した。］（関連：1913）　（A7:450、F1:22）

■米国・ニューヨークで小児マヒ（ポリオ）が流行。　（A1:50）

■米国のコロラド大学病院、臨床検査部を開設。　（F5:1383）

■【国内】　武藤昌知、寄生虫横川メタゴニムスの第1中間宿主（カワニナ）を発見。　（F1:22）

■【国内】　山田司郎、マンソン裂頭条虫は、リグラの母虫であることを発見。（F1:22）

■【国内】　石原忍、徴兵検査用に色盲検査表（仮性同色表）を考案。　（F1:22）

■【国内】　鳥潟隆三、煮沸沈殿元に関する研究を発表、エールリッヒの側鎖説に反駁し、すべての免疫本態をリンパ系細胞に帰す。　（F9:2543）

■【国内】　越智式人工呼吸器が考案される。　（F6:1679）

■【国内】　大日本医師会創立。　（F1:23）

■【ノーベル賞】　生理学医学賞は該当者なし。

1917

■アインホーン，M（ポーランド、米国移住）ら、十二指腸ゾンデを用いて硫酸マグネシウムを注入し、胆汁採取に成功。（F1:24、F2:509）

■カシュニー，A・R（英国/スコットランド、米国でも研究）、尿生成機構など腎臓の様々な機能について述べた論文『尿の分泌』を発表。［カシュニーは薬理学者・生理学者。ジギタリスの薬理や光学異性体などについても研究した。］（F5:1369、Wikipedia）

■ベスレドカ，A（フランス）、『アナフィラキシーと抗アナフィラキシー』刊。（A7:563）

■マッカラム，E・B（米国）、シモンズ，N、

成長促進因子を脂溶性ビタミン A と命名、その欠乏により成長が遅延し、眼球乾燥症（結膜炎および角膜の進行性角化などによる変化）が起こることを明らかにする。（関連：1909）　　（A7:618）

■クッシング，H（米国）、『聴神経の腫瘍』刊。　　（A3:229）

■デレル，F・H（カナダ）、赤痢患者の糞便から得た混合培養の濾過液が、赤痢菌の溶解を引き起こすことを発見。［デレルは、ヨーロッパで学び、中南米で勤務したあと、パリのパストゥール研究所で研究し、1928 に米国のエール大学教授。1930 まで、菌溶解現象について研究を続け、その現象をバクテリオファージ（ファージ）と命名。］（関連：1915）
　（A7:395, 407）

■ギリース，H（ニュージーランド、英国で活動）ら、主に第 1 次世界大戦の戦傷者に皮膚移植による再建手術を行う病院を設立し、形成外科の手術技法を発展させる。　　（A1:237-8）

■メンネル，J・B（英国）、マッサージに関する重要な著作を刊行。（関連：1860代）　　（A6:373）

■パパニコロー，G・N（ギリシャ、米国移住）、ストッカード，C・R（米国）、哺乳動物の膣上皮が卵胞周期に応じて特徴的な変化を示すことを証明。［この研究をもとに、膣スメアテストが開発された。］　　（A7:551）

■エコノモ，C・F・v（オーストリア）、嗜眠性脳炎（Encephalitis lethargica）を記載。［1915 から 1924 頃まで最初ウィーンで、続いてヨーロッパ、北米などで流行。ウイルス感染が疑われたが証明されていない。］　　（A8:728、F8:2227）

■ジャニッキ，C（ポーランド、スイスで研究）、ローゼン，F（同）、広節裂頭条虫の第一中間宿主、ミジンコを発見。（B81:595、F1:24 では 1919）

■ラドン，J・K・A（オーストリア）、CTの原理である立体復元の数学的理論を確立。　　（F11:3093）

■【国内】　長与又郎、宮川米次ら、ツツガムシ病原体の培養成功を報告。（F1:24）

■【国内】　井戸泰、七日熱の病原体スピロヘータを発見。　　（F1:24）

■【国内】　山極勝三郎、市川厚一、家ウサギの耳腺にラノリン、テール混合液を反復注射し、乳癌の人工的発生に成功。（関連：1915）　　（F1:24）

■【国内】　入江達吉ら、水製糖エキスの脚気予防効果を大規模実験で証明。（F1:24）

■【国内】　粉じんマスクが製造され、使用される。　　（F6:1776）

■【国内】　大阪に初の公立結核療養所、大阪市立刀根山結核療養所設立（以後、17都市に設置）　　（F10:2809）

■【国内】　結核死亡率、1 万人当たり25.3 人に達し、史上最高を記録。（F6:1643）

■【ノーベル賞】　生理学医学賞は該当者なし

1918

■第一次世界大戦終結（11 月）。

■インフルエンザ（スペインかぜ）、この年から翌年にかけて世界的流行。［世界で 2500 万〜5000 万人が死亡したとみられている。続発した嗜眠性脳炎（Encephalitis lethargica）による死亡が多かったとされている。日本でも、間接・直接の死亡者は 45 万人を超えたと推定されている。］　　（A1:50、A7:448、A8:728、F1:129）

■ダンディ，W・E（米国）、脳室撮影法を発表。［ダンディはクッシングの弟子］（A3:229、A2:330、A6:281、F1:164）

■ブースフィールド，G・W・J（英国）、狭心症の心電図を記録。　　（F3:875）

■ヘリック，J・B（米国）、心筋梗塞と

心電図の関連を示唆。［ヘリックは、1912
に心筋梗塞の症候と病理について報告］
　　（F3:874-5）

■スミス，F（米国）、イヌの冠動脈結紮
の心電図を報告。［スミスはヘリック（前
項）の弟子。］　　　（F3:874-5）

■スターリング，E・H（英国）、この年
までに、「スターリングの心臓法則」（心
筋の収縮による血液放出度は充満度によ
って定まる）を発表。（関連：1914、フ
ランク＝スターリングの法則）　（A6:317、
B93:1465）

■ジャクソン，C（米国）、硬性気管支鏡
を用いて気管支に酸化ビスマス粉末を吹
き込み、X線造影撮影を行う。
　　（F6:1698, 1743）

■キャメロン，D・F（米国）、逆行性腎
盂造影法を実用化。　　（F11:3093）

■デール，H・H（英国）、リチャーズ，A
・N（米国）、少量のヒスタミンは動脈の
収縮と全身の毛細血管の拡張を起こし、
後者は神経系から独立していると報告。
　　（A7:561）

■ヘッド，H（英国）、リドッチ，G（同）、
『自律膀胱』刊。　　　（A6:265）

■グランツマン，E（スイス）、遺伝性出
血性血小板無力症を報告。　　（F7:2114）

■ハウエル，W・H（米国）、ホルト，L
・E（同）、ヘパリンを分離。［ハウエル
はジョンズ・ホプキンス大学の生理学者、
ホルトは彼が指導する学生］　（F7:1957）

■メランビー，E（英国）、この年までに、
動物脂肪中に存在するある因子が欠乏し
た食事を与えて、子イヌにくる病を起こ
すことに成功。［この実験結果から、くる
病は欠乏症と考えた。］　　（A7:616）

■ザックス，H（ドイツ）、ゲオルギー，W
（同）、梅毒診断法として、コレステリン
附加牛心エキスを用いる沈降反応を発表。
　　（F10:2810）

■マルタ熱菌（*Micrococcus melitensis*）
とウシ流産菌（*Bacillus abortus*）が同

一であることがわかり、*Brucella abortus*
という菌名に改められた。［現在では、ブ
ルセラ属の菌は6菌種が知られている。
ブルセラ菌による感染症はブルセラ症あ
るいは波状熱と呼ばれる。］（関連：1886、
1897）　（A7:385-7、B92:2179）

■ワグナー＝ヤウレック，J・v（オース
トリア）、マラリア感染による発熱を梅毒
による進行性麻痺の治療法に用いる。
（A3:225、F1:24、A7:511 では 1917）

■米国を中心に「リハビリテーション」
の概念が生まれる。　　（F8:2227）

■フランスで、対癌連盟が設立され、市
民教育と治療ネットワークの構築の取り
組みが始まる。　　（A1:335）

■米国のジョンズ・ホプキンス大学に公
衆衛生学部が創設。　（A3:221）

■【国内】　吉田貞雄、蛔虫（回虫）の
発育循環を発表。　（F1:24、F2:509）

■【国内】　武藤昌知、肝吸虫の第1中
間宿主マメタニシを発見。　（F10:2869）

■【国内】　藤浪鑑、日本住血吸虫の中
間宿主であるミヤイリガイの殺貝法とし
て生石灰の利用を提案。［1948 からは石
灰窒素に切り替えられた。その後、ミヤ
イリガイの駆除法として溝渠のコンクリ
ート化なども進められた。］　（F10:2871）

■【国内】　志賀潔の感作結核ワクチン
が発売認可される。　　（F10:2810）

■【国内】　流行性脳脊髄膜炎が法定伝
染病に指定、法定伝染病は 10 種になる。
（F8:2227）

■【ノーベル賞】　生理学医学賞は該当
者なし。

1919

■エア，J・B（米国）、ウェジフォース，P
（同）、エシッチ，C・R（同）、後頭下穿
刺術（suboccipital puncture）を開発。
（F8:2227）

■トレチアコフ，K（ロシア）、パーキン
ソン病の責任病巣が黒質であることを証

明。　（F8:2227）

■エウセル，C（アルゼンチン）、臨床例の血管造影に初めて成功。［患者の手背静脈に 10 ％ヨウ化カリ液を静注］（F11:3093）

■グッドパスチャー，E・W（米国）、インフルエンザ流行時に出血性肺臓炎と腎炎を呈した症例を報告。［1958 に、スタントン，M・C（オーストラリア）とタンゲ，J・D（同）は同様の症例を 9 例集積し、グッドパスチャー症候群と呼ぶ］（F5:1481、Australas Ann Med 1958; 7:132）

■シモンズ，M（ドイツ）、下垂体萎縮を伴う下垂体機能低下症を記載。（関連：1939）　（F4:1166、B92:374 では 1914）

■ホフマン，E（ドイツ）、皮膚の免疫体産生作用（Esophylaxin 産生）を提唱。（F9:2543）

■デール，H・H（英国）、レイドロー，P・P（英国/スコットランド）、ヒスタミンの大量注射によって全身の血管が拡張し、血管内膜の透過性の異常によって毛細管から血漿の浸透が生じることを明らかにする。［これに続いて、血球の相対的増加、血液量の喪失、体温低下、意識消失、呼吸中枢の抑制など外科的ショックの症状が生じ、外科的ショックとヒスタミンの関係が示唆された。］　（A7:561）

■ステンボック，H（米国）、カロチンがビタミン A の働きをすることを確認。（F1:24、F4:1063）

■フルトシンスキー，K（ドイツ）、人工太陽光線照射によって、くる病が治癒したと発表。　（A7:616-7、F1:24）

■メランビー，E（英国）、くる病とビタミン欠乏との関係を発見。　（関連：1918）　（F4:1063）

■クリスチャン，H・A（米国）、ハンド病（ハンド・シュルレル・クリスチャン病）を詳述。　（F1:24、B94:1265）

■ユーイング，J（米国）、『腫瘍性疾患』

刊。　（A8:643）

■ヴォロノフ，S（フランス）、この年以降、サルから人への睾丸移植を試みる。［当時、試みられていた若返り法の研究の一つ。専門家から反対され、満足すべき結果も得られなかった。］　（A7:550）

■エーベル，J・J（米国）、久保田勉之助、いくつかの組織についてヒスタミンの存在を検索し、胃腸粘膜抽出物と下垂体乾燥抽出物にしか存在しないとする。（A7:562）

■ヤング，H・H（米国）、殺菌消毒剤、マーキュロクロームを製造。　（F1:24）

■英国で、保健省が設立される。（A6:223）

■英国で、看護婦の登録が法制化される。（A8:710）

■【国内】　河北真太郎、尿崩症の 1 剖検例で下垂体後葉に結核性とみられる石灰沈着を認め、尿崩症は下垂体後葉の機能低下によって起こされたと考えられると記載。（関連：1912、1921）　（F4:1161）

■【国内】　野口英世、黄熱病の病原体、*Leptospira icteroides* を発見。　（F1:24）

■【国内】　光田健輔、ハンセン病の病型決定に使われる皮内反応であるレプロミン反応を報告。［共同研究者の林文雄が 1933 に欧文誌で報告、世界に知られるようになった。］　（F10:2899、Int J Lepr 1933; 1:31）

■【国内】　後藤七郎、日本におけるクエン酸ナトリウムを用いた最初の輸血を実施。　（F1:24、F7:1957）

■【国内】　塩田広重、前項の後藤七郎とともに日本で最初の輸血を行う。［塩田は、1914 に東大から日本赤十字社仏国派遣救護班医長として渡仏、パリのホテルに日本病院を開設して、多くの観血手術や傷病兵治療に当たった。帰国時にジャンブロー式輸血セットと血液型判定用血清を持ち帰り、これらを使用したとみられる。後藤も第 1 次世界大戦勃発に際し

て九大からヨーロッパに派遣された。輸血は、当初は事故が多く、なかなか普及しなかったが、1930に濱口首相狙撃事件で、塩田が現場に急行し、次男からの採血を輸血して救命に成功してから広く認められるようになった］　（B90b:6, 16）

■【国内】　初めてわが国に流行性脳炎出現、最初に長野、新潟両県下に小流行、翌年春に東京、大阪に流行。　（F10:2810）

■【ノーベル賞】　ボルデ、J（ベルギー）、免疫に関する研究。　（F9:2543、B8:43）

1920

■インフルエンザ、世界的流行。（A1:50、F6:1643）

■クロイツフェルト、H・G（ドイツ）、クロイツフェルト＝ヤコブ病に関する論文を発表。［翌年、別個に研究していたヤコブ、A・M（ドイツ）も論文を発表。］（F8:2227）

■バルディー、H（米国）、ヒトの心筋梗塞の心電図変化を記録。　（F3:875）

■ラーベ、F（ドイツ）、サロマン、E（同）、先天性フリブリノーゲン欠損症を報告。（F7:2127）

■ダッドレイ、H・W（英国）、下垂体抽出物の昇圧成分と分娩促進成分を分離。［ダッドレイは、H・H・デール（英国）の共同研究者］（関連：1906、1921）（A7:546）

■シュタイナハ、E（オーストリア）、若返りを目的として輸精管結紮手術を行う。［20年以上、このような研究を行い、モルモットを去勢し、卵巣を移植してメスの特徴が現れること、睾丸と卵巣の移植によって雌雄両性の特徴が現れることなどを観察。］（関連：1889）　（A7:550）

■マイニッケ、E（ドイツ）、梅毒診断法としてマイニッケ混濁反応を発表。（F1:24-6）

■ローゼンハイム、O（ドイツ、英国移住）、ドラモンド、J・C（英国）、植物中に含まれるカロチン色素の量は、ビタミンA活性と比例することを明らかにする。　（A7:618）

■シュピーロ、K（ドイツ）、ストール、A（スイス）、麦角からエルゴタミンを分離。（関連：1830、1906、1935）　（A8:685）

■バイエル社、スラミンを合成。［ヒトのトリパノソーマ症の治療に有用な薬物］（A8:693）

■英国で、政府の資金による医学研究委員会（Medical Research Committee）が英国医学研究評議会（MRC、Medical Research Council）に発展改組される。［特に第1次世界大戦を契機に、英国の臨床医学研究は、質量共に米国に遅れるようになった。英国の医学研究資金は、政府と慈善団体（帝国癌研究基金、英国心臓財団、ウェルカム信託基金）からもたらされていたが、米国より下位にあった。MRCは、純粋科学、臨床研究、実験医学の奨励を目的としていたが、無作為化臨床試験、疫学研究にも資金を提供するようになった。］　（A1:200-1）

■【国内】　広瀬豊一、胎盤ホモジェネイトを未熟ラットに注射し、卵巣に黄体が形成されると報告。［ゴナドトロピン作用の観察］（関連：1921、1928）（F4:1208）

■【国内】　林直助、ツツガムシ病リケッチア（Orientia tsutsugamushi）を記載。　（B92:1674）

■【国内】　三浦謹之助、サントニンの回虫駆除作用を確認。　（F1:24）

■【国内】　武藤昌知、肝臓ジストマの発育環を解明。　（F1:24、F2:509）

■【国内】　慶応義塾大学医学部が発足。（A3:214）

■【ノーベル賞】　クローグ、A（デンマーク）、毛細血管の運動調節機構の発見。（関連：1904）　（B8:44）

1921 － 1940

1921

■リーセル、O・L・M（ドイツ）ら、アセチルコリン溶液中にカエル筋肉を浸し、長く続く攣縮が起こることを観察。(A7:577)

■レーヴィ、O（オーストリア）、心臓の迷走神経刺激による拍動の抑制に化学物質が関与していることを証明。［この化学物質を迷走神経物質と呼び、アセチルコリンであると予想。これが心筋に存在するコリンエステラーゼによって急速に分解することを発見。迷走神経物質がアセチルコリンであることは、1933にフェルドベルク、W・S（ドイツ、英国移住）とガッダム、J・H（英国）によって証明された。レーヴィは1936に、デール、H・H（英国）と共に神経の化学伝達に関する業績によってノーベル賞を受賞。］(A1:194-5、A7:570-1)

■フォア、C（フランス）、パーキンソン、J（英国）が記載した振戦麻痺の病理的所見として、中脳の黒質の病巣を明らかにする。（関連：1817、1919）　(A6:274)

■ラングリー、J・N（英国）、『自律神経系』刊。（関連：1898）　(A6:265)

■クック、R・A（米国）、ハウスダストが喘息の重要なアレルゲンであると認識。［クックは、自身がアレルギー体質であり、若い時に喘息で悩まされていた。喘息は、インターン時代、馬が牽引する救急車に乗った時に特に顕著であった。こうした経験からアレルギーの研究に強い関心を持つようになった。］（関連：1964）(F6:1643, Sherman: Trans Am Clin Climatol Assoc 1961; 72:xliii)

■マクト、D・I（米国）、ティン、G・C、メチルキサンチンの気管支平滑筋弛緩作用を証明。　(F6:1733)

■プラウスニッツ、C（ドイツ）、キュストナー、H（同）、プラウスニッツ＝キュストナー反応（P-K反応）を発見。［プラウスニッツが、魚アレルギーのあるキュストナーの血清を自分の皮内に注射、同一部位にその魚の抽出物を注射して、じんま疹を再現］(F9:2543, 2611)

■ブルクハルト、H（ドイツ）、ミューラー、W（同）、胆嚢穿刺造影を報告。［経皮経肝胆管造影（PTC）に発展して一般化されたのは1970年代初頭］(F2:578, 620)

■ヴァン・スライク、D・D（米国）ら、尿素クリアランスの概念を提唱。(F5:1382)

■バンティング、F・G（カナダ）、ベスト、C・H（同）、犬の膵臓から活性物質（インスリン）を分離。［2人はトロント大学の研究者。論文発表は、バンティング、ベスト、マクラウド、J・J・R（英国/スコットランド、米国移住、トロント大学滞在）の3人の著で1922。バンティング、マクラウドは、翌年、ノーベル賞受賞。ベストに授賞されなかったことで議論が起こった。］(A1:265、A7:556-7、F1:26、F2:509、F4:1063, 1122, 1196)

■エヴァンス、H・M（米国）、ロング、J・A（同）、下垂体前葉抽出物質の成長促進作用と卵巣に対する作用を観察。［成長ホルモンは、骨端軟骨に作用して特に骨格の成長を調節することが、その後、明らかにされた。］(A7:547、F1:26、F4:1063, 1208)

■マラニョン、G（スペイン）、尿崩症の大部分は、下垂体後葉の機能低下によると述べる。（関連：1928）(F4:1161)

■トプレー、W・W・C（英国）、多数のネズミを使って感染と免疫の獲得を調べる実験を開始。　(A8:737)

■ブロッホ、B（スイス）、ドライフス、W（同）、コールタール塗布による実験的肺

腺腫の発症実験を行う。　　（F6:1742、Schweiz med Wschr 1921; 51:1033）

■ボカジュ，A（フランス）、断層撮影装置（biotome）を開発。（関連：1954）（F1:26、F6:1743）

■ダッドレイ，H・W（英国）、平滑筋の著明な収縮を引き起こす下垂体抽出成分オキシトシンの存在を立証。（関連：1920）　　（A7:546）

■英国王立協会、アンデス山脈の高山での生理学的研究を目的とする英国・米国探検隊を組織。［隊長はバークロフト，J（英国）。気候馴化に際して、ヘモグロビンの増量と赤血球の増加が一致していることなどを見出した。］　　（A6:312）

■【国内】　熊谷岱蔵、膵臓抽出エキスが糖尿病犬の血糖降下に著しい効果を持つことを明らかにする。［熊谷は、東京帝国大学からミンコフスキー，O（ドイツ）のもとへ留学したのち東北帝国大学教授。第18回日本内科学会総会（4月）で、「膵臓の内分泌に関する研究」と題して発表（バンティングらの発表は7月30日）。1923年に臨床効果を確認したが、精製不十分だったとされる。］（ミンコフスキーの関連：1889）　　（F4:1101）

■【国内】　加藤豊治郎、血液ガス、アシドーシスについて第18回日本内科学会総会で宿題報告。［血液中の酸素・炭酸測定法、測定機器、生理学的知見などについて最新知識を示す。］　　（F6:1664）

■【国内】　大森憲太、脚気はビタミン不足によることを実証したと発表。［ビタミンB欠乏食、大量に含む食物、ビタミンB注射などの影響を比較研究］（F8:2255）

■【国内】　井上善次郎、『内科診断学』刊。　　（F5:1382）

■【国内】　竹谷実、サルコイドーシスの皮膚病変・類狼瘡を報告。　（F6:1765）

■【国内】　土肥慶蔵、梅毒の日本渡来経路を考証。［ヴァスコ・ダ・ガマの航海

でインドに持ち込まれ、中国を経て室町時代の1512に日本に入ったとする。］（F10:2983、世界黴毒史［復刻版、形成社、1973]）

■【国内】　北満州にペスト蔓延、日支共同防疫会議を開催。　　（F10:2810）

■【国内】　伝染病研究所、ワイル病血清を発売。　　（F10:2810）

■【国内】　北海道帝国大学医学部、開設。　　（A3:214）

■【ノーベル賞】　生理学医学賞は該当者なし。　　（B8:46）

1922

■クッシング，H（米国）、髄膜腫という病名を使い始める。　　（A6:372）

■ワートン，L・R（米国）、ピアーソン，J・W（同）、肺塞栓症のX線所見を記述。（F3:931）

■シカール，J・A（フランス）、フォレスティア，J（同）、リピオドール（ヨード化合物を含む油）を用いた気管支造影法を開発。　（A2:330、A6:377、F6:1698、1743-4）

■フーバー，H・L（米国）、ケスラー，K・K（同）、喘息の気道壁に好酸球浸潤を証明。　（F6:1643、Arch Intern Med (Chic) 1922; 30:689）

■ヒルヒ，S（ドイツ）、喘息治療にメチルキサンチンの応用を試みる。（関連：1921）　　（F6:1733）

■カルノー，P（フランス）、コスコウスキー，W、リーベルト，Eら、ヒスタミン注射による胃液分泌を検査。（F2:509）

■ザクスル，P（オーストリア）、シェルフ，D、メチレン青注射による胃内排泄を検査し、診断に資する。　　（F2:509）

■ハラーフォルデン，J（ドイツ J. Hallervorden）、シュパッツ，H（同）、ハラーフォルデン＝シュパッツ病を記載。　　（F8:2227）

■ シュルツ，W（ドイツ）、顆粒球減少症を記載。　（F1:28）

■ ダラニイ，J・v（ハンガリー）、血清の膠質不安定性に基づく架状反応を提唱（化膿，癌腫．結核等に陽性）。　（F7:1957）

■ カッツネルソン，P（チェコ）、骨髄で赤血球のみが低形成を示す赤芽球癆（pure red cell aplasia）を報告。（F7:2067、Vern Dtsch Ges Inn Med 1922; 34:557）

■ 英国保健省で、慢性関節リウマチ（rheumatoid arthritis）という疾患名が公式に採用される。［この病名は、医学文献では、すでに 1859 に、ギャロッド，A・B（英国）よって使われていた。米国リウマチ協会は、1941 に、この病名を公式に採用、1958 に診断基準を発表］（A4:40、F5:1495）

■ バンティング，F・G（カナダ）、ベスト，C・H（同）が犬の膵臓から分離した活性物質（インスリン）を瀕死状態の糖尿病の少年に注射し、効果を得る。（A1:265、F4:1063, 1196）

■ プラムマー，H（米国）、ブースビー，W（同）、バセドウ病に対する甲状腺手術前処置としてヨード（ルゴール）療法を導入。［二人はメーヨー・クリニックの医師］（F4:1063, 1185）

■ チック，H（英国）ら、1919 からこの年まで、重症のくる病が多く見られたウィーンに出張して研究、栄養欠乏説と日光不足説の両方を支持する結論を報告。［チックは女性の微生物学者・栄養学者］（A7:617）

■ マッカラム，E・V（米国）、ビタミン D がくる病治療予防物質であることを解明。（F1:28）

■ エヴァンス，H・M（米国）、ビショップ，C・S（同）、小麦胚珠中に不妊予防因子（のちのビタミン E）を発見。（関連：1936）　（A7:620、F1:28）

■ フレミング，A（英国/スコットランド）、ヒトの鼻汁が抗菌作用を有することを発見、リゾチームと呼ぶ。［リゾチームの現在の別称は、ムラミダーゼ］　（A1:271、Proceedings of the Royal Sociery B 1922; 93:306）

■ スティーヴンズ，J・W・W（英国）、マラリア原虫の 4 番目の種、*Plasmodium ovale* を発見。［スティーヴンズは、リバプール熱帯医学校出身］　（A7:459）

■ シカール，J・A（フランス）、フォレスティエ，J（同）、ミエログラフィー（脊髄造影法）を改良。［リピオドールを利用］（F1:28, 164）

■ アショフ，K・A・L（ドイツ）、いろいろな組織に分散して存在する細胞が、一つの相同器官体系を形作ることを証明し、これに細網内皮系という名称を提唱。（A6:320）

■ ケラウェイ，C・H（オーストラリア）、コウエル，S・J、正常血液中にショックを抑制する物質が存在することを証明。（A7:565）

■ コンプトン，A・H（米国）、散乱 X 線のコンプトン効果を発見。　（F1:28）

■ ドイツのワイマール政府が、看護の学位を創設。　（A1:227）

■ 米国、ハーヴァード大学、公衆衛生学部を創設。　（A3:221）

■【国内】　日本結核病学会が発足。［第 1 回総会は翌年開催。現名称は日本結核・非結核性抗酸菌症学会］　（F6:1643）

■【国内】　日本生理学会設立。

■【ノーベル賞】　ヒル，A・V（英国）、筋肉中の熱発生に関する研究。［収縮には酸素は必要とされないが、回復過程には酸素が必要であることを明らかにした。］（A6:295-6、B8:48）

■【ノーベル賞】　マイアーホーフ，O・F（ドイツ）、酸素消費量と筋肉における乳酸生成の関係を発見。［筋収縮に際してグリコーゲンが乳酸に分解し、回復期には乳酸からグリコーゲンが再合成され

ること、それらと酸素消費との相関など
を明らかにした。〕 （A6:295-6、B8:48）

1923

■ヘーリンク，H・E（オーストリア、
ドイツ・米国で活動）、頸動脈洞の循環調
節作用を、この年から 1927 にかけて解
明。（関連：1882） （A6:315）

■フォルハルト，F（ドイツ）、シュミー
デン，V（同）、収縮性心膜炎の完全な心
膜切除術を創始。 （F3:779）

■カトラー，E・C（米国）、レビン，S
（同）、僧帽弁狭窄症手術に成功。〔長期
成績は良くなく、1929 以降、この手術は
行われなくなった。〕 （F3:779、
PMID:8239828）

■ローゼンブルーム・J（米国）、遺伝性
高血圧症の存在を証明。 （F3:833）

■フィッシャー・A・W（ドイツ）、大腸
の二重造影（注腸 X 線検査）に成功。
（F1:164、F2:526, 602）

■シンドラー，R（ドイツ）、硬性胃鏡を
開発。 （F2:509）

■アショフ，K・A・L（ドイツ）、胃潰
瘍の機能的機械的刺激説を提唱。
（F2:592）

■グイン，N（カナダ）、腎組織の図を用
いて急性腎炎とアミロイドーシスの症例
を報告。 （F5:1390）

■コカ，A・F（米国）、クック，R・A（同）、
花粉症、気管支喘息など遺伝傾向を持つ
過敏症をアトピーと呼ぶ。〔1925 には P-K
反応陽性抗体をアトピー性レアギンと呼
ぶ。〕 （F9:2587、J Immunol 1923;
8:163）

■ザイファールト，C（ドイツ）、胸骨骨
髄穿刺を診断に適用。〔穿刺針の開発は
1922〕 （F1:28）

■ハリス，S（米国）、インスリン過多症
を提唱。 （F4:1064）

■バンティング，F・G（カナダ）、ベス
ト，C・H（同）、犬の膵臓から分離した
活性物質（インスリン）を生化学者コリ
ップ，J・B（同）の援助を得て精製。
（A1:266）

■ハーゲドン，H・C（デンマーク）、ヤ
ンセン，B・N（同）、還元法による血糖
測定法として Hagedorn-Jensen 法を開
発。〔ハーゲドンは、ノボノルディスクの
創業者の一人。1936 にプロタミンインス
リン、1946 に NPH インスリンを開発〕
（F4:1196、 JAMA 1936; 106:177、
Wikipedia）

■ガロッド，A・E（英国）、ポルフィリ
ン症を先天性代謝異常として記載。
（F7:2029）

■ヴォールヴィル，F（ドイツ）、顕微鏡
によってのみ診断できる顕微鏡的 PN
（polyarteritis nodosa、 結節性多発動脈
炎）を報告。〔今日では、顕微鏡的多発血
管炎（Microscopic polyangitis、 MPA）
と呼ぶのが一般的。PN は、1866 にクス
マウル，A（ドイツ）らが報告。〕
（F9:2652）

■アレン，E（米国）、ドイジ，E・A（同）、
卵胞液中に卵胞を作り出す物質（エスト
ロゲン）が存在することを明らかにする。
（A7:551）

■ツィンガー，A（米国）、ジフテリア毒
素に対する感受性（シック試験陽性）は、
1 歳児では 90 ％以上に達し、3 歳以後
急に低下することを明らかにする。〔ジフ
テリアは主に小児の病気であることを裏
付ける。〕（関連：1908） （A7:434-5）

■ディック，G・F（米国）、ディック，G
・H（同）夫妻、しょうこう熱は一種の
溶血性連鎖球菌の毒素のアレルギーによ
ると提唱。 （F1:28）

■エイブリー，O・T（米国）、ハイデル
ベルガー，M（同）、肺炎球菌の型特異性
は被膜に存在する物質に基づくことを明
らかにする。 （A7:402）

■クーリッジ，W（米国）、250kVp（キ
ロボルトピーク）の治療専用 X 線管を発

表。　（F11:3093）

■デュアン，W（米国）、電離箱型の線量計を実用化。　（F11:3093）

■英国で、癌対策運動（The British Empire Cancer Campaign）が始められ、癌の原因究明が重要視される。（A1:335）

■【国内】　皆見 省吾（みなみ せいご）、ミオグロビン尿症が急性腎不全の発症に関与すると報告。[ドイツ留学中、第一次世界大戦の戦傷者の腎不全による死亡を病理学的に検討した業績。世界で最初の挫滅症候群の報告とされる。]（関連：1941）　（F5:1448）

■【国内】　稲田竜吉、糖尿病のインスリン療法を導入。[稲田は東京帝国大学教授。東北帝国大学教授・熊谷岱蔵が作製した膵エキスを用いる。]　（F4:1103）

■【国内】　三浦謹之助、米国視察で持ち帰ったインスリンを糖尿病患者に用いる。　（F4:1103）

■【国内】　戸山昻造、色素の静脈内投与により、肺血管に予備血管が存在することを確認。　（F6:1663）

■【国内】　西業求、日本住血吸虫症の治療薬としてスチブナールを開発。[1970年代になってドイツで特効薬としてプラジカンテルが開発された。]　（F10:2870-1）

■【国内】　第1回日本結核病学会総会、東京で開催。[会長は北里柴三郎]　（F6:1643, 1737）

■【国内】　日本レントゲン学会創立。（F11:3093）

■【ノーベル賞】　バンティング，F・G（カナダ）、マクラウド，J・J・R（英国）、インスリンの発見。[受賞者にベスト，C・H（カナダ）が含まれなかったことが問題となり、賞金はベストとコリップ，J・B（カナダ）にも分与された。]（A1:266、B8:49）

1924

■ヤギック，N（オーストリア）ら、肺気腫心を詳細に記載。[1928にクルシュマン，H（ドイツ）も記載]　（F3:917）

■パンコースト，H・K（米国）、肺尖部腫瘍のX線像読影の重要性を指摘。（関連：1932）　（F6:1743）

■アショッフ，K・A・L（ドイツ）、黄疸の新分類を提唱。　（F2:510）

■グラハム，E・A（米国）、コール，W・H（同）、経静脈胆嚢造影に成功。（A2:330, A3:217, F2:510, 612, 613）

■ノイゲバウエル，F（ドイツ）、特発性輸胆管拡張症を臨床診断。　（F2:510）

■カッチ，G（ドイツ）、急性膵炎時のアミラーゼ上昇を酵素逸脱現象として説明。（F2:633, 637）

■リチャーズ，A・N（米国）、単一の糸球体から液体を集めて分析することに成功。　（A6:304）

■ハース，G（ドイツ）、血液透析療法をヒトに初めて応用。（関連：1943）（F5:1413）

■ファール，K・T（ドイツ）、蛋白尿、浮腫、高血圧を伴った1例の糸球体の結節性病変を報告し、アミロイド腎症とする。[1936に糸球体病変を糖尿病の蛋白尿と関連づけて報告したキンメルシュティール，P（ドイツ、米国で研究）は、ファールのもとで研鑽を積んだ病理学者。]（関連：1936）　（F5:1401-2）

■ベルンシュタイン，F（ドイツ、数学者・疫学者、米国でも研究）、ABO式血液型の遺伝法則を確立。　（F1:30）

■ウェスターグレン，A（スウェーデン）、赤血球沈降速度測定法を提唱。　（F1:30）

■マイエンブルク，H・v（スイス）、ランゲルハンス島にリンパ球が浸潤している病態を膵頭炎と命名。　（F4:1197）

■アレン，E（米国）、ドイジ，E・A（同）、卵胞ホルモンの力価検定に去勢動物の発情試験を利用。　（F4:1064）

■エヴァンス，H・M（米国）、シロネズミに雄ウシ下垂体前葉抽出物を注射する

と、発情周期が抑制され、グラーフ卵胞の黄体形成が促進されることを発見。（関連：1912）　（A7:548）

■ウーサイ，B・A（アルゼンチン），下垂体が血糖の調節に関与していることを明らかにする。[1930～1931にかけて、膵臓を切除したイヌの下垂体を切除することによって、糖尿病の発症を防ぐことに成功。ウーサイは、下垂体と炭水化物代謝を関連づけた研究によって、1947にノーベル賞受賞。]（関連：1937）（A7:549）

■カルメット，C・A（フランス），ゲラン，C（同）ら，BCGを開発。[Becille-Calmette-Guérinの略。カルメットらは、パストゥール研究所の研究者。BCGはウシ結核菌ワクチン。投与は1922に開始され、当初は小児に経口投与された。]（A3:198、A7:426-7、F1:30）

■ワルグレーン，A（スウェーデン），急性無菌性脳膜炎を報告。　　　　（F1:30）

■ネイピア，L・E（英国），カラアザールの伝染媒介はサシテバエ（銀足白蛉）によることを発見。[ネイピアはカルカッタ熱帯医学衛生学校の研究者]　（F1:30）

■ワールブルグ，O・H（ドイツ），酸化酵素を発見。[細胞呼吸の研究。1931にノーベル賞受賞]　　（F1:30、F6:1643）

■【国内】　荻野久作、排卵期周期の学説を発表（オギノ式避妊法を創始）。（F1:30）

■【国内】　南大曹、消化性潰瘍の南式食事療法を発表。[吐下血2～3日の絶食、その後、流動食、粥食、普通食へ移行する中庸的方式。長年、我が国の食事療法の基本とされた。]　　　　（F2:594）

■【国内】　松尾巌、井上硬、胆石症の十二指腸ゾンデ療法を提唱。[我が国で1920～1940代にかなり広く行われた。]（F2:614）

■【国内】　加藤元一、神経不減衰伝導説を提唱。　（F1:30）

■【国内】　重田達夫、再発性前房蓄膿

性虹彩炎を報告。[ベーチェット病の完全型病型に当てはまるとして注目される。]（関連：1937）（F9:2634、日眼 1924;28:516）

■【国内】　高橋克巳、肝油からビタミンAを分離。　（F4:1064）

■【国内】　川村麟也、日本住血吸虫症に対して塩酸エメチンの効果を確認。（F1:30）

■【国内】　二木謙三、村山達三、流行性脳膜脳炎を命名。　（F8:2228）

■【国内】　二木謙三、高木逸磨、夏季脳炎を命名。　（F8:2228）

■【国内】　種痘後の脳炎発生への注意が喚起される。　（F8:2228）

■【国内】　8月頃より流行性脳炎が全国に蔓延。　（F8:2228）

■【国内】　嗜眠性脳炎、全国に蔓延（死者3310名）。　（F10:2811）

■【国内】　東京府渋谷町に天然痘発生。（F10:2811）

■【国内】　『日本神経精神病学雑誌』創刊　（F8:2228）

■【ノーベル賞】　アイントホーフェン，W（オランダ），心電図法を発明。（B8:50）

1925

■スッター，H・S（英国），僧帽弁狭窄症に対して初の用指交連切開術を実施。（F3:779）

■アイマン，D（米国）ら，高血圧に家族歴の関与を証明。（関連：1923）（F3:833）

■パンコースト，H（米国），じん肺症の胸部X線写真による病型分類を提示。（F6:1778）

■マックマスター，P・D（米国），エルマン，R（同），永久胆管瘻の形成に成功。（F2:510、J Exp Med 1925; 41:513）

■ロックハート＝マンメリー，J・P（英国），潰瘍性大腸炎の癌化例、家族性大腸

腺腫症家系（familial adenomatous polyposis: FAP）を記載。　（F2:603）

■アディス，T（英国/スコットランド）、定量的尿沈査解析を発表。　（F5:1382）

■ルイテル，J・H・C（ドイツ）ら、糸球体血管極周辺の輸入細動脈の中膜に分泌顆粒を含む細胞があることを明らかにする。（関連：1932）　（F5:1395）

■フライ，W・S（ドイツ）、鼠径リンパ肉芽腫症のリンパ腺膿汁を抗原とするフライ皮内反応を提唱。　（F7:1958）

■ホームズ，G・M（英国）、サージェント，P（同）、副腎性器症候群の治療として、副腎皮質の腫瘍摘除を行う。（A7:542）

■コリップ，J・B（カナダ）、上皮小体からの抽出物を分離し、パラホルモン（副甲状腺ホルモン）と命名。［この抽出物を投与すると骨のカルシウムが減少して血中カルシウム濃度が上昇し、テタニー治療に有効であることを発見。］（関連：1909）　（A7:537、F1:30）

■コウエル，S・J（英国）、光線照射によって食物中のビタミンD含量を増加させる。　（A7:618）

■マンドル，F（オーストリア）、汎発性骨炎患者で上皮小体腫瘍を摘出し、急速な回復を得る。（関連：1904、1925）（A7:538）

■ケナウェー，E（英国）、合成炭化水素、1,2,5,6-ジベンズアントラセンの癌原性を解明。　（F1:30）

■バーナード，J・E（英国）、短波長の紫外線を用いた反射顕微鏡によって、大型のウイルスの写真撮影に成功。（A7:445）

■パーカー，F（米国）、ナイ，R・N（同）、ウサギ精巣の組織培養で単純ヘルペスウイルスとワクシニアウイルスを増殖させる。（関連：1915）　（A7:447）

■フィッシャー，R・A（英国、統計学者・遺伝学者）、『現場研究者のための統計的手法（Statistical Methods for Research Workers）』刊。［本書は統計学で最も影響力のあった書物の一つとされる。フィッシャーは1915頃から統計学、遺伝学の重要な論文を発表し、小数例の観察から母集団を推定する推測統計学（推計学）を確立した。1918の論文では、メンデルの法則によるのではないと考えられていた連続変動的な遺伝がメンデルの法則によって解析できることを示した。また、アカゲザルの血液型（Rh因子）の遺伝に関する重要な業績もある。］（B6b:160、B96:549）

■クッシング，H（米国）、『ウィリアム・オスラーの生涯』刊。　（A3:229）

■【国内】　古畑種基ら、血液型遺伝の3型説を発表。　（F1:30）

■【国内】　大原八郎、野兎病を報告。（F1:30）

■【国内】　高田蒔、昇汞・フクシンによる高田氏反応（高田－荒反応：脳脊髄液膠質反応の一つ）を提唱。　（F1:30）

■【国内】　久保猪之吉、日本で初めて上気管支内部診察に直達鏡を使用。（F1:30）

■【国内】　日本内分泌学会が発足。（F4:1064）

■【国内】　長崎にコレラが発生。（F10:2811）

■【国内】　コレラ、東京に蔓延の兆候。東京府医師会、横浜市医師会が街頭で無料予防注射を実施。　（F10:2811）

■【国内】　パウトゥール研究所のカルメットらが前年に開発したBCGワクチンのウシ型結核菌株が、カルメットから直接分与され、志賀潔のもとへ届く。［国内で安全性と有効性が確認され、集団接種体制ができたのは昭和10年代（1925以降）］　（B90b:9）

■【ノーベル賞】　生理学医学賞は該当者なし。　（B8:51）

1926

■ ヘッド，H（英国）、『失語症とその関連の言語障害』刊。［本書は、失語症についての重要な研究成果を伝えた。］（A6:279）

■ ブラムガート，H・L（米国）ら、放射性元素を循環機能の測定に利用。［ラジウム C を一方の肘静脈から注入し、反対側の肘部に出現する時間（腕−腕循環時間）を測定。心不全患者では循環時間の延長がみられた。］（F3:824）

■ レデカー，F（ドイツ）、X 線知見を入れて結核進展の分類を行う。（F6:1644）

■ レーベルグ，P・B（デンマーク）、外因性クレアチニン投与下のクリアランスによって、糸球体濾過量（GFR）の概念を示す。（F5:1382）

■ マイノット，G・R（米国）、マーフィ，W・P（同）、悪性貧血の肝療法を提唱。［二人は、ウィップル，G・H（米国）と共に 1934 にノーベル賞受賞。］（F7:1958）

■ フォン・ヴィルブランド，E・A（フィンランド）、フォン・ヴィルブランド病を報告。［血友病に似るが異なる疾患であることを発見。のちにフォン・ヴィルブランド因子（von Willebrand factor, vWF）の欠損が原因であることが突きとめられた。］（F7:1958）

■ フォスター，G・L（米国）、スミス，P・E（同）、下垂体切除によって代謝率が低下すると報告。［同年、スミスは、下垂体を切除すると副腎皮質の萎縮が起こることを明らかにして、下垂体と副腎皮質が相互に関係していることを示した。］（A7:548）

■ エーベル，J・J（米国）、インスリンの結晶化に成功。（A7:557、F1:30、F4:1064）

■ フランク，E（ドイツ）ら、経口的投与によるジグアニジンの血糖低下作用を確認。（F4:1064）

■ ハリントン，C・R（英国）、甲状腺ホルモン（サイロキシン）の化学構造式を決定。（F4:1064, 1184）

■ スミス，M・I（米国）、ヘンドリック，E・G（同）、ビタミン B は、熱によって破壊される抗神経炎性因子と熱に安定な成長促進因子からなっていることを明らかにする。［のちに、抗神経炎性因子はビタミン B1、成長促進因子はビタミン B2 と呼ばれるようになった。］（A7:621）

■ ゴールドバーガー，J（米国）、ビタミン B 複合体の成分の投与によって、ペラグラを予防できることを明らかにする。（A7:622）

■ ゴールドバーガー，J（米国）、抗神経炎性要素ビタミン B2 を発見（ビタミン G）。［ビタミン B は、少なくとも 2 つの要素からなっていると考え、それぞれをビタミン B1（F）、B2（G）とした。1914 から数年間の研究では、ペラグラが感染症ではなく、栄養不良によることを解明していた。］（F4:1064）

■ ジャンセン，B・C・P（オランダ）、ドナート，W・F（同）、ビタミン B1 を米ぬかから抽出し、結晶化に成功。［二人は、オランダ領東インド諸島（現在のインドネシア）に滞在していた研究者］（A7:621、F4:1064）

■ ヴィンダウス，A（ドイツ）、ヘス，A・F（米国）、エルゴステリンがビタミン D の母体であることを発見。（F1:30、F4:1064）

■ モーガン，T・H（米国）、遺伝子説を体系化。（F1:30）

■ キャノン，W・B（米国）、哺乳動物における内部環境の維持を表すためにホメオスタシスという語を使う。［キャノンは、造影剤を用いた消化管 X 線撮影を最初期に開拓した一人。生理学者になり、交感神経−副腎系が血糖制御に重要な機能を果たすことを明らかにしたほか、システムとしての生命体と社会システムの類似性についても考察した。］（関連：1897）

（B6a:22）

■【国内】　関覚二郎、米国産スギ材の
おが屑で発症した気管支喘息を報告。［日
本産スギ材を米国産に変えて起こった建
具職人の例。同年、田川重三郎は米国産
スギ材で建てられた新築に移って発症し
た喘息（米杉喘息）例を報告。当時、関
東大震災の復興のために大量に米国産ス
ギ材が輸入され、東京の建具職人に多数
の米杉喘息患者が発生した。その後、米
杉の使用が中止されると患者はみられな
くなったが、1955年頃から再び輸入され
るようになると、60年代から各地で患者
がみられるようになった。その後の欧米
の研究で原因物質は plicatic acid と判明
した。］（関連：1713）　　（F9:2684、日
内会誌 1926; 13:884, 17:420）

■【国内】　由茅二五四、補助呼吸装置
を考案。　　（F6:1679）

■【国内】　熊野御堂、我が国初の気管
支造影を行う。　　（F6:1698, 1744）

■【国内】　鍋島康鷹、心内膜炎という
病名を使用。［第 23 回日本内科学会総会
で遷延性心内膜炎について報告］
（F3:905）

■【国内】　佐藤彰、白血球のペルオキ
シダーゼ染色法（銅法あるいは佐藤・関
谷反応）を発見。［当時、外国からオキシ
ダーゼ反応が入ってきたが、試薬が高価
で使えず、安価な代用法が必要と考えた
ことが開発のきっかけになった。欧米で
も使われる方法になった。］　　（F7:2084、
東: 日小血誌 1987; 1:11）

■【国内】　野口英世、オロヤ熱病原体
を純培養。　　（F1:30）

■【国内】　浅田順一、浅田棘口吸虫を
記載。　　（F10:2869）

■【国内】　原田永之助、急性びまん性
脈絡膜炎を記載（原田氏病）。　　（F1:30）

■【国内】　第 1 回日本伝染病学会開催。
［この年に発会、のちに日本感染症学会
になる。］　　（F1:111、F6:1644, 1655、

F10:2811）

■【国内】　朝鮮に、京城帝国大学医学
部が開設される。　　（A3:214）

■【国内】　日本中央結核予防会創立。
（既成の全国結核予防連合会を組織変更）
（F10:2811）

■【国内】　日本生化学会設立。

■【国内】　日本整形外科学会設立。

■【国内】　財団法人浴風会設立。
（F11:3094）

■【ノーベル賞】　フィビゲル、J（デ
ンマーク）、寄生虫による癌発生に関する
研究。［マウスでの実験から得た知見であ
ったが、のちにビタミン A の欠乏が原因
であると判明して否定された。］
（B8:52）

1927

■モニス，E（ポルトガル）、脳血管造影
に成功。［モニスは、脳血管造影の考案と
いう大きな業績を残した脳神経外科医で
あったが、政治家としても活動した。ロ
ボトミーも考案し、これによって 1949
年に、ノーベル賞を受賞したが、この手
術は、その後受け入れられないものとな
った。］　　（F1:164、B12:81）

■ギャルサン，R（フランス）、ギャルサ
ン症候群を完全に記載。　　（F8:2228）

■アルポート，A・C（南アフリカ）、家
族性腎症であるアルポート症候群を発表。
（関連：1990）　　（F5:1369, 1417）

■ビンツ，A（ドイツ）、経静脈性尿路造
影剤として、セレクタン・ノイトラルを
発表。　　（F1:164）

■ファンコーニ，G（スイス）、家族性低
形成貧血（familiaren infantile
perniziosartige Anamie）を記載。［骨格
や心の先天奇形を伴う再生不良性貧血と
してファンコーニ貧血と呼ばれている］
（F7:2067）

■ラントシュタイナー，K（米国）、レヴ
ィン，L（同）、MN 式血液型を発見、ま

た同年、P式血液型を発見。　　(F1:32)

■ハリントン，C・R（英国），バーガー，G（同），甲状腺ホルモン（サイロキシン）を合成。　　(A1:265、A7:527)

■ワイルダー，R・M（米国），膵臓ランゲルハンス島腫瘍にインスリン過多症を確認。　　(F4:1064)

■スミス，P・E（米国），脳下垂体に甲状腺刺激物質が存在する可能性を示す。[スミスは1916年から1930年にかけて論文を発表。同時期にアレン，B・M（米国）も同じような成果を挙げた。]　(F4:1185)

■フンク，C（ポーランド、欧米諸国で研究），尿中に男性ホルモンを確認。　(F4:1064)

■ツォンデク，B（ドイツ、スウェーデン・イスラエル移住），アッシュハイム，S（ドイツ、フランス移住），新鮮な下垂体前葉を幼弱動物に皮下移植することによって性的早熟が起こることを発見。[同年、スミス，P・E（米国）とエングル，E・T（同）も同様の結果を得た。]（関連：1924）(A7:548、F4:1208では1928に論文)

■ツォンデク，B（ドイツ、スウェーデン・イスラエル移住），アッシュハイム，S（ドイツ、フランス移住），プロランA，プロランBという2種類の性腺刺激成分を抽出。[女性ホルモンの発見。早期妊娠テスト（アッシュハイム・ツォンデク反応）を可能にした。]　(A7:548、F1:32)

■アッシュハイム，S（ドイツ、フランス移住），ツォンデク，B（ドイツ、スウェーデン・イスラエル移住），妊婦の尿中にエストロゲンが大量に存在することを明らかにする。　　(A7:551)

■ステンボック，H（米国），ステリンに紫外線を照射してビタミンDの化生を発見。　(F1:32、F4:1064)

■ウィンダウス，A（ドイツ），エルゴステリンに紫外線を照射してビタミンDに変化することを証明。　　(F1:32)

■マラー，H・J（米国），遺伝子の人為変化を発生させる。[X線による突然変異誘発の発見。1946、ノーベル賞受賞](F1:32)

■ストークス，A（英国），黄熱患者の血清によってトクモンキーに黄熱を感染させることに成功。さらに黄熱が濾過性ウイルスによることを明確にした。[ストークスは、アイルランドの有名な医師一家の出身。ロックフェラー財団、ダブリンのトリニティ・カレッジ細菌学教授、ロンドンのガイ病院細菌学教授などを歴任、1920年から黄熱に関するロックフェラー委員会のメンバーとなり、1927に西アフリカで研究中に黄熱に感染して死亡。この翌年、同じようにロックフェラー委員会のメンバーとして西アフリカで研究していた野口英世も黄熱で死亡。](A7:475-6)

■ラモン，G・L（フランス），ゼラー，C（同），破傷風トキソイドをヒトの能動免疫に用いる。[破傷風トキソイドはホルマリンで不活性化した破傷風毒素。これによって能動免疫を誘導する。それまで、ウマ血清による抗毒素が使われていたが効果は低かった。]　(A4:325、A7:442)

■ベスト，C・H（カナダ），デール，H・H（英国），ダッドレイ，H・W（英国），ソープ，W・V（米国），作用を説明できる量のヒスタミンが、肝臓、肺などの組織に存在することを証明し、抽出。(A7:562)

■【国内】　関口蕃樹、右下葉の結核結節を部分的肺切除術で治癒させることに成功。　　(F6:1644)

■【国内】　八木精一、村島泰一、山内恵助、日本産万年青からジギトキシンに類似する強心成分ロデアリンを結晶化して抽出することに成功。　　(F1:32)

■【国内】　渡辺民夫、狭心症についての論文を発表。　(F3:875)

■【国内】　長与又郎、糖尿病剖検例に

おいて、特徴的な腎病変を記載。[世界に先駆けた業績]　（F4:1198）

■【国内】　村田宮吉、足立貫一、胎盤エキスの黄体形成作用を報告。[ドイツの雑誌に発表]　（F4:1208）

■【国内】　高田蒔、血清の高田反応を創案。　（F7:1958）

■【国内】　細谷省吾、宮田重雄、ジフテリア毒素の精製に成功。　（F1:32）

■【国内】　この年および翌年、インフルエンザ大流行、37万人罹患。（F10:2811）

■【国内】　日本細菌学会創立。（F10:2811）

■【国内】　日本癩学会発足。[現名称は日本ハンセン病学会]　（F10:2811）

■【国内】　日本薬理学会設立。（F11:3094）

■【ノーベル賞】　ワグナー＝ヤウレック，J・v（オーストリア）、GPI（梅毒の3次病変として現れる麻痺性認知症）の治療におけるマラリア感染の効果の発見。（関連：1918）[認知症に対しては、このほかにも、劇的効果をもたらす治療法が提唱されたが、どれも一時的に注目されただけであった。]　（A1:301、B8:53）

1928

■パーキンソン，J（ジョン）（英国）、ベッドフォード，E（同）、前壁・後壁心筋梗塞の心電図の特徴を発表。（F3:875）

■米国で、ヒマの種子から油を作る工場の従業員にみられた喘息が報告される。[職業性喘息]（関連：1713）　（F9:2684）

■アイヴィー，A・C（米国）、オードバーグ，E、消化管ホルモンのコレシストキニン（CCK）を発見。　（F2:510）

■ニッパーデー，W（ドイツ）、赤血球過多症に脾臓食を試みる　（F7:1958）

■パールツウェイグ，W・A（米国）、血清中にM蛋白（ベンス・ジョーンズ蛋白）

の存在を報告。　（F7:2106、JAMA 1928; 90:755）

■シュワルツマン，G（米国）、細菌濾液の皮内注射後、同種濾液を静脈内注射すると、皮内注射の局所が出血壊死等の組織反応を示すことを発見。[シュワルツマン現象。1924にサナレリ，G（イタリア）が記載した反応と似ており、サナレリ＝シュワルツマン現象（反応）とも呼ばれる。]　（F7:1958）

■ハートマン，F・A（米国）、ブロウネル，C・A（同）ら、副腎皮質よりホルモン（コルチン）を抽出。　（F4:1064）

■フィンク，E・B（米国）、病理学的検討から、尿崩症は病因として下垂体後葉の破壊が重要とする見解を発表。[107例の剖検。63％に腫瘍など。]　（F4:1161）

■チェスニー，A・M（米国）ら、抗甲状腺作用物質をキャベツから分離。（F4:1185）

■ツォンデク，B（ドイツ、スウェーデン・イスラエルに移住）、アッシュハイム，S（ドイツ、フランスへ移住）、ゴナドトロピンを発見。[下垂体抽出物を幼若マウスに注入し、排卵、黄体形成を確認]（F4:1208）

■ウーレンフート，E・C・A（オーストリア、米国移住）、シュヴァルツバッハ，S、下垂体前葉と甲状腺の関係を明らかにする。　（A7:549）

■カルレル，P（スイス）ら、カロチンがビタミンAの作用を示すことを証明。[カルレルは、ビタミンの研究で1937にノーベル化学賞受賞]　（F4:1064）

■ランスフィールド，R・C（米国）、この年から数年にわたって、溶血性連鎖球菌を、含有多糖類の血清反応によって分類。[A群、B群、C群などに分類。]（A7:402）

■グリフィス，F（英国/ウェールズ）、肺炎双球菌で細菌の形質転換物質を発見（DNA研究の糸口となる）。　（F1:32）

■フレミング，A（英国／スコットランド）、ブドウ球菌培養プレートの青カビ（*Penicillium notatum*）汚染部分で菌が死滅することを発見。［1929に、このカビが培養液中に産生する活性物質を分離し、ペニシリンと命名。フレミングは、チェーン、E・B（英国）、フローリー、H（オーストラリア）とともに、1945にノーベル賞を受賞。］（関連：1940）（A8:696-7）

■ヒンドル、E（英国）、黄熱に感染した蚊を10～15℃で飼育すると、体内でウイルスが増殖することを明らかにする。また、セラーズ、A・W（米国）とともに、黄熱に感染した組織や血液の凍結によってウイルスが保存可能なことを明らかにする。　（A7:476）

■ランケ、K・E（ドイツ）、結核病巣の進展に所属リンパ節の結核性病変が伴うことを明らかにした報告刊（没後）。［発見は、ゴーン、A（オーストリア）の報告（1912）の数年後］　（A7:426）

■セント＝ジェルジ、A・v（ハンガリー、ドイツ・英国などで研究、米国移住）、副腎からビタミンCを分離。［当時、ヘキスロン酸と命名。］　（A1:192、A7:620-1）

■カム、O（米国）ら、脳下垂体後葉ホルモンから子宮収縮作用のあるオキシトシンと血圧上昇作用のあるバソプレシンを分離。［カムらはパーク・デイヴィス社の研究者。それぞれの物質名は、彼らが命名］　（F4:1064、J Am Chem Soc 1928, 50, 2, 573）

■パパニコロー、G（ギリシャ、米国移住）、パパニコロー染色を開発。［最初は子宮頸管癌の早期発見のためのスメア検査として提唱したが、1941になるまで認められなかった。］　（Wikipedia：Papanikolaouの項）

■国際連盟衛生委員会、血液型を「ABO式」と命名して、世界に宣言。　（F1:32）

■国際結核予防会、ローマで開催される。（F10:2811）

■米国の医師数は15万2000人（その27％が専門医）　（A1:147）

■【国内】　土肥鐵、脚気患者、健常者の肺容量を測定。［脚気患者では残気が増え、ビタミンB投与で改善すると報告］（F6:1666）

■【国内】　和久金蔵、腎臓糸球体病変を段階的に解析して報告。　（F4:1198）

■【国内】　白井貞次郎、妊婦尿を家ウサギに注射し、黄体形成が起こると報告。［同時期、ツォンデクとアシュハイムが妊娠診断法として紹介。］　（F4:1208）

■【国内】　浅田順一、有害異形吸虫の第1中間宿主ヘナタリを発見。（F10:2869）

■【国内】　ツツガムシ病の病原体、わが国の研究によりリケッチア・オリエンタリスと命名。　（F10:2811）

■【国内】　三浦謹之助監修『三浦神経学』巻一刊。［翌年、巻二刊］　（F8:2243）

■【ノーベル賞】　ニコル、C・J・H（フランス）、発疹チフスに関する研究。（F10:2811、B8:54）

1929

■ベルガー、H（ドイツ）、脳の働きに伴う電気的変動（脳波）を記録。［ベルガーはイェナ大学の精神科教授。頭皮上からの測定方法を開発した。］　（A3:227、A6:294-5、F1:32）

■デール、H・H（英国）、ダッドレイ、H・W（同）、馬の新鮮脾臓からアセチルコリンを分離。［のちに、この物質が、電気刺激を与えた運動神経末端から放出されることを報告し、最初に同定された神経伝達物質となった。］　（A1:194、A7:572）

■フォルスマン、W・T・O（ドイツ）、心臓カテーテルを発明。［自らの腕の静脈に尿管カテーテルを挿入し、心臓（右心）に到達させる。心臓カテーテルの始まり。当初は心腔内に薬物を直接注入すること

を目的としていた。1956 にノーベル賞受賞］（関連：1931）　（F3:780, 809, 875, 902、F6:1644）

■ サントス，R・D（ポルトガル），腹部大動脈撮影法を発表。　（F11:3094）

■ ワイス，S（米国）ら，ヒスタミンの経静脈投与により気道収縮が誘発されることを発見。　（F6:1732）

■ ドリンカー, P（米国），マックカーン，C・F（同），タンク式の人工呼吸器を開発。［ボストン小児病院でポリオ患児に使用され，成功。「鉄の肺」と呼ばれた］（F6:1644, 1677）

■ キャンプス，P（英国），喘息発作の治療にアドレナリン（エピネフリン）の吸入療法を試みる。［キャンプスは、ロンドンの一般医（GP）。］　（F6:1690, 1733）

■ ギールケ，E・v（ドイツ），肝腎グリコーゲン沈着症を記載。　（F2:510）

■ チンマーマン，K・W（ドイツ），糸球体毛細血管をつなぐ結合織（メサンギウム構造）を発見。　（F5:1370, 1402）

■ ベル，E・T（米国）ら，膜性腎症を提唱。　（F5:1388）

■ ロングコープ，W・T（米国），A 群 β 溶連菌による上気道感染と急性腎炎との関連を指摘。　（F5:1479）

■ アリンキン，M・I（ドイツ），骨髄穿刺（Sternal puncture）検査を導入。（F1:32）

■ エイドリアン，E・D（英国），ブロンク，D・W（同），健常者の筋に電極を刺入して筋活動の記録に成功。（F8:2273, J Physiol 1929; 67:i3）

■ フォレスティエ，J（フランス），慢性関節リウマチに対する金療法を報告。［多施設試験の結果に基づいて、1960 に当時の第 1 選択薬とされる。］　（F9:2667）

■ ブーテナント，A・F・J（ドイツ），ドイジ，E・A（米国），この年から翌年にかけて，それぞれ独立して，尿中物質（女性ホルモン，エストロンと呼ばれる

ようになった物質）を結晶として分離。（A7:551、F1:32、F4:1064）

■ ツォンデク，B（ドイツ，スウェーデン・イスラエルに移住），下垂体前葉からゴナドトロピンを抽出。　（F4:1064）

■ ハリントン，C・R（英国）ら，甲状腺ホルモンには，サイロキシン以外に数種類あることを提唱。　（F1:34）

■ アレン，W・M（米国），コーナー，G・W（同），卵胞周期と妊娠に関係した黄体の機能は，コルポリン（プレグナンジオールとして尿中に排泄される）と呼ばれるホルモンによることを明らかにする。［卵巣黄体ホルモンの抽出分離。］（A7:552、F1:34、F4:1064）

■ ダム，C・P・H（デンマーク），脂肪含量の少ない食事で育てられたヒヨコでは，皮下出血が起こり，血液凝固時間が延長することを発見。［ダムは、この状態に関与する物質を凝血ビタミン（ビタミン K）と命名。ダムとウィリアム・マクファーレン，D（カナダ）らは、この状態が、この脂溶性ビタミンの欠乏によることを明確にする。］　（A7:624）

■ ピーターズ，R・A（英国），この年から翌年にかけて、炭水化物代謝（トリカルボン酸回路）におけるアノイリン（ビタミン B1）の役割を明らかにする。（A7:621）

■ フレミング, A（英国/スコットランド），アオカビの抗菌物質をペニシリンと命名。（関連：1928）　（F1:32-4）

■ ホルム，E（デンマーク），網膜中に多量のビタミン A を証明。　（F1:34）

■ ベスト，C・H（カナダ），ヘパリンを純粋分離。　（F1:34）

■ ボウワーズ，A（オランダ），世界最初の実用的回転陽極 X 線管ロータリックスを製作。［ボウワーズはフィリップス社の研究者］　（F11:3094）

■ 血管造影剤として水溶性有機ヨウ素造影剤ウロセレクタンが導入される。

(F11:3094)

■米国、フィラデルフィアのこの年の平均的な GP の週 64 時間の診療時間のうち、39 ％が往診に費やされる。専門医は週 50 時間の診療時間の 12 ％が往診時間。　（A1:150）

■【国内】　八田俊之ら、肺臓の代償機能に左右差があることを実験で示す。(F6:1664)

■【国内】　岡治道、結核初期変化群（Ghon 氏病巣）を病理学的に検討し、比較的高年齢まで乾酪性のものが多く、結核発症例では乾酪性である率が高いことを明らかにする。［成人結核は初感染から続発して発病することを示唆］(F6:1709)

■【国内】　有馬英二ら、軍隊新兵でツ反陽性率が 55.5 ％であり、結核性胸膜炎発症は、ツ反陰性群からの方が陽性群よりも多いことを明らかにする。［初感染発病を示唆］（関連：前項）　　(F6:1709)

■【国内】　大島良蔵、肝硬変肝癌に対する肝部分切除に成功。　（F1:34、F2:510)

■【国内】　大澤達、下部食道噴門癌で胸腔内食道空腸吻合術に成功。(F2:585)

■【国内】　香川県、岡山県に嗜眠性脳炎流行。　（F10:2811)

■【国内】　鈴木和夫、野田正威、鉄道従業員の労働衛生に関して「塵肺」という用語を用いる。［のちに塵肺症、さらに、じん肺症と呼ばれるようになる］(F6:1775)

■【国内】　九州大学に日本初の放射線治療学講座開設。　（F11:3094)

■【国内】　日本寄生虫学会創立。(F10:2811)

■【国内】　日本産業衛生学会設立。

■【ノーベル賞】　エイクマン，C（オランダ）、抗神経炎ビタミンの発見。（関連：1896）［脚気の研究による］

(F4:1064、F8:2228、B8:55)

■【ノーベル賞】　ホプキンス，F・G（英国）、成長促進ビタミンの発見。（関連：1912)　　(F4:1064、B8:55)

1930

■ウォルフ，L（米国）、パーキンソン，J（英国）、ホワイト，P・D（米国）、WPW症候群を報告。　　（F3:803, 912)

■デール，H・H（英国）、ガッダム，J・H（同）、筋収縮は、終末器官でアセチルコリンが遊離することによって起こるという見解を支持する論文を発表。［また、アドレナリンは、アセチルコリンの作用を弱めたり消失させたりするが、副交感神経の働きには作用しないことを発見。］（関連：1929）　　(A7:572)

■ペルゲル，K（オランダ）、家族性異常の白血球核形左方推移を報告。［最初に 1928 に発見。1931 にユエット，G・J（オランダ）が遺伝性であることを明らかにし、ペルゲル＝ユエット異常と呼ばれる。］(F7:1958)

■マリアン，G・F（英国）、エストリオールを尿中から分離。　　(A7:552)

■コーナー，G・W（米国）、プロラクチンの存在を明らかにする。　（A7:548-9)

■タイラー，M（南アフリカ、米国で研究）、黄熱ウイルスをネズミの脳に注射すると病原性が異なったウイルスに変異することを発見。［黄熱ウイルスは、ヒト、サルでは肝臓に典型的な病変を生じさせるが、ネズミの脳に注射すると肝臓の病変を伴わずに脳炎で死亡。さらに数匹のネズミの脳を通過させると、サルにおいて脳に注射すると肝臓の病変を伴わずに脳炎で死亡、皮下に注射すると発病せず免疫が残る（黄熱ウイルスのマウス脳内接種法の確立）。タイラーは、ハーヴァード大学の熱帯病学講師を経てロックフェラー財団の主任研究者になった。1951 に黄熱病ワクチンの開発でノーベル賞受

賞。］　　（A7:477）

■米国メルク社、この年頃、アセチルコ
リン様作用を有するカルバコールとメタ
コリンを合成。［アセチルコリンを模倣し
た薬剤。膀胱に作用して術後尿残留を解
消する薬剤として使用される。］
（A1:268）

■ノースロップ、J・H（米国）、蛋白分
解酵素ペプシンを精製・結晶化、タンパ
ク質であることを明らかにする。（F1:34）

■英国でコールタールから発ガン物質が
分離される。　　（F7:1958）

■ラウリットソン、C・C（デンマーク、
米国移住、物理学者）、超高圧 X 線発生
装置を開発。［癌の放射線治療に応用。そ
の後、粒子加速器開発などに取り組む。］
（F11:3094）

■第 1 回国際けい肺会議がヨハネスブル
グで開催される。［1950 に国際じん肺会
議と名称変更］　　（F6:1775）

■フランスで、互助組織が国の管轄にな
る。　　（A1:308）

■米国で。国立衛生研究所（NIH）が設
置される。［ニューヨークのスタッテン島
の研究室が発展。1937 に、メリーランド
州ベセスダに移転。］　（A6:236-7）

■【国内】　　有馬英二、白川玖治、炭肺
を胸部 X 線により病型分類。（F6:1778）

■【国内】　　石橋長英、疫痢に対し、静
脈輪液療法を提唱。　　（F7:1958）

■【国内】　　宮城順、胃の内視鏡を日本
に初めて紹介。　　（F1:34、F2:510）

■【国内】　　死因順位、肺炎・気管支炎
に代わり胃腸炎が 1 位に。　　（F1:118）

■【国内】　　初の国立らい療養所長島愛
生園開設。　　（F10:2811）

■【ノーベル賞】　　ラントシュタイナー、K
（オーストリア、米国移住）、ヒト血液型
の発見　　（F7:1958、B8:56）

■【ノーベル賞】　　フィッシャー、H（ド
イツ、有機化学者）、ヘミンとクロロフィ
ルの構造の研究、特にヘミン合成の研究。

［化学賞。ヘモグロビンとクロロフィル
がよく似た分子構造（ポルフィリン）を
持つことを発見］　　（B8:56）

1931

■フォルスマン、W・T・O（ドイツ）、
心血管造影を試みる。［カテーテルによっ
て造影剤を心腔内に注入。鮮明な像は得
られなかった。1956 にノーベル賞受賞］
（F3:809）

■モニス、A・C・E（ポルトガル）ら、
肺血管撮影法発表　　（F11:3094）

■ショープ、R（米国）、インフルエンザ
ウイルスを発見。［流行性呼吸器疾患の症
状を有するブタからの無菌濾過液を無症
状のブタの鼻腔に接種してインフルエン
ザ様症状を発現させた。］　　（F10:2847、J
Exp Med 1931; 54:373）

■レフレル、W（スイス）、好酸球増多
を伴う一過性肺浸潤症（レフレル症候群）
を報告。　　（F1:34）

■ヴェーバー、H（スイス）、注腸 X 線
検査を開発［フィッシャー、A・W（ド
イツ）の方法を改良］。（関連：1923）
（F2:602）

■アンドリュース、E（米国）、コレステ
ロール胆石生成における胆汁中胆汁酸塩
／コレステロール比の低下に注目。
（F2:611-2）

■フォルハルト、F（ドイツ）、病理学に
基づいた腎疾患の分類を提唱。［分類の基
本的なものは、すでに 1914 に発表。1931
に『内科提要』の「腎臓と尿路」の章で、
まとまったものを発表。］（関連：1914）
（F5:1386）

■シュルテン、H（ドイツ）、カッツネル
ソン、P（ポーランド）の無胃酸性萎黄
貧血に必ずしも胃酸が欠乏していないこ
とを指摘、真性低血色素性貧血を提唱。
（F7:1958）

■ギラン、G・C（フランス）、モラレー、P
（同）、口蓋ミオクローヌスの責任病変と

して歯状核・赤核・下オリーブ核の三角路（dentatorubro-olivary pathway）を提唱。　（F8:2228）

■アディー，W・J（オーストラリア/英国移住）、脳脊髄における梅毒性変化と関係ない状態で、瞳孔対光強直と膝蓋腱反射消失を示す症候群（アディー症候群）を記載。[同年、ホームズ，G・M（英国）が別個に同じ病態を報告し、ホームズ＝アディー症候群とも呼ばれる。]　（F8:2228）

■フィーヴォルト，H・L（米国）、ヒソー，F・L（同）ら、LH（黄体形成ホルモン）とFSH（卵胞刺激ホルモン）を部分的に分離。[フィーヴォルトは化学者、ヒソーは内分泌学者]（関連：1937）　（F4:1209）

■オイラー，U・v（スウェーデン）、ガッダム，J・H（英国）、ウマ脳と腸管に平滑筋を刺激し血圧低下作用を持つ物質を発見し、サブスタンス P と命名。（関連：1970）　（F2:545）

■ブーテナント，A・F・J（ドイツ）、男性尿から男性ホルモンのアンドロステロンを抽出し、結晶化。[ブーテナントとルジチカ，L（スイス、1934参照）は、1939にノーベル賞受賞。]（関連：1934）（A7:550-1, F1:34,　F4:1065）

■ジョンソン，J・M（米国）、ワイルダー，R・M（同）、パラホルモン（副甲状腺ホルモン、上皮小体ホルモン）の注射によって骨炎の症状が生じることを確認。（関連：1925）　（A7:538）

■ムーア，T（英国）ら、ビタミンA欠乏による臨床症状を記載。　（A7:619）

■英国で、ペニシリンが初めて臨床応用される。　（F1:34）

■マクロウド，J・W（英国/スコットランド）ら、ジフテリア菌（Corynebacterium diphtheriae）をgravis 株と mitis 株に分類。[コロニーの型による。1933に両型の特徴を持つ

intermedius 株を追加。]（A7:403-4）

■ウッドラフ，A・M（米国）、グッドパスチャー，E・W（同）、鶏卵中のニワトリ胎児尿嚢膜に接種してウイルスを培養する方法を開発。　（A7:447）

■プランテス，B・G・Z・d（オランダ）、断層撮影を実験。[ボカジュ，A（フランス）とは独立に、自らのアイデア、実験に基づいて断層撮影装置を開発した。1936にフランスの会社が製造開始。]（関連：1921）　（F1:164、B87:374-6）

■カルレル，P（スイス）、肝油からビタミンAを結晶として抽出。　（F1:34）

■ヴィンダウス，A（ドイツ）、照射エルゴステリンから結晶化ビタミンDを分離。　（F1:34）

■ヴィーラント，H（ドイツ）、コレステリンの構造式を決定。[1927にノーベル化学賞受賞]　（F1:34、F4:1065）

■ブールディヨン，R・B（英国）ら、ビタミンDの一種であるカルシフェロールを純粋物質として分離。　（A7:617）

■ルスカ，E・A・F（ドイツ）、クノル，M（同）、世界初の電子顕微鏡を開発。倍率は17倍。[ルスカは1986にノーベル賞受賞。クノルは没後だった。]　（F1:34）

■米国の機器メーカー、エマーソン製のタンク人工呼吸器が、この年のポリオ流行を契機に作られる。[ドリンカー，P（米国）らが開発した呼吸器（1929）よりも軽く、安価、操作性に富む。ヨーロッパでは1950代、米国では1960代まで人工呼吸管理の主力として使われる。]　（F6:1677）

■【国内】　呉建、進行性筋ジストロフィーは随意筋の自律神経支配の障害によると提唱。　（F8:2228）

■【国内】　インフルエンザ流行（東京の患者83万名）　（F10:2811）

■【国内】　寄生虫病予防法制定（翌年施行）、回虫、十二指腸虫、住血吸虫、肝臓ジストマを対象。　（F10:2811）

■【ノーベル賞】　ワールブルク，O・H（ドイツ），呼吸酵素の研究。　（F4:1065、F6:1644、B8:57）

1932

■ハイマン，A（米国），心臓ペースメーカーを発明。　（F3:780）

■ホートン，B・T（米国），側頭動脈炎を報告。　（F5:1494）

■ホワイト，P・D（米国），肺性心を提唱。　（F6:1644）

■クルナン，A・F（フランス），リチャーズ，D・W（米国），心カテーテル検査を臨床応用。［1956 に、フォルスマン，W（ドイツ）と共に 3 人でノーベル賞受賞］（F3:902）

■レーマン，K・B（ドイツ），職業的肺癌の疫学研究によりクロムを発癌因子と指摘。　（F6:1742）

■パンコースト，J（米国），パンコースト症候群を報告。　（F6:1743）

■デュークス，C・E（英国），直腸癌病期分類を提唱。（関連：1949）（F2:602-3）

■フィンステレル，H（オーストリア），胆嚢癌手術治療後、7 年生存例を報告。（F2:619）

■ヴォルフ，G（ドイツ），シンドラー，R（同），軟性胃鏡を開発。［30 度まで屈曲。ヴォルフは機器メーカー］　（F1:36、F2:510, 530, 569, 597）

■クローン，B・B（米国）ら、急性限局性回腸炎（クローン病）を 1 疾患単位として詳説。［治療法は罹患腸管の手術的切除とする。1950 にクローン病との病名が承認された。その後、空腸、十二指腸、胃、食道、口腔に同様の病変が起こることがわかった。］（関連：1960）　（F1:36、F2:510, 608）

■ゴールマハティヒ，N（ベルギー），1925 にルイテル，J・H・C（ドイツ）らが報告した細胞を傍糸球体装置（juxtaglomerular apparatus）と命名、

内分泌機能があると報告。［レニン分泌との関係が注目された。］（関連：1925、1939, 1961）　（F5:1395）

■レーメン，L（ドイツ、イスラエル移住），重症筋無力症でプロスチグミン注射が一過性の有効を示すことを報告。［1934 に、ウォーカー，M・B（英国）が、フィソスチグミンの効果を報告し、この分野での最初の報告とみなされていたが、第二次大戦後になってレーメンの報告が先行していたことが認められた。レーメンは、ユダヤ人であったことから 1933 にドイツを出国、その後消息不明になっていたが、1964 にパレスチナで開業していたことが判明した。］（関連：1934）　（F8:2228、Ohry: J Med Biogr 2009; 17:73）

■ウィップル，G・H（米国），ブラッドフォード，W・L（同），サラセミア（地中海性貧血）を報告。　（F7:1959）

■フェルドベルグ，W・S（ドイツ）ら、アナフィラキシー現象の際、損傷細胞からヒスタミンが遊離することを証明。［ほぼ同時にドラッグステッド，C・A（米国）らも同様の結果を得る。］　（A7:565）

■クッシング，H（米国），クッシング症候群を記載。［脳下垂体前葉好塩基性細胞増殖を認める。］（関連：1912）（A7:546、F1:36、F4:1065, 1166）

■ジラール，A（フランス）ら、妊娠馬の尿中から女性ホルモン（エキリン、エキレニン）を抽出。　（F4:1065）

■ウォー，W・A（英国），キング，C・G（同），レモンからビタミン C（抗壊血病因子）を分離、セント=ジェルジ，A・v（ハンガリー）が副腎から分離したヘキスロン酸と同一であることがわかった。［1933 にアスコルビン酸と命名された。］（A7:621）

■セント=ジョルジ，A・v（ハンガリー），ヘキスロン酸がビタミン C と同一物質であることを証明。［その後、アスコルビン

酸と改称。］（関連：1928、前項）　（F1:36、F4:1065）

■ドーマク，G（ドイツ）ら、代謝拮抗作用をもつプロントジルがマウスに感染したレンサ球菌を殺菌することを認める（合成抗菌薬の登場）。［のちに、トレフエル，J（フランス）らはプロントジルの体内加水分解物であるスルホンアミドが抗菌作用を発揮することを解明。ドーマクは1939にノーベル賞を授賞されたが、ドイツ政府の意向によって受賞は拒否させられた。ドーマクはバイエル、トレフエルはパスツール研究所の研究者。］（F10:2811-2）

■ブラックロック，J・W・S（英国）、小児1800人の死後解剖所見に基づき、腹部では、ウシ結核菌の感染はヒト結核菌の感染の4倍と報告。（関連：1865、1882、1896、1901、1911）　（A7:399）

■ハーヘン，E（米国）、タイラー，M（同）、黄熱ウイルスを組織培養で増殖させることに成功。　（A7:478）

■バルビツール酸のエヴィパンが初めて使用される。［エヴィパンはある種の手術において麻酔剤として多用された。］（関連：1903）　（A6:352）

■ストル，A（スイス）、クライス，W（同）、ジギタリス・ラナタよりジギタリス有効物質を結晶として抽出。［2人は製薬会社サンドの研究者］　（F3:780）

■ウィンダウス，A（ドイツ）、ビタミンB_1の化学式を提唱。　（F4:1065）

■ワールブルク，O・H（ドイツ）、クリスティアン，W（同）、酵母から黄色の酵素を分離し、それを蛋白質と色素の2成分に分離。　（A7:623）

■【国内】　稲田龍吉、狭心症と区別して心筋梗塞の病名を使用。　（F3:876）

■【国内】　小田俊郎、呼吸調節に重要な関係を持つ肺胞炭酸ガス、酸素張力と呼吸量、酸素摂取量、炭酸ガス排泄量の相互関係を検討。　（F6:1666）

■【国内】　馬杉復三ら、抗腎血清による実験的糸球体腎炎について報告。（関連：1934）　（F5:1428）

■【国内】　経静脈性尿路造影剤、国産化。　（F1:164）

■【国内】　古畑種基、Q式、E式血液型を発見。　（F1:36）

■【国内】　糖尿病と妊娠に関する最初の記述がなされる。　（F4:1103）

■【国内】　佐々木隆興、吉田富三、オルトアミド・アゾトルオールを米に混ぜた餌でネズミを飼育し、肝臓癌と肺転移を起こさせる。　（A3:224、F1:36、134）

■【ノーベル賞】　シェリントン，C（英国）、エイドリアン，E（同）、ニューロン（神経細胞）の機能に関する発見。（F8:2228、B8:58）

1933

■フェルドベルク，W・S（ドイツ、英国移住）、ガッダム，J・H（英国）、迷走神経刺激によって生じる神経伝達物質がアセチルコリンであることを証明。（関連：1921）　（A7:571-2）

■ルイス，T（英国）、心不全は心臓が十分に拍出できない状態と述べる。（F3:880-1）

■ウルタド，A（ペルー/米国でも研究）、肺気量の分画の測定に成功し、肺気腫において肺が過膨張していることを生理学的に実証。　（F6:1748）

■ルーヴェン，S・v（オランダ）ら、喘息治療にアミノフィリンを導入。（F6:1733）

■スター，I（米国）、アセチル-β-メサコリンの皮下注射により喘息発作が誘発されると報告。　（F6:1732）

■グラハム，E・A（米国）、シンガー，J（同）、世界初の肺癌肺摘除術に成功（扁平上皮肺癌の長期生存を確認）。（F6:1644、1744）

■チンマーマン，K・W（ドイツ）、ゴル

ジ，C（イタリア）が 1889 に記載した尿細管ループの血管極側に接する側の尿細管細胞は、背が高く、核が密に集まっている特徴があることから、macula densa（MD）と命名。(関連：1945)　（F5:1499）

■シェーグレン，H（スウェーデン、眼科医）、シェーグレン症候群を報告。[乾燥性角結膜炎として 19 例を報告。唾液分泌低下、関節症状を伴う全身疾患で眼症状は全身疾患の部分症状であるとする。1882 以来、様々な症例報告があったが、シェーグレンが詳細・包括的に報告。]　（F9:2639）

■シュウェンク，E（ドイツ）、ヒンデブラント，F（同）、エストラジオールをエストロンから合成。　（A7:552）

■ブロスター，L・R（英国）、ヴァインズ，H・W・C（同）、副腎皮質についての古典的著作を刊。[ブロスターは外科医、ヴァインズは病理学者]　（A7:542）

■シラー，W（オーストリア、米国移住）、子宮癌の診断法にルゴール液を使用。[ヨード染色、シラー試験。]　（F2:570, 588）

■スミス，W（英国）、アンドリュース，C（同）、レイドロー，P（同）、感冒の病原ウイルス（のちにインフルエンザウイルス A 型と命名される）を報告。[インフルエンザ様疾患の患者のうがい水をフェレットの鼻腔内に接種し、インフルエンザ様症状が発現し、この病原因子がフェレットからフェレットへ感染し、再感染で免疫が成立することなどを証明。]（ F1:36、F6:1644、F10:2847、Lancet 1933; 222:66）

■フィンドレイ，G・W・M（英国）、ブルーム，J・C（同）、黄熱ウイルスは最も小さいウイルスの一つであり、粒子の大きさは 17 ～ 28m μ であることを証明。[濾過法による]　（A7:476）

■ウォーターズ，R・M（米国）ら、気管内全身麻酔術を確立。　（F6:1744）

■ダロス，J（ハンガリー）、コンタクトレンズを導入。　（F1:36）

■ザーケル，M・J（オーストリア）、総合失調症（精神分裂病）の治療法としてインスリン（ショック）療法を始める。[1950 代初めまで行われた。インスリン誤投与で見られた状態をきっかけに研究を進めたが、この治療は成功しなかった。]（A1:301、A3:225、A7:511、F4:1065）

■ライヒシュタイン，T（スイス）、アスコルビン酸（ビタミン C）を合成。[ライヒシュタインは、副腎皮質ホルモンの研究で 1950 にノーベル賞受賞]（関連：1934）　（F4:1065）

■【国内】　美甘義夫、心筋梗塞の心電図を発表。　（F3:875）

■【国内】　国産初の心電計が発表される。　（F3:912）

■【国内】　呉建、『心臓病学及診断治療学第 5 版』刊。　（F3:793）

■【国内】　海老名俊明ら、クローグ，A（デンマーク）のスピロメーターを用いて、6 ～ 72 歳の健康人約 3,100 人の肺活量を測定、さらに各種呼吸器疾患における肺活量の臨床的意義を検討。[クローグは 1920 にノーベル賞受賞]　（F6:1665）

■【国内】　藤浪修一、直腸癌手術の国内第 1 例目を報告。　（F2:603）

■【国内】　島薗順次郎、ビタミン B_1 の脚気治療効果を確認。　（F4:1065）

■【国内】　東京で天然痘が発生、5000 人に強制種痘を施行。　（F10:2812）

■【国内】　流行性脳炎、猛威（沖縄に 400 名余，岡山に 150 名余）。　（F10:2812）

■【国内】　日本放射線医学会が設立される。[日本レントゲン学会から分裂]　（F11:3173）

■【ノーベル賞】　モーガン，T・H（米国）、遺伝学における染色体の役割に関する研究。　（B8:59）

1934

■ ドーソン，J・R（米国），封入体脳炎を記載。[のちに亜急性硬化性全脳炎と改称]　（F8:2229）

■ ブルデンコ，N・N（ロシア），神経外科を独立させる。[ブルデンコらは 1932 にモスクワ神経外科研究所を開設。その後、ブルデンコ神経外科研究所に改称された。]　（F8:2229）

■ マシューズ，B・H・C（英国），脳波記録のための push-pull 増幅器を開発。[脳波学発展のために大きく寄与。この年、エイドリアン，E・D（英国）と彼は、英国生理学会で脳波記録を公開実験。]　（F8:2274）

■ デール，H・H（英国），神経刺激をアドレナリン作動性とコリン作動性に分類することを提唱。[神経興奮伝導物質説の提唱]（関連：1929）　（A7:575，F1:36）

■ ゴールドブラット，H（米国），イヌの腎動脈の機械的狭窄によって慢性高血圧（実験的高血圧）の発症に成功。（F3:938，F5:1370, 1393, 1426, 1498）

■ カウンツ，W・B（米国），アレグザンダー，H・L（同），肺気腫を定義。（F1:36，F6:1644）

■ カルク，H（ドイツ）ら，腹腔鏡下胆嚢穿刺造影を導入。[黄疸の鑑別診断に応用。カルクは、「近代腹腔鏡の父」とも言われる。]　（F2:578）

■ ボール，R・P（米国），経皮的吸引腎生検法を発表。　（F5:1370, 1385）

■ ファール，K・T（ドイツ），病理学に基づいた腎疾患の分類を提唱。[ファールは、フォルハルト，F と共に、1914 に腎疾患の分類を提唱。その後、1931 にフォルハルトが新しい分類を発表した。]（関連：1914，1931）　（F5:1386）

■ ウォーカー，M・B（英国），重症筋無力症に抗コリンエステラーゼ薬のフィソスチグミン（Physostigmine）を使用、症状軽快を観察。[重症筋無力症はアセチルコリンを伝達物質とする神経筋接合部の疾患であると提唱。第二次大戦後、プロスチグミン使用によるレーメン，L（ドイツ）の報告が先行していたことが認められる。]（関連：1932）（F8:2229, 2354）

■ ティセリウス，A・W・K（スウェーデン），電気泳動法により血清蛋白を分離。[1937 に装置を大きく改良、それによって広く普及した。1948 にノーベル化学賞を受賞]　（F2:522-3）

■ ライヒシュタイン，T（スイス），コルチゾンなどのステロイドを発見。[1950 にノーベル賞受賞]　（A7:540-1）

■ ブーテナント，A・F・J（ドイツ），ウェストファール，U（同），ブタ卵巣から黄体ホルモンを抽出。　（F4:1065）

■ ルジチカ，L（スイス），コレステロール誘導体のコレステリンから男性ホルモンのアンドロステロンを合成。（A7:551，F1:36，F4:1065）

■ ケンダル，E・C（米国），副腎皮質ホルモン（コルチン）を結晶として抽出。[2 年後に、副腎皮質から 9 種類のステロイドを分離]　（A7:540，F1:36，F4:1065）

■ メデュナ，L・J（ハンガリー），重症うつ病にカルジアゾール（メトラゾール）静注による痙攣療法を試みる。[強い痙攣が問題となり、断念される。]　（A7:511）

■ ヴィンダウス，A（ドイツ），ウィリアムズ，R・R（米国），この年から翌年にかけて、ビタミン B_1 の化学構造を決定。（A7:621）

■ クーン，R（オーストリア），この年から翌年にかけて、リボフラビンを合成。[リボフラビンは、これに先駆けて、彼がビタミン B_2 複合体の一部分として分離、命名。1938 にノーベル化学賞を受賞。]（A7:623）

■ ブラウン，G・L（英国），エックルズ，J・C（同），節前線維に加えられた単一インパルスは、節後線維にそれに応じたインパルスを生じ、シナプスでの刺激の遅れはおそらく数ミリ秒であることを明ら

かにする。［節前線維のインパルスが生じ
ると少量のアセチルコリンが遊離される
ことも明らかにされる。この年、フェル
ドベルク、W・S（ドイツ、英国移住）
とヴァルシアイネン、A・V も、シナプ
スでアセチルコリンが遊離されることを
証明。］　（A7:575-6）

■ ハース、W・N（英国）ら、アスコル
ビン酸（ビタミン C）を合成。［1933 の
ライヒスタインの合成とは独立の研究］
（A7:621）

■ ジョリオ＝キュリー、F（フランス）ら、
人工放射性アイソトープを発見。
　（F11:3094）

■ パターソン、J・R・K（英国/スコット
ランド）ら、ラジウム治療の線量表
（Radium Dosage System）を完成。
　（F11:3094）

■ 【国内】　福井達雄、脳の左右半球は
同じ形とされていたが、左半球の側頭平
面は 70 ％の例で右半球側頭平面より広
いと報告。［この発見は、現在、福井のよ
り 30 数年後の外国人の報告に帰されて
いる。］　（F8:2278、北越医学雑誌 1934;
49:574 ほか）

■ 【国内】　小野譲、ジャクソン型気管
支鏡を導入。［小野はジャクソン、C（米
国）に学んだ。］　（F6:1743）

■ 【国内】　桐原眞一、国産軟性胃鏡を
製作。［完成は 1937］　（F11:3094）

■ 【国内】　馬杉復三、馬杉腎炎（増殖
性糸球体腎炎）の作成に成功。［抗腎血清
をウサギに注射。翌年、ドイツの医学雑
誌に発表。1931、1932 にも報告］
（F1:36、F5:1370、1379、1426、1428、
1481）

■ 【国内】　宮川米次、三田村篤志郎、
矢追秀武ら、鼠径リンパ肉芽腫症（いわ
ゆる第四性病）の病原体につき一種の顆
粒小体を発見、報告。　（F10:2812）

■ 【国内】　大阪帝国大学に微生物病研
究所を付置。　（F10:2812）

■ 【ノーベル賞】　ウィップル、G・H
（米国）、マイノット、G・R（同）、マー
フィー、W・P（同）、貧血に対する肝臓
食事療法に関する発見。　（F4:1065、
B8:60）

1935

■ モニス、E（ポルトガル）、統合失調症
患者に前頭葉と脳の分離を図る治療を開
始。［分離は、脳の連合白質へのアルコー
ル注入による。のちには、前頭葉白質切
断術（frontal leucotomy）という方法で
連合線維を切断する方法をとった。この
方法は、あまり行われなくなり、のちに
フリーマン、W（米国）らの改良法
（prefrontal lobotomy）が多く行われる
ようになったが、現在では受け入れられ
ない治療法となった。モニスは、この治
療法の研究で、1949 にノーベル賞を受賞
したが、脳血管造影の開発者として評価
されている。］　（A1:301、A3:225、
A7:512、F1:38、B94:1649）

■ デール、H・H（英国）、アセチルコリ
ンが中枢神経系において伝達物質として
作動していると提唱。　（A7:579）

■ マックギン、S（米国）、ホワイト、P
・D（同）、広汎型肺塞栓症に心電図所見
として $S_1Q_3T_3$ パターンが特異的であると
報告。また、急性肺性心（acute cor
pulmonale）を記載。［この記載で肺性心
（cor pulmonale）の病名が初めて使われ
たと考えられている。］（F3:917、933、
JAMA 1935; 104:1473）

■ ウィルソン、F（米国）ら、虚血心筋
の電位を記録。　（F3:912）

■ ハンマン、L（米国）、リッチ、A・R
（同）、Hamman-Rich 症候群（急性間質
性肺炎）を報告。　（F6:1753）

■ アブレウ、M・d（ブラジル）、集団検
診のための実用的間接撮影装置作製。［翌
年、集団検診を開始。］　（F11:3094）

■ ウィップル、G・H（米国）、胆管癌治

療として、膵頭十二指腸切除術を行う。
　（F2:511, 620, 634）
　■スミス，H・W（米国），シャノン，J・A（同），この年から 1943 にかけて，GFR としてイヌリンクリアランスを提唱。［この時期に GFR のゴールドスタンダードとされた。］　　（F5:1382）
　■クイック，A・J（米国），プロトロンビン時間一段法を開発。［現在も基本的検査法として使われる。］　　（F7:2126，J Biol Chem 1935; 109:73）
　■フォレスティエ，J（フランス），金製剤を関節リウマチに使用。　（F9:2544）
　■ラクエル，F・O（ドイツ），睾丸からテストステロンを分離。　（A7:551）
　■ウーサイ，B・A（アルゼンチン），視床下部から下垂体への流れの存在を示す。［ウーサイは，下垂体ホルモンの研究で 1947 にノーベル賞受賞］　（F4:1210）
　■ダム，C・P・H（デンマーク）ら，アルムクウィスト，H・J（米国）ら，それぞれ，抗出血性ビタミンとしてビタミン K を提唱。　（F4:1065）
　■ウォルド，G（米国），ビタミン A が母体となってロドプシン（視紅）が合成され，その欠乏によって夜盲が起こると提唱。［ビタミン A を発見したカルレル，P（スイス）やワールブルク，O・H（ドイツ）のもとで研究し，1933 にビタミン A が網膜にあることを発見していた。1967 にノーベル賞受賞］（F1:38）
　■ダッドレイ，H・W（英国），モイル，J・C（同），麦角の生理作用の中心になっていると考えられるエルゴメトリンを分離。（関連：1830、1906、1920）（A8:685）
　■ドーマク，G（ドイツ），赤色プロントジル（Prontosil Rubnum）が，ブドウ球菌および連鎖球菌の感染症に効果があると報告。［赤色プロントジルは，代謝拮抗作用を持つ物質。合成抗菌薬の登場となった。のちに，フランスの研究者が，その加水分解物であるスルホンアミドが，

抗菌作用を発揮することを解明し，産褥熱などの治療に用いられるようになった。ドーマクは 1939 にノーベル賞を受賞。］（A1:152，A8:695-6，F1:38）
　■グリーンウッド，M（英国），『流行病と集団病』刊。［グリーンウッドは，流行病と統計学の専門家。］　（A8:735）
　■スタンレー，W・M（米国），タバコモザイクウイルス(TMV) を結晶として抽出。［スタンレーは，ロックフェラー医学研究所の研究者。その後，デルブリュック，M（ドイツ、米国移住）とともにウイルスの研究を進め，DNA を発見。1946 にノーベル化学賞受賞。］　（F1:38、A7:446）
　■米国で，最初の血漿・血液銀行がメーヨークリニック（ニューヨーク州ロチェスター）に開設される。　（A1:234）
　■シャオール，H（ドイツ），グロスマン，G（ドイツ、工学者・機器製造業者），肺レントゲン線断面撮影法（トモグラフ作製）を実用化。　（F6:1644）
　■ハイデルベルガー，M（米国），定量的免疫沈降反応を開発。　（F4:1111）
　■第 1 回国際胃腸病学会開催（ブリュッセル）。　（F2:511）
　■【国内】　長與又郎、我が国初の心筋梗塞剖検例を報告。　（F3:876）
　■【国内】　日本結核予防協会、茨城県村松海岸に結核療養所（サナトリウム）村松晴嵐荘を設立。　（F10:2812）
　■【国内】　夏、東京に流行性脳炎流行（罹患者 1,000 名）　（F10:2812）
　■【国内】　全結核が死因 1 位になる。（F1:118）
　■【国内】　日本循環器学会設立。（F3:780）
　■【国内】　日本神経学会、日本精神神経学会と改称。　（F8:2229）
　■【ノーベル賞】　シュペーマン、H（ドイツ）、生物の発生における誘導の発見。（B8:61）

1936

■ スペイン内乱が始まる。1939 まで。

■ ゲルストマン，J（オーストリア/米国移住）、シュトロイスラー，E（オーストリア）、シャインカー，I（ロシア、オーストリア・ドイツなどで研究、米国移住）、ゲルストマン・シュトロイスラー・シャインカー病（症候群）(GSS) を報告。[GSS はプリオン病の一つ]　　(F8:2229)

■ デール，H・H（英国）、フェルドベルク，W・S（同）、フォークト，M・L（同）、運動神経線維を刺激するとアセチルコリンが産生され、クラリンによって神経終板を麻痺させると運動神経線維の刺激によってアセチルコリンは産生されるが、筋収縮は起こらないことを明らかにする。(A7:577-578)

■ ブラウン，G・L（英国）、デール，H・H（同）、フェルドベルク，W・S（同）、筋収縮が起こる場合、終板ではアセチルコリンの高い濃度が必要とされることを実験で示す。また、コリンエステラーゼと拮抗するエセリンを作用させることによって、アセチルコリンによる筋収縮が一過性の筋強直の性質を持つようになることを示す。[デールとレーヴィ，O（オーストリア）は、神経化学伝達に関する業績によって、この年、ノーベル受賞]
(A7:578-9)

■ アボット，M（米国）、先天性心疾患の形態と臨床の結びつきを確立。[剖検例 1000 例のアトラスを刊行]　　(F3:901)

■ ターナー，G・G（英国）、食道癌手術で非開胸食道抜去法を開発。[1976 に秋山洋らが、工夫を加えて日本に導入。]
(F2:587)

■ ウェゲナー，F（ドイツ）、ウェゲナー肉芽腫症を提唱。[1931 にクリンゲル，H・K・E（ドイツ）が最初に報告。1951 に提唱されたチャーグ＝ストラウス症候群などと共に、現在は、全身性壊死性血管炎として総称されている。]
(F5:1481)

■ ハンター，F・T（米国）、サルコイドーシスの名称を提唱。[皮膚病変は、19 世紀末に報告され、ハッチンソン＝ベック病、あるいはサルコイドと呼ばれていたが、ハンターが全身疾患としてこの名称を提唱。]　　(F6:1645、NEJM 1936; 214:346)

■ ヒムスワース，H・P（英国）、インスリン感受性糖尿病とインスリン抵抗性糖尿病を区別。　　(F4:1122)

■ キンメルシュティーエル，P（ドイツ、米国移住）、ウィルソン，C（英国）、糖尿病性腎障害糸球体病変（結節性病変、Kimmelstiel-Wilson 症候群）を記載。[1927、1928 に、我が国の長与又三郎、和久金蔵も記載]（関連：1959）
(F1:38、F4:1065、1123、1198、1221、F5:1370、1402、1489)

■ ケンダル，E・C（米国）、コルチゾンの分離に成功。　　(F1:38)

■ エヴァンス，H・M（米国）、小麦胚からビタミン E を分離、トコフェロールと命名。　　(A7:620)

■ ビタミン B$_1$ が合成される。　　(A3:209)

■ エリオット，J（米国）、血液を血球と血漿に分離し、血漿製剤を作成。(F7:2027、South Med & Surg 1936; 98:643)

■ 米国・シカゴの郡立病院に血液銀行が設立される。（関連：1935）　　(F7:1959)

■ サルファ剤の臨床使用が始まる。
(F10:2832)

■ ローレンス，E・O（米国）、サイクロトロンを作製。[多くの放射性同位元素が供給できるようになり、医学研究にも貢献した。1939 にノーベル物理学賞受賞。]
(F3:824)

■【国内】　谷口腆二、細川正一ら、日本脳炎ウイルスを分離。　　(F8:2229)

■【国内】　古賀良彦ら、間接 X 線撮影装置を開発。[1938 に相川武雄により東

京大学入学生の検診、1940 に徴兵検査に使われる。〕　　　（F6:1656）
■【国内】　日本初の電子顕微鏡が東北大学で試作される。（1939 に大阪大学でも試作）　　　（F1:38）
■【国内】　断層撮影装置、国産化。（F1:164）
■【国内】　第1回日本循環器病学会開催。〔1946 開催の第 10 回総会から学会名は日本循環器学会に改称〕（F3:875）
■【国内】　浜松市でサルモネラ菌中毒が発生、患者は 2,000 余名。〔大福餅中毒事件と呼ばれた。〕　　　（F10:2812）
■【国内】　輸血の医療的効果が一般に認められ、職業的輸血団体が濫出、不慮の事態を引き起こし社会問題化。京都府は率先して輸血取締規則を実施した。（F7:1959）
■【ノーベル賞】　デール、H・H（英国）、レーヴィ、O（オーストリア）、シナプスにおける情報伝達が化学的なものであることを発見。　　（F8:2229、B8:62）

1937
■カステラノス、A・W・（キューバ）、心カテーテル検査を小児に応用。（F3:902）
■ハンプトン、A・O（米国）、X 線二重造影法により胃潰瘍を診断。　（F2:526）
■ユアール、P（フランス）、ド・シュアン・ホップ（ベトナム）、経皮経肝胆管（胆道）穿刺造影（PTC）を報告。（関連：1924〔経静脈胆嚢造影〕）　　（F2:528、578）
■ブルンシュウィク、A（米国）、膵頭部癌に対し、根治的膵頭切除を行う。（F2:634）
■モリッツ、A・R（米国）、オルト、M・R（同）、高血圧患者 100 例中 3 例に腎動脈主幹部の動脈硬化性狭窄がみられたと報告。　　　（F5:1394）
■ゴアー、P・A（英国）、同種移植を拒絶したマウスにおいて、最も強い移植免

疫を引き起こす抗原系 H-2 を赤血球上に見出す。〔その後、スネル、G・D（米国）が、純系マウスを用いて H-2 遺伝子座がマウス 17 番染色体上にあることを明らかにした。ゴアーらのグループは、スネルの所属するジャクソン研究所でも研究した。スネルは 1980 にノーベル賞受賞。〕（F9:2595、J Pathol Bacteriol 1937;44:691、Nobel Lecture 1980）
■パテック、A・J（米国）、テイラー、F・H・L（同）、抗血友病性グロブリン（Antihemophilic factor、AHF）を正常血液から分離、これによって血友病患者の凝固時間が短縮することを示す。〔AHFは第 VIII 因子と呼ばれるようになった。〕（F7:2126、J Clin Invest 1937; 16:113）
■ハム、T・H（米国）、血液の酸性化により、発作性夜間血色素尿症の赤血球溶血が促進されることを報告。　（F7:2080）
■ベーチェット、H（トルコ）、ベーチット病（あるいはベーチェット症候群）の詳細な症例報告を行う。（関連：1924）（F9:2634、Derm Wschr 1937; 105:1152）
■ヤング、F・G（英国）、下垂体前葉抽出物をイヌに繰り返し注射することによって糖尿病を起こしうることを発見。〔膵ランゲルハンス島の破壊によることが明らかにされた。ウーサイ、B・A（アルゼンチン）は、1930 代初めに下垂体と炭水化物代謝の関連について研究し、1947 にノーベル賞受賞〕（A7:549）
■グリープ、R・O（米国）ら、LH（黄体形成ホルモン）と FSH（卵胞刺激ホルモン）の分離に成功。（関連：1931）（F4:1209）
■ロス、R・A（米国）、ヴェストマン、A（ドイツ）、それぞれ別個の研究で、無排卵、無月経の治療として、PMS（pregnant mares' serum hormones）を投与。〔同年、治療薬として、PMS、hCG（human chorionic gonadotropin、ヒト絨毛性ゴナドトロピン）が認可される。PMS は、

妊娠したウマの血中に妊娠初期に出現する特殊なゴナドトロピン。1930 に、獣医学分野でコール，H・H（米国）らが発見]　　（F4:1209、B50:44）

■ エルヴェヒエム，C・A（米国）ら、翌年にかけて、ニコチン酸（ナイアシン）あるいはニコチン酸アミドはペラグラの予防因子であることを発見。[ヒトのペラグラに相当するイヌの黒舌病を治癒。ニコチン酸は肝臓濃縮物から抽出。]（A7:622、F1:38、F4:1065）

■ デリック，E・H（オーストラリア）、1935 にオーストラリアの屠畜場の従業員に集団発生した熱性疾患を調査して Q 熱（Q fever）として報告。[人畜共通感染症の Q 熱コクシエラ感染症の最初の報告]（関連：1938）　　（Med J Aust 1937; 2:281, 299、B73:703）

■ 米国で、黄熱ウイルスワクチンが開発される。　　（A7:479）

■ ドーマク，G（ドイツ）、2 基スルホンアミド剤を製出。　　（F7:1959）

■ クーン，R（オーストリア）、ビタミン A を合成。[1938 にカロテノイドとビタミンの研究でノーベル賞を受賞]（F4:1065）

■ ホームズ，H・N（米国）ら、ビタミン A を結晶として分離。　　（A7:619）

■ フォイルゲン，J・W・R（ドイツ）、すべての細胞核に DNA が存在することを証明。　　（F1:38）

■ アルデンネ，M・v（ドイツ）、走査型電子顕微鏡を発明。　　（F1:40、Wikipedia）

■ ギボン，J・H（米国）、人工心肺装置を開発。　　（F3:780）

■ ワトソン，W（英国）、回転横断撮影法装置を制作。[これを sectograph と呼び、翌年、製品化モデルを発表。]（F11:3095、B87:379）

■ ドイツに血液学会が成立。　　（F7:1959）

■ 【国内】　呉建、心筋梗塞心電図の実験的研究を報告。　　（F3:875）

■ 【国内】　藤井暢三、『生化学実験定量篇』、『同定性篇』刊。　　（F5:1382）

■ 【国内】　遅効型のプロタミン亜鉛インスリンが導入される。　　（F4:1103）

■ 【国内】　榊原仟、水野千城、コクシジオイデス症を日本で初めて報告。[本症は輸入真菌症]　　（F10:2908）

■ 【国内】　この年頃から、炭坑以外にガラス、耐火レンガ、窯業などの労働者にも、けい肺発症の報告がみられるようになる。　　（F6:1776）

■ 【国内】　国立結核療養所官制公布。[これにより日本結核予防会が 1935 に三井財閥の寄付により開設した除役結核軍人療養施設晴嵐荘（茨城県）が移管され、最初の国立結核療養所となる。]（関連：1935）　　（F10:2812）

■ 【ノーベル賞】　セント＝ジェルジ，A・v（ハンガリー）、生物学的燃焼、特にビタミン C およびフマル酸の触媒作用に関する発見。　　（A1:256、F4:1065、B8:63）

1938

■ グロス，R・E（米国）、動脈管開存（PDA）の結紮手術に成功。[先天性心疾患の手術成功第 1 例目]　　（F3:902-3）

■ ランディス，E・M（米国）ら、レニンを再発見。[レニンは、血管収縮物質として、1898 にティゲルシュテット，R（フィンランド、スウェーデンで研究）らが発見し、命名した。注目されていなかったが、ゴールドブラット，H（米国）が、腎動脈結紮によって高血圧が起こることを示し、それに何らかの物質が関与していることが示唆されて研究が活発になった。1938 にはランディスらを含む 3 研究グループが、それぞれ別個にティゲルシュテットの研究結果を確認した。]（関連：1898）　　（F3:780、B26: 387）

■ リンドバーグ，C（米国）、カレル，A（フランス）、灌流ポンプ（人工心肺）を作製。[リンドバーグは 1927 に大西洋単

独横断飛行に成功した飛行士。妻の姉の心臓病治療に役立つ装置の開発を目指し、ロックフェラー研究所のカレルに相談。開発した装置の臨床試験を 1935 に開始した。カレルは、1912 に血管縫合法と血管・器官移植の研究でノーベル賞受賞。］(F1:40、Smithonian Magazine)

■リードベター，W・F（米国）、パークランド，C・E（同）、高血圧小児において腎動脈狭窄腎摘出後に降圧がみられたと報告。　(F5:1394)

■デーヴィス，G・E（米国）、コックス，H・R（同）、米国モンタナ州のロッキー山研究所で、マダニから濾過性の微生物を分離。［研究所に滞在していた研究者が感染、リケッチアと考えられた。翌年、ダイアー，R・E（同）によって、Q熱の病原体と同じであることが明らかにされた。その後、この病原体は Coxiella burnetii と命名された。］　(Publi Health Rep 1938;53:2259, 1939;54:1229, 1948;63:58、B73:703)

■タイラー，M（南アフリカ、米国で研究）、黄熱ワクチン（弱毒 17D 株）を開発。[1951 にノーベル賞受賞](F10:2841)

■コウシェ，G（ドイツ）、プファンクーフ，E、ルスカ，H、タバコモザイクウイルス（TMV）を電子顕微鏡で観察。［ウイルスが観察されたのは初。］　(F1:40)

■ボリース，B・J・H・H・A・v（ドイツ）、ルスカ，E・A（同）、電子顕微鏡によるウイルスの写真撮影に成功。［2 人は物理学者。ボリースは電子顕微鏡の発明に携わった。ルスカは電子顕微鏡の設計などで 1986 にノーベル賞受賞］(A7:446)

■エーウィンズ，A・J（英国）、ホイトビイ，L・E・H（同）、肺炎の化学療法剤（サルファピリジン）を提唱。［エーウィンズはサルファピリジンを開発した製薬会社の研究者］　(F1:40、F6:1645)

■チェルレッティ，U（イタリア）、ビー

ニ，L（同）、統合失調症の電気ショック療法を開始。　(A1:301、A3:225、A7:511)

■アブデルハルデン，E（ドイツ）、アノイリン（ビタミン B₁）が神経終末でコリンエステラーゼ形成を抑制することを明らかにする。［独立に、ミンツ，B（米国）も同じ報告］　(A7: 621-2)

■ワールブルグ，O・H（ドイツ）、ニコチン酸アミドの細胞酵素としての役割について最初の報告を行う。　(A7:622)

■ドッズ，E・C（英国）ら、合成エストロゲンのスティルベストロールを合成。［同年に、ジエネステロールとヘキソエストロールも合成］　(A7:552)

■クッシング，H（米国）、髄膜腫についての重要な著作を刊行。　(A6:372)

■ハーツ，S（米国）ら、甲状腺の研究に I-128 を利用。［ロバーツ，A（米国、物理学者）の協力を得てヨードの同位元素を作成し、研究に用いた。その後、治療研究にも進んだ。］　(F11:3095)

■スペイン内戦中にビンからの輸血が行われる。　(A1:234)

■【国内】　加藤勝治、プロトロンビン時間一段法の微量測定法を開発。［小児でも測定可能になった］　(F7:2126)

■【国内】　福井信五、自動酸素呼吸器を製作。　(F6:1679)

■【国内】　大森憲太、我が国初の腎臓病食事療法の著書刊。　(F5:1381)

■【国内】　島津製作所、集団検診用間接撮影装置を製作。　(F11:3095)

■【国内】　仁科芳雄、サイクロトロンで Na-24 を作製。［1940 に人体に応用された。］　(F3:824)

■【国内】　関西阪神地方に小児マヒが流行。　(F8:2229)

■【国内】　第 10 回日本医学会総会で、初めて脳卒中が宿題報告のテーマに取り上げられる。　(F8:2330-1)

■【国内】　清野謙次、小宮悦造、佐藤清、勝沼精蔵ら、日本血液学会を興す。[『日

本血液学会雑誌』創刊］　（F7:1959）

■【ノーベル賞】　ハイマンス，C（ベルギー）、頚動脈洞と大動脈洞にあるセンサーが呼吸の調節をすることを発見。（B8:64）

1939

■第2次世界大戦が始まる（9月）。1945まで。

■クルナン，A・F（米国）、肺気腫患者において最大換気量が減少していることを報告。　（F6:1748）

■クラフォード，C（スウェーデン）、フレンクネル，P（同）、食道静脈瘤の内視鏡的硬化療法を報告。［硬化療法の概念を導入。硬化剤にはキニーネを用いた。クラフォードは、スウェーデンの有名な胸部外科医・心臓外科医。1944には、大動脈縮窄症の治療に世界で初めて成功した（報告は1945）。］（関連：1945）（F2:511）

■ディクソン，C・F（米国）、直腸癌の高位前方切除術を確立。［1948に5年生存率を発表］　（F2:602-3）

■イヴェルセン，P（デンマーク）、ロホルム，K（同）、経皮的肝生検（吸引肝生検）による急性肝炎組織像を報告。（F2:540、F5:1390）

■この年から、高位浣腸法（Enteroclysis、空腸上部に挿入したチューブから造影剤を注入する方法）が用いられるようになる。　（F2:527）

■ゴールマハティヒ，N（ベルギー）、糸球体輸入細動脈、輸出細動脈、密集斑（MD：macula densa）およびこれらに囲まれる三角領域にある糸球体外メサンギウム細胞を1つの機能単位ととらえ、傍糸球体装置（juxtaglomerular apparatus、JGA）と命名。］（関連：1932）（F5:1370, 1499）

■ウェゲナー，F（ドイツ）、ウェゲナー肉芽腫症を報告。（関連：1936）

（F5:1494）

■レヴィン，P（ロシア、米国移住）、ステットソン，R・E（米国）、Rh因子を発見。　（F7:1959）

■ロングスワース，L・G（米国）、電気泳動法で血清蛋白を分画、多発性骨髄腫患者に見られた特徴的なパターンを報告。（F7:2106、J Exp Med 1939; 70:399）

■エヴァンス，H・M（米国）ら、FSH（卵胞刺激ホルモン）の生物学的測定法を提唱。（関連：1942）　（F4:1209）

■シーハン，H・L（英国）、産褥後下垂体壊死による下垂体機能低下症（シーハン症候群）を報告。　（F4:1166）

■ソーン，G・W（米国）、アディソン病の治療として、酢酸デオキシコルチコステロンのペレット剤を腹壁に植え込む方法を実施。　（A7:541）

■ヘンダーソン，W・R（英国）、下垂体腫瘍手術後の術後照射は再発率を抑制すると報告。［副作用のため、しだいに用いられなくなる。］　（F4:1083）

■ハミルトン，J・G（米国）ら、放射性ヨード（I-131）を甲状腺のヨード摂取率測定に用いる。　（F4:1117）

■ダム，C・P・H（デンマーク）、ドイジ，E・A（米国）、アルムクウィスト，H・J（米国）ら、この年頃に、それぞれビタミンKを分離。［ダムとドイジは、ビタミンKの研究によって1943にノーベル賞受賞］（A7:624）

■フィーザー，L・F（米国）、ビタミンKを合成。　（A7:624）

■ギボン，J・H（米国）、ローラー型人工心肺の動物実験に成功。（関連：1937）（F1:40）

■ドイツで、この年頃までに、マラリア治療薬として、クロロキンが開発される。（A8:694）

■ミューラー，P・H（スイス）、DDTの殺虫作用を発見。［DDTは、すでに1874に合成されていた。ミューラーは、この

作用の発見によって 1948 にノーベル賞受賞］　(F1:46)

■ ドイツのジーメンス社、世界初の電子顕微鏡商品化。　(F1:40)

■ 英国、この年の医師数、コンサルタント（専門医）2800 人、GP（一般医）1 万 8000 人。　(A1:147)

■【国内】　木村登、ベクトル心電計を試作、木村誘導法を提唱。　(F3:912)

■【国内】　斎藤直衛、経皮経肝胆嚢造影に成功。　(F2:612)

■【国内】　北海道で流行性黄疸。［これ以後、感染症としての肝炎が注目されるようになる。また、1941 に弘好文、田坂重元によって、病原体は、細菌濾過器を通過することからウイルスであることが世界で初めて示された。］　(F2:556)

■【国内】　岩男督ら、遺伝性楕円赤血球症を報告。［日本における赤血球膜異常症初報］　(F7:2037)

■【国内】　宮崎一郎、大平肺吸虫を記載。　(F10:2869)

■【国内】　郷晃太郎、『臨床検査技術提要』刊。［陸海軍下士官の衛生教育に用いられ、我が国初の臨床検査法教科書と考えられている。］　(F5:1383)

■【国内】　財団法人結核予防会設立（日本結核予防協会は解散）。　(F6:1645)

■【国内】　台湾帝国大学、熱帯医学研究所を設置。　(F10:2812)

■【ノーベル賞】　ドーマク、G（ドイツ）、合成抗菌薬プロントジルの発見。［化学会社の研究者として工業用の染料であったプロントジルに抗菌作用があることを発見。］　(B8:65)

■【ノーベル賞】　ブーテナント、A（ドイツ）、性ホルモンの研究。［化学賞］　(B8:65)

■【ノーベル賞】　ローレンス、E（米国）、サイクロトロンの開発と人工放射性元素の研究。［物理学賞］　(B8:65)

1940

■ ドーソン、M・H（カナダ、米国で研究）ら、緑色連鎖球菌感染症（心内膜炎）にペニシリン治療を実施。［投与量が少なく、効果は得られず。1944 にレーウェ、L（米国）らが完治を得る。］　(F3:908)

■ ブラウン＝メネンディス、E（アルゼンチン）ら、ペイジ、I・H（米国）とヘルマー、O・M（同）、レニンが作用して生成される昇圧物質（アンジオテンシン）を報告。［ブラウン＝メネンディスらはレニンは酵素であり、ハイパーテンシノーゲンに作用してハイパーテンシンを生成すると報告。一方、ペイジらはレニン活性化因子が腎臓のレニンに作用してレニンの昇圧作用が現れると報告し、のちにレニンがレニン基質に作用して昇圧物質アンジオトニンを生成するとした。1958 に両研究グループが協議して、レニンの作用で生成される昇圧物質の名称をアンジオテンシンに統一］　(F3:781、938、F5:1370、1394、村上元孝ら：心臓 1:2:105)

■ コンゼット、H（オーストリア）、喘息治療にイソプレナリン（isoprenaline）吸入を使う。［β刺激薬による喘息治療の始まり。戦時の研究のため、米国ではすぐには認められなかった。］　(F6:1733)

■ ドールン、M（ドイツ）、ディートリッヒ、P（同）、経口胆嚢造影剤（Biliselectan）を開発。［我が国で経口胆嚢造影剤 Priodax（Biliselectan の米国での商品名）が使用できるようになったのは 1951 頃。その後、ヨード含量を高めたものが使われるようになったが、1970 代からは超音波検査法が普及し、胆嚢造影はしだいに行われなくなった。］　(F2:613-614)

■ ラントシュタイナー、K（オーストリア、米国移住）ら、Rh 血液型を発見。［アカゲザルの赤血球をウサギに注射すると、ウサギの血清中に 85 ％のヒトの赤血球

と反応する凝集物質が生じる。この反応性による血液型。〕　(A8:702-3)

■ ワーラー、E（ノルウェー）、リウマトイド因子（RF）を発見。〔抗ウサギ赤血球抗体感作血球が関節リウマチ患者血清により高率に凝集を起こすと報告。1948にローズ、H・M（米国）らが、RF は関節リウマチの診断的意義を持つとしてワーラー＝ローズ反応が用いられるようになる〕　(F9:2567、Act path mirobiol scand 1940; 17:172)

■ ポーリング、L（米国）、抗体産生機構として、指令説を発表。〔ポーリングは、1954 にノーベル化学賞受賞。〕　(F1:40)

■ この年頃、糖尿病性網膜症の存在がわかりはじめる。　(F4:1123)

■ ソーン、G・W（米国）、副腎ステロイドを副腎不全の治療に応用。　(F1:42、F4:1066)

■ グリーン、J・A（米国）、ジャニュアリー、L・E（同）、尿崩症に対するタンニン酸ピトレッシンの効果を報告。〔タンニン酸ピトレッシンは、タンニン酸で処理した下垂体抽出液。1990 頃まで広く使用され、デスモプレシン（ADH 誘導体）に取って代わられる。〕　(F4:1164)

■ 米国の 2 研究グループが動物の LH（黄体形成ホルモン）を単離したと報告。〔完全に純化した形での分離は、1959、リー、C・H（中国、米国移住）らによる。〕　(F4:1209、B50:45)

■ メンキン、V（米国）、炎症性浸出液を分析し、ヒスタミンとは異なる白血球遊走因子（leukotaxin、今日のケモカイン）や白血球増多因子の存在を示す。　(B67a:36)

■ ペニシリンの大量生産の方法に関する論文が発表される。　(F1:40、F6:1645)

■ チェーン、E（英国）、フローリー、H（オーストラリア）、ペニシリンを濃縮（粗製ペニシリンの抽出）。〔オックスフォード大学での研究。フレミング、A（英国/

スコットランド）、チェーン、フローリーは 1945 にノーベル賞を受賞。〕　(A1:271、A8:697、F1:40、F6:1645)

■ バーネット、F・M（オーストラリア）、インフルエンザウイルスの増殖に成功（A型ウイルス）。〔1933 にロンドンで流行した株をニワトリ胎児尿嚢腔に接種。バーネットは免疫学者。後天性免疫寛容の発見で、1960 にメダワー、P（英国）と共にノーベル賞受賞。〕　(A7:449)

■ ワクスマン、S・A（ウクライナ、米国移住、土壌微生物学者）、ウッドラフ、H・B（米国）、新種の放線菌を発見し、抗生物質アクチノマイシンを分離。〔ウッドラフはメルク社の研究者。ワクスマンは 1952 にノーベル賞受賞。〕　(A8:698-9)

■ フランシス、T（米国）、インフルエンザ B 型ウイルスを分離。　(A7:449、F6:1645)

■ クレブス、H・A（ドイツ、1933 からイギリスで研究）、生物体内で酸化的分解をしてエネルギーを発生する TCA 回路（クエン酸回路）を発見。〔1953 にノーベル賞受賞〕　(F1:42、F4:1066)

■ ドイジ、E・A（米国）、ビタミン K_2 を分離。〔ドイジは、ダム、C・P・H（デンマーク）と共に 1943 にノーベル賞受賞。〕　(A7:624)

■ 【国内】　日野原重明ら、食道内心音を記録。　(F3:895)

■ 【国内】　瀬尾貞信、胃切除術に有茎空腸間置法を提唱。　(F2:511)

■ 【国内】　久留勝、Miles の術式による直腸癌の治療成績を記載。　(F2:603)

■ 【国内】　太田邦夫、けいれん発作を頻発して死亡した患者の血管を検索し、血管炎に起因する疾患と確認。〔剖検医岡林篤の剖検所見を支持。以後、動脈炎としての高安動脈炎の剖検研究が進む〕　(F9:2617-8)

■ 【国内】　小宮義孝、肝吸虫幼虫の排泄形について記載。　(F10:2869)

1941 ― 1960

1941

■ クルナン，A・F（フランス、米国移住）、ランゲス，H（米国）、リチャーズ，D・W（米国）、右心カテーテル法を開発。［右房血の血液ガス分析を行う。1945 に心拍出量の測定に応用。クルナンとリチャーズは、フォルスマン・W（ドイツ）と共に 1956 にノーベル賞受賞］（F3:781, 810, 875、F6:1645）

■ クヴェイム，M・A（ノルウェー）、サルコイドーシス患者から得た病変部組織の懸濁液を皮内注射し、その部位に類上皮細胞肉芽腫を確認。［のちにクヴェイム反応と呼ばれる。サルコイドーシスの補助診断法の一つ］（F6:1645）

■ ロッキー，E・W（米国）、膵全摘術に成功。（F2:511, 634）

■ レーヴェン，N・L（米国）、先天性食道閉鎖症に対する多次手術に成功。（F2:511）

■ ハーパー，A・A（英国）ら、パンクレオザイミン（pancreozymin、PZ）を発見。（F2:511）

■ バイウォーターズ，E・G・L（英国）、ビオール，D（カナダ）、筋挫滅後の急激な腎機能低下を報告。（関連：1923）（F5:1448）

■ クレンペラー，P（米国）、膠原病（diffuse collagen disease）という用語を初めて使用。（関連：1942）（F9:2578）

■ ハーヴェイ，A・M（米国）、マスランド，R・L（同）、神経筋伝達試験であるハーヴェイ＝マスランド試験を開発。［重症筋無力症の診断などに使われる試験］（F8:2273、Bull Johns Hopkins Hosp 1941; 68:81）

■ 米国のマサチューセッツ総合病院で、

抗甲状腺製剤としてチオシアン酸ナトリウムが用いられ、部分的成功を収める。（関連：1943）（A7:535）

■ ハギンズ，C・B（米国）、膀胱癌のホルモン療法を開発。［のちに前立腺癌のホルモン療法も開発し、その業績で 1966 にノーベル賞を受賞。また、乳癌のホルモン療法も開発した。］（A1:234）

■ ファジェット，G・H（米国）、プロミン（抗ハンセン病薬グルコスルホンナトリウム）を臨床に用い、らい菌の陰性化に成功。［治療を劇的に進歩させた。その後、DDS（ジアフェニルスルホン、商品名：レクチゾール、ダプソン）が主役になった。］（F10:2813）

■ ケアンズ，H（英国）ら、無動性無言（akinetic mutism）を記載。（F8:2229）

■ ビードル，G・W（米国）、テイタム，E（同）、1遺伝子1酵素説を提唱。（F3:832）

■ 米国で、インフルエンザウイルスが初めて写真撮影される。（F1:42）

■ ペニシリン G が英国、米国で臨床に供される。（F10:2813）

■ ベーリンガー・インゲルハイム社、イソプロテレノールを合成、吸入薬も開発。［作用時間が短く、動悸の副作用のため、喘息治療薬としては普及せず。］（F6:1690）

■ 米国の RCA 社で電子顕微鏡 B 型第1号が完成。（F1:42）

■ 米国・ハーヴァード大学で「人間としての患者の治療」をテーマにした講義が開始される。（A1:144）

■【国内】 日本学術振興会小委員会で、脳溢血予防研究が検討される。［1950 に報告書を出版。近藤正二らは、全国 108村での脳卒中死亡率を比較、脳溢血の成因（危険因子）を検討して報告。］（F8:2331）

■【国内】 中山恒明、大動脈と冠動脈の造影を報告。［左頸動脈から尿管カテー

テルを挿入し、上行大動脈にヨードナトリウムを注入］　　（F3:811）
■【国内】　松尾正俊、腹腔鏡下胆嚢穿刺造影を実施。　　（F2:614）
■【国内】　山口左仲、日本顎口虫を記載。　　（F10:2869）
■【国内】　金井泉、金井正光、『臨床検査法提要』刊。　　（F5:1383）
■【国内】　日本癌学会設立　（F11:3095）
■【国内】　日本医学放射線学会設立。［日本レントゲン学会と日本放射線医学会が合併］　　（F11:3173）
■【国内】　日本医科電機協会が結成される。　　（F11:3095）

1942

■エリス，A（カナダ、英国移住）、臨床像に基づいた腎炎の分類を提唱。［Ⅰ型：上気道感染後腎炎、Ⅱ型：原因不明のまま徐々に進行する腎炎］　　（F5:1371, 1385, 1386, 1481）
■クレンペラー，P（米国）ら、膠原病（diffuse collagen diseases）の概念を提唱。［全身の血管・結合組織にフィブリノイド壊死を来す疾患として、JAMA で基本的な考え方を述べる。SLE、強皮症、結節性多発動脈炎、皮膚筋炎／多発筋炎、関節リウマチ、リウマチ熱の6疾患が取り上げられた。共通所見として血管・結合織の膠原線維にフィブリノイド変性が見られることを指摘したが、フィブリノイド変性は免疫グロブリンやフィブリンが沈着したものであることが明らかになり、膠原病という名称は使用されなくなった。その後は、結合織疾患（connective tissue disease）という用語が使われるようになった。］（関連：1941）　　（F5:1492, F9:2578-9、JAMA 1942; 119:331）
■ルバティエル，A（フランス）、ジャンボン，M（同）、サルファ剤（スルホンアミド、I-PTD）の血糖低下作用を発見。　　（F4:1199-1200）

■オルブライト，F（米国）、偽性副甲状腺機能低下症を報告。［受容体異常症の存在を示す］　　（F4:1075, 1192、F5:1419）
■ハミルトン，J（米国）、ローレンス，J（同）、放射性ヨードを甲状腺機能異常症の治療に導入。　　（F4:1185）
■グリープ，R・O（米国）、ヴァンダイク，H・B、チョウ，B・Fら、LH（黄体形成ホルモン）の生物学的測定法として、下垂体摘除ラットの前立腺腹側葉重量法を考案。　　（F4:1209）
■米国で、軍隊内での流行を契機に、原発性異型肺炎（primary atypical pneumonia、PAP）の疾患概念が確立。［1930 代に、X線陰影が著明ながら予後良好な肺炎の報告が相次いでいた。］（F10:2947、War Med 1942; 2:330）
■ギルマン，A（米国）ら、放射線耐性の悪性リンパ腫にナイトロジェン・マスタードを投与し、一時的な著効を認める。［最初の抗癌剤となった。ナイトロジェン・マスタードは化学兵器として研究されていた。］　　（F6:1745）
■【国内】　小沢凱夫、平圧開胸法での肺癌切除4例中、左肺全摘1例が4年生存と報告。　　（F6:1744）
■【国内】　大場勝利、肺アスペルギルス症を詳細に報告。（関連：1908）（F10:2907）
■【国内】　稗田憲太郎ら、旧満州で戦病死者の剖検例から7例のカンジダ症例を報告。　　（F10:2907）
■【国内】　比企能達、羽生順一、『結核とアレルギー』刊。　　（F6:1654）
■【国内】　国民学校卒業児童に BCGを接種。　　（F10:2813）
■【国内】　大阪市内にデング熱流行。（F10:2813）
■【国内】　結核医療法施行令公布。（F10:2813）
■【国内】　学校身体検査規則、工場法施行規則を改正し、結核検診の徹底を図

る。　　（F10:2813）

1943

■ハリス，A・S（米国），虚血急性期の不整脈発現様式（ハリス不整脈モデル）を記載。　　（F3:912）

■ドラッグステット，L・R（米国），十二指腸潰瘍に対する迷走神経切除術を提唱。［術後の胃内容停滞を避けるため，幽門形成術等のドレナージを加える。］
（F2:511）

■キャスルマン，B（米国），スミスウィック，R・H（同），腎組織を観察し，顕著な形態的血管変化が起こる前に高血圧が存在すると報告。　　（F5:1472）

■コルフ，W・J（オランダ），バーク，H（同，工場技師），人工腎臓を開発。［1945に 17 番目の急性腎不全症例で生存に成功。コルフは 1950 に米国のクリーブランドクリニックに移動。］　　（A1:239，F5:1371, 1413）

■アストウッド，E・B（米国），抗甲状腺製剤としてチオウレアとチオウラシルを用いて有望な結果を得る。　　（A7:535）

■マホニー，J・F（米国）ら，梅毒のペニシリンによる治療効果を報告。
（F10:2987, Am J Public Health Nations Health 1943; 33:1387）

■ファジェット，G・H（米国）ら，ハンセン病にプロミンが効果があることを報告。　　（F10:2900, Public Health Report 1943, 58:1729）

■ワクスマン，S・A（ウクライナ，米国移住），「抗生物質」という語を初めて使用。　　（F1:44）

■モーガン，R・H（米国），X 線撮影のホトタイマー（自動露出装置）を発表。
（F11:3095）

■英国で，補助看護婦が法律で認められる。［1930 頃までに，大病院では看護婦はすでに 2 階級に分けられていた。］
（A8:710-1）

■【国内】　小林太刀夫ら，心筋梗塞の胸部誘導心電図を報告。　　（F3:875）

■【国内】　古賀秀夫，膵尾部癌に膵尾部切除を行う。　　（F2:634）

■【国内】　増山元三郎，『少数例の纏め方と実験計画の立て方―特に臨床医学に携わる人達の為に』刊。［戦中から戦後にかけて医学者に大きな影響を与えた統計学書］　　（B89c:27）

■【国内】　結核死亡率が最高となる（人口 10 万対 235.3）。　　（F10:2813）

■【ノーベル賞】　ダム，C・P・H（デンマーク），ビタミン K の発見。　（B8:66）

■【ノーベル賞】　ドイジ，E・A（米国），ビタミン K の化学的性質の研究。
（B8:66）

1944

■タウシグ，H・B（米国），ブラロック，A（同），ファロー四徴症の手術治療に成功。［2 人はジョンズ・ホプキンス大学の医師。ブラロック＝タウシグ手術（鎖骨下動脈を肺動脈に端側吻合する方法）と呼ばれる方法になった。この成功は近代心臓外科の創始とされる。］　　（A1:236，F3:781, 903）

■ローウェ，L（米国）ら，緑色連鎖球菌感染症（心内膜症）にペニシリン治療を実施して完治を得る。（関連：1940）
（F3:908）

■ジョーンズ，T・D（米国），リウマチ熱の診断基準を発表。［1956, 1965、1992、2015 に米国心臓協会などによって修正、改訂が行われた。］　　（F9:2672、JAMA 1944; 126:481）

■ヘイト，C（米国），先天性食道閉鎖症に対し，胸腔内吻合法を施行し，初めて一時的根治手術に成功。　　（F2:511）

■ワトソン，K（英国），幽門輪温存膵頭十二指腸切除術に成功。　　（F2:511）

■アルヴァル，N（スウェーデン），初の系統だった経皮腎生検を試みる。［1945

にスウェーデン外科協会で報告、1952 に論文。〕（関連：1951）　（F5:1390）

■ ヴァルデンストルーム，J・G（スウェーデン），原発性マクログロブリン血症を報告。　（F7:1960）

■ イートン，M・D（米国）ら，原発性異型肺炎（PAP）の患者から採取した"濾過性ウイルス"を孵化鶏卵で培養、ラットなどの鼻腔に接種して PAP 様の症状がみられたと報告。〔マイコプラズマはまだ知られておらず、病原体は大型ウイルスと考えられた。その後、Eaton agentと呼ばれる。〕（関連：1961、1962、1963）（F10:2947、B76:649）

■ ワクスマン，S・A（ウクライナ、米国移住），新種の放線菌 *Streptomyces griseus* を発見し、結核菌に対して活性を持つストレプトマイシンを分離。（A1:271、A3:223、A8:699、F1:46、F6:1645, 1738）

■ エーヴリー，O・T（カナダ、米国移住），マクラウド，C（同），マッカーティ，M（米国），肺炎双球菌の形質転換物質が DNA であることを証明。〔当時、遺伝物質は蛋白質との考えが強く、この発見は高く評価されなかった。〕　（F1:46、F4:1066）

■ 米国で、メルク社、スクイブ社、ファイザー社の協力でペニシリンが製剤化される。　（A1:271）

■ ストランドクビスト，M・T・P（スウェーデン），総線量、照射期間と照射効果の関係および蓄積線量の概念を発表。（F11:3095）

■ 米国老年学会が設立される。（F11:3095）

■【国内】　陰山以文、小澤凱夫、高血圧性脳出血に対し日本で初めて開頭血腫除去手術を実施。　（F8:2229）

■【国内】　木村栄一、心筋梗塞の心電図 Q 波を考察。　（F3:875）

■【国内】　守一雄ら、遷延性心内膜炎

のペニシリン治験例を報告。　（F3:908）

■【国内】　千葉保之、所澤政夫、国鉄職員 10 万人の追跡調査で、結核新病巣発見例のすべてがツ反陽転後 1 年以内に発見され、約半数が治癒、30 ％が慢性肺結核に移行したと報告。〔初感染発病論をほぼ確立〕（関連：1829、1929）（F6:1709）

■【国内】　戸田忠男、『結核菌と BCG』刊。　（F6:1654）

■【国内】　吉田富三、吉田肉腫作成に成功。　（F1:46）

■【国内】　陸軍ペニシリン委員会が和製ペニシリン「碧素」の完成を発表。（F1:46）

■【国内】　野村精策ら、広東住血線虫の人体寄生例を初めて報告。（F10:2869）

■【ノーベル賞】　アーランガー，J（米国）、ガッサー，H（同）、神経線維の高度に分化した機能に関する研究。（B8:67）

1945

■ ケティ，S・S（米国）、シュミット，C・F（同）、ヒトでの脳循環測定（N_2O 法）に成功。　（F8:2333-4、Amer J Physiol 1945; 143:53）

■ ラッドナー，S（スウェーデン）、冠動脈造影を行う。〔上行大動脈で造影剤を注入。冠動脈末梢までみることはできなかった。〕　（F3:810）

■ クラフォード，C（スウェーデン）、ニューリン，G（同）、先天性大動脈縮搾症手術（縮搾部切除端々吻合）に成功。（F3:781, 903）

■ ビング，R・J（ドイツ、米国移住）、ジョンズ・ホプキンス大学に心臓カテーテル検査室を創設。　（F3:810）

■ ブラノン，E（米国）、ウィーンズ，H（同）、ウォレン，J（同）、心臓カテーテル検査を用いた心房中隔欠損症の診断

と血行動態について報告。　　(F3:810)

■ウィップル，G・H（米国）、門脈系が閉塞すると門脈うっ滞を起こし、バンチ症候群を引き起こすことを発見。[のちに、門脈下大動脈吻合術を門脈圧亢進症の合理的治療法として提唱。]　　(F1:46、F2:511)

■ゴールマハティヒ，N（ベルギー）、密集斑（MD：macula densa）が尿細管液の組成を感知し、GFRを調節していると提唱。(関連：1933、1939)　　(F5:1499、J Path Bact 1945; 57:392)

■【ノーベル賞】　フレミング，A（英国/スコットランド）、チェーン，E・B（英国）、フローリー，H（オーストラリア）、ペニシリンの発見、様々な感染症に対する治療効果の発見。　　(F10:2813、B8:68)

1946

■ディミーコフ，V・P（ロシア）、イヌで心肺移植を行い、約10時間の生存に成功。[ヘテロトピック移植（元の臓器を残した状態でドナーの移植臓器を追加）で行われた。ディミーコフは、すでに大学生物学部の学生時代の1937に人工心臓を製作し、イヌを5時間半生存させることに成功。1948には肝移植、1951には、オルソトピック移植（元の臓器を摘除した位置にドナーの臓器を移植）による心臓移植、1953には冠動脈バイパスに成功した（いずれもイヌによる実験）。国内では、これらの実験は非倫理的などとして批判され、国外での発表も制限されていたが、1960に出版された著書が米国、ドイツ、スペインで翻訳出版され、関心が高まった。1967に世界初のヒト心臓移植を成功させたバーナード，C（南アフリカ）は、その前にディミーコフの研究室を訪問し助言を求めていた。]　　(F3:781、Matskeplishvili: EHJ 2017; 38:3406)

■バインバーグ，A・M（カナダ）、ジュウェット，B・L（同）、虚血性心疾患患者の心筋内へ内胸動脈を移植（内胸動脈心筋内移植術）、好成績を得る。　　(F3:781)

■オイラー，U・S・v（スウェーデン）ら、ネコにおいて低酸素血症による肺動脈圧上昇を報告。[肺性心の病態生理解明に貢献。オイラーは、神経伝達物質の研究で1970にノーベル賞受賞]　　(F3:918)

■レーマン，J（スウェーデン）、肺結核治療にパス（PAS、パラアミノサリチル酸）を抗結核薬として発表。[パスはすでに1902に合成されていた物質。レーマンらが抗結核薬として著効を示すことを1944に発見。]　　(F1:48、F6:1646)

■メンデルソン，C・L（米国）、胃液を誤嚥して生じた化学的肺炎を報告。[嚥下性（誤嚥性）肺炎が注目されるきっかけになった。]　　(F6:1790)

■リレイ，R（米国）ら、肺胞気酸素分圧・炭酸分圧測定法を開発。　　(F6:1646)

■カムフォート，M・W（米国）ら、慢性再発性膵炎の概念を提唱。　　(F2:637)

■ファイン，J（米国）ら、腹膜透析に成功。[急性腎不全例]（関連：1968）(F5:1415, 1449)

■レーダーバーグ，J（米国）、テイタム，E・L（同）、細菌における遺伝子組換え現象を発見。[1958にレーダーバーグはこの研究で、テイタムは遺伝子による生化学的プロセス制御の研究でノーベル賞受賞。]　　(F1:48)

■ブロッホ，F（スイス、米国移住）、パーセル，E・M（米国）、それぞれ独立に核磁気共鳴（NMR）の現象を発見。[2人は1952にノーベル物理学賞受賞](F1:48, 164、F3:815、F6:1646, 1683)

■米国で、原子炉製アイソトープの出荷が始まる。[ハーツ，S（米国）は、米国の原子力機関にI-131の生産を促した。]　(F11:3096)

■米国で、I-131によるバセドウ病の治

療が広まる。［この年、ハーツ、S（米国）
らによる臨床試験の結果が報告された。］
　（F11:3096）

■米国メルク社、胆汁酸からのコルチゾ
ン部分合成に成功。［ヘンチ、P・S（米
国）による慢性関節リウマチ患者への最
初のコルチゾン投与（1948）に使われる］
　（F9:2556）

■国際血液学会創立。　　（F7:1960）

■【国内】　久留勝、胃癌に対し胃切除
と膵体尾部切除を行った例と膵頭部癌に
日本で初めて膵頭十二指腸切除を行った
例を報告。　　（F2:634）

■【国内】　高橋信次、回転撮影法の原
理を発表。　　（F1:48）

■【国内】　馬杉復三、『結核の病理と
アレルギー』刊。　　（F6:1654）

■【国内】　日本ペニシリン学術協議会
が発足。　　（F10:2814）

■【国内】　流行性脳炎を日本脳炎と改
称、伝染病予防法第1条第2項の伝染病
に指定、疑似患者も届出制になる。
　（F10:2814）

■【国内】　ジフテリア、発疹チフス、
日本脳炎、コレラ、天然痘が流行、GHQ
がDDTを大量散布。　　（F10:2814）

■【国内】　臨床検査の中央化の一環と
して、国立東京第一病院（現国立国際医
療研究センター）に研究検査科が設置さ
れる。［1950に中央検査部に発展］
　（F11:3169）

■【国内】　名古屋大学に中央検査室制
度が導入される。　　（F11:3096）

■【国内】　インターン制度が導入され
る。　　（F11:3096）

■【国内】　日本公衆衛生学会設立。

■【ノーベル賞】　マラー、H・J（米
国）、X線照射による突然変異生成の発見。
　（B8:69）

■【ノーベル賞】　サムナー、J（米国）、
酵素を結晶化できることを発見。［化学賞］
　（B8:69）。

■【ノーベル賞】　ノースロップ、J（米
国）、スタンレー、W（米国）、酵素とウ
イルス蛋白を結晶化。［化学賞］
　（B8:69）。

1947

■スピーゲル、E・A（オーストリア、
米国移住）、ウィシス、H・T（米国）、定
位脳手術を創始（視床内側核に定位的に
針を挿入して破壊する術式で、不随意運
動症、てんかん、頭痛の治療に応用）。
　（F1:50）

■ドーソン、G・D（英国）、ミオクロー
ヌスてんかん患者の末梢神経に電気刺激
を与えると、高振幅の脳波反応が見られ
ることを発見。［誘発電位の発見］
　（F8:2275）

■ムーア、G・E（米国）ら、脳腫瘍の
アイソトープ診断の研究を始める。［I-131
を利用したジヨードフルオレセインを合
成して用いた。］　　（F11:3096）

■セラー、T・H（英国）、肺動脈弁狭窄
症の手術を実施。　　（A1:236）

■ベック、C（米国）ら、除細動器を開
発。　　（F3:781）

■アンバーソン、J・B（米国）、スペイ
ン、D・M（同）、肺気腫における細気管
支病変を発見。　　（F6:1747）

■オーウェン、C・A（米国）、凝固異常
症として第V因子欠乏症を発見。［当初、
parahemophilia と呼ぶ］　　（F7:2127）

■エーリック、J（米国）、バークホルダ
ー、P・R（同）、バーツ、Q・R（同）、
クロラムフェニコール（クロロマイセチ
ン）を発見。［2年後にパーク・デイヴィ
ス社で合成された。］　　（A8:699、F1:50）

■ゴールド、H（米国/ロシア生まれ）、
米国のコーネル大学に世界ではじめての
臨床薬理学教室を開設。［臨床薬理学とい
う名称を初めて使用したのはゴールドだ
ろうとされている。］　　（F11:3181）

■【国内】　厚生省特定疾患受容体異常

症調査研究班が組織される。 （F4:1075）

■【国内】 各地の炭坑で、けい肺患者の実態調査が行われるようになった。［労働省の設置と労働基準法の制定が契機］（F6:1776）

■【国内】 日本栄養・食糧学会設立。

■【ノーベル賞】 コリ、C・F（米国）、コリ、G・T（同）、グリコーゲンの触媒的作用を発見。［筋肉からリン酸 6 炭糖のエステルを分離。］ （A6:296-7、F4:1066、B8:70）

■【ノーベル賞】 ウーサイ、B（アルゼンチン）、糖代謝における脳下垂体前葉ホルモンの役割の発見。 （F4:1066、B8:70）

1948

■ベイリー、C・P（米国）、ハーケン、D・E（同）、相次いで僧帽弁交連切開術に成功。 （F3:782）

■ブロック、R（英国）、肺動脈弁狭窄の手術治療に成功。［ブロック手術］（F3:903）

■ティフェノー、R（フランス）、ピネリ、A（同）、最大努力性呼気曲線の解析から 1 秒率の概念を確立。［肺気腫における気流制限（閉塞性換気障害）の存在が証明された。］ （F6:1748）

■ボールドウィン、E・D（米国）ら、肺不全（pulmonary insufficiency）を提唱。 （F1:50、F6:1646）

■ボールドウィン、E・D（米国）ら、呼吸機能検査の体系を提唱。 （F6:1646、Medicine 1948; 27:243）

■ 英国の MRC（Medical Research Council）、肺結核に対するストレプトマイシンの効果を比較臨床試験で検討。［ストレプトマイシン＋安静臥床（化学療法群）と安静臥床のみを比較。6 カ月の評価で化学療法群の方が優れていたが、耐性菌の出現が問題となった。そのため、追って 2 種類の用量による PAS の併用

を検討、耐性菌出現の抑制が認められた。これら 3 試験の結果を 1952 に報告。最も初期の比較臨床試験とされる。］（F11:3182、B28:1162）

■スウェンソン、O（米国）ら、ヒルシュスプルング病に対する腹会陰式直腸結腸切除術（スウェンソン法）を創始。（F2:512）

■ロングマイア、W・P（米国）ら、先天性胆道閉鎖症に対し、肝内胆管腸吻合術を試みる。 （F2:512）

■ローチ、J・F（米国）ら、1 万人を対象に胃 X 線間接撮影を行う。 （F2:598）

■デイヴソン、J（英国）、結節性動脈周囲炎症例の中に、糸球体病変が顕著である群（顕微鏡的多発動脈炎）が存在すると報告。 （F5:1481, 1494）

■ベルナール、J（フランス）、スーリエ、J・P（同）、出血時間の延長、巨大血小板出現、血小板減少を認め、血餅退縮が正常である遺伝性出血性疾患（Bernard-Soulier 症候群、BSS）を記載。（F7:2117）

■オーウェン、C・A（米国）、凝固異常症として第 VII 因子欠乏症を発見。（F7:2127）

■ファーバー、S（米国）、小児急性白血病で、葉酸代謝拮抗薬アミノプテリンにより 10 〜 16 日持続する寛解を認める。［その後、類縁化合物で副作用の少ないアメトプテリン（メトトレキサート）が開発された。］ （F6:1745、B84a:8644）

■ハーグレイヴス、M（米国）ら、SLE患者の血中に LE 細胞を発見。（F5:1492、Proc Staff Meet Mayo Clin 1948; 23:25）

■ローズ、H・M（米国）、1940 にワーラー、E（ノルウェー）が報告したリウマトイド因子は関節リウマチの診断的意義を持つとしてワーラー＝ローズ（Waaler-Rose） 反応を提案。（F9:2546,2567、Proc Soc Exp Biol Med

1948; 68:1)

■ヘンチ，P・S（米国）、ケンダル，E・C（同）ら、慢性関節リウマチ患者にコルチゾンを投与、劇的効果を得る。［ヘンチは、その後、重篤な副作用に気づく。ヘンチ、ケンダルはライヒスタイン，T（スイス）と共に 1950 にノーベル賞受賞］　（F9:2556、Proc Staff Meet Mayo Clin 1949; 24:181）

■スミス，E・L（英国）、肝臓から、ビタミン B_2 の一成分を抽出し、ビタミン B_{12} と命名。［抗悪性貧血因子として抽出された。リックス，E・L（米国）はカビから抽出。］　（A7:623-4）

■アールクィスト，R・P（米国）、アドレナリン受容体として α 受容体と β 受容体があることを発見。（関連：1967）　（F3:871）

■ドーバー，T・R（米国）ら、フラミンガム疫学研究（Framingham Heart Study）を開始。　（F1:50、F3:782）

■心放射図（radiocardiography）が開発される。［I-131 ヒト血清アルブミン（RISA）を静脈投与して、心臓領域の放射線を検出し、心拍出量などを測定。］　（F3:824）

■コルトマン，J（米国）、イメージ・インテンシファイアを開発。［コルトマンはウェスチングハウス社の研究者］　（F11:3096）

■モーガン，R・H（米国）、蛍光版による X 線テレビジョンを考案。　（F11:3096）

■英国の MRC（医学研究協議会）、肺癌とタバコの関係に関する研究を開始。　（A1:201）

■国連の機関として、世界保健機構 WHO（The World Health Organization）が設立される。　（F10:2814）

■ WHO、ロンドンに世界インフルエンザ・センターを設置。　（F10:2814）

■【国内】　清水健太郎、佐野圭司、高安動脈炎の自験例 6 例とそれまでの報告 25 例をまとめて、その臨床的特徴から「脈なし病（pulseless disease）」として報告。［欧米で、この病名が知られるようになった。］（関連：1908）　（F9:2616、J Neuropathol Clin Neurol 1951; 1:37）

■【国内】　木村哲二ら、木村病（好酸球性リンパ濾胞様増殖性肉芽腫）を報告。（F9:2608）

■【国内】　1946 に富士山麓の演習場で米軍兵士約 30 名が罹患した熱病はタテツツガムシによって媒介されたツツガムシ病であることが明らかにされた。［新潟や秋田のとは異なったツツガムシ病。大戦中、南方各地で米軍や日本軍兵士に多数の発症者が出たため、米軍軍医学校が中心となって研究されていた。］（F10:2884）

■【国内】　日本のツツガムシ病の病原リケッチア名として、Rickettsia tsutsugamusi（Hayashi）OGATA が、Bery's Manual of Determinative Bacteriology（米国）の第 6 版に、採用される。［1995 に名称は多村憲によって Orientia tsutsugamusi に変更］（F10:2883-4）

■【国内】　田部浩、セリカリア皮膚炎の原因となる椋鳥住血吸虫を記載。（F10:2869）

■【国内】　千葉保之、所沢政夫、『結核初感染の臨床的研究』刊。　（F6:1654）

■【国内】　加藤勝治、『血液学研究法』刊。［日本で最初に近代血液凝固学の研究法を詳述］　（F7:2125-6）

■【国内】　ジフテリア注射禍、百日咳ワクチン禍が発生。　（F10:2814）

■【国内】　ハンセン病にプロミンが治療薬として使用される。　（F10:2814）

■【国内】　日本脳炎大流行（患者 4757 名、死者 2620 名、1953 まで流行）。（F10:2814）

■【国内】　結核予防接種法が制定され

る。［30 歳未満のツベルクリン反応陰性および擬陽性者に BCG 接種が定められる。］　（F6:1646）

■【国内】　日本脳神経外科学会設立。（F8:2230）

■【ノーベル賞】　ティセリウス，W（スウェーデン），電気泳動法の開発，血清蛋白質の特性に関する発見。［化学賞］（B8:71）

■【ノーベル賞】　ミューラー，P・H（スイス），DDT の殺虫効果の発見。（関連：1939）［ミュラーは，J. R. ガイギー社の研究者］　　　（B8:71）

1949

■ドシェイ，L・J（米国）ら，トリヘキシフェニジルをパーキンソン病患者 117 人に使用した結果を報告。［開発企業の依頼を受けた試験。他の数施設でも行われる。FDA によってパーキンソン病治療薬として認可されたのは 2003 だが，それ以前から臨床試験薬として使用されていた。］　　　（F8:2230）

■ドーソン，G・D（英国），感覚神経活動電位（sensory nerve action potential、SNAP）を表面電極によって記録。［末梢神経の伝導検査法］　　（F8:2274）

■クルナン，A・F（フランス，米国移住）ら，先天性心疾患のカテーテル検査に関する著書刊行。［書名：Cardiac Catherterization in Congenital Heart Disease: A Clinial and Physiological Study in Infants and Children］（F3:902）

■ボールドウィン，E・D（米国）ら，肺気腫の診断に残気率を採用。（F6:1646）

■ラーン，H（米国），換気血流比の意義と平均肺胞気の概念を提唱。　（F6:1646）

■カークリン，J・W（米国）ら，修正デュークス直腸癌病期分類を発表。（関連：1932）　　　（F2:602）

■ルードヴィグ，G（米国），胆管の超音波検査を実験的に行う。［ルードヴィグは超音波診断の開発者の 1 人。超音波診断の開発者としては，米国，日本，ヨーロッパの何人かの名前が挙げられているが，最も早く応用したのはドゥシック，K・T（オーストリア）とされ，1942 に脳の診断に応用した。］　　（F2:612）

■ポーリング，L（米国）ら，鎌状赤血球貧血（HbS）症をヘモグロビン異常を伴う分子病として報告。　（F7:1960）

■レボルグネ，R（ウルグアイ），乳房 X 線診断法（マンモグラフィー）を実用化。［乳房を圧迫して撮影する方法を開発し，微細な石灰化を鮮明に画像化した。］（関連：1913、1964）（F11:3096、B89a:1114）

■ウォルドボット，G・L（米国），最初のペニシリンによる致死的アナフィラキシー症例を報告。　（F9:2575、JAMA 1949; 139:526）

■テトラサイクリン薬のオキシテトラサイクリンが臨床に導入される。（F10:2833）

■リドリー，H（英国），人工水晶体（眼内レンズ）の移植に成功。　（F1:52）

■エンダース，J・F（米国），ウェラー，T・H（同），ロビンス，F・C（同），ウイルス（ポリオウイルス）の組織培養に成功。［1952 のソーク，J（米国）によるポリオワクチンの開発に，この組織培養法が使われる。3 人は 1954 にノーベル賞受賞］　　（Science 1949; 109:85）

■ポルジ，E・J・C（英国）ら，ウシの精液凍結に成功。これによって家畜の人工授精がめざましく進歩した。　（F1:56、B85a:140、Nature 1949; 164-6）

■ド・デューヴ，C（ベルギー），リソソームを発見。［この業績により 1974 にノーベル賞受賞］　　（F1:52）

■【国内】　石川七郎ら，原発性肺癌 3 手術例を報告。［戦時、麻酔術の導入・普

及が中断していた。欧米では肺か肺葉切除術が主流となっていたが、肺腫瘍だけの摘出術にとどまり、手術死も多く、初期の成績は良くなかった。] (F6:1744)

■【国内】 梶谷鐶、雨宮三代次、吉岡一ら、それぞれ胃癌浸潤例、膵頭部癌、乳頭部癌に膵頭十二指腸切除術を行う。 (F2:512)

■【国内】 本庄一夫、膵頭部癌に対する膵全摘術に日本で初めて成功。 (F2:512, 634)

■【国内】 本庄一夫、転移性肝癌に対して世界初の定型的肝右葉切除に成功。 (F2:512)

■【国内】 長野泰一、インターフェロンに相当する物質を発見。 (F1:135)

■【国内】 高橋信次、立位式回転横断撮影法を完成。[成人の胸部の横断面のX線撮影に世界で初めて成功。] (F11:3161)

■【国内】 小川辰次、小川培地を発表。[結核菌などのマイコバクテリウム属の分離培地] (F6:1646)

■【国内】 慶応義塾大学病院で、非配偶者間人工授精 (AID) の最初の新生児誕生。 (F1:52)

■【国内】 結核研究所、凍結乾燥BCGワクチン製造法を完成。 (F1:131)

■【国内】 岡治道ら、『珪肺のX線図譜』(労働省編) を作成。 (F6:1778)

■【国内】 小児マヒが集団発生 (東北、北海道)。 (F10:2814)

■【ノーベル賞】 ヘス、W・R (スイス)、内臓の活動を制御する間脳の機能の発見。 (B8:72)

■【ノーベル賞】 モニス、E (ポルトガル)、ある種の精神病に対するロボトミーの治療的価値に関する発見。[ロボトミーの治療的価値は、その後、受け入れられなくなった。] (B8:72)

1950

■スワン、H (米国)、胸部大動脈瘤を切除し、保存大動脈片移植に成功。 (F3:782)

■ジンマーマン、H・A (米国) ら、初の左心カテーテル検査を実施。[橈骨動脈からアプローチ] (F3:810)

■スペイン、D・M (米国)、肺線維症の肺生理学的分類を示す。 (F1:54、F6:1646)

■キャリアー、H・M (米国) ら、合成コルチゾンを喘息治療に使用。 (F6:1646, 1692)

■ゲンスラー、E (米国)、肺機能検査の1秒量、1秒率を提唱。 (F6:1646)

■デーリング、G・K (ドイツ)、レーシュケ、H・K (同) ら、プロゲステロンの呼吸刺激作用を報告。 (F6:1688)

■ウィンダー、E (米国)、グラハム、E (同)、喫煙量と肺癌発症の相関の可能性を報告。 (F6:1742)

■セングスターケン、R・W (米国)、ブレークモア、A (同) ら、食道静脈瘤バルーンタンポナーデ法を創始。 (F2:512)

■ローラー、R (米国)、慢性腎不全患者に初の腎移植。52日間にわたり、良好な腎機能を維持。 (F1:54)

■リューチャー、J・A (米国)、ネフローゼ症候群にステロイド療法開始。 (F5:1372)

■ヘイセリック、J・R (米国)、LE細胞形成に必須のLE因子はγ-グロブリンであると報告。 (F9:2560、Amer J Med Sci 1950; 219:660)

■ハリス、J・W (英国)、視床下部からの物質が下垂体ホルモンの分泌を調節するとする説を提唱。[視床下部ホルモンによる下垂体前葉系調節機構の示唆] (F4:1077)

■スミス、A・U (英国)、赤血球の凍結保存法を開発。 (F7:2027、Lancet 1950; 2:910)

■マグラダリー，J・W（米国）、マクドゥーガル，D・B（同）、運動神経伝導検査として、F波記録法を報告。［その原理と生理的臨床的意義の解明は、1970代の木村淳の研究によるところが多いとされる。］　　（F8:2274）

■セリエ，H・H・B（オーストリア、カナダ移住）、ストレス学説（一般適応症候群学説）を提唱。　　（F1:54）

■グロス，L（ポーランド、米国移住）ら、マウスにおいて発がん作用を持つ白血病ウイルスを分離。　　（F1:54）

■ワイルド，J・J（英国、米国移住）、超音波診断を実用化。　　（F1:54、F2:512）

■第3回国際じん肺会議で、ILOの炭鉱労働者じん肺の胸部X線分類が作成される。　　（F6:1778）

■英国で治療用ライナックが完成。（F11:3096）

■抗癌剤として、ナイトロジェン・マスタードが発売される。　　（F7:1960）

■国際老年学協会（IAG、International Association of Gerontology）が設立される。［その後、国際老年学協会（IAGG、International Association of Gerontology and Geriatrics）に発展］　　（F11:3096）

■第1回国際老年学会開催（ベルギーのリエージュ）。　　（F11:3096）

■1950代、アジア各地で、脚気が死因として大きな位置を占める。［精米による母親のビタミンB₁（チアミン）不足による幼児の死亡が問題になる。］（A1:45）

■【国内】　小林太刀夫ら、右心カテーテル法による心機能研究について報告。［心拍出量と右房圧を測定］　　（F3:812）

■【国内】　上田英雄、樫田良精、木村栄一『臨床心電図学』刊。　　（F3:797-8）

■【国内】　美甘義夫、上塚昭、肺モニリア症（肺カンジダ症）を報告。［内科領域で初の真菌症報告］　　（F10:2907、結核 1950; 25:513）

■【国内】　小野譲、気管支鏡による気管内形態分類を提唱。　　（F6:1743）

■【国内】　宇治達郎、杉浦睦夫、深海正治、胃カメラを開発。［胃内部を30枚のカラー写真に撮影。宇治は東京大学、杉浦と深海はオリンパス光学の研究者］（F1:54、F2:512, 530, 597）

■【国内】　藤野恒三郎、腸炎ビブリオによる感染症を発見。［大阪府で発生したシラス干しによる集団食中毒で、死体内臓と原因食から新種の菌（Pasteurella parahaemolytica と命名）を含む2種の菌を分離。その後、坂崎利一、福見秀雄らの提案によって新種の菌名は Vibrio parahaemolyticus（和名：腸炎ビブリオ）とされた。］　　（F10:2903）

■【国内】　高木健太郎、皮膚圧反射を発見。　　（F8:2230）

■【国内】　インフルエンザ、全国に猛威（患者18万名）。　　（F10:2814）

■【国内】　狂犬病予防法公布。（F10:2814）

■【国内】　ストレプトマイシン、パスの国内生産開始。　　（F1:131、F10:2814）

■【国内】　日本の梅毒患者数 12万1461。［1964 には 5326 に。実際の患者数は数倍～10倍と推定される。］（F10:2983-4）

■【国内】　日本東洋医学会設立。

■【ノーベル賞】　ケンダル、E・C（米国）、ライヒシュタイン、T（スイス）、ヘンチ，P・S（米国）、副腎皮質ホルモンの構造解明と生物学的作用に関する研究。　　（F4:1067、B8:74）

1951

■フィッシャー，M（カナダ）、頸動脈X線像の検討結果から、内頸動脈の血栓は、脳卒中の主要な原因の一つであると報告。（関連：1905, 1914）　　（AMA Arc Neurol Psychiatry 1951; 65:346）

■デニス，C（米国）ら、人工心肺を用

い、心房中隔欠損症に対する補填手術を行う。［数時間で死亡］　（F3:782）

■ ドレスデール，D（米国）、心臓カテーテル法によって、原因不明の肺高血圧を来す 39 症例をまとめ、原発性肺高血圧症（primary pulmonary hypertension、PPH）と命名。［その後、この病名は特発性肺動脈高血圧症（idiopathic pulmonary arterial hypertension、PAH）とされた。］　（F6:1780）

■ ファリナッチ，C・J（米国）ら、肺好酸球性肉芽腫症を報告。　（F6:1646）

■ ゲルファンド，M・L（米国）、喘息に対するコルチゾンのネブライザー療法を報告。　（F6:1692）

■ ガードナー，E・J（米国）、ガードナー症候群を報告。［家族性大腸腺腫（FAP）の中で多彩な消化管外徴候を随伴するもの］　（F2:602-3）

■ イサクソン，B（スウェーデン）、胆石生成に関して、胆汁酸塩＋レシチン／コレステロールの低下が重要であると報告。　（F2:611）

■ チャーグ，J（ロシア、米国移住）、ストラウス，L（ドイツ、米国移住）、チャーグ＝ストラウス症候群を結節性動脈周囲炎（PN）から区別して報告。［チャーグ＝ストラウス症候群は、その後、好酸球性多発血管炎性肉芽腫症（EGPA）と呼ばれている。］　（F5:1494、F9:2652、Am J Path 1951; 27:277）

■ イヴェルセン，P（デンマーク）、ブルン，C（同）、経皮的腎生検法を報告。（F5:1372, 1385, 1391, 1453-4, 1480)

■ マッカードゥル，B（英国）、筋糖尿病（糖原病V型、マッカードル病）を記載。（F8:2230)

■ ピンカス，G（米国）、ジェラッシ，C（同）、この年頃までに、プロゲステロンの排卵抑制作用を発見し、合成ホルモンの研究を開始。　（A1:267）

■ 合成抗コリン薬、バンサイン（banthine）が登場。　（F2:594）

■ クンケル，H・G（スウェーデン）、ティセリウス，A（同）、ろ紙電気泳動法を開発。　（F2:523）

■ モーガン，R・H（米国）、スターム，R・E（同）、最初のX線テレビ装置を開発。（F1:56, 164)

■ カッセン，B（米国）ら、シンチスキャナーを開発。［最初に甲状腺の検査に用いられ、核医学という新しい領域が開拓された。同年、メイナード，W・V（英国）らも、同様の装置を別個に開発。］（F3:824)

■ ジョンズ，H・E（カナダ）ら、Co-60 遠隔大量照射装置を完成。　（F11:3096）

■ 国際アレルギー学会が設立される。（F9:2546)

■【国内】　榊原亨、榊原仟、我が国初の動脈管開存症の結紮手術に成功。（F3:782, 897, 903)

■【国内】　木本誠二、我が国初のブロック・タウシグ手術に成功。［ファロー四徴症の鎖骨下動脈－肺動脈吻合術］（F3:782, 897, 903)

■【国内】　堂野前維摩郷、松本芳次郎、剖検にて日本第 1 例目の汎発性モニリア症（播種性カンジダ症）と診断された症例を報告。　（F10:2907、日本臨床 1952; 10:3)

■【国内】　七條小次郎ら、こんにゃく喘息を報告。［こんにゃく製造過程で発生］（関連：1926）　（F9:2684、北関東医学 1951; 1:29)

■【国内】　白壁彦夫、二重造影法を開発。のちに市川平三郎が普及させ、胃癌診断を大きく進歩させた。　（F2:512、F1:164 では 1953、F2:569, 598 では 1956)

■【国内】　伊東俊夫、伊東細胞（肝臓星細胞）を発見。　（F2:512）

■【国内】　赤堀四郎ら、タカジアスターゼの結晶化に成功。　（F1:54）

■【国内】　入江英雄ら、我が国初の地域住民を対象にした胃 X 線間接撮影による検診を行う。　　　（F2:598）

■【国内】　I-131 が甲状腺機能検査、バセドウ病治療に利用され始める。［前年に原子炉生産のアイソトープが日本に到着］　　（F11:3174）

■【国内】　わが国最初の血液銀行が設立される。［日本ブラッドバンク。その後、ミドリ十字と社名変更、さらに合併等で社名が変更された。］　　（F7:1960）

■【国内】　北海道で、ニシンのいずしによる日本初のボツリヌス食中毒が発生。（F10:2814）

■【国内】　死因順位、脳血管疾患が 1 位、結核が 2 位に下がる。　　（F1:118、F10:2814）

■【国内】　赤痢大流行（患者 9 万 3039 名、死者 1 万 4836 名）　　（F10:2814）

■【国内】　山口県立医科大学に国内初の臨床病理学講座が設置される。（F11:3096）

■【国内】　日本臨床検査医学会が設立される。　　（F11:3096）

■【ノーベル賞】　タイラー，M（南アフリカ、米国のロックフェラー財団で研究）、黄熱病の研究と治療法の開発。（関連：1930、1932、1938）　　（F10:2814、B8:75）

1952

■オストレーム，K・E（スウェーデン）ら、進行性多巣性白質脳症（progressive multifocal leukoencephalopathy、PML）を記載。　　（F8:2230）

■ヒース，R・G（米国）、人間の脳に電極を植え込み、深部脳波を記録。（F1:56）

■ブレークモア，A・H（米国）、人工血管を発表。　　（F1:56）

■ハフナーゲル，C・A（米国）、初めて人工弁移植を実施。　　（A1:237、F1:56、F3:782）

■ドゥボスト，C（フランス）、腹部大動脈瘤の切除と同種大動脈グラフトによる再建術に成功。　　（F3:782）

■ルイス，F・J（米国）ら、低体温心臓直視下手術に成功。　　（F3:782）

■ベイリー，C・P（米国）ら、表面冷却低体温麻酔法（33.2 ℃）を開心術に応用。　　（F3:782）

■ガフ，J（英国/ウェールズ）、伸展固定全肺切片の観察により、肺気腫の小葉中心型と汎小葉型を記載、病理学的分類の基礎を築く。　　（F6:1748）

■ドール，R（英国）ら、喫煙と肺癌の関係に関する疫学研究を報告。［英国の医師を対象として追跡研究。これに続いて、ルービン，J・H（米国）らが大規模疫学調査を実施。］　　（F6:1742）

■イブセン，B（デンマーク）、ポリオによる呼吸麻痺患児の気管を切開し、カフ付きチューブを挿入、手動的陽圧人工呼吸によって救命に成功。［この年、コペンハーゲンではポリオが大流行していた。］（F6:1678）

■ロルタ＝ジャコブ，J・L（フランス）、定型的肝右葉切除術に成功。　　（F2:512）

■カムフォート，M・W（米国）、スタインバーグ，A・G（同）、遺伝性膵炎を報告。（関連：1996）　　（F2:641）

■ビッグス，R（英国）、抗血友病性グロブリンの添加により補正されない血友病患者を発見し、クリスマス病（Christmas disease）と呼ぶ。［第 IX 因子欠乏症の発見。1954 の国際凝血因子命名委員会により、古典的血友病は第 VIII 因子の先天的欠乏症として血友病 A と呼び、Christmas disease は第 IX 因子欠乏症として血友病 B と呼ぶことになった。］（関連：1911）（F7:2126、BMJ 1952; 2:1378）

■グロス，J（英国）ら、トリヨードチロニン（トリヨードサイロニン、TIT、T_3）を発見。　　（F4:1184、Biochem J 1953;

53:645.)

■ ソーン，G・W（米国）ら、ACTH 負荷試験を開発。［副腎皮質予備能の検査］（関連：1940）　　　（F4:1093）

■ ドニーニ，P（イタリア）ら、hMG-hCG 療法（ゴナドトロピン療法）を試みる。［ドニーニは、イタリアの製薬会社の研究者。閉経後の女性の尿からゴナドトロピンを抽出する方法を発見、臨床応用に発展していった。］　　　（F4:1209）

■ ウィルス眼科病院（米国）で、白内障患者に初めてプラスチックレンズが使用される。［最初の眼内レンズ移植は、1949 年にリドリー，H（英国）によって行われ、米国では 1952 にウィルス眼科病院で行われた。］（関連：1949）　（F1:56、B82:84）

■ トビアス，C・A（ハンガリー、米国移住）ら、陽子線および α 粒子線治療開始。　　　（F11:3096）

■ ハーシー，A・D（米国）、チェイス，M（同）、DNA が遺伝的形質を決める物質であることを証明。［ハーシーは、1969 にノーベル賞受賞。］　　　（F1:56）

■ スイスで、降圧薬レセルピンが開発される。［古代インドの薬であったインドジャボクの成分に基づいた物質。抑うつの副作用が強く、一般的な降圧薬としては用いられなくなった。］　　（A1:247）

■ イソニコチン酸ヒドラジド（イソニアジド，INH）、きわめて有効な抗結核薬として、米国と西ドイツから報告される。［1912 にモノアミン酸化酵素阻害剤として発見され、抗うつ薬として使用されたが、副作用のために使われなくなっていた。］　　　（F6:1646）

■ 米国で、ピラジナミドが合成され、抗結核薬として報告される。　　（F6:1646）

■ フィリピンの土壌から、エリスロマイシンが分離される。　　　（F6:1716）

■ この年の冬、ロンドンで、SO_2 と煤煙を原因とする大気汚染によって推定 4,000 人以上が死亡。［ロンドン事件と呼ばれる。英国は、この事件後、世界初の「空気清浄法」を制定。］　　（F1:150）

■【国内】　木本誠二、腹部大動脈瘤を摘除し、保存大動脈片移植に成功。［ドュボスト，C（フランス）の同種大動脈グラフトによる再建術成功とほぼ同時期］（F3:782）

■【国内】　榊原仟、僧帽弁狭窄症に対する閉鎖式交連切開術に成功。（F3:897）

■【国内】　貝田勝美、選択的気管支造影法を開発。　（F6:1744）

■【国内】　胃カメラ（ガストロカメラ）I 号が市販される。［同年、2 方向に屈曲可能な II 型も発売。］　　（F2:530）

■【国内】　亀田治男、Priodax による経口胆嚢造影を実施。　　（F2:612）

■【国内】　天野重安、輸血後の血清肝炎多発を報告。　（F2:623）

■【国内】　高原滋夫、カタラーゼ欠損症を発見。　　（F7:2032、Lancet 1952;2:1101）

■【国内】　文部科学試験研究として「再生不良性貧血の治療研究」班が組織される。　（F7:2067）

■【国内】　日本輸血学会創立。［研究会として発足。1954 に学会に改称。現名称は日本輸血・細胞治療学会］（F7:1961）

■【国内】　日本筋電図学会発足。（F8:2272）

■【国内】　日本脳波学会発足。（F8:2272）

■【国内】　日本アレルギー学会設立、第 1 回日本アレルギー学会総会を開催（東京）。　（F9:2546）

■【国内】　日本農村医学会設立。［中心となった佐久病院の若月俊一は「農村医学の生みの親」といわれる。］（F11:3154）

■【国内】　日本臨床病理学会が発足。

［のちに日本臨床検査医学会に改称］
（F11:3147）

■【ノーベル賞】 ワクスマン，S・A（ウクライナ，米国移住），結核に有効な抗生物質ストレプトマイシンの発見。
（F10:2815、B8:76）

1953

■ ギボン，J・H（米国），人工心肺装置を使用した心臓手術（心房中隔欠損）に成功。［人工心肺装置の開発では妻が助手に付き，1950 から IBM 社が資金・技術援助。］ （F1:58、F3:903）

■ ゾル，P（米国）ら，心臓ペースメーカーを開発。（F1:58、F3:782）

■ セルジンガー，S・I（スウェーデン），セルジンガー穿刺法（経皮的穿刺法によるガイドワイヤーを用いた方法）を開発。
（F1:58、F3:782, 810）

■ セルジンガー，S・I（スウェーデン），経皮選択的血管造影法を開発。
（F1:164、F2:527）

■ カントロヴィッツ，A（米国），IABP（大動脈内バルーンパンピング法）を開発。［カントロヴィッツは，1967 に世界で 2 例目の心臓移植を行ったが，患者（小児）は 6 時間しか生存せず，失敗だった。］
（F3:782、Surgery 1953; 34:678）

■ マレイ，G（カナダ），虚血性心疾患患者に対し内胸動脈冠状動脈バイパスに成功。 （F3:782）

■ シンプソン，S（英国），テイト，J・F（英国），アルドステロンを発見。［2 人は夫妻］ （F3:829）

■ ロフグレン，S・H（スウェーデン），両側肺門リンパ節腫脹（BHL）がサルコイドーシスの早期病変と報告。
（F6:1646）

■ ヒーリー，J・E（米国），シュロイ，P・C（同），肝区域の概念を発表。
（F2:512）

■ ガーマス，F・G（米国），ウシ血清アルブミンの単回投与により，急性血清病型腎炎（一過性管内増殖性糸球体腎炎）を作成。 （F5:1480）

■ ランメルカンプ，C・H（米国），溶連菌に腎炎惹起性と非惹起性があると報告。
（F5:1480）

■ ローゼンタール，R・L（米国）ら，常染色体性優性遺伝を示す第 XI 因子欠乏症を血友病 C として報告。 （F7:2126、Proc Soc Exp Biol Med 1953; 82:171）

■ エルスレフ，A・J（デンマーク、米国移住），造血因子エリスロポエチンの存在を証明。 （F7:1961）

■ メダワー，P（英国），ネズミの皮膚移植実験により，免疫寛容現象を発見。［メダワーは，これにより，1960 にノーベル賞受賞。］ （F1:58）

■ ネルソン，D・S（オーストラリア），免疫粘着反応（immune adherence）を発見。 （F9:2592）

■ ライリー，J・F（英国/スコットランド），ウェスト，G・B（同），肥満細胞に多量のヒスタミンが含まれていることを発見。［アナフィラキシーと肥満細胞の関係を示唆］ （F9:2611、J Physiol 1953; 120: 528）

■ ドュ・ヴィニョー，V（米国）ら，オキシトシンとバソプレシンを同定。［ドュ・ヴィニョーは，硫黄化合物の働きに関する研究で 1955 にノーベル化学賞受賞。］ （F4:1077）

■ アンダーダール，L・O（米国），3 つの内分泌腫瘍を合併した8例の自験例と 14 の文献から，これら複数の内分泌腫瘍の合併を症候群と考える。 （F4:1179）

■ スティールマン，S・L（米国），ポーリー，F（同），FSH 測定法として，スティールマン=ポーリー法を発表。［RIAが開発されるまで標準的な測定法として用いられる。スティールマンはアーマー社の研究者（のちにメルク研究所）。ポーリーは統計学者］ （F4:1209、B50:49）

■ ソーク，J・E（米国）、ポリオ（小児麻痺）の不活化ワクチンを発表。[前年、米国では5万8000人の新規患者と3000人以上の死亡が報告された。実際に使われ始めたのは1955から。]　　(F1:58)

■ アセリンスキー，E（米国）、クレイトマン，N（同）、レム（REM：急速眼球運動）睡眠を発見。[睡眠段階の脳波分類を提唱。アセリンスキーは当時、大学院生。クレイトマンは指導教授。]　(F1:58、F6:1646)

■ ワトソン，J・D（米国）、クリック，F・H・C（英国）、DNAの分子構造を解明。「二重らせん構造」モデルを提唱。(F1:58)

■ サンガー，F（英国）、インスリン（牛）のA鎖、B鎖の一次構造（アミノ酸配列）を決定。　　(F1:58、F4:1067)

■ 米国のアメリカン・サイアミド社、テトラサイクリン（アクロマイシン）を発売。　　(F1:58)

■ 節遮断薬のヘキサメトニウム登場。(F3:938)

■ 胆道系検査に胆汁排泄の静脈性造影剤が使われる。(F2:528)

■ デンマークで、陽圧換気用の機械的人工呼吸器（Bang）が開発される。[これに続いて、スウェーデン、英国、ドイツでも開発された。]　　(F6:1678)

■ デール，H・H（英国）、『生理学における冒険』刊。[本書は、デールが、長年研究に取り組んだ麦角、ピツイトリン、ヒスタミン、化学伝達物質に関する重要な論文の集大成とされる。]　(A7:558)

■ 【国内】　ポリオが流行。[欧米では1930年代以降、流行を繰り返す。](F6:1678-9)

■ 【国内】　山川邦夫ら、心腔内心音図を開発。　　(F3:794, 895)

■ 【国内】　吉村正治ら、気胸前後での肺容量諸値、最大呼吸量、動脈血・肺動脈血酸素含量、酸素飽和度、肺血流量な

どを Knipping 氏呼吸計、静脈カテーテル法によって測定。　　(F6:1666)

■ 【国内】　西本幸男ら、大久野島毒ガス傷害者の調査を開始。[広島大学第2内科で調査が始まったのは1952。](F6:1646, 1660)

■ 【国内】　小林耕三ら、大久野島毒ガス吸入と肺癌発癌との関連を報告。(F6:1646, 1742)

■ 【国内】　滝川晃一、伴性劣性遺伝による球脊髄性筋萎縮症を報告。(F8:2231)

■ 【国内】　水俣病の患者第1号発病。(F8:2231)

■ 【国内】　不整脈薬としてプロカインアミドが発売される。　　(F3:914)

■ 【国内】　日本化学療法学会創立。(F10:2815)

■ 【国内】　日本ウイルス学会設立。

■ 【国内】　日本臨床病理懇談会が日本臨床病理学会と改称．翌年第1回総会開催。　　(F11:3097)

■ 【ノーベル賞】　クレブス，H・A（英国）、クエン酸回路の発見。　　(F4:1067、B8:77)

■ 【ノーベル賞】　リップマン，F・A（米国）、補酵素Aとその中間代謝における重要性の発見。　　(F4:1067、B8:77)

1954

■ ラデュ，J・S（米国）、ウルブレフスキー，F（同）、カーメン，A（同）、心筋梗塞発作直後のGOT上昇を報告。[翌年、肝炎早期でも上昇することが報告された。]　　(F2:524)

■ エドラー，I（スウェーデン）、ヘルツ，C・H（同）、心臓の超音波画像構築（Aモード）に成功したことを報告。[成功は前年]　(F3:817, 875、F3:895-6では1953)

■ クイノー，C（フランス）、肝区域の概念を発表。[前年に報告されたヒーリー，J・E（米国）とシュロイ，P・C（同）に

よる分類は門脈血流によって区分、クイノーの分類は肝内グリソン鞘の分枝によっている。〕（関連：1953）　（F2:512）

■ブラウン，G（オーストラリア）、マイヤーズ，N（同）、肝門部胆管癌に対する胆管切除術に成功。　（F2:512, 620）

■キルスナー，J・B（米国）、パーマー，W・L（同）、潰瘍性大腸炎治療に副腎皮質ステロイドを使用。　（F2:607）

■グレン，F（米国）、ヘイズ，D・M（同）、胆嚢癌患者に膵頭十二指腸切除を行って5年以上生存した例を報告。　（F2:619）

■スケッグス，L・T（米国）ら、アンジオテンシン変換酵素（ACE）を発見。（F5:1372）

■スケッグス，L・T（米国）ら、アンジオテンシンの化学構造を決定。（F5:1395）

■リード，R・W（カナダ）ら、12型溶連菌生菌の投与により、溶連菌感染後急性糸球体腎炎（PSAGN）同様の腎炎を作成。　（F5:1480）

■メリル，J・P（米国）、マレー，J（同）、ハリソン，J・H（同）、ギルド，W（同）、腎臓移植を行い、生着に成功。〔一卵性双生児間の腎移植。ボストンの研究グループ（ピーター・ベント・ブリガム病院）。マレーは1990にノーベル賞受賞。〕（A1:239、F1:58、F5:1372, 1409）

■カーク，R（南アフリカ、米国で研究）、ミュールケ，R・C（同）、改良ヴィム＝シルヴァーマン（Vim-Silverman）針（フランクリン針）を用いた腹臥位での腎生検で採取率の飛躍的向上に成功。（F5:1391）

■ドーセ，J（フランス）、白血球型（human leukocyte antigen、HLA）を発見。〔移植における組織適合性の基礎を築く。ドーセは1980にノーベル賞受賞〕。（F1:58）

■ピラーマー，L（米国）ら、夜間血色素尿症の赤血球溶血に必須な促進物質（補体）としてプロペルジン（properdin）を発見。　（F7:2080、Science 1954; 120:279）

■マッキャン，S・M（米国）、視床下部にLH-RH（黄体形成ホルモン放出ホルモン）活性が存在することを証明。（B50:102）

■ウェルマー，P（米国）、内分泌腫瘍合併例が遺伝性疾患であると指摘。〔このため、MEN 1（Multiple endocrine neoplasia type 1）はウェルマー症候群とも呼ばれる。〕（関連：1953、1988）（F4:1179）

■エンダース，J・F（米国）、ピーブルズ，T・C（同）、麻疹ウイルスの組織培養と分離同定に成功。〔これに続いてエンダースの協力研究者のミロヴァノヴィッチ，M（米国）とマイタス，A（同）が弱毒株を作製、さらにカッツ，S・L（同）が1960にワクチンを作製した。エンダースは、1954にポリオウイルスの培養増殖研究でノーベル賞受賞。〕（F1:58、B70-II:93）

■ティンペ，A（米国）、ルニョン，E・H（同）、非結核性抗酸菌がヒトの病原菌となり得ると報告。　（F10:2965、J Lab Clin Med 1954; 44:202）

■キンマンス，J・B（英国）、直接リンパ管造影法発表。　（F11:3097）

■ミッチェル，J・S（英国）、放射線増感剤シンカビット（Syncavit）を放射線治療に応用。〔ケンブリッジ大学図書館に保管される彼のノートに記録が残されている。〕　（F11:3097）

■ガッダム，J・H（英国）、「臨床薬理学」についての論文を発表。〔臨床薬理学の草創期の活動。ガッダムはサブスタンスPの発見者。〕　（F11:3181）

■米国心身医学会（Academy of Psychosomatic Medicine）設立。（F11:3097）

■【国内】　小沢凱夫、心房中隔欠損の

閉鎖手術に成功。　（F3:903）

■【国内】　本間日臣ら、肺線維症という病名で症例を報告。［国内における間質性肺炎の初期症例報告。現在の特発性肺線維症とは異なる症例。］　（F6:1754）

■【国内】　白壁彦夫ら、二重造影法を導入。　（F2:597）

■【国内】　常岡健二ら胃生検を行う。（F2:597）

■【国内】　松川明、胸部断層撮影の基礎を築く。［円軌道移動方式断層撮影法（Circus-Tomography）］　（F6:1743）

■【国内】　稲生綱政、日本初の人工腎臓に成功。　（F1:58）

【国内】　木下康民ら、我が国における腎生検検査法の基礎を形成。　（F5:1386, 1391, 1426, 1454）

■【国内】　東音高、シェヂアク・東病（Chédiak-Higashi 症候群）を報告。［当初、血液・骨髄塗抹標本でペルオキシダーゼ染色像の異常を発見、白血球ペルオキシダーゼ巨大顆粒症として報告。その後、他の研究者からも同様の症例が報告されていることが判明した。］（F7:2047）

■【国内】　五十嵐正雄、PMS-hCG（性腺刺激ホルモン）による排卵誘発を報告。（F4:1209）

■【国内】　長野泰一、小島保彦、ウイルス抑制因子（インターフェロン）を発見。　（F2:512、F7:1961）

■【国内】　里村茂夫、超音波ドプラー法の工学原理を開発。［装置の開発は1959］　（F3:875）

■【国内】　高橋信次、臥位回転横断撮影法を臨床応用。［装置は欧米の多くの施設で利用され、タカハシトモグラフィと呼ばれた。］　（F11:3162）

■【国内】　国立東京第一病院、聖路加国際病院で短期入院精密検査を開始。人間ドックの始まり。　（F11:3147）

■【国内】　日本麻酔科学会設立。

■【ノーベル賞】　エンダース，J・F（米国）、ウェラー．T・H（同）、ロビンス，F・C（同）、ポリオウイルスが様々なタイプの培養で増殖することを発見。（B8:78）

1955

■エドラー，I（スウェーデン）、心臓超音波検査を開発。　（F1:60、F3:782）

■ラット，O（ブラジル）ら、原発性肺胞低換気症候群を報告。　（F6:1685）

■ポールソン，D・L（米国）、肺癌患者に対する気管支形成術（bronchoplastic resection）を報告。［気管支形成術を最初に開発したのは同僚のショー，R（米国）。］　（F6:1647）

■ブロムリー，L・L（英国）、肺癌手術前に放射線照射を行う。［外科療法と放射線療法の最初の併用例］　（F6:1745）

■ガンス，H（オランダ）、定型的肝切除を考案。　（F2:512）

■ロレンツ，E（オーストリア）、急性肝炎回復期に急激に再生不良性貧血が発症することがあると報告。　（F7:2067、Wien Med Wschr 1955; 105:19）

■クラットウォーシー，H・W（米国）、門脈圧亢進症（食道静脈瘤）に対する上腸間膜静脈下大静脈吻合術を創始。（F2:512）

■ウルブレフスキー，F（米国）、GOT、GPT が肝炎で著明に上昇することを報告し、臨床応用。（関連：1954）　（F1:60、F2:513, 644）

■ヴェリン，C・S（スウェーデン）、注腸 X 線検査を改良。［二重造影注腸検査によって早期の微小な病変の診断を可能にした。］　（F2:602）

■コルフ，W・J（オランダ、米国移住）、新型の人工腎臓 Disposable Twin Coil Dialyser を発表。［装置が小型化され、世界的に普及。］　（F5:1413）

■ヒューム，D・M（米国）ら、腎移植9例の経験を報告。（関連；1954）［ヒュー

ムは、前年、ボストンのピーター・ベント・ブリガム病院で成功した腎移植の医師チームの一員］　　（F5:1468）

■ワクスマン、B・H（米国）、アダムズ、R・D（同）、末梢神経ミエリンの接種により、ギラン・バレー症候群の動物モデル（実験的アレルギー性神経炎）を作製。［この報告によって、ギラン・バレー症候群は、末梢神経ミエリンを自己抗原とする自己免疫疾患と考えられるようになった。ワクスマンは、ストレプトマイシンを発見し、1952 にノーベル賞を受賞したワクスマン、S・A の息子。］　　（F8:2365、J Exp Med 1955;102:213）

■ラトノフ、O・D（米国）、コロピー、J・E（同）、家族性第 XII 因子欠乏症を報告。　　（F7:2126、J Clin Invest 1955; 34:602）

■ヒュー＝ジョンズ，P（英国）、ジャマイカ地方にみられる糖尿病を J 型、従来から知られていた糖尿病の 2 つの型を、それぞれ糖尿病を 1 型、2 型と呼ぶ。［1型、2 型は、それぞれ若年発症型、成人発症型とも呼ばれた。ジャマイカ赴任中に研究。］　　（F4:1123）

■フランケ、H（ドイツ）、フックス、J（同）、スルホニル尿素剤（カルブタミド）を臨床応用。［スルホニル尿素剤のカルブタミドとトルブタミドはドイツで開発され、米国の製薬会社に導入されたが、カルブタミドは米国、カナダ、英国での臨床試験で強い副作用が確認されたため、開発は中止された。］　　（F1:60、F4:1067、1200）

■コン、J・W（米国）、原発性アルドステロン症を発見。　　（F3:782）

■プラデル、A（スイス）ら、リポイド過形成症を報告。［肥大した副腎にコレステロール、コレステロールエステルが過剰に蓄積。］　　（F4: 1175）

■ブルーサー、M（米国）、甲状腺 I-131 摂取率測定のための標準法を提案。（F11:3097）

■ソーク、J・E（米国）、ポリオワクチン（小児麻痺ワクチン）を完成。米国政府が使用を許可。　　（A1:50、F1:58、F6:1678）

■セービン、A（米国）、ポリオ生ワクチンを開発。［1960 代以降各国で普及。］（F1:58）

■スミジズ、O（カナダ）、ハプトグロブリンの遺伝的多型を発見。　　（F1:58）

■カプロウ、L・S（米国）、白血球アルカリホスファターゼの組織化学的評価法（Kaplow 法）を開発。（関連:1963）（F7:2091、Blood 1955; 10:1023）

■サンガー、F（英国）、インスリン（牛）のアミノ酸配列と A 鎖・B 鎖の結合様式を決定。［サンガーは、この業績で 1958 にノーベル化学賞受賞。1980 にも DNA のヌクレオチド配列決定方法の研究で同じ賞を受賞した。］　　（F1:60）

■ガモフ、G（ロシア、米国移住、理論物理学者）、DNA の塩基配列が遺伝情報である（塩基は 3 つの配列（コドン）が 1 組で 1 つの単語（意味）をあらわしている）と予言。［1950 代に生物学に傾倒し、ワトソン、J（米国）らと交流した。］（F1:60、F7:1961）

■リカー（Riker）社（米国）、イソプレテレノール定量噴霧式吸入器を開発。［2 年後に発売され（Medihaler-Epi）、日本国内では、1963 にメジヘラー・イソとして発売。］　　（F6:1691）

■ブニム、J・J（米国）ら、プレドニゾロン、プレドニゾンを臨床応用。（F9:2556、Ann N Y Acad Sci 1955; 61:358）

■この年頃から、米国とスウェーデンで超音波診断装置の開発が進む。（A1:243）

■英国で高圧酸素下放射線治療が行われる。　　（F11:3097）

■英国で、ハマースミス病院が世界初の

医学専用サイクロトロン設置。
（F11:3097）

■【国内】　木本誠二、日本で初めて心房中隔欠損症の縫合、心室中隔欠損症の縫合、ファロー四徴症根治手術に成功。［日本における開心術時代の到来とされる。］
（F1:60）

■【国内】　中村健ら、肺活量、分時最大換気量、気速指数、O_2 利用率、動脈血酸素飽和度、呼吸死腔、静脈血混合の7指標を用いて臨床的肺機能検査法の体系化を試みる。［肺の予備能力を示す臨床的に有用な指標として、少なくとも肺活量、動脈血ヘモグロビン酸素飽和度が必須とする。］　（F6:1666）

■【国内】　坪井栄孝、気管支鏡による末梢気管支内病巣擦過法を提唱。
（F6:1743）

■【国内】　千葉大学で食道癌の多門透視照射が始まる。　（F11:3097）

■【国内】　山田英智、マウス糸球体の電子顕微鏡的観察で上皮、内皮細胞と異なる第3の細胞（今日のメサンギウム細胞）を発見。　（F5:1426）

■【国内】　河野稔、萩野昇ら、イタイイタイ病を報告。　（F5:1508）

■【国内】　池見酉次郎、日本消化器病学会で「消化管の神経症」について特別講演。［日本における本格的な心身医学研究の端緒となる。］　（F11:3158）

■【国内】　日本腎臓学会発足。［設立は1954］　（F5:1372, 1426）

■【国内】　第1回胃カメラ研究会開催。［1959に胃カメラ学会、1961に日本内視鏡学会、1973に日本消化器内視鏡学会に発展改称。］　（F2:512, 569, 597）

■【国内】　インフルエンザが全国的に蔓延。　（F10:2815）

■【ノーベル賞】　テオレル、H（スウェーデン）、酸化酵素の性質と作用様式に関する発見。　（B8:79）

1956

■リューチャー、J・A（米国）ら、浮腫性疾患における尿中アルドステロンの増加を報告。　（F3:829）

■カッツ、L・N（米国）、ピック、A（同）、『臨床心電図学、第1部　不整脈 (Clinical Electrocardiography. Part 1 The Arrythmias)』刊。［不整脈に関するバイブル的教科書と言われた。著者らはシカゴ学派と呼ばれる。］　（F3:912）

■ケイ、E・B（米国）、クロス、F・S（同）、円板型人工肺 (Kay-Cross Oxygenator) を臨床応用。［開発は1951。1956当時、クリーブランド・クリニックは開心術のメッカといわれており、人工腎臓開発者のコルフ、Wもオランダから移動してきて、人工肺の開発にも取り組んでいた。ケイとクロスが開発した円板型人工肺も臨床応用されていたが、重量が大きく移動が不便、滅菌が難しい、調整に時間を取る、多量の血液を必要とする、といった欠点のために次第に使われなくなり、ディスポーザブル・バブル・オキシジェネーターに取って代わられた。］
（F1:60）

■コーテス、J・E（英国）、ギルソン、J・C（同）、ポータブル酸素吸入装置を報告。　（F6:1647）

■バーウェル、C・S（米国）ら、高度の肥満を伴う肺胞低換気症候群（Pickwick症候群）を報告。　（F6:1685）

■デュボワ、A・B（米国）ら、被験者の体表面や口腔に正弦波の圧を負荷し、肺胸郭系のメカニクスを検討。［オッシレーション法の始まり］　（F6:1722-3）

■ランバート、E（米国）、イートン、L（同）ら、ランバート＝イートン (Lambert-Eaton) 症候群を報告。［小細胞肺癌に合併し、筋無力症状を呈する。］
（F6:1741）

■マッケイ、I・R（オーストラリア）、ルポイド肝炎 (Lupoid hepatitis) を提

唱。[LE 細胞現象が陽性を示し、SLE に類似する肝炎 7 例を提示。1965 に自己免疫性肝炎（AIH）に統合することを提唱。]　（F2:513）

■ ボッカス，H・L（米国）ら、潰瘍性大腸炎の病型分類、臨床経過による分類、臨床像の解析などを報告。　（F2:607）

■ オルテガ，L・G（米国）、メラース，R・C（同）、馬杉腎炎において、蛍光標識免疫グロブリンが糸球体基底膜（GBM）に沿って線状に沈着することを確認。　（F5:1481）

■ ムーア，H・C（英国）、シーハン，H・L（同）、強皮症腎クリーゼを報告。[同年、カルヴァート，R・J（英国）、オーウェン T・K（同）が強皮症腎と命名]　（F5:1495）

■ クロウ，R・S（英国）、骨髄腫に伴う末梢神経炎を報告。[Crow-Fukase（POEMS）症候群発見のきっかけとなった最初の報告]（関連：1968）（F8:2318、BMJ 1956; 2:802）

■ フィッシャー，C・M（カナダ）、フィッシャー症候群を記載。[免疫介在性ニューロパチー]　（F8:2231）

■ ミルグロム，F（米国）ら、自己免疫疾患の概念を確立。　（F9:2546）

■ カーソン，P・E（米国）ら、グルコース-6-リン酸脱水素酵素欠乏症（G-6-PD 欠損症）を報告。[赤血球酸化還元系酵素欠損症が溶血性貧血の病因となりうることを証明]　（F7:2035、Science 1956; 124:484）

■ テルファー，T・P（英国）、凝固異常症として第 X 因子欠乏症を発見。（F7:2127、Br J Haematol 1956; 2:308）

■ ロアット，I・M（英国）、ドニアック，D（同）ら、橋本病患者血中に抗サイログロブリン抗体を証明。[自己免疫疾患の示唆。同年、ウィテブスキ，E（米国）とローズ，N・R（同）が、実験的に甲状腺炎を作製し、橋本病が自己免疫性甲状腺炎であることを実証。]　（F4:1086、1128）

■ アダムズ，D・D（ニュージーランド）、パーヴィス，H・D（同）、バセドウ病患者血中に甲状腺刺激物質である LATS（long acting thyroid stimulator）を発見。[のちに免疫グロブリンであると判明。]（関連：1973）　（F4:1086、1185）

■ ピンカス，G・G（米国）ら、排卵抑制剤の臨床試験を実施。[1960 の避妊薬（Enovid）の承認につながった。試験はプエルトリコで行われた。]　（A1:267）

■ スミス，M・G（米国）、のちにサイトメガロウイルスと命名されたウイルスを死亡患者の唾液腺と別の患者の腎臓から分離。[同年、ロウェ，W・P（米国）ら、1957 にウェラー，T・H（同）らも同じウイルスを分離。スミスは 1 年前に分離し、投稿していたが認められず、他の症例も加えて、この年に掲載が認められた。]（F10:2950、Proc Soc Exp Biol Med 1956; Smith 92:424, Rowe 92:418, Weller 1957; 94:4）

■ グリコペプチド系抗生物質のバンコマイシンが、イーライリリー社によって開発される。　（F10:2955）

■ 抗真菌薬のアムホテリシン B（AMPH-B）が発見される。[1962（日本では 65）に注射薬が発売される。その後、抗真菌薬のゴールド・スタンダードと評価される。]　（F10:2912）

■ アストラップ，P（デンマーク）、血液ガスの微量分析法（PCO_2 測定のアストラップ法）を開発。　（Scand J Clin Lab Invest 1956; 8:33）

■ アンガー，H・O（米国、電気技術者・生物物理学者）、ガンマカメラ（シンチレーション・カメラ）を開発。（F4:1118）

■ タプリン，G・V（米国）ら、アイソトープ・レノグラム法開発。（F11:3097）

■コーンバーグ，A（米国），DNA ポリメラーゼを単離し，DNA を酵素学的に人工合成。［1959 にノーベル賞受賞］（F1:60）

■チオ，J・H（インドネシア、米国移住）、レヴァン，A（スウェーデン）、ヒトの染色体数を 46 と決定。（F7:1994、Hereditas 1956; 42:1）

■リー，チョー・ハオ（中国、米国移住）ら、副腎皮質刺激ホルモン（ACTH）の構造を決定。（F1:60）

■米国で、リウマチ熱の改訂ジョーンズ診断基準が発表される。（関連：1944）（F9:2672、Public Health Rep 1956; 71:672）

■【国内】　曲直部寿夫、日本で初めて人工心肺による心臓内手術（開心術）に成功。（F1:60, F3:897, 903、F3:783 では 1957）

■【国内】　三瀬淳一、各種肺疾患および心疾患に対して心臓カテーテル検査を実施した成績を報告。（F6:1780）

■【国内】　白壁彦夫ら、X 線二重造影法を確立。（F2:593, 598）

■【国内】　間接撮影による胃集団検診開始。（F2:513）

■【国内】　和賀井敏夫ら、胆石症の診断に超音波検査を応用。（F2:614）

■【国内】　唐木一守、経皮的経肝性胆道造影法（PTC）を実施。（F2:614）

■【国内】　ソークワクチンが、国内で初めて接種される。（F1:60）

■【国内】　秦藤樹、若木重敏、マイトマイシン C を発見。（F6:1647）

■【国内】　不整脈薬としてキニジンが承認される。［不整脈に対する最初の薬物療法として、キニジンは、1914 にヴェンケバック，K・F（オランダ、オーストリアで研究）によって心房細動に対して使用された。］（F3:913）

■【国内】　スルホニル尿素剤（SU 剤）、カルブタミドの臨床治験開始。［翌年、トルブタミドの臨床治験開始。カルブタミドは米国、カナダ、英国での臨床試験で強い副作用が確認されたため、開発は中止された。］（関連：1955）（F4:1103）

■【国内】　安藤亮、肺吸虫症の中間宿主体内における発育移行経路を記載。（F10:2869）

■【国内】　京都大学にウイルス研究所を設置。（F10:2815）

■【国内】　ペニシリン注射によるショック死事件が発生し、厚生省がペニシリン製剤による副作用の防止について指針を発表。］（F10:2815）

■【国内】　日本におけるヒトおよびイヌの狂犬病終焉。（F10:2815）

■【国内】　しょうこう熱様疾患の病原体が A 群溶連菌の新型と判明し「5516 型」と命名される。（F10:2815）

■【国内】　水俣病が公式に確認される。（F8:2231）

■【国内】　日本自律神経学会設立。（F8:2231）

■【国内】　日本医真菌学会創立。（F10:2815）

■【国内】　日本人類遺伝学会設立。

■【ノーベル賞】　クルナン，A（フランス）、フォルスマン，W（ドイツ）、リチャーズ，D・W（米国）、心臓カテーテル法と循環器系の病理学的変化に関する発見。（F3:810, 902、F6:1647、B8:80）

1957

■ガジュセック，D・C（米国）ら、パプアニューギニアの風土病、クールーについての詳細を発表。［現地調査を行い、死者を弔う儀式でのカニバリズムが原因であることを突きとめた。原因物質の特定はできなかったが、その後、クールーはプリオン病であることが解明された。ガジュセックは、1976 にノーベル賞受賞］（F8:2231、NEJM 1957; 257:974）

■ホルター，N・J（米国、物理学者）、

長時間連続心電図記録法（ホルター心電図）を開発。[心臓病学者、ホワイト、P・D（米国）の示唆に基づいて開発]（F3:783, 912）

■ベイリー、C・P（米国）、冠状動脈内膜血栓除去術に成功。（F3:783）

■ワイルド、J・J（英国、米国移住、物理学者）ら、断層心エコー法を報告。（F3:875）

■グリフィス、C・A（米国）、ハーキンス、H・N（同）、十二指腸潰瘍に対する選択的胃迷走神経切断術（選択的胃迷切）を提唱。[1963 に選択的胃迷切と幽門洞切除術を組み合わせた手術法を完成。]（F2:513）

■フォックス、I・J（米国）ら、インドシアニングリーン（ICG）を用いた肝機能検査法の有用性を報告。（F2:524）

■バーデット、W・J（米国）、胆嚢癌患者に肝切除を行って 5 年以上生存した例を報告。（F2:619）

■ファーカー、M・G（米国）、糸球体のメサンギウム細胞を報告。[ファーカーの夫は、ノーベル賞受賞者（1974）のパラーディ、G・E（ルーマニア、米国移住）。]（F5:1426）

■ジャコブソン、L・O（米国）ら、腎臓からエリスロポエチンが分泌されると報告。（F5:1456）

■トーマス、E・D（米国）ら、白血病患者に骨髄移植治療を実施。[動物実験の結果に基づいて、放射線を全身照射した患者に一卵性双生児からの骨髄細胞を注入。患者は、その後、再発で死亡した。生存率が改善し始めたのは、1970 代になってからだった。トーマスは 1990、最初の腎移植に成功したマレー、J（米国）と共にノーベル賞受賞]（F1:60）

■ベッカー、P・E（ドイツ）、ベッカー型筋ジストロフィーを記載。（F8:2231）

■フリーオー、G・J（米国）、SLE 患者血清中に抗核抗体が認められることを蛍光抗体法で示す。[ホルボロー、E・J（英国）を最初の報告者とする説もある。]（F5:1492、F9:2560、J Clin Invest 1957; 36:890）

■コーエン、S（米国）、レヴィ＝モンタルチーニ、R（イタリア、米国で研究）、NGF（nerve growth factor、神経成長因子）を分離精製。[NGF は、1952 にレヴィ＝モンタルチーニが発見。コーエンが生化学的な研究を担当した。この研究はコーエンによる EGF（epidermal growth factor、上皮成長因子）の発見につながった。2 人は、1986 にノーベル賞受賞。]（関連 1972、1986）（Cohen: JBC 2008; 283:33793）

■バーネット、F・M（オーストラリア）、クローン選択説を提唱。[あらゆる抗原に特異的に反応する B 細胞クローンが存在し、抗原に反応して抗体を産生する細胞へ成熟する、という考え方](関連：1940)（F1:60）

■タン、F（中国）ら、トラコーマの原因微生物であるトラコーマ・クラミジア（Chlamydia Trachomatis）の分離・培養に成功（受精鶏卵を用いた）。（F10:2815）

■ギブソン、J・G（米国）、血液保存液としてクエン酸-リン酸-ブドウ糖液（CPD）を開発。（F7:2027、Am J Clin Pathol 1957; 28:569）

■コーン、J（英国）ら、セルローズアセテート膜電気泳動法を開発。（F2:523）

■ヒルショウィッツ、B・I（米国）、屈曲性グラスファイバーを利用した世界初の胃十二指腸ファイバースコープを発表。[1959 に実用化。1961 に日本に導入。]（F2:513, 570、B38:337）

■シーハン、J・C（米国、有機化学者）、実験室でのペニシリン合成に成功。[オーダーメイド薬物の開発に道を開いたとされる業績。]（F1:60）

■テクニコン社（米国）から自動分析装置「オートアナライザー」が発売される。［1980代まで広く使われた。］
（F11:3166）

■米国血液学会創立。　（F7:1961）

■【国内】　竹内一夫、脳底部内頸動脈閉塞症を報告。　（F8:2332）

■【国内】　白木博次ら、狂犬病ワクチンによる脱髄性脳脊髄炎に関する研究成果を報告。［このテーマに関する白木らの膨大な論文は、日本の神経病理学研究を世界に示し、多発性硬化症の研究にも非常に大きな貢献をしたとされる。］
（F8:2282、J Neuropathol Exp Neurol 1957; 16:139）

■【国内】　村上氏廣、遺伝性神経系疾患・筋疾患についての日本最初の疫学的研究。　（F8:2231）

■【国内】　萩野昇、イタイイタイ病鉱毒説を発表。　（F1:60）

■【国内】　浜崎幸雄ら、ヒストプラズマ症の日本第1例目を報告。［本症は輸入真菌症］　（F10:2908）

■【国内】　岡田善雄、毒性を抜いたセンダイウイルス（HVJ）を用いて世界で初めて異種の細胞融合に成功。　（F1:60-2）

■【国内】　梅澤濱雄、カナマイシンを開発。　（F1:60）

■【国内】　梅垣洋一郎、可変絞り回転照射法（原体照射法）を発表。
（F11:3097）

■【国内】　厚生省が1956の結核死亡率は人口10万人に対し48.6で、1943のほぼ5分の1となり、死亡順位の第5位と発表。　（F10:2815）

■【国内】　インフルエンザが大流行（アジアかぜ）。［学童だけで75万人が罹患。学級閉鎖764校。国立予防研究所がインフルエンザ罹患者は国民の40〜60％に達したと発表。2月頃に中国雲南省地域で認知、3月中国各地に拡大、香港、シンガポール、マニラ、台湾を経て3月終わり頃に日本に上陸。］　（F6:1647、F10:2815, 2845）

■【国内】　日本糖尿病学会設立。［翌年4月に第1回年次総会］　（F4:1101）

■【国内】　日本リウマチ学会設立、第1回日本リウマチ学会開催。　（F9:2546）

■【ノーベル賞】　ボベット，D（イタリア）、抗ヒスタミン薬の発見などの研究。
（B8:81）

■【ノーベル賞】　トッド，A（スコットランド/英国）、ヌクレオチドとその補酵素に関する研究。［化学賞］　（B8:81）

1958

■米国NIH（NINDB ad hoc Committee）、脳卒中の分類を報告。［国際的に広く使われるようになる。］
（F8:2333、Neurology 1958; 8:395）

■マグーン，H・W（米国）、脳波により、意識の座を脳幹網様体にあると証明。［この年、これまでの研究成果をまとめた『覚醒する脳』（The Waking Brain）を刊。画期的な研究成果は、モルッツィ，G（イタリア）と共同で1949に発表。］（F1:62）

■ペンフィールド，W・G（米国、カナダ移住）、大脳皮質の側頭葉に記憶判断の座があることを証明。　（F1:62）

■スミス，J・K（米国）ら、歯状核赤核淡蒼球ルイ体萎縮症を報告。［孤発例。この病名（dentatorubral-pallidoluysian atrophy、DRPLA）を初めて使用。常染色体性優性遺伝を示す例は、1972に内藤明彦らが、優性遺伝型進行性ミオクローヌスてんかんとして報告］（関連：1994）
（F8:2296、Neurology 1958;8:205）

■ファーマン，S（米国）、ロビンソン，G（同）、経静脈的右室ペーシングを開発。
［カテーテル型電極を挿入し、直接心臓を刺激］　（F3:783）

■シャムウェー，N（米国）、心臓移植の基礎技法シャムウェー法を発表。［翌年、レジデントのローワー，Rとイヌで心臓

移植を行い、8日間の生存をみる。1968にヒトで成功。他施設に移っていたローワーも、同年、数カ月あとにヒト心臓移植に成功した。シャムウェイらの方法は、その後、20年にわたって世界中で心臓移植の標準的方法になった。］　（F1:62）

■コルフ、W・J（オランダ、米国移住）、水圧駆動式の血液ポンプを使った人工心臓をイヌで実験。　（F1:62）

■チャーチル、E・D（米国）、肺癌標準術式として根治的肺葉切除術と縦隔リンパ節郭清を提唱。　（F6:1647）

■ドノワ、P・F（フランス）、TNM分類を用いた肺癌の臨床病期分類を提唱。（F6:1745）

■英国の呼吸器専門家グループ、肺気腫を形態学的用語として定義。［病理形態学的に確認されない場合は、慢性非特異的肺疾患と呼び、これを慢性気管支炎と汎発性閉塞性肺疾患に分類］　（F6:1748-9）

■ハイアット、R・E（米国）ら、Flow-Volume曲線の臨床上の有用性を提唱。　（F6:1647）

■ローゼン、S・E（米国）、肺胞蛋白症（pulmonary alveolar proteinosis）を報告。　（F6:1647）

■スタントン、M・C（オーストラリア）、タンゲ、J・D（同）、肺出血を伴う急速進行性糸球体腎炎の症例を9例集積し、グッドパスチャー症候群と呼ぶ。（関連：1919）　（F5:1481）

■ドーセ、J（フランス）、組織適合性抗原を発見。［当初、白血球凝集に関与する因子として発見（1954）、その後の研究で、HLA（human leucocyte antigen）と呼ばれ、移植の際の組織的適合性を決める重要な因子であることがわかった。ドーセは、1980にノーベル賞受賞。］（F1:62）

■バーキット、D・P（英国）、バーキットリンパ腫を報告。　（F7:1961）

■ラーベン、M・S（米国）、脳下垂体性

小人症の小児にヒト成長ホルモンを投与すると身長が伸びると報告。［その後、下垂体から抽出したヒト成長ホルモンが治療に使われるようになったが、1985にクロイツフェルト＝ヤコブ病の発症例が報告され、中止された。同年、遺伝子組み換えによるヒト成長ホルモンが開発され、これが使われるようになった。］（関連：1965）　（F4:1068）

■ロープス、M・W（米国）、関節リウマチ診断基準作成。［米国リウマチ協会委員会が行った研究。1987に改正］（F5:1495、F9:2547）

■メセルソン、M（米国）、スタール、F・W（同）、DNA複製のメカニズムを証明。　（F1:62）

■バーソン、S（米国）、ヤロー、R（同）、RIA（ラジオイムノアッセイ）法を開発。［血中インスリン測定法として開発。ヤローは、1977にノーベル賞受賞。バーソンは没後で対象にならなかった。］（F4:1111、F4:1196では1956）

■ガードン、J・B（英国）ら、オタマジャクシの体細胞の核からカエルのクローンを作成。［山中伸弥と共に2012にノーベル賞受賞］　（Nature 1958; 182:64）

■第1回国際サルコイドーシス会議、ロンドンで開催。　（F6:1766）

■【国内】　この年から1962にかけて、アジアで初めての多発性硬化症の疫学調査が行われ、日本では札幌、新潟、福岡、熊本で行われた。［欧米に比べて有病率が低いことが明らかにされた］（F8:2340-1）

■【国内】　渡辺晃ら、20℃以下の超低体温麻酔法を可能にし、心拍停止許容時間を30分以上にすることに成功。（F3:783）

■【国内】　山川邦夫、心腔内心音図を報告。［世界初］　（F3:812）

■【国内】　玉木正男、大動脈造影による高安病の診断を報告。　（F11:3097）

■【国内】　山村雄一ら、結核性空洞が、

結核菌蛋白に対する宿主の免疫反応によって形成されることをウサギの実験で明らかにする。　（F6:1710）

■【国内】　松永藤雄、大腸ファイバースコープを開発。　（F2:602）

■【国内】　常岡健二、山川達郎、腹腔鏡の臨床応用開始。　（F11:3097）

■【国内】　木本誠二、三上二郎ら、人工肝臓を発表し、臨床応用。　（F1:62）

■【国内】　和歌山県立医科大学、のちにスモンと判明する疾病の症例を報告。［翌年、東北大学からも報告。スモン疑い例は、すでに 1938 に発生していたことが、のちにわかった。］　（F1:139）

■【国内】　サイアザイド利尿薬（クロロチアジド）が発売される。　（F3:939）

■【国内】　梅垣洋一郎、エミッション型による逆投影法を発表。　（F11:3097）

■【国内】　脳血管疾患、悪性新生物、心疾患が死因上位 3 位に。（F1:118）

■【国内】　日本形成外科学会設立。

■【ノーベル賞】　ビードル、G・W（米国）、テイタム、E・L（同）、遺伝子が細胞内の生化学的過程を制御していることを発見。　（F4:1068、B8: 82）

■【ノーベル賞】　レダーバーグ、J（米国）、遺伝子組み換えおよび細菌の遺伝物質についての研究。　（F4:1068、B8: 82）

■【ノーベル賞】　サンガー、F（英国）、蛋白質の構造、特にインスリンの構造に関する研究。［化学賞］　（B8: 82）

1959

■プリンツメタル、M（米国）ら、異型狭心症を記載。［安静時に出現し、発作時に心電図の ST 上昇を伴う狭心症として、動脈硬化に伴う労作性狭心症と区別。共同研究者に和田敬］　（F3:856, 870, 875）

■ソーンズ、F・M（米国）ら、冠動脈造影法を開発。［選択的冠動脈造影（selective coronary arteriogram）。Cine coronary arteriography として 1962 に

報告。］　（F1:62、F3:783, 812, 856, F3:810 では 1958、F3:875 と F1:164 では 1962）

■フレッチャー、A・P（米国）ら、心筋梗塞急性期に血栓溶解薬ストレプトキナーゼを投与する治療を試みる。　（F3:875, 878）

■センニング、A（スウェーデン）、完全大血管転換症に対する心房位スイッチを行う。［Senning 手術］　（F3:903）

■センニング、A（スウェーデン）、指導下のエルムクヴィスト、R（同）が開発したペースメーカーを体内移植。［エルムクヴィストは医師から技術者・発明家に転身、1948 には初の心電図インクジェット・プリンターを開発した。］（A1:234）

■フレッチャー、C・M（英国）、慢性気管支炎を定義。　（F6:1647）

■カーレンス、E（スウェーデン）、縦隔鏡検査法を確立。［肺癌診断でリンパ節転移の有無の確認が可能になった。］（F6:1647）

■リレイ、R・L（米国）ら、飛沫核（droplet nuclei）感染説を確立。（F6:1647）

■メールテル、C・G（米国）、バーゲン、J・A（同）、潰瘍性大腸炎治療にスルファサラジンを使用。　（F2:607）

■トビアン、L（米国）ら、レニン分泌の圧受容体（baroreceptor）機序を提唱。［スキナー、S・L（オーストラリア、米国で研究）らが実験によって 1964 に実証］　（F5:1396、J Clin Invest. 1959; 38:605、Skinner: Circ Res 1964: 15:64、Davis: Circ Res 1971: 28:301）

■ジャドソン、W・E（米国）、ヘルマー、O・M（同）、腎血管狭窄におけるレニン測定の重要性を報告。［これにより、腎血管性高血圧症でのレニン測定の報告が多く行われるようになる。］　（F5:1396）

■ゲルマン、D・D（米国）ら、糖尿病

性腎症の 53 例について生検と剖検を比較し、結節性病変は出現頻度は低いが診断特異性が高く、蛋白尿、高血圧、腎不全の進行の程度とはびまん性病変がより相関すると報告。［以来、糖尿病性腎症として、Kimmelstiel & Wilson（K-W）病変、びまん性病変、血管病変を含める考え方がとられるようになった。］（F5:1403）

■ シェパード，T・H（米国）ら、家族性アジソン病を記載。　（F4:1173）

■ ルニョン，E・H（米国）、抗酸菌の分類を発表。　（F10:2965, Med Clin North Am 1959; 43:273）

■ ニュートン，G（英国）、アブラハム，E（同）、セファロスポリン C を発見。［セファロスポリンは、1948 に、イタリアのサルジニアの海水から、ブロツ，G（イタリア、薬学者）によって発見された。これを改良してセファロスポリン C が得られたが、臨床効果は認められず、臨床効果が得られたのは、1964 にセファロチン（セファロシン）が開発されてからだった。］（関連：1964）（F1:62, Wikipedia）

■ フランスで、脳死が臨床報告される。（F1:154）

■ 米国ブルックヘイヴン国立研究所（Brookhaven National Laboratory, BNL）、世界初の医学専用原子炉設置（F11:3098）

■ 第 12 回 WHO 総会、ジュネーブで開催され、マラリア対策のためアフリカなどへの日本の医療技術の導入、天然痘予防接種の普及に日本の乾燥ワクチンの利用を決定。］　（F10:2816）

■【国内】　渥美和彦ら、動物に対する人工心臓の実験を開始。　（F1:62）

■【国内】　熊本大学、水俣病は有機水銀が原因と発表。　（F1:62）

■【国内】　厚生省食品衛生調査会、水俣病の原因を有機水銀化合物と結論。（F1:62）

■【国内】　四日市大気汚染事件が発生。［SO_2 による公害］　（F6:1647）

■【国内】　葛西森夫、先天性胆道閉鎖症に対し肝門部腸吻合術を創始。（F2:513）

■【国内】　江橋節郎ら、デュシェーヌ型筋ジストロフィー（DMD）で、血清 CK（creatine kinase）が特に高いことを報告。（F8:2259, J Biochem 1959; 46:103）

■【国内】　杉田秀夫ら、筋ジストロフィーにおけるクレアチン・キナーゼ（CK）の診断的意義を報告。　（F8:2231）

■【国内】　佐野勇、パーキンソン病患者の線条体と黒質におけるドパミン含有量の減少を報告、L-dopa のパーキンソン病患者への投与を初めて試みる。（F8:2231）

■【国内】　平山惠造ら、若年性一側性上肢筋萎縮症（平山病）を報告。（F8:2312、精神経誌 1959; 61:1861, 2190）

■【国内】　秋庭朝一郎、落合国太郎、同時期にそれぞれ耐性因子（R-Plasmid）を発見。　（F10:2816）

■【国内】　1954 からこの年までの日米合同調査により、リケッチアを保有するツツガムシは、ほとんど全国的に広く生息することが明らかにされる。（F10:2884）

■【国内】　青森県で小児マヒ集団発生。［9 月 3 日にソ連製ワクチン到着］（F8:2231、F10:2816）

■【国内】　日本老年学会（日本老年医学会、日本老年社会科学会で構成）設立。（F11:3097）

■【国内】　日本精神身体医学会設立。（F11:3157）

■【国内】　胃カメラ学会（日本消化器内視鏡学会の前身）発足。　（F2:513）

■【ノーベル賞】　オチョア，S（米国）、コーンバーグ，A（同）、DNA と RNA の生合成におけるメカニズムの発見。（F4:1068、B8:83）

1960

■ビルクマイヤー，W（オーストリア），パーキンソン病に対するL-DOPA療法を開始。（関連：1959）　（F1:64）

■シャイ，G・M（米国），ドレーガー，G・A（同），シャイ・ドレーガー症候群を記載。　（F8:2231）

■ジロー，G（フランス），ヒス（His）束電位を記録。（関連：1967）　（F3:801）

■ララ，J・H（米国）ら，レニン-アンジオテンシン系（RAS）亢進によるアルドステロン分泌増加によって Na・水が貯留することを証明。　（F3:829）

■ペイジ，I・H（米国），高血圧発症機序に関してモザイク説を提唱。　（F3:938）

■バリット，D・W（英国）ら，肺塞栓症に対する抗凝固療法（ヘパリン）の有用性を報告。　（F3:934）

■カーハン，W・G（米国），肺門・縦隔リンパ節郭清を併用した肺癌根治切除を行う。　（F6：1745）

■ドゥアメル，B（フランス），ヒルシュスプルング病に対し，結腸膨大部を切除し，結腸直腸側側吻合をするドゥハメル法（Duhamel procedure）に成功。（F2:513）

■ロックハート＝マンメリー，H・E（英国），モーソン，B・C（同），潰瘍性大腸炎（ulcerative colitis）と肉芽腫性大腸炎（granulomatous colitis）を区別し，それぞれの病理学的診断基準を確立。（F2:608）

■スクリブナー，B・H（米国），血液透析療法を慢性腎不全に応用。［新型の外シャントの開発による。透析治療の拡大のきっかけになった。］　（F5:1414）

■マカフィー，J・G（カナダ，米国で研究）ら，腎スキャニングを実用化。（F11:3098）

■ノウエル，P・C（米国），ハンガーフォード，D・A（同），フィラデルフィア染色体（Ph1）を報告。　（F7:1961）

■デュケル，F（スイス）ら，第 XIII 因子欠乏症を報告。［フィブリンの重合を強固にする第 XIII 因子を発見］（F7:2126，Thromb Diath Haemorrh 1960; 5:179）

■ムーアヘッド，P・S（米国），末梢血培養法を開発。　（F7:1995、Exp Cell Res 1960; 20: 613）

■ミュラー＝エバーハード，H・J（米国）ら、補体の C3 を β 1C グロブリンとして分離。　（F9:2592、J Exp Med 1960; 111:201）

■リドル，G・W（米国）ら、デキサメサゾン抑制試験を集大成。［副腎皮質機能検査として広く用いられるスタンダードデキサメサゾン抑制試験の原型を完成］（F4:1089）

■イーガン，R・L（米国）、乳房 X 線撮影の診断で好成績。［乳房 X 線撮影（マンモグラフィー）は、1913 に、サロモン，A（ドイツ）の研究によって始まった。3000例の乳房切除例について報告し、X 線撮影技術が未発達であったが、有用性が認められた。米国ではウォレン，S・L が1930 に 119 例を報告、1949 にはウルグアイのレボグルネ，R が実用化を報告、1950 代になるとフランスでも研究が進んだ。］　（F1:68、B89a:1114）

■ドゥレ，J（フランス）ら、抗精神薬による悪性症候群（仏：syndrome malin、英：neuroleptic malignant syndrome、NMS）を報告。　（F8:2231）

■ウェラー，T・H（米国）、サイトメガロウイルスを発見。［分離は 1957 年。60年に命名。ウェラーは小児科医、寄生虫病の専門家。］　（F6:1647）

■エンダース，J・F（米国）、弱毒麻疹ワクチンを開発。［ソ連、日本でも相次いで開発］　（F10:2816）

■メチシリンの臨床使用が始まる。［ペニシリンの臨床使用が始まった数年後の

1940 代後半に、ペニシリンを分解する酵素であるペニシリナーゼを産生する黄色ブドウ球菌が出現、それに対応して開発された半合成ペニシリン誘導体。これに耐性を持つメチシリン耐性黄色ブドウ球菌（MRSA）感染症は、1980 代になって急増し、臨床上の大きな問題となり、緑膿菌とともに院内感染の 2 大起炎菌となった。］ 　　　（F10:2918）

■アルンシュタイン，H・R・V（英国）、モリス，D（同）、ペニシリン生産菌からトリペプチド（ACV）を分離。［リボソームを介さないポリペプチド産生が示された。］（F1:64、Biochem J 1960; 76:357）

■ハーウィッツ，J（米国）、ワイス，S・D（同）ら、RNA ポリメラーゼを発見。［この年に他の 2 研究グループも、独立に同じ発見。］ 　　　（F1:64）

■ドゥルベッコ，R（イタリア、米国で研究）、細胞トランスフォーメーション系を確立。［未分化細胞の形質転換を起こす培養系の確立。腫瘍ウイルスに関する研究で 1975、ノーベル賞受賞。］ 　　（F1:64）

■オルデンドルフ，W・H（米国）、ガンマ線による単純逆投影法で断面像計測を発表。 　　　（F11:3098）

■第 1 回国際腎臓学会開催。 　（F5:1372）

■第 2 回国際サルコイドーシス会議（米国・ワシントン）、進行例以外のサルコイドーシス患者にステロイド薬を用いるべきでないと合意。 　　　（F6:1647）

■自動血球計数器が開発される。 　（F11:3098）

■【国内】　菅田政夫、のちに亜急性脊髄視神経ニューロパチー（SMON：subacute myelo-optico-neuropathy）と命名される疾患について初めて報告。［SMON は整腸止痢剤として多用されたキノホルムの副作用と考えられ、1970 年 9 月に使用禁止になってから、新たな発症は途絶えた。］（関連：1958、1964、1970） 　　（F1:64、B92:1341）

■【国内】　サルコイドーシス臨時疫学調査班、第 1 回の全国調査で 94 例を把握。 　　　（F6:1766）

■【国内】　中尾真ら、赤血球形態異常に ATP 代謝の関与を報告。（F7:2037-8、Nature 1960; 187:945）

■【国内】　赤崎兼義、第 35 回日本結核病学会で、国内における Hamman-Rich 症候群の報告例一覧を示す。 　（F6:1753）

■【国内】　横川宗雄ら、ウェステルマン肺吸虫の終宿主体内移行経路を記載。（F10:2869）

■【国内】　月本裕国、頸部後縦靭帯骨化による脊髄圧迫の剖検例を報告。（F8:2231）

■【国内】　福山幸夫ら、先天性筋ジストロフィーの新型（のち福山型）を記載。（F8:2231）

■【国内】　黒川利雄ら、胃検診車を用いた集団検診を開始。 　（F2:598）

■【国内】　Ｖ 型胃カメラ発売。［細く柔らかくしたタイプ。］ 　（F2:531-2）

■【国内】　日本初の小児マヒ治療センター（武蔵野日赤）が落成。 　（F10:2816）

■【国内】　小児マヒ生ワクチンの集団投与開始。 　（F10:2816）

■【国内】　北海道で小児マヒが大流行し、患者 1000 名を超える。 　（F10:2816）

■【国内】　じん肺法の制定。（F6:1776-7）

■【国内】　日本胸部疾患学会設立。［発足は 1961］ 　（F6:1647, 1655）

■【国内】　日本肺癌研究会が発足。（F1:111、F6:1647, 1655, 1742）

■【国内】　肺気腫研究会が結成される。（F6:1750）

■【国内】　内科神経同好会、日本臨床神経学会に改称。 　（F8:2231）

■【国内】　日本神経病理学会設立。（F8:2231）

■【ノーベル賞】　バーネット，F・M（オーストラリア）、メダワー，P（英国）、後天性免疫寛容の発見。（F9:2547、B8:84）

1961 － 1980

1961

■ コレラの第 7 次世界流行。流行地域は第 6 次とほぼ同じ。[エルトール菌による。この菌は 1905 に中東の患者から分離されていた。フィリピンのセレベス島では 1937 以降、この菌によるパラコレラ（コレラ類似疾患）が繰り返し発生していたが、1961、セレベス島南端でこの菌によるコレラが流行、ジャワ島に侵入、1 ～ 2 年後にインドなどアジア各地に拡大した。1971 には南欧、1977 に日本（佐賀県）、1978 に米国（ニューオーリンズ周辺）、1991 年には南米に侵入して世界的流行をみた。]　　（A1:41、F10:2872）

■ ハフナーゲル、C・A（米国）、人工弁を開発。[人工弁を下行大動脈に移植することで大動脈弁閉鎖不全症の約 75 ％が血行改善]　　（F3:783）

■ ホルター、N・J（米国）、携帯型長時間心電図記録法を開発。（関連：1957）　　（F3:798）

■ レイド、J（南アフリカ）、バーロー、J・B（同）ら、1963 にかけて、のちに僧帽弁逸脱症候群とされる僧帽弁疾患を報告。　　（F3:899）

■ マーヴィック、Q・N（米国）、動物の肺から肺洗浄法によって肺胞マクロファージを集めて動態を検索する方法を報告。（関連：1974）　　（F1:110）

■ バロウズ、B（米国）ら、1 回呼吸法による CO 肺拡散能力測定法を報告。　　（F6:1647）

■ ペピス、J（英国）ら、農夫肺の発症機序を解明。[酪農従事者が牧草中の放線菌、真菌などを反復吸入して発症する過敏性肺臓炎であることを解明]　　（F6:1647）

■ ブラウン、G・R（米国）、注腸 X 線検査法を改良。　　（F2:602）

■ マルシアル＝ロハス、R・A（プエルトリコ）、メディナ、R（同）、胆嚢癌は術前に診断されることは少なく、手術標本の病理学的検索によって発見されると報告。（関連：1970）　　（F2:618、Ann Surg 1961; 153:289）

■ ブラスフィールド、R・D（米国）、胆嚢癌患者に肝右葉切除を行って 5 年以上生存した例を報告。　　（F2:619）

■ ハートロフト、P・M（米国）ら、傍糸球体装置の輸入細動脈の細胞顆粒でレニンが産生されていることを蛍光抗体法で確認。　　（F5:1395）

■ ディクソン、F・J（米国）ら、血清病型腎炎モデルを報告。[experimental glomerulonephritis。免疫複合体腎炎のプロトタイプ]　　（F5:1426）

■ シップル、J・H（米国）、褐色細胞腫と甲状腺癌の合併が偶然ではないことを発見。[MEN（多発性内分泌腫瘍症）2 の発見。Sipple 症候群と呼ばれるようになった。]（関連：1932）　　（F4:1180）

■ ティル、J・E（カナダ）、マカラク、E・A（同）、造血幹細胞（CFU-S）の存在を証明。[当初は、脾コロニー形成細胞と呼ばれた。]　　（F7:1961、Rad Res 1961; 14:213）

■ ワルデンストローム、J・G（スウェーデン）、良性 M タンパク血症（benign monoclonal gammopathy、BMG）という概念を提唱。[γ-グロブリン生成異常について考察]　　（F7:2106）

■ ヴァレンタイン、W・N（米国）ら、ピルビン酸キナーゼ欠損症を報告。[赤血球解糖系酵素欠損症の第 1 号。共同研究者に三輪史朗ら。]　　（F7:2035、Trans Ass Amer Physicians 1961; 74:100）

■ メイヤー、M・M（米国）、溶血補体価（CH50、50 ％溶血価）の測定法を確立。　　（F9:2592）

■マッカーティ，D・J（米国）、ホランダー，J・L（同）、痛風患者の関節液中に尿酸結晶を光学顕微鏡で確認、結晶の特徴を述べ、診断法を確立。　（F9:2657、Ann Intern Med 1961; 54:452）

■プラダー，A（スイス）ら、ビタミンD依存性くる病を報告。　（F4:1159）

■ホースフォール，F・L（米国）、癌のDNA突然変異説を発表。［癌の遺伝子突然変異説は、このほかにノルディング，C・O（フィンランド、スウェーデン移住、建築家、1953）、クヌードソン，A・G（米国、1971）によっても発表された。］（F1:64）

■レンツ，W（ドイツ）、睡眠剤サリドマイドの催奇形性を警告。［四肢発達障害児の多発が問題となり、2年間の調査で妊娠初期のサリドマイド服用が原因であることが判明。］　（A1:276、F1:64）

■グリーンブラット，R・B（米国）ら、排卵誘発剤（選択的エストロゲン受容体調節薬）クロミフェン（Clomiphene citrate, clomid）の有効性を報告。［1962に日本でも有効性が示され、1968に認可］（F4:1210）

■ルネンフェルト，B（イスラエル）ら、HMG-hCG療法で、初の生児を得る。（F4:1210）

■シーゲル，A・C（米国）ら、リウマチ熱の原因が溶連菌であることを発見。（F9:2547）

■カノック，R・M（米国）ら、海兵隊訓練センターで集団発生した呼吸器疾患を血清学的検査などによって解析し、イートン・エイジェントが原発性異型肺炎（PAP）と関連していると報告。（関連：1944、1962、1963）　（F10:2947、JAMA 1961; 175:213）

■ジェボンズ，M・P（英国）、メチシリン耐性黄色ブドウ球菌（MRSA）を分離。［MRSAの最初の報告。合成ペニシリンCelbenin（商品名）耐性黄色ブドウ球菌として報告］　（F10:2935、BMJ 1961; 1:124）

■抗結核薬のエタンブトール、米国のアメリカン・サイナミド社のレダリー研究所で発見される。　（F6:1647）

■オルシプレナリン（アロテック）、ドイツのベーリンガー・インゲルハイム社で開発される。　（F6:1691）

■オルデンドルフ，W・H（米国）、CTの基本原理を考案。［1963にコーマック，A・M（南アフリカ、米国移住）が、数学的な理論を築いた。さらに1969に、ハウンスフィールド，G・N（英国）が頭部専用のCTを開発し、臨床に応用。コーマックとハウンスフィールドは、1979にノーベル賞受賞したが、オルデンドルフは含められず、論争が起こった］（F8:2268、Wikipedia）

■フランスで、第1回国際農業医学会議が開催される。　（F11:3098）

■【国内】　岡田了三、線維形成性壁心内膜炎の自験例病理所見を報告。（F3:910）

■【国内】　旧日本陸軍の大久野島毒ガス工場旧従業員の定期健康診断が開始される。　（F6:1662）

■【国内】　福岡県久山町で、九州大学第二内科によって地域住民を対象にした疫学研究（久山町研究）が開始される。（F8:2332）

■【国内】　横川宗雄ら、肺吸虫症の治療薬ビチオノールの有効性について記載。（F10:2869）

■【国内】　加茂甫ら、宮崎肺吸虫を記載。　（F10:2869）

■【国内】　小児マヒ患者、全国で1000名突破、生ワクチン緊急輸入。（F10:2816）

■【国内】　日本でポリオ生ワクチンの投与開始。　（F10:2816）

■【国内】　年末よりジフテリア流行。（F10:2816）

■【国内】　日本胸部疾患学会が発足。

（設立は前年）　　（F1:111、F6:1655）

■【国内】　日本小児神経学会設立。（F8:2231）

■【国内】　日本核医学会設立。（F11:3098）

■【国内】　日本超音波医学会設立。

■【ノーベル賞】　ベケシ，G・v（ハンガリー、米国で研究）、蝸牛殻内の刺激の物理的メカニズムの発見。　　（B8:85）

1962

■ジュヴェー，M・V・M（フランス）、脳幹にある橋がレム睡眠の中枢であることを発見。　（F1:66）

■カー，E・A（米国）ら、心筋シンチグラムを開発。[Rb-86を用いた心筋梗塞イメージング]　　（F1:66、F3:783、875）

■ソーンズ，F・M（米国）、冠動脈造影法をCine coronary arteriographyとして報告。　　（F3:875）

■ラウン，B（米国）、電気的除細動（DC cardioversion）を開発。[電気技師のバーコヴィッツ，B（同）が協力]　　（F3:875）

■ムウロプウロス，S・D（ギリシャ）、大動脈内バルーンポンプ（IABP）の実験的研究。　　（F3:875）

■デイ，H（米国）、カンザス・シティの病院にCCUを導入。[日本では1967。CCU（coronary care unit）はデイによる造語。]　　（F3:783, 878）

■ブラック，J・W（英国）、スティーヴンソン，J（同）、交感神経β受容体遮断薬（Nethalide）を開発。[ICI社で研究開発。プロプラノロールの開発につながった。スティーヴンソンは同社の化学者。ブラックは、1988にノーベル賞受賞。]　（F3:783）

■セヴェリングハウス，J・W（米国）ら、「オンディーヌの呪い」（Ondine's curse、中枢性肺胞低換気症候群）を報告。[高位頸髄や脳幹部の手術後に発症する意識的努力がない肺胞低換気]

（F6:1685）

■アルテマイヤー，W・A（米国）、肝門部胆管癌に対して、肝左葉切除・胆管切除術に成功。　　（F2:513）

■グレン，F（米国）、エヴァンス，J・A（同）ら、X線テレビ応用による経皮的胆道造影法（PTC）を報告。[同年、アルナー，O（スウェーデン）らも報告]　（F2:513, 579）

■キンメルスチール，P（ドイツ、米国移住）ら、Hump（糸球体腎炎の組織所見の一つ）を発見。　（F5:1373、Am J Clin Path 1962; 38: 280）

■バーター，F・C（米国）ら、バーター（Bartter）症候群を記載。[若年者に発症、脱水、低K血症が特徴。]（F5:1372, 1421、Am J Med 1962; 33:811）

■マレー，J（米国）、腎移植に免疫抑制剤のアザチオプリンを使用。[腎移植の普及に貢献。1990にノーベル賞受賞。]（F5:1410）

■ステプレイ，R・W（米国）、異種GBM（糸球体基底膜）投与による糸球体腎炎を報告。　　（F5:1481-2）

■ボーン，A・G（英国）、血小板凝集計を考案。　　（F7:2114）

■リフキンド，D（米国）、カノック，R・M（同）ら、志願者にイートン・エイジェントを接種して病原性を確認。[イートン・エイジェントは原発性異型肺炎（PAP）の病原体]（関連：1944、1961、1963）（Am Rev Respir Dis 1962; 85:479）

■カノック，R・M（米国）ら、イートン・エイジェントの培養に成功。[イートン・エイジェントは原発性異型肺炎（PAP）の病原体]（関連：1944、1962、1963）（PNAS 1962; 48:41）

■初のキノロン薬であるナリジクス酸が発見される。[米国のスターリング＝ウィンスロップ・ラボラトリー社での研究]（F10:2816）

■バーグセーゲル，D・E（カナダ）、骨

髄腫に対するメルファランの有効性を報告。　（F7:2108）

■ローゼンバーグ，B（米国）、抗癌剤シスプラチン（CDDP）を開発。[化合物自体は他の研究目的で1845にイタリアで合成されていたが、1969に抗癌作用が確認され、1978に臨床応用。]　（F2:587）

■チャーンリー，J（英国）、人工股関節の材料として、ポリエチレンが優れていることを発見。[それまで使われていたポリテトラフルオロエチレン（テフロン）は長期装着の成績が良くなかった。]（A1:240）

■デュプイ，G（フランス）、150万Vの超高圧電子顕微鏡を完成。　（F1:66）

■オーンスタイン，L（米国）、デーヴィス，B・J（同）、ディスク電気泳動法（Disc.Electrophoresis）を開発。[Disc.はDiscontinuousの略。]（Ann N Y Acad Sci 1964; 121:321）

■虚血性心疾患のWHO分類が発表される。　（F3:875）

■【国内】　川崎富作、非しょう紅熱性落屑症候群（のちの川崎病）7例を報告。（関連：1967）　（F3:839）

■【国内】　尾本良三、渥美和彦ら、断層心エコー法を報告。　（F3:875）

■【国内】　関口守衛ら、経皮的心内膜炎心筋生検法を開発。　（F3:783）

■【国内】　渥美和彦ら、国産人工心臓をイヌに埋め込む（7年間生存）。（F1:66）

■【国内】　田坂定孝、早期胃癌内視学会分類を発表。　（F2:513）

■【国内】　槙哲夫、鈴木範美、ビリルビンカルシウム胆石の生成機構を明らかにする。[大腸菌に活性の高いβ-glucuronidaseの関与を示す。1965には、黒色石の色素はビリルビン由来の重合体であることを報告。]　（F2:612-613）

■【国内】　柴田進、糖尿病患者において電気泳動上挙動の異なるヘモグロビンを発見。[HbA1cの発見]　（F4:1199）

■【国内】　肺気腫研究会によって肺気腫の臨床的診断基準が提案される。（F6:1750）

■【国内】　東京にインフルエンザ（A2型）流行、全国に拡大（6月の患者47万名、死者5868名）　（F10:2816）

■【国内】　日本消化器病学会がファイバースコープを輸入。　（F11:3098）

■【国内】　日本赤十字血液センターおよび公立血液センターによる輸血実施。（F7:1961）

■【国内】　国内の原子炉で生産されたアイソトープの供給が始まる。（F11:3174）

■【国内】　国立がんセンターが設置される。　（F6:1741）

■【国内】　東京大学医学部に老年学講座設立。[日本初の老年病学教室]（F11:3098）

■【国内】　日本胃集団検診学会が発足。[胃集検研究会として発足、1964に改称。現名称は日本消化器がん検診学会]（F2:597, 598）

■【国内】　日本エム・イー学会設立。[その後、日本生体医工学会に改称]（F11:3098）

■【ノーベル賞】　クリック，F（英国），ワトソン，J・D（米国），ウィルキンス，M（ニュージーランド、英国で研究）、核酸の分子構造と生体における情報伝達におけるその重要性の発見。　（F7:1961、B8:86）

1963

■ラッセン，N・A（デンマーク）ら、クリプトン（^{85}Kr）を用いて局所脳血流量を測定。　（F8:2334、Neurology 1963; 13:719）

■チャン，C・C（中国/台湾）、リー、C・Y（同）、蛇毒の神経筋接合部遮断作用を報告。[重症筋無力症は、筋肉側のアセ

チルコリン受容体に原因があるとする考え方のきっかけになった。］　（F8:2354、Arch Int Pharmacodyn Ther 1963; 144:241)

■ジェンシーニ，G・G（米国）ら、冠動脈造影時の狭心症発作時に冠スパスムが出現する例を報告。　（F3:870)

■ウィリアムズ，M・H（米国）ら、慢性閉塞性肺疾患（chronic obstructive pulmonary disease、COPD）の概念を提唱。　（F6:1749)

■ラウレル，C（スウェーデン）、エリクソン，S（同）、肺気腫症例でα-1AT（アンチトリプシン）欠損（AATD）を発見。（F1:68、F6:1648)

■ハーディー，J・D（米国）、世界初の肺移植を行う。［術後 18 日間で死亡］（F6:1695)

■タレル，R（米国）、屈曲性グラスファイバーを大腸に応用し、結腸ファイバースコープ（colonoscope、sigmoidscope）を創案。　（F1:66、F2:513, 602)

■フランスのマルセイユで開かれた膵炎シンポジウムで、膵炎の分類が提示される。［マルセイユ分類］　（F2:513)

■リーバー，C・S（ベルギー、米国移住）、アルコールの肝毒性を証明。　（F2:513)

■シェイ，H（米国）、サン，C・H（同）、消化性潰瘍のバランス説を提唱。［酸・ペプシンなどの攻撃因子と粘膜関門、粘膜血流、粘膜抵抗などの防御因子のバランスが破綻して発症するとする考え方。］（F2:592)

■トルーラヴ，S・C（英国）ら、潰瘍性大腸炎の死亡率が、副腎皮質ステロイドの導入によって著しく改善したと報告。（F2:607)

■キーン，H（英国）、クローヴァラキス，C（ギリシャ、英国で研究）、微量アルブミン尿測定法を確立。［RIA（ラジオイムノアッセイ）による］　（F5:1373)

■グッドウィン，W・E（米国）、プレドニゾロンの大量使用が腎移植拒絶反応抑制に有効であると報告。　（F5:1410)

■キール，F（ノルウェー）、スタンダードキール型透析器を開発。　（F5:1414)

■シャルドン，S（英国）ら、血液透析の留置カテーテル法として、percutaneous venous access を発表。［一時的 blood access として広く使われる。］（F5:1414)

■リドル，G（米国）ら、食塩感受性の常染色体優性遺伝を呈するリドル症候群を報告。（関連：1994）　（F5:1421)

■ゲル，P（英国）、クームス，R（同）、アレルギー分類を確立。　（F1:66)

■ボンジョヴァンニ，A・M（米国）ら、先天性副腎過形成症（congenital adrenal hyperplasia）の概念を確立。　（F4:1173)

■ドナルドソン，V・H（米国）ら、遺伝性血管神経性浮腫（HANE）において補体成分 C1s インヒビター欠損を発見。（F9:2592、Am J Med 1963; 35:37)

■アベレフ，G・I（ロシア）ら、腹水肝癌移植マウス血清中にアルファフェト蛋白（AFP）を発見。［翌年、タタリノフ，Y・S（ロシア）、ヒト肝癌血清に存在することを確認。バリィストランド，C・G（スウェーデン）らは 1956 に電気泳動法で、この蛋白を発見していた。］（関連：1964）（F2:523-4, 629)

■カノック，R・M（米国）ら、原発性異型肺炎（PAP）の病原体（イートン・エイジェント）を肺炎マイコプラズマ（Mycoplasma pneumoniae）と命名。［濾過性の非定型（異型）肺炎病原体として 1944 にイートン，M・D（米国）らが発見、Eaton Agent と呼ばれていた。この病原体がウイルスでなく、マイコプラズマ属の細菌であり、薬剤感受性などがわかってきたため、カノックら多数の専門家が新しい命名を提案し、知見を整理して提示した。］　（関連：1944、1962）（F6:1648、Science 1963; 140:662)

■スターツル，T（米国）ら、肝臓移植を初めて臨床で実施。［失敗に終わり、成績が向上したのは効果的な免疫抑制剤が使えるようになってからだった。］
（F1:66、F2:513, 566）

■ホプキンソン，D・A（英国）ら、赤血球酸性ホスファターゼ（ACP）の多型を発見。血球酵素型の研究開始。
（F1:66）

■サコマノ，G（米国）、喀痰細胞診用保存液（サコマノ液）を報告。　（F6:1648）

■エクステッド，J（スウェーデン）、ストゥルベリ，E（同）、単線維筋電図（single fiber EMG）を開発。（F8:2273）

■テミン，H・M（米国）、DNA プロウイルス説を発表。［RNA 腫瘍ウイルスは DNA に変換されて宿主染色体に取り込まれる過程を介して増殖するという説。ラウス肉腫ウイルスによる悪性腫瘍化の研究から導き出された。その後、内在性 RNA ウイルスの発見などに展開した。］
（F1:66）

■シェン，T-Y（米国）、ウィンター，C・A（同）、非ステロイド系抗炎薬インドメタシンを開発。［さらに同年、メルク社の研究者が作用を報告。］　（F9:2547）

■エリオン，G（米国）、ヒッチングス，G・H（同）、尿素合成阻害薬のアロプリノールを開発。［二人はウェルカム研究所の研究者。1988 にノーベル賞受賞］
（F9:2657）

■コーマック，A・M（南アフリカ、米国移住）、X 線ビームスキャンによる投影法を発表。［CT の開発によって、ハウンスフィールド，G（英国）と共に 1979 にノーベル賞受賞］　（F11:3098）

■クール，D・E（米国）、ラジオアイソトープスキャンによる CT 画像計測を発表。　（F11:3098）

■【国内】　鈴木二郎ら、もやもや病（Willis 動脈輪閉塞症）を報告。［1969 に海外誌に報告、世界的に知られるようになった。］（関連：1969）　（F8:2232）

■【国内】　岡本耕造、青木久三、高血圧自然発症ラット（SHR）を開発。
（F3:938）

■【国内】　上田英雄ら、『臨床心音図学』刊。［世界的な評価を得た。］
（F3:794, 895）

■【国内】　堀江昌平、香月秀雄ら、グラスファイバーを利用した気管支観察用のテレスコープを試作。［堀江は軟性気管支鏡の試作第 1 号機を町田製作所と共同で作成。1966 に池田茂人が改良を重ねて完成］　（F6:1719）

■【国内】　胃癌研究会で、早期胃癌の定義（深達度が粘膜下層までにとどまり、リンパ節転移の有無は問わない）が承認される。　（F2:597）

■【国内】　日本初の胃ファイバースコープが町田製作所により完成。　（F1:66、F2:513, 570）

■【国内】　近藤台五郎ら、国産生検用ファイバースコープを製作。　（F2:597）

■【国内】　厚生省が「イタイイタイ病研究委員会」を設置、文部省が「イタイイタイ病研究班」を発足。［すでに 1960 頃、慢性カドミウム中毒によると推測されていた。］　（F5:1508）

■【国内】　御巫清允、痛風 510 例をまとめて報告。［痛風のまとまった報告として初］　（F9:2657）

■【国内】　朝長正允、好中球アルカリホスファターゼ（NAP）の細胞化学的半定量法（朝長法）を確立。［欧米では Kaplow 法（1955）が使われる］
（F7:2091、白血会誌 1963; 26:179）

■【国内】　小林俊一ら、病原ビブリオの新しい選択分離培地である TCBS カンテン（変法中西の培地）を報告。［WHO がコレラ検査用培地として採用］
（F10:2872-3）

■【国内】　梅沢浜夫、ブレオマイシンを発見。［臨床応用は 1968］　（F2:587、

F6:1647 では 1962)

■【国内】　WHO が白血病の世界的調査を行い、広島・長崎における被爆者の発病率の高さを指摘。　（F7:1961)

■【国内】　九州大学に精神身体医学講座開設。　（F11:3098)

■【国内】　九州大学に脳神経病研究施設が設置される。　（F8:2232)

■【国内】　日本臨床神経学会、日本神経学会に改称。　（F8:2232)

■【国内】　日本リハビリテーション医学会設立。　（F8:2232)

■【ノーベル賞】　エクルズ，J・C（オーストラリア）、ホジキン，A・L（英国）ハクスリー，A・F（英国）、神経細胞膜の末梢、中枢部における興奮と抑制に関するイオン機構の発見。　（F8:2232、B8:87)

1964

■ドッター，C・T（米国）、経カテーテル血管開通術を開発。[ドッターは、「血管インターベンションの父」ともいわれる。]　（F1:164)

■マスタード，W（カナダ）、マスタード法（大血管転位症機能的根治手術）を案出。　（F3:783, 903)

■ WHO 専門家委員会、心筋梗塞のリハビリテーションを推奨。　（F3:875)

■エンソン，Y（米国）ら、水素イオン濃度と低酸素血症の肺循環に及ぼす影響を報告。[肺性心の病態生理解明に貢献]　（F3:918)

■ラーン，H（米国）、ファリー，L・E（同）、換気、肺血流とガス交換の関係を提唱。　（F6:1648)

■セリコフ，I・J（米国）ら、アスベスト曝露が悪性腫瘍、特に胸膜中皮腫の原因と報告。　（F6:1742)

■ウォーカー，R・M（英国）ら、食道静脈瘤に経胸的食道離断術を施行。　（F2:513)

■ヨルペス，E（スウェーデン）、ムット，V（同）、CCK（cholecystokinin）と PZ（pancreozymin）の同一性を確認。　（F2:513)

■ブランバーグ，B・S（米国）、オーストラリア抗原（現在の HBs 抗原）を報告。[オーストラリア先住民の血清に認められた抗原として報告され、肝炎との関連は不明だった。のちに HBV（B型肝炎ウイルス）の表面抗原と一致することが判明。ブランバーグは、1976 にノーベル賞受賞。]（関連：1967、大河内の項）　（F2:513, 541, 623)

■ヴァンダー，A・J（米国）ら、尿細管の Na 濃度を密集斑（macula densa：MD）が感受してレニン分泌を調節していると報告。[尿中ナトリウム排泄とレニン分泌率が逆相関することから結論]（関連：1965)　（F5:1396, 1499)

■デント，C・E（英国）ら、デント（Dent）病を報告。[低身長、軽度くる病、低分子蛋白尿、高 Ca 尿症、尿濃縮力障害、腎機能障害を伴う症例の報告。]　（F5:1420)

■シーア，R・L（米国）、グロスマン，M・A（米国）、グッドパスチャー症候群において蛍光標識免疫グロブリンの線状沈着を確認。　（F5:1482)

■レッシュ，M（米国）、ナイハン，W・L（同）、産生過剰の高尿酸血症と中枢神経症状を生じる伴性劣性遺伝性疾患であるレッシュ＝ナイハン（Lesch-Nyhan）症候群を報告。（Am J Med 1964; 36:561)

■チガネック，L（チェコスロバキア）ら、閃光刺激による視覚誘発電位（visual evoked potential、VEP）の研究を発展させる。　（F8:2275)

■コーンフーベル，H・H（ドイツ）、デーケ，L（同）、運動開始に先行する脳電位を記録。　（F8:2276、Pflüger Arch ges Physiol 1964; 281:52)

■スチール，J（カナダ）ら、進行性核

上性麻痺（progressive supranuclear palsy、PSP）の概念を提唱。　（F8:2232）

■ アダムズ，R・D（米国）ら、線条体黒質変性症（Striato-nigral degeneration、SND）の概念を報告。　　（F8:2232）

■ ヴールホースト，R（オランダ）、家塵（ハウスダスト）主要抗原はダニであることを発見。(関連：1921)　　（F6:1648）

■ クリス，J・P（米国）ら、グレーヴス（Graves）病の血中に存在する甲状腺刺激物質に関し、甲状腺物質に対する自己抗体説を提唱。　　（F4:1075）

■ タタリノフ，Y・S（ロシア）ら、原発性肝癌患者の血清中にアルファフェト蛋白を発見。[腫瘍マーカーとしての意義を確立]（関連：1963）　　（F2:523-4）

■ エームス，B・N（米国）、発癌物質が突然変異を起こすことを発見。[変異原性を評価するための試験法として応用され、エームス試験と呼ばれる。]　　（F1:68）

■ グリフィス，R・S（米国）、ブラック，H・R（同）、セファロスポリンCの誘導体で、ペニシリン耐性菌に効果を有するセファロチン（cephalotin または cephalothin）を開発。[2人は大学と同時にリリー社の研究者を兼務]（関連：1959）　　（F1:68、JAMA 1964; 189:823）

■ テラサキ，P・I（米国）、臓器移植に必要な組織適合性検査である HLA 検査を考案。(関連：1958)　　（F5:1410）

■ ブラック，J・W（英国）、β遮断薬のプロプラノロールを合成し、降圧効果を報告。　　（F3:871）

■ 米国のカイザー財団、多項目自動化健診を開始。　　（F11:3148）

■ 【国内】　千葉大学で、心臓死のドナーから日本初の肝臓移植を実施。[患者は手術中に死亡]　　（F1:68、F2:513）

■ 【国内】　木本誠二ら、慢性腎不全患者で、日本初の生体腎移植を行う。[夫婦間移植、成功しなかった。](関連：1954)　　（F5:1411, 1468）

■ 【国内】　吉田尚ら、尿崩症、心因性多飲症、腎性尿崩症の3病態を明示し、それぞれの診断法を定着させる。　　（F4:1164）

■ 【国内】　椿忠雄、豊倉康夫、塚越廣、1955頃から各地で散発し始めた腸疾患加療中に神経炎症や下半身麻痺症状を併発する原因不明の疾患を SMON（subacute myelo-optico-neuropathy）と呼ぶことを提唱。　　（F1:139-140、F8:2232）

■ 【国内】　堀口申作、斉藤洋三、スギ花粉症を報告。[1960から荒木英斉が東京・千葉で空中花粉調査を行っていた。スギ花粉症は日本固有の植物の花粉による花粉症の報告として初、画期的な発見になった。]　　（F9:2627、アレルギー 1964; 13:16）

■ 【国内】　城智彦ら、カキの打ち子喘息を報告。[広島県下のカキのむき身作業で発生。カキ殻に付着したホヤの体液によることが判明。]（関連：1926）（F9:2684、アレルギー 1964; 13:88）

■ 【国内】　富沢純一ら、ファージ遺伝における遺伝子の組み換え研究を発表。(F1:68)

■ 【国内】　石田名香雄ら、ネオカルジノスタチンを発見。　　（F1:136）

■ 【国内】　不整脈薬としてアジマリンが承認される。　　（F3:914）

■ 【国内】　ファイバースコープ付き胃カメラ GTF（オリンパス光学）が発売される。　　（F1:68、F2:532, 570）

■ 【国内】　町田製作所、生検用ファイバースコープを完成。　　（F11:3098）

■ 【国内】　九州大学に日本で最初の神経内科が設置される。　　（F8:2232）

■ 【ノーベル賞】　ブロッホ，K（ドイツ、米国移住）、リュネン，F（同）、コレステロールと脂肪酸の代謝の機構と調節に関する発見。　　（F4:1068、B8:88）

【ノーベル賞】　ホジキン，D（英国）、X線回折法による生体物質の分子構造の決

定。［化学賞］　　（B8:88）

1965
■カーラン，D・A（オーストラリア）、ランス，J・W（同）ら、片頭痛でセロトニンとその代謝産物 5-HIAA が片頭痛発作と共に変化することを報告。［片頭痛のセロトニン説の発端になった］
（F8:2374、Brain 1965; 88:997）
■リスター，J・W（米国）ら、電気刺激法による房室伝導能の評価法を提唱。
（F3:802）
■スノー，P・J・D（英国）、心筋梗塞においてβ遮断薬（プロプラノロール）による院内死亡率低下を報告。
（F3:884）
■ファイゲンバウム，H（米国）ら、心エコー図によって心膜液貯留を診断。
（F3:817）
■アンダーセン，H・A（米国）、経気管支肺生検法（TBLB）を考案。　（F1:70、F6:1648, 1671, 1743）
■トゥーグッド，J・H（カナダ）ら、デキサメタゾン吸入剤がステロイド依存性の慢性喘息に有効と報告。　（F6:1692）
■英国の BMRC（British Medical Research Council）、慢性気管支炎を単純性気管支炎、慢性（反復性）感染性気管支炎、慢性閉塞性気管支炎に分類。
（F6:1749）
■米国胸部学会（ATS）、慢性閉塞性換気障害に対して、COLD（chronic obstructive lung disease）という病名を提唱。［感冒（cold）と紛らわしいことから次第に使われなくなり、慢性閉塞性肺疾患（chronic obstructive pulmonary disease、COPD）の病名が定着］　（関連：1963）　（F6:1749-50）
■第 23 回国際生理化学会議が自動車排気ガス中に発癌物質の存在を確認。
（F1:70）
■ハモンド，E・C（米国）、100 万人以上の男女を調査し、タバコと肺癌の因果関係を公表。［1958 に 18 万 7783 人のデータを報告］　（F1:70）
■米国で、在宅酸素療法が始まる。
（F6:1648）
■マッケイ，I・R（オーストラリア）、自己免疫が関与する肝疾患として、自己免疫性肝炎（AIH、autoimmune hepatitis）を提唱。［1950 に、ヴァルデンストルーム，J・G（スウェーデン）がプロトタイプの症例を報告。］　（F2:561-2）
■サール，H（フランス）ら、高グロブリン血症を伴った膵炎を報告。［自己免疫を伴う膵炎の最初の報告］　（F2:640）
■ウェスト，C・D（米国）、マックアダムス，A・J（同）、マックコンヴィル，J・M（同）ら、持続性低補体腎炎（膜性増殖性糸球体腎炎、MPGN）を記載。
（F5:1373, 1388）
■ツラウ，K（ドイツ）ら、遠位尿細管に食塩水を注入すると近位尿細管が虚脱することを観察し、tubuloglomerular-feedback（TGF）と命名。［尿細管の密集斑（MD）の NaCl 濃度が上昇すると腎内 RA（レニン－アンジオテンシン）系が賦活されてアンジオテンシン-II 産生が亢進し、輸入細動脈の収縮が起こって GFR が低下するとの仮説を提唱。1964 のヴァンダー，A・J（米国）らの結論と相反。］（関連：1964）　（F5:1499）
■WHO 専門委員会、糖尿病に関する報告書を発表。［小児、若年、成人、老年など発症年齢によって分ける方法などを述べる。］　（F4:1123）
■米国で、2 歳の少年が成長ホルモン治療を受ける。［この少年は、1984 にクロイツフェルト・ヤコブ病で死亡。］（関連：1958）　（F1:70、F4:1068）
■エゲベルグ，O（ノルウェー）、アンチトロンビン（AT）の家族的欠損が家族性血栓形成傾向をもたらすことを報告。
（F7:2120）

■ ハザウェイ、W・E（米国）、プレカリ
クレイン欠乏症を報告。［当初、フレッチ
ャー因子欠乏症と仮称。］ （F7:2126、
Blood 1965; 26:521）

■ プラム，F（米国）、ポスナー，J（同）、
閉じ込め症候群（locked-in syndrome、
LIS）を記載。 （F8:2232）

■ アルトニャン，R・E・C（アルメニア、
英国移住）ら、アレルギー薬のクロモグ
リク酸ナトリウム（インタール）を抽出。
［古代エジプトの鎮痙薬、セリ科植物
Ammi visnaga の種子から抽出。アルト
ニャンは、ベンジャー社の研究室に勤務
していた医師・薬理学者。］ （F6:1692）

■ サマーズ、D・F（米国）ら、ディス
ク電気泳動法の一種、SDS-PAGE による
ポリオウイルス蛋白の分離を報告。
（F2:523）

■ 走査型電子顕微鏡が商品化される。
（F1:70）

■ 米国で、高齢者医療保障制度、メディ
ケアと低所得者医療保障制度メディケイ
ドが始められる。 （A1:338-9）

■ 【国内】 佐野豊美、洞結節周囲の興
奮伝達様の研究を報告。 （F3:912-3）

■ 【国内】 梶谷鐶、肝門部胆管癌に対
し、世界初の肝右葉切除・胆管切除・門
脈合併切除再建（Eck 瘻）に成功。
（F2:514）

■ 【国内】 垂井清一郎ら、筋 PFK 欠
損症（糖原病 VII 型）を報告。［本疾患は
垂井病とも呼ばれる。PFK（ホスホフル
クトキナーゼ）は、解糖系を調節してい
る酵素。骨格筋の PFK は、すべて筋
PFK。］ （F4:1076, 1145）

■ 【国内】 三好和夫ら、三好遠位型筋
ジストロフィーを報告。［1986 に疾患概
念が確立、国際的に三好型ミオパチー
（Miyoshi myopathy）と呼ばれる。1998
にブラウン、R・H（米国）らにより責
任遺伝子 DYSF が発見された。］
（F8:2235、Jpn J Hum Genet 1967;12:

113、Nat Genet 1998; 20:31、B92:2369）

■ 【国内】 慶應義塾大学脳外科グルー
プ、極低体温手術を世界脳外科学会で発
表。 （F1:70）

■ 【国内】 椿忠雄、阿賀野川下流沿岸
に水俣病類似患者の散発を新潟県衛生部
に報告。［新潟水俣病発生確認の端緒］。
（F1:70、F5:1511）

■ 【国内】 抗癌剤 5-FU、我が国に導
入される。 （F2:600）

■ 【国内】 第 1 回小児循環器研究会総
会開催。［日本小児循環器学会の前身］
（F3:900）

■ 【国内】 日本肝臓学会発足。
（F2:514）

■ 【国内】 食道疾患研究会発足。
（F2:514）

■ 【国内】 日本移植学会、発足。
（F5:1411）

■ 【ノーベル賞】 ジャコブ，F（フラ
ンス）、ルウォフ，A（同），モノー，J（同）、
酵素とウイルス合成の遺伝的制御に関す
る発見。 （B8:90）

1966

■ ガジュセック，D・C（米国）ら、クー
ルー患者の脳組織をチンパンジーに接種
し、伝播成立を確認。 （F10:2865、
Nature 1966; 209:794）

■ ジュヴェー、M・V・M（フランス）、
脳幹がセロトニンを介してノンレム睡眠
を、ノルアドレナリンを介してレム睡眠
を調節すると提言。 （F1:70）

■ チドシー、C・A（米国）、ブラウンワ
ルド、E（同）、心不全における交感神経
亢進を報告。 （F3:829）

■ ラシュキンド、W・J（米国）ら、カ
テーテルを用いた心房中隔切開術（経皮
的心房中隔欠損作成術、ラシュキンド法）
を報告。［完全大血管転位症（TGA）の
姑息手術としてのバルーン心房中隔裂開
術（balloon atrial septostomy、BAS）］

(F3:811, 902)

■ パトリッジ，J・F（英国）ら、心筋梗塞の治療に移動式ICU（Mobile CCU）を開発。　(F3:875)

■ ロス，D・N（南アフリカ、英国移住）、先天性大動脈弁狭窄に対する手術に成功。[ロス手術]　(F3:903)

■ カントロウィッツ，A（米国）、人工心臓（補助人工心臓）埋め込み手術に成功。(F1:70)

■ スモール，D・M（米国）、胆汁中でコレステロールはレシチン・胆汁酸混合ミセルに溶存し、胆汁酸塩・レシチン／コレステロール比が低下した胆石生成胆汁ではコレステロールが析出しやすいとする。　(F2:611)

■ リレヘイ，R・C（米国）、初の膵臓移植を行う。[膵腎同時移植として行われた](F1:70, F2:567)

■ コルフ，W・J（オランダ、米国移住）、死体腎で腎移植を実施、生体腎移植に近い成績を挙げる（死体腎移植の最初の例）。(F1:70)

■ ブレスシア，M・J（米国）ら、血液透析における動静脈内瘻形成（内シャント、Brescia-Cimino シャント）法を提唱。(F1:70, F5:1414)

■ ヘプティンストール，R・H（英国、米国移住）、急速進行性腎炎症候群（RPGN）を提唱。[エリス，A（カナダ、英国移住）による分類（1942）1型の中の急速進行性の1群。病理組織学的特徴は半月体形成性糸球体腎炎とする。]（関連：1942）　(F5:1481)

■ ビリエリ，E・G（ブラジル）ら、17α水酸化酵素欠損症を報告。　(F4:1176)

■ サザランド，D・J・A（カナダ）ら、Glucocorticoid Suppressible Hyperaldosteronism を記載。　(F4:1173)

■ ウィリアムズ，E・D（英国）、ポロック，D・J（同）、MEN 2に粘膜神経腫を伴う2例を報告。[その後、カイリ，R（米国）らは、MEN 2に粘膜神経腫やマルファン様体型を伴う病態を MEN 3と呼ぶことを提唱したが、チョン，G（米国）らは本来の Sipple 症候群を MEN 2A、粘膜神経腫を合併する例を MEN 2B と呼ぶことを提唱、この呼び方に統一された。]　(F4:1180)

■ プルツニク，D・H（イスラエル）とザックス，L（同）、ブラッドリー，T・R（オーストラリア）とメトカーフ，D（同）、それぞれ造血幹細胞培養コロニー法を開発。　(F7:1971, Exp Cell Res 1966; 43(3):553, Aust J Exp Biol Med Sci 1966; 44:287)

■ カン，J・P（フランス）ら、血小板無力症患者の血小板は凝集しないことを報告。　(F7:2115)

■ ガストー，H（フランス）ら、睡眠時ポリグラフ検査を行う。　(F6:1685)

■ イタリアとスイスで、リファンピシンが共同開発される。[最初にイタリアで1968に発売]　(F6:1648)

■ ウェスターベルク，O（スウェーデン）ら、等電点電気泳動法を報告。　(F2:523)

■【国内】　池田茂人、フレキシブル気管支ファイバースコープを開発。(F1:70, F6:1648, 1655, 1669, 1743)

■【国内】　日本肺癌学会、日本独自の肺癌臨床病期分類を発表。　(F6:1745)

■【国内】　山形敞一ら、本邦初の早期食道癌症例を報告。[同年、中山恒明も報告]　(F2:588)

■【国内】　四方銃男ら、生体腎移植に成功。[我が国初の成功例]　(F5:1411)

■【国内】　上田泰、三村信英、慢性透析を目標に腹膜透析を開始。（関連：1980）　(F5:1461)

■【国内】　石坂公成ら、IgE を発見。[当初、γE と命名。1968に IgE と命名された。]　(F6:1648, 1731, F9:2589, J Immunol 1966; 97:75)

■【国内】　平山恵造、日本で初めてギ

ラン・バレー症候群についての総説論文を提示。　（F8:2364）

■【国内】　中嶋弘、角温雅、パラコクシジオイデス症を日本で初めて報告。［本症は輸入真菌症。患者はブラジルで開拓に従事。］　（F10:2908-9、真菌と真菌症 1966; 7:276)

■【国内】　初鹿了、宮崎肺吸虫の第1中間宿主ホラアナミジンニナを発見。　（F10:2869）

■【国内】　麻しんワクチン（KL ワクチン）の接種を開始。［KL ワクチンは不活化ワクチンと生ワクチンを併用するもの。様々な問題が発生し、その後中止され、1969 からは高度弱毒生ワクチンが使われるようになった。］　（F10:2817）

■【国内】　梅沢浜夫、ブレオマイシンを分離。　（F1:136）

■【国内】　プロプラノロールが承認される。　（F3:914）

■【国内】　肺癌研究会、日本肺癌学会に発展。　（F6:1648）

■【国内】　日本てんかん学会設立。（F8:2232）

■【国内】　第3回世界消化器病学会、第1回国際内視鏡学会、東京で開催。（F2:514）

■【ノーベル賞】　ラウス，P（米国）、腫瘍ウイルスの発見。　（F7:1962、B8:91）

■【ノーベル賞】　ハギンズ，C・B（米国）、前立腺癌のホルモン療法に関する発見。（F7:1962、B8:91）

1967

■バーナード，C（南アフリカ）ら、世界初の心臓移植手術に成功。［患者は 18 日間生存。シャムウェー，N（米国）らの方法による。同年、カントロビッツ，A（米国）は小児患者で実施したが、7時間後に心停止。］　（A1:239、F1:70、F3:784）

■ドゥレル，D（オランダ）ら、発作性上室性頻拍（PSVT）の誘発・停止を報告。　（F3:803）

■クーメル，P（米国）ら、発作性上室性頻拍（PSVT）の誘発・停止を報告。（F3:803、Akhtar: Circulation 1979; 60:1443)

■エフラー，D（米国）、ファヴァロロ，R（アルゼンチン、米国で研究）、冠動脈バイパス術を開発。［大伏在静脈片を用いる］（F3:875）

■ジャドキンス，M・P（米国）、選択的冠動脈造影法（ジャドキンス法）を開発。（F3:812-3、875、OHSU historical collections Judkins)

■リコフ，M・J（米国）ら、労作性狭心症症状で、運動負荷心電図で虚血性変化が認められるにもかかわらず、冠動脈造影で狭窄が認められない 15 例を報告。［1973 にケンプ，H・G（米国）らによって syndrome X と命名される。のちに微小血管傷害によると解明される。］（関連：1988）　（F3:870、Kemp: JACC 1991; 17:507)

■キリップ，T（米国）、心筋梗塞患者を血行動態に応じて 4 クラスに分類し（キリップ分類）、予後との関連を報告。（F3:875、Am J Cardiol 1967; 20:457)

■アルタン，L・B（米国）ら、先天性心疾患の心エコー図を報告。　（F3:902、Am J Cardiol 1967; 19:74)

■ポルストマン，W（ドイツ）ら、動脈管開存（PDA）閉鎖術を報告。　（F3:902）

■スタイン，P・D（米国）ら、肺血栓塞栓症の造影所見として、intraluminal filling defect（血管内で血栓が浮遊している状態）などを報告。　（F3:933）

■肺血栓症塞栓症の予防を目的とした下大静脈フィルター（Mobin-Uddin umbrella）が開発される。［留置に静脈切開を必要とするため、下大静脈閉塞が高率に起こることが問題となった。］（関連：1973）　（F3:935）

■米国で、VA 研究により、降圧薬治療の有用性が証明される。　　　　(F3:938)

■アッシュボー，D・G（米国）ら、成人呼吸窮迫症候群（ARDS）の疾患概念を提唱。　　　　(F6:1648, 1679)

■リーボウ，A・A（米国）、間質性肺炎を UIP、DIP、BIP、LIP、GIP に分類。
(F6:1648)

■ウォレン，W・D（米国）、食道静脈瘤に対する遠位脾腎静脈吻合術（Warren shunt）を報告。　　　　(F2:514)

■ラーナー，R・A（米国）、グラソック，R・J（同）、ディクソン，F・J（同）ら、線状沈着を有する腎から免疫グロブリンを抽出、抗 GBM（糸球体基底膜）抗体であることを確認。　　　　(F5:1482、J Exp Med 1967; 126:989)

■スタイナー，D・F（米国）、プロインスリンを発見。　　　　(F4:1069、Philipson: PNAS 2015; 112:940)

■シーグミラー，J・E（米国）ら、Lesch-Nyhan 症候群においてプリン代謝に関与する酵素 hypoxanthine-guanine phosphoribosyltransferase（HPRT）が欠損していることを明らかにする。
(Science 1967; 155:1682)

■ルイス，S・M（英国）、デイシー，J・V（同）、再生不良性貧血−発作性夜間ヘモグロビン尿症（PNH）症候群を提唱。[デイシーらは 1944 に PNH を伴う再生不良性貧血例を経験していた。]
(F7:2067、Br J Haematol 1967; 13:236)

■チェッペリーニ，R（イタリア）、HLA、H-2 の複数の遺伝子座における対立遺伝子の組み合わせを表す用語として、haplotype を提案。　　　　(F9:2596)

■デヴィータ，V（米国）ら、進行期ホジキン病に対する併用化学療法 MOPP 療法（メクロレタミン（ナイトロジェン・マスタード）＋ビンクリスチン＋プロカルバジン＋プレドニゾロン）を確立。[公式の論文報告は 1970。のちに ABVD 療法（1975）が標準治療法になった。]
(F7:2103、 Ann Intern Med 1970; 73:881)

■グリフィス，J・S（英国）、伝染性海綿様脳障害（TSE）の一つである羊の脳症スクレイピーの病原体は蛋白質のみで構成されて、DNA を有さないという説を発表。[この考えは、プルシナー，S・B（米国）らによってプリオン仮説に発展した。プルシナーは、1997 にノーベル賞受賞。]　　　　(F1:70)

■ランズ，A・M（米国）ら、アドレナリンの β 受容体に β１受容体と β２受容体があることを発見。　　　　(F3:871)

■コーンバーグ，A（米国）ら、ウイルス DNA の複製に成功。　　　　(F1:70)

■ジェラート，M（米国）、大腸菌から DNA リガーゼを発見。　　　　(F1:70)

■オーストラリアで、ペニシリン耐性肺炎球菌が出現。[以後、欧米、日本でも報告され、中等度耐性耐性株（PISP）で、大量投与によって対応可能とみられていたが、1980 代後半になって高度耐性株（PRSP）が出現。]　　　　(F10:2920)

■ナカネ，P・K（米国）ら、抗体にペルオキシダーゼなどの酵素を標識する方法を報告。[酵素抗体法の始まり]
(F4:1111)

■ベーリンガー＝インゲルハイム社、アトロピンの類縁化合物として臭化イプラトロピウムを合成。[1981 に喘息治療の吸入薬として発売]　　　　(F6:1692)

■ヨハンソン,S・G・O（スウェーデン）、放射性免疫吸着測定法（RiST、radioimmunosorbent test）を開発。[ヨハンソンは、同年、骨髄腫患者から未知の免疫グロブリンを分離、IgND と呼んでいたが、石坂公成らが発見した γ-E と同一であることがわかり、名称は IgE に統一された。石坂らと共同研究も行った。]
(F9:2547, 2611)

■ワイド，L（スウェーデン）ら、放射

性 ア レ ル ゲ ン 吸 着 試 験 （ RAST、 radioallergosorbent test） を開発。［ワイドは、ヨハンソン、S・G・O（前項）の研究グループの一員］　　（F9:2547）

■バーソン、S（米国）、ヤロー、R（同）、ラジオイムノアッセイ法（RIA）を進歩させる。［血中インスリン測定法として開発したのは 1958。ヤローは 1977 にノーベル賞受賞。バーソンは没後のために授賞されなかった。］　　（F1:70、F4:1069）

■この年から 1969 年にかけて、スイス、オーストリアなどで、原発性肺高血圧症と類似した臨床像を呈する疾患が多発、食欲抑制薬 aminorex との関係が疑われ、その発売中止によって流行は消失した。（F6:1781）

■第 1 回 ISQC-Geneve（International Symposium On Quality Control － Geneve）が開催される。［臨床検査精度管理に関連する国際会議］　　（F11:3099）

■サンダース、C（英国）、聖クリストファーホスピスを設立。［近代ホスピスの確立］　　（F11:3099）

■【国内】　川崎富作、川崎病を発見。［指趾の特異的膜様落屑を伴う小児の急性熱性皮膚粘膜リンパ腺症候群として 6 年間の 50 例を報告］（関連：1962）（F1:70、F3:839、F5:1494、F9:2649、アレルギー 1967; 16:178）

■【国内】　中村隆、選択的肺胞気管支造影を開発。　　（F6:1648, 1744）

■【国内】　大河内一雄、血清肝炎に関連する蛋白を同定。［1970 にオーストラリア抗原と同一であることを示す。］（関連：1964、ブランバーグの項）　（F2:623）

■【国内】　杉村隆ら、発癌物質 MNNG（ニトロソ化合物）によりラット胃癌の発生に成功。　　（F1:70、F2:598）

■【国内】　東京女子医科大学に、我が国初の CCU が設置される。　　（F3:878）

■【国内】　オリンパス社製食道ファイバースコープが開発される。　　（F2:588）

■【国内】　日本神経化学会設立。（F8:2232）

■【国内】　日本肝癌研究会設立。（F2:629）

■【ノーベル賞】　グラニット、R（フィンランド）、ハートライン、H・K（米国）、ウォルド、G（同）、視覚に関する化学的、生理学的な発見。　　（B8:92）

1968

■ギッブス、C・J（米国）ら、クロイツフェルト・ヤコブ病患者の生検試料をチンパンジーに接種して伝播を確認。［ギッブスは、ガジュセック、D・C（米国）の研究グループ一員］　　（F10:2865、Science 1968; 161:388）

■クーリー、D（米国）、世界初の心肺同時移植を行う。［患者は生後 2 カ月の乳児］（F1:72、F3:784）

■カントロウィッツ、A（米国）ら、大動脈内バルーンポンプ（IABP）を臨床応用。［心筋梗塞発症後の心原性ショックの患者］（関連：1962、ムウロブウロスの項）　　（F3:875, 885）

■マクレム、P・T（カナダ）、ホグ、J・C（同）、気流制限に末梢気道病変が関与していることを実証。　　［small airway disease の提唱］　　（F6:1750）

■モラン、F（英国）ら、抗アレルギー薬クロモグリク酸ナトリウム（インタール）を臨床応用。［気管支喘息患者に投与］（F9:2547）

■マッキューン、W・S（米国）、内視鏡的膵胆管造影法（ERCP）を発表。（F1:72、F2:514, 634）

■アベレフ、G・I（ロシア）、α-フェトプロテイン（AFP）による HCC（肝細胞癌）の診断を発表。　　（F2:514）

■アドミランド、W・H（米国）、スモール、D・M（同）、コレステロール胆石生成の化学的理論を発表。（関連：1966、スモールの項）　　（F2:514）

■胃癌 TNM 分類ができる。[UICC（国際対癌連合）、WHO の基準。日本案が採用される。]　　（F2:597）

■モーソン，B・C（英国）、早期大腸癌について腺腫癌化説を発表。　（F2:602）

■エーレンライヒ，T（米国）、チャーグ，J（同）、膜性腎症を提唱。　（F5:1373、NEJM 1976; 295:741）

■ヨハンソン，S・G・O（スウェーデン）らが 1967 に発見した新しい骨髄腫蛋白は IgND と呼ばれていたが、石坂公成らが 1966 に報告したγE と一致することがわかり、石坂グループ、WHO などとの協議で IgE と命名された。]（F9:2589、Immunol 1968; 14:265）

■スチュアート，R・D（米国）ら、中空糸型透析器（hollow fiber dialyser）を発表。　（F5:1414）

■テンクホフ，H（米国）ら、細菌感染頻度の少ない腹膜透析を開発。[長期成績は不十分]（関連：1978）　（F5:1415）

■ベルジェ，J（フランス）ら、IgA 腎症を初めて記載。[発見者名をとってベルジェ病とも呼ばれる。]（関連：1969）（F5:1373, 1484）

■フリュッキゲル，E（スイス）ら、プロラクチン（PRL）分泌抑制薬、ブロモクリプチン（bromocriptine）を開発。[フリュッキゲルはスイスのサンド社の研究者]　（F4:1082）

■ヴァヴラ，I（チェコ）ら、尿崩症に対するデスモプレシンの持続的抗利尿効果を報告。[デスモプレシンは ADH の誘導体。]（F4:1164、Lancet 1968; 291:948）

■ミジョン，C・J（米国）ら、ACTH 不応症疾患単位を確立。　（F4:1173）

■リー，F・P（中国、米国移住）、フラウメニ，J・F（米国）、小児癌の家系調査で、筋肉の癌（横紋筋肉腫）・乳癌・脳腫瘍、白血病などを多発する癌家系を発見し、リ＝フラウメニ症候群と命名。[癌

抑制遺伝子である p53 遺伝子の変異によって発症する。]　　（F7:1962）

■スタイナー，A（米国）ら、シップル症候群（MEN 2）が常染色体優性遺伝であることを明らかにする。[ウェルマー症候群とシップル症候群では腫瘍の組み合わせが異なることから、前者を MEN 1、後者を MEN　2 と呼ぶことを提唱。]（関連：1954、1961）　　（F4:1180）

■エイモス，D・B（英国、米国移住）、臓器移植における HLA の重要性を確立。[H-2 抗原系が赤血球だけでなく、白血球上にも発現していることを確認。]（F7:1962）

■ハグバルト，K-E（スウェーデン）ら、微小神経電図法（microneurography）を開発。[微小電極によって単一神経線維の活動電位を記録する方法]　（F8:2274、Acta Physiol Scand 1968; 74:96）

■ダドリック，S（米国）、小児患者において上大動脈に留置したカテーテル経由で高カロリー輸液を持続的に注入（経中心静脈高カロリー輸液法の先駆けとなった）。　（F1:72）

■レクセル，L（スウェーデン）、脳定位手術用にガンマナイフを開発。（F4:1083）

■遺伝暗号解読が終了。[コドン表の完成]　（F1:72）

■プラス，M（米国）ら、アミロイド線維が蛋白質からなることを明らかにする。（F5:1434）

■米国腎臓学会設立。　（F5:1380）

■ハーバード大学、脳死基準に関する報告書を発表。　（F8:2232）

■【国内】　和田寿郎、日本初の心臓移植を行う（世界で 2 例目。患者は 83 日目に死亡）。　（F1:72, 154）

■【国内】　三上理一郎、第 8 回日本胸部疾患学会で、「原因不明のびまん性間質性肺線維症」23 例の臨床病理学的解析結果を報告。[国内において、原因不明のび

まん性間質性肺炎の共通認識形成のきっかけになる。]　　（F6:1755）

■【国内】　常岡健二ら、内視鏡的ポリペクトミー（胃ポリープの絞約切除）を報告。　　（F2:514, 533, 573、F11:3176、日内会誌　1968; 57:1173）

■【国内】　丹羽寛文、内視鏡的ポリペクトミー（胃ポリープの高周波電流による焼灼摘除）を報告。　（F2:514, 533, F11:3176、Gastroenterol Endosc 1968; 10:315）

■【国内】　丹羽寛文、大腸ファイバースコープを開発。　　（F2:532）

■【国内】　芦沢真六ら、十二指腸ファイバースコープを開発。　　（F11:3099）

■【国内】　谷川久一、肝疾患の微細構造に関する電子顕微鏡的研究の結果を英文著書で報告。[世界で参考書として用いられる。]　　（F2:542）

■【国内】　岩崎洋治ら、我が国初の死体腎移植に成功。　（F5:1411）

■【国内】　荒木淑郎ら、家族性アミロイドポリニューロパシー（familial amyloidotic polyneuropathy、FAP）患者 10 名について報告。[日本初の FAP の報告。その後、遺伝子の面からも研究を進める]　　（F8:2249、Arch Neurol 1968; 18:593）

■【国内】　深瀬政市ら、多発性神経炎および内分泌異常を惹起した孤立性骨髄腫を報告。[1956 のクロウ，R・S の報告と共に Crow-Fukase（POEMS）症候群発見のきっかけとなった]　　（F8:2316、日本臨床　1968; 26: 2444）

■【国内】　里吉営二郎、全身こむら返り病を新しい症候群として提唱。[その後、全身こむら返り病（里吉病）、英語では Satoyoshi syndrome と呼ばれる。]　（F8:2325）

■【国内】　スモンの年間発生数が 1000 例を超える。[1970 までの 3 年間、1000 例以上が続き、1972 までに登録患者数は

9249 名に達した。]　　（F1:140）

■【国内】　カネミ油症研究班が、PCB原因説を発表。　（F1:72）

■【国内】　厚生省、「イタイイタイ病は慢性カドミウム中毒に妊娠、授乳、低栄養、老化などが加わって起こる腎性骨軟化症」との見解を発表。　　（F5:1508）

■【国内】　日本消化器外科学会創立。（F2:514）

■【国内】　人工透析研究会開催。（F5:1462-3）

■【国内】　短期人間ドック研究会、人間ドック研究会に改称。[翌年、人間ドック学会に改称]　　（F11:3099）

■【国内】　日本脳波学会の設置が決定。（F8:2232）

■【ノーベル賞】　ホリー，R・W（米国）、コーラナ，H・G（インド、米国移住）、ニーレンバーグ，M（同）、遺伝暗号とその蛋白質合成における機能の解明。（B8:94）

1969

■シェルラーグ，B・J（米国）ら、ヒス(His) 束心電図記録法を確立。　　（F3:784, 799, 801, 912）

■クーリー，D（米国）、左室補助心臓の概念を提唱。　　（F3:784）

■クーリー，D（米国）ら、人工心臓を用い、心臓移植待機患者の生命を 2 日半維持することに成功。　　（F3:784）

■ラステッリ，G（イタリア、米国移住）、右室と肺動脈を心外導管でつなぐ手術に成功。[ラステッリ（Rastelli）手術]（F3:903）

■グリーンフィールド，L・J（米国）、肺血栓塞栓症に対するカテーテル吸引療法を記述。[1993 の長期成績報告では、重症例では効果が大きいが、慢性再発例では効果は低下するとされた。]（F3:931）

■ローゼンバウム，M・B（アルゼンチ

ン）、心電図 QRS 軸の異常偏位の原因としてヘミブロックの概念を提唱。［完全房室ブロックの原因としての三枝ブロックの考えを確立。］　　　（F3:912）

■バーナード，C（南アフリカ）、8 歳少女で人工動脈移植に成功。　　（F1:72）

■デレミー，R・A（米国）、聴診所見のベルクロ・ラ音（velclo　rale）を提唱。（F6:1648）

■ドッター，C・T（米国）、イヌの膝窩動脈にステンレスコイルを挿入。［ステントの原理の開発］　　（F5:1398）

■レイド，L（英国）、肺気腫を分類。（F6:1648）

■インマン，W・H・W（英国）ら、喘息死の増加とイソプレテレノール吸入器の販売量の相関を報告。［その後、過剰不安は薄らいだが、1989 にニュージーランドでのフェノテロール販売量と喘息死の相関が報告され、β刺激薬の定期的吸入は行われなくなり、発作増悪時の頓用が推奨される。］　（F6:1691）

■ディクソン，F・J（米国）、免疫複合体（Immune　complex）腎炎の概念を提唱。　　（F5:1373）

■ハーバー，E（米国）ら、血漿レニン活性の測定法を開発。　　（F5:1396）

■カウンツ，S・L（米国）、コーン，R（同）、腎移植の急性拒絶反応の治療にステロイドのパルス療法を行い、有効性を認める。［メチルプレドニゾロン 1g という大量を数日間静脈内投与。これをきっかけに、急速進行性糸球体腎炎、ループス腎炎、SLE、結節性多発動脈炎などでも行われるようになった。］　（F5:1410、F9:2557-8、Lancet 1969; 293:338）

■デュモンド，D・C（英国）ら、リンパ球から放出される非抗体因子をリンホカインと呼ぶことを提唱。　（F9:2548）

■シャリー，A・V（ポーランド、米国移住）、ギルマン，R・C・L（フランス、米国移住）、ほぼ同時に甲状腺刺激ホルモン放出因子（TRF、thyrotropin-releasing factor）を単離、構造を発表。［ギルマンはヒツジから、シャリーはブタから単離、数カ月後に構造を解明し、3 つのアミノ酸で構成されていることを明らかにした。ギルマンの研究グループは、同年、TRFを合成。2 人は 1977 にノーベル賞受賞］（F4:1069, 1074, 1077）

■グラハム，J・G（英国）、オッペンハイマー，D・R（同）、多系統萎縮症（multiple　system　atrophy、MSA）の概念を提唱。　（F8:2232）

■グリーン，M・R（米国）、小細胞癌に対して化学療法（シクロホスファミド）が有効であることを示す。　（F6:1648）

■ヒューブナー，R・J（米国）、トダロ，G・J（同）、癌遺伝子説を提唱。　（F1:72）

■フレッケンシュタイン，A（ドイツ）ら、カルシウム拮抗薬を開発。（F3:784）

■ハウンスフィールド，G・N（英国）、頭部専用の CT を開発し、臨床に応用。［実用化は 1971。コーマック，A・M（南アフリカ、米国移住）が、それまでに理論的基礎を築いており、1979 に 2 人は共同でノーベル賞受賞］　（F2:514、F3:784、F8:2268）

■ヴァン・ディラ，M・A（米国）ら、フローサイトメーターを開発。（F7:1973、Wikipedia）

■【国内】　鈴木二郎、もやもや病に関する研究成果を海外誌に報告、この病名（Cerebrovascular moyamoya disease）を世界に広める。［1966 の報告では、脳血管写像の追跡に基づいて進行を 6 期相に分類（鈴木分類）］　（F8:2290、Arch Neurol 1969; 20:288）

■【国内】　菅弘之、Emax（心室収縮期末最大エラスタンス）を心機能の指標として提唱。（関連：1990）　（F3:862、B18a）

■【国内】　山中晃、本間日臣、びまん性汎細気管支炎の疾患概念を提唱。

(F6:1648, 1786)

■【国内】　中村隆ら、SAB（selective alveolo-bronchography、選択的肺胞－気管支造影）を開発。［副反応の報告による造影剤の dionosil の製造中止や CT の発達により、1990 代以降は行われなくなった。］　　（F6:1699, 1701）

■【国内】　丹羽寛文ら、高周波スネアによるポリペクトミーを開始。（F2:599）

■【国内】　新谷弘実（米国で研究）、全大腸内視鏡検査を報告。　　（F2:602）

■【国内】　新谷弘実（米国で研究）、内視鏡的ポリペクトミーを報告。（F2:602）

■【国内】　大井至、高木国夫ら、内視鏡的逆行性膵胆管造影（ERCP）に成功。（F1:164、F2:528, 614, 618, 641）

■【国内】　大藤正雄、土屋幸浩ら、細径針（Chiba needle）によるX線テレビ透視下経皮的胆管造影法を開発。（F2:514, 614, 620）

■【国内】　大藤正雄ら、経静脈性胆道造影で胆嚢癌を診断、術後 3 年以上生存した 5 例を報告。　　（F2:618）

■【国内】　東京女子医科大学で国産人工心臓が開発される。　　（F1:72）

■【国内】　S 状結腸ファイバースコープが発売される（オリンパス社）。（F2:602）

■【国内】　臨床心音図研究会設立。（F3:795）

■【国内】　日本膵臓病研究会が結成。（F2:638）

■【国内】　スモン病研究を目的とする「スモン病調査研究協議会」設立。（F8:2232）

■【国内】　日本医学教育学会設立。（F11:3099）

■【国内】　日本自動化検診システム研究会発足。　　（F11:3148）

■【ノーベル賞】　デルブリュック、M（米国）、ハーシー、A（同）、ルリア、S・E（同）、ウイルスの複製メカニズムと遺伝的構造に関する発見。　　（B8:96）

1970

■スペリー、R・W（米国）ら、左右脳の機能分離を実証。［スペリーは、1981にノーベル賞受賞］　　（F1:74）

■コーヘン、D（米国）、脳磁図（magnetoencepharography）を記録。（F1:74）

■ブルンストローム、S（スウェーデン、米国移住）、片麻痺の理学療法に関して世界中の文献を網羅した著書『Movement Therapy in Hemiplegia』を刊行、脳卒中のリハビリテーションに大きな影響を与える。　　（F8:2336）

■ヤコビ、W（ドイツ）ら、末梢神経の移植を報告。［凍結乾燥などを施した移植片を用いる］（F1:74）

■スワン、H・J・C（アイルランド、米国で活動）、ガンツ、W（米国）ら、スワン＝ガンツ（Swan-Ganz）カテーテル（バルーン付きの血流指向性カテーテル）を開発。　　（F3:784, 810, 875）

■フォンタン、F（フランス）、三尖弁閉鎖症手術に成功。［フォンタン手術。上大動脈右肺動脈吻合、右心耳左肺動脈吻合、心房中隔欠損閉鎖、肺動脈幹結紮］（F3:784）

■ポップ、R・L（米国）ら、M モード心エコーによって、左室拡張期末期径、左室収縮期末期径、右室拡張期末期径、右室収縮期末期径、などが計測できると報告。［収縮能の非観血的分析を行う］（F3:818）

■ハイアット、R・E（米国）ら、コンピューターを用いたオッシレーション法による呼吸抵抗連続演算法を開発。（F6:1723）

■アブラムス、R・M（米国）ら、血管造影による胆嚢癌（進行癌）の診断を報

告。(関連：1969、大藤の項)　　(F2:618)

■グッデイル，R・L（米国）ら、実験的胃びらんに対する硬性鏡と炭酸ガス（CO₂）レーザーによる止血を報告。

(F11:3099、Arch Surg 1970; 101:211)

■デーン，D・S（英国）、HBV（B型肝炎ウイルス）粒子を報告。［Au 抗原（オーストラリア抗原）陽性肝炎患者の血清中に直径約 42nm のウイルスと考えられる粒子を発見。］　　(F2:623)

■シャイナック，L・I（米国）ら、腎臓の間質病変の重要性を指摘。　(F5:1373)

■フレイザー，D・R（英国）、コディセック，E（同）、25 (OH) D₃ が腎臓で 1,25 (OH) ₂D₃ に代謝されるのがビタミンD活性化の最終段階と報告。　　(F5:1440)

■カスペルソン，T（スウェーデン）、蛍光色素キナクリン・マスタードで染色するとヒトのすべての染色体には縦軸に沿って縞模様（Q-バンド）ができ、23 対 46 個の染色体が識別、同定できることを報告。［その後、多数のバンドを描出する技術が報告され、バンドの異常を数字や記号で表示する国際分類法 (1971) に発展、さらに出生前診断にも応用された。］

(F7:1995、Hereditas 1971; 67:89)

■カスペルソン，T（スウェーデン）、Q-染色によって、慢性骨髄性白血病 (CML) に見られる染色体異常 Ph1 を 22q－と同定。　　(F7:1995)

■フィンケルスタイン，R・A（米国）ら、コレラ菌培養から毒素を抽出精製し、活性を解明。［コレラ菌が毒素を産生することは、すでに 1884 にコッホ，R（ドイツ）によって考えられていたが、確認されていなかった。］　　(F10:2873、J Infect Dis 1970; 121:63)

■ホーリデイ，M（英国）ら、図形反転視覚誘発電位（pattern reversal VEP）を記録。　(F8:2275)

■テミン，H・M（米国）と水谷哲、ボルチモア，D（米国）、それぞれ独立に逆転写酵素・レトロウイルスを発見。［RNAからのDNA生成の発見］　　(F1:74)

■スミス，H・O（米国）ら、制限酵素を発見、組み替えDNA技術の道を開く。(F1:74)

■チャン，M・M（米国）ら、サブスタンス P の化学構造を決定。　(F2:545)

■クルー，A・V（英国、米国移住）、超高分解能走査電子透過型電子顕微鏡を開発。　(F1:74)

■レムリ，U・K（スイス）、免疫電気泳動法のレムリ法（SDS-PAGE の改良法）を報告。　(F2:523)

■【国内】　瀬在幸安、日本初の大動脈冠状動脈バイパス手術に成功。　(F1:74、F3:784)

■【国内】　山口洋、選択的冠動脈造影法（ソーンズ法）の器具、装置を米国から導入。　(F3:812)

■【国内】　川名正敏ら、タリウムによる心筋シンチグラムの可能性を発表。(F11:3099)

■【国内】　柴山鷹樹ら、メトラ氏ゾンデを用いて気管支造影併用下に経気管支肺生検を行う。　(F6:1671)

■【国内】　田島強、全大腸内視鏡検査を行う。(関連：1969)　　(F2:602)

■【国内】　日本で経皮経肝胆道造影法（PTC）が世界の先頭を切って普及。(F11:3099)

■【国内】　平田幸正ら、インスリン自己免疫症候群（IAS: insulin autoimmune syndrome）を報告。［1956 に、バーソン，S（米国）らは、インスリン使用患者においてインスリン結合抗体がみられると報告。IAS は、インスリン未使用患者においてインスリン自己抗体と低血糖を認める疾患。］　　(F4:1075, 1197)

■【国内】　椿忠雄、スモン・キノホルム説を発表。(関連：1960)　　(F1:74, 139, 145-6)

■【国内】　臨床薬理学研究会が発足。

［砂原茂一らが中心となる。『臨床薬理』を創刊。1980 に臨床薬理学会に改称。］（F11:3181）

■【ノーベル賞】　カッツ，B（ドイツ、英国移住）、フォン・オイラー，U・S（スウェーデン）、アクセルロッド，J（米国）、神経末梢部の液性伝達物質に関する発見。（F8:2233、B8:97）

1971

■ジュウェット，D・L（米国）、ウィリストン，J・S（同）、脳幹聴覚路で生じた電位（auditory evoked potential、AEP）が頭皮上から記録されることを発見。［短潜時誘発電位が注目されるきっかけになった。］（F8:2275、Brain 1971; 94:681）

■マンデル，W・J（米国）ら、洞不全症候群における洞結節回復時間（SNRT）を測定。［共同研究者に早川弘一］（F3:803）

■ダーレン，J・E（米国）ら、肺動脈造影の手技、適応をまとめる。［367 例に基づいた報告］（F3:933）

■オンデッティ，M・A（アルゼンチン、米国移住）ら、新しいペプチド（テプロタイド、SQ20881）の投与により、アンジオテンシン変換酵素阻害薬（ACE inhibitor）が外因性アンジオテンシン I により生ずる昇圧を完全に抑えることを証明。［初の ACE 阻害薬カプトプリルの開発（1977）につながる研究］（F3:784、B24:146）

■アリカン，F（トルコ、米国で研究）ら、両側肺移植が可能であることをイヌで示す。（F6:1649）

■第 4 回国際じん肺会議で、粉じんは固体の非生物体からなるエアロゾルと定義される。［有機粉じんによる肺病変は、じん肺症から除外するようになった。］（F6:1776）

■ヴェイン，J・R（英国）、非ステロイド抗炎症薬（NSAIDs）のプロスタグランジン合成阻害作用を発見。（F9:2548）

■シャリー，A・V（ポーランド、米国移住）、性腺刺激ホルモン放出ホルモン（LH-RH）の化学構造を決定。［シャリーは、1977 にノーベル賞受賞。この研究では、松尾寿之、馬場義彦、有村章ら日本人研究者が大きな貢献をしたとされる。］（F4:1069，1077、B50:102-9）

■フリーセン，H（カナダ）ら、血中プロラクチンのラジオイムノアッセイ法を確立。（F4:1082）

■カウンセル，R・E（米国）ら、I-131 または I-125 を入れたコレステロールを作製し、副腎スキャンに用いる。［その後、小嶋正治らが I-131 アドステロールの方が優れることを見出し、これが広く使われるようになった。］（F4:1118、Kojima: J Nucl Med 1975; 16:666）

■イェルネ，N・K（デンマーク）、抗体産生のネットワーク理論を報告。［イェルネは、米国など各国で研究した。1966 から 3 年間、ドイツのパウル・エールリヒ研究所長を務めた後、スイスのバーゼル免疫学研究所を設立、1980 まで所長。1984 ノーベル賞受賞。］（F9:2548）

■カーボーン，P・P（米国）ら、ホジキンリンパ腫（HL）の臨床病期分類として Ann Arbor 分類を提唱。［米国ミシガン州アン・アーバーで開催されたホジキン病病期分類に関する国際委員会でまとめられた。カーボーンは、その委員長。この分類は非ホジキンリンパ腫に対しても用いられるようになった。］（F7:1962）

■スピレイン，J・D（英国）ら、痛む脚と動く足趾症候群（painful legs and moving toes、PLMT）を記載。（F8:2233）

■クヌードソン，A・G（米国）、網膜芽細胞腫の二段階発癌説（クヌードソン仮説）を提唱。（F1:74）

■エドワーズ，R・G（英国）、ヒト受精卵を胞胚まで体外培養。［エドワーズは、

体外授精技術の開発によって 2010 にノーベル賞受賞］　　(F1:74)

■ニーアル，H・D（米国）ら、リー、チョー・ハオ（中国、米国移住）ら、それぞれヒト成長ホルモンのアミノ酸配列を報告。　　(F1:74、Niall: PNAS 1971; 68:866、Li: Arch Biochem Biophys 1971; 146:233)

■ペルルマン，P（スウェーデン）とエングヴァル，E（同）、シュールス，A（オランダ）とウェーマン，B・v（同）の 2 研究グループ、ほぼ同時に酵素免疫測定法（EIA/ELISA）を開発。［酵素標識を用いた免疫測定法。日本では、石川栄治らが開発に取り組む。］　　(F4:1113、Lequin: Clin Chem 2005; 51:2415)

■米国で、ミネソタ大学が脳死基準に関する報告書を発表。［脳死は脳幹死である考え方を採用］　　(F1:74)

■フィンランドで、世界初の脳死立法。(F1:154)

■米国リウマチ協会、SLE の診断基準を提唱。［1982、1997 に改訂］　　(F5:1493)

■国際心身医学会が設立される。(F11:3099)

■【国内】　川島康生、タウシグ=ビング（Taussig-Bing）奇形に対して両大血管右室起始に対する心内導管手術を案出。［Kawashima 法。左心室から心室中隔、右室を通って大動脈につなぐ。］(F3:903)

■【国内】　平塚秀雄ら、出血胃潰瘍の焼灼止血を行う。　　(F11:3099)

■【国内】　胃癌研究会（現在の胃癌学会）の胃生検組織診断基準（Group 分類）ができる。　　(F2:597)

■【国内】　日本膵臓病研究会試案として、慢性膵炎の臨床診断基準発表。(F2:514)

■【国内】　小坂樹徳ら、日本人糖尿病患者では、糖負荷後（特に初期）のインスリン反応が低下していることが特徴と報告。　　(F4:1075)

■【国内】　真弓忠、HBs 抗原検出法として IAHA（immune adherence hemagglutination）法を開発。　　(F2:623)

■【国内】　奥村康、多田富雄、免疫グロブリンの抗体産生を抑制する T 細胞（Suppressor T cell）を発見。　　(F1:74)

■【国内】　富岡玖夫、石坂公成、サルの肥満細胞に IgE 受容体が存在すると報告。［IgE の標的細胞の探求］　　(F9:2612、J Immunol 1971; 107:971)

■【国内】　瀬川昌也、著明な日内変動を伴うジストニア（瀬川病）を報告。(F8:2233)

■【国内】　豊島久真男ら、癌遺伝子の存在を実証（肉腫遺伝子と命名）。(F1:74)

■【国内】　スモン調査研究協議会疫学部会が、スモンの原因をキノホルムと発表。(関連：1960、1970)　　(F1:74)

■【国内】　日本脳波・筋電図学会設立。［日本脳波学会と日本筋電図学会が合体］(F8:2233)

■【ノーベル賞】　サザランド，E（米国）、ホルモンの作用に関する発見。［サイクリック AMP の役割の解明］(F4:1069、B8:98)

1972

■キャノン，P・J（米国）ら、Xe-133 を冠動脈に投与して、心筋局所の血流量を測定する方法を開発。　　(F3:824)

■ペティ，T・L（米国）ら、持続外来酸素療法を詳細に記載し、在宅酸素療法の有用性と可能性について述べる。(F6:1674)

■英国のグラクソ社、喘息治療用として、プロピオン酸ベクロメタゾンの定量噴霧式吸入器（MDI）を発売。　　(F6:1692)

■ブロドマーケル，G・J（米国）、食道癌のルゴール染色を行う。(関連：1933)(F2:588)

■ダンジンガー，R・G（米国）ら、胆

汁酸製剤(ケノデオキシコール酸、CDCA)による経口胆石溶解療法を導入。[その後の研究で、適応は胆石患者の約 10 ％、有効率は 20 ～ 40 ％]　　　(F2:514, 554)

■ リウツィ、A（イタリア）ら、末端肥大症において成長ホルモン（GH）過剰分泌が l-dopa で抑制されることを発見。[ブロモクリプチンによる治療に発展]（F4:1083）

■ フォリー、T・P（米国）ら、家族性良性高カルシウム血症を報告。[家族性低カルシウム尿性高カルシウム血症（FHH: familial hypocalciuric hypercalcemia）]（F4:1190）

■ シャープ、G・C（米国）ら、混合性結合組織病（mixed connective tissue disease、MCTD、Sharp's syndrome）の概念を確立。[膠原病のオーバーラップ現象（オーバーラップ症候群）ではないかとする批判などがあり、独立した疾患であるのかについて結論は出ていないとされる。]　　　(F9:2548, 2677、Am J Med 1972; 52:148)

■ 米国で、ノーウォークウイルス（急性胃腸炎の原因ウイルス）が発見される。[名称は発見された場所である米国オハイオ州ノーウォークによる。ノロウイルス属の 1 種であるため、この属名で呼ばれることも多い。キャピキアン、A・Z（米国）らが電子顕微鏡像を報告]　　　(F10:2817)

■ ホルム、H・H（デンマーク）ら、超音波誘導下穿刺術を導入。　　　(F2:514)

■ ケル、J・F・R（オーストラリア）ら、アポトーシスを発見。[電子顕微鏡で核・染色体・細胞質の凝縮、細胞膜上の微細構造の消失、さらに核と細胞自体の断片化に至る細胞死を観察、アポトーシスと定義した。] (F9:2599、Br J Cancer 1972; 26:239)

■ ウッドワード、R・B（米国）、エッシェンモーザー、A（スイス）ら、ビタミン B12 の全合成に成功。[米国・ハーヴァ

ード大学とスイス・チューリッヒ工科大学の共同研究]　　　(F1:74)

■ サヴェッジ、C・R（米国）ら、EGF（epidermal growth factor、上皮細胞増殖因子）の一次構造を決定。[コーエン、S（米国）の研究グループ。共同研究者に稲上正]　　　(F1:76、J Biol Chem 1972; 247:7612)

■ ブラック、J・W（英国）ら、H_2 受容体拮抗薬を開発。[従来の抗ヒスタミン薬で拮抗できない子宮収縮作用、心房刺激作用、酸分泌作用が同一の受容体によることを明らかにし、これを H_2 受容体と呼び、H_2 受容体拮抗薬として burimamide を開発。]　　　(F1:74、F2:514, 594)

■ 【国内】　榊原仟ら、単心室に対する中隔造設術を報告。　　　(F3:903)

■ 【国内】　日本で開発された心筋バイオプシー法が、米国のスタンフォード大学に導入される。　　　(F1:76)

■ 【国内】　倉俣英夫ら、高周波電流を応用した胃粘膜下腫瘍の生検診断を報告。（F11:3099)

■ 【国内】　志方俊夫、HBs 抗原封入体をオルセイン染色によって示す。（F2:623)

■ 【国内】　酒井紀、我が国で初めて IgA 腎症を報告。（関連：1968）　　　(F5:1485)

■ 【国内】　小林快三、ECUM（extra corporeal ultrafiltration method）を発表。[血液濾過を用いた血液透析療法]（F5:1414)

■ 【国内】　内藤明彦、小柳新策ら、優性遺伝型進行性ミオクローヌスてんかんを報告。[1958 にスミス、J・K（米国）らが、孤発例として報告した歯状核赤核淡蒼球ルイ体萎縮症（DRPLA）が現在の病名。内藤・小柳病とも呼ばれる。]（F8:2296、精神経誌 1972; 74:871)

■ 【国内】　菊池昌弘、10 年間の生検リンパ節の検索から特異な組織像を呈する

リンパ節炎 28 例を見いだして報告。［同年、藤本吉秀らも同様の症例を報告。組織学的に悪性リンパ腫と誤診することがあるため、国際的に注目されるようになり、Kikuchi's disease あるいは Kikuchi-Fujimoto disease、histiocytic necromatizing lymphadenitis などの名称で呼ばれるようになった。普通は治療を必要としない疾患］（F7:2057、日血会誌 1972:35:379、内科 1972; 30:920)

■【国内】　柳務ら、胸椎黄靭帯骨化による神経障害を提唱。　（F8:2233)

■【国内】　スモン調査研究協議会が、スモンはキノホルムによる神経障害と結論。（関連：1960、1970、1971）（F8:2233)

■【国内】　厚生省「難治性の肝炎」調査研究班発足。　（F2:514)

■【国内】　厚生省難病調査で多発性硬化症が取り上げられ、これに伴って診断基準が作成される。　（F8:2341)

■【国内】　厚生省特定疾患サルコイドーシス調査研究班が発足。　（F6:1767)

■【国内】　厚生省特定疾患「再生不良性貧血の成因と治療、予防に関する研究」班が発足。　（F7:2067)

■【国内】　第 6 回国際サルコイドーシス会議、東京で開催。　（F6:1767)

■【国内】　自治医科大学に本邦初の臨床薬理学教室が設立される。（F11:3181)

■【国内】　東京都老人総合研究所が開所。　（F8:2233)

■【ノーベル賞】　エーデルマン，G・M（米国）、ポーター，R・R（英国）、抗体の化学構造に関する発見。　（F9:2548、B8:99)

■【ノーベル賞】　アンフィンセン，C（米国）、リボヌクレアーゼ分子のアミノ酸配列の決定。［化学賞］　（B8:99)

■【ノーベル賞】　ムーア，S（米国）、スタイン，W（米国）、リボヌクレアーゼ分子の活性部位の構造に関する研究。［化学賞］　（B8:99)

1973

■オリヴァ，P・B（米国）ら、異型狭心症（Prinzmetal angina）における冠スパスム出現を証明。　（F1:76、F3:784, 870)

■コルフ，W・J（オランダ、米国移住）ら、人工心臓をイヌに埋め込む。［19 日間生存］　（F3:784)

■レボウィッツ，E（米国）、Tl-201 心筋梗塞シンチグラフィーを報告。（F3:875)

■ガイトン，A・C（米国）、心不全を定義。［①心拍出量の低下、②左房圧の上昇と肺うっ血、③右房圧の上昇と体静脈うっ滞を来す状態、とする。］　（F3:882)

■オリー，P・M（カナダ）ら、PGE₁（プロスタグランジン E₁）がヒツジ胎児の動脈管を開存維持すると報告。（関連：1975年）　（F3:902)

■肺血栓症塞栓症の予防を目的とした新型の下大静脈フィルター（Greenfield フィルター）が開発される。［当初、留置に静脈切開を必要としたが、1980 に改良されセルジンガー法による穿刺で留置が可能になった。］（関連：1967）　（F3:935)

■ブイスト，A・S（英国、米国移住）ら、alveolar plateau の定量的解析による closing volume 測定法を報告。（F6:1649)

■リンチ，H・T（米国）ら、リンチ症候群を報告。［大腸腺腫症を伴わない大腸癌集積家系］　（F2:603)

■フォートナー，J・G（米国）、門脈あるいは上腸間膜動脈の浸潤を伴う膵癌に対し、血行再建を含む拡大手術（regional pancreatectomy）を提唱。　（F2: 634-5)

■ファインストン，S・M（米国）、A 型肝炎ウイルス（hepatitis A virus：HAV）を発見。　（F1:76、F2:514, 558, 624)

■ WHO、感染性肝炎を A 型肝炎（経口伝染）と B 型肝炎（血清感染）に分類。

（F10:2817）

■ロウリー，J・D（米国）、慢性骨髄性白血病の遺伝子異常は、欠失でなく、遺伝子の相互転座であると報告。
（F7:1996、Nature 1973; 243:290）

■パトリック，J（米国）、リンドストローム，J（同）、実験的自己免疫性重症筋無力症（EAMG）を作成。［重症筋無力症の病態として自己免疫異常説を確立。］
（F8:2233）

■ティルニー，N・L（米国）ら、多臓器障害の概念を提唱。　（F1:76）

■シュロスシュタイン，L（米国）ら、強直性脊椎炎とHLA-B27との相関を報告。　（F9:2548）

■李鎬汪（リ・ホワン、イ・ホワン、韓国）、ハンタウイルスを分離。［朝鮮戦争時、米軍兵士約3000人が罹患した流行性出血熱の病原ウイルスの発見。］　（F10:2817）

■ブツラー，J・P（ベルギー）ら、*Campylobactor jejuni* 感染症を報告。
（F10:2860、J Pediat 1973; 82:493）

■バーガス，R（米国）ら、ソマトスタチン（下垂体成長ホルモン分泌抑制因子）の一次構造を発表。［ギルマン，R（フランス、米国移住）の研究グループ。ギルマンは1977にノーベル賞受賞］
（F4:1069, 1077）

■コーエン，S・N（米国）、ボイヤー，H・W（同）、制限酵素によるDNA組み替え技術を開発。（関連：1970）　（F1:76）

■ラウターバー，P・C（米国）、NMR（MRI）断層撮影に成功。［ヒトの組織の断層撮影は1977。ラウターバーは、MRIの基礎研究を発展させたマンスフィールド，P（英国）と共に2003にノーベル賞受賞。］　（F3:815）

■WHO主催で、原発性肺高血圧症に関する国際会議が開催される。　（F6:1781）

■【国内】　川崎富作、川崎病を報告。
（F3:875）

■【国内】　川井啓市ら、胆石症治療に内視鏡的乳頭括約筋切開術（EST）を行う。（F2:514）

■【国内】　女屋敏正（おなやとしまさ）ら、未治療バセドウ病患者に、甲状腺刺激物質が高率に検出されると報告。［HTS（human thyroid-stimulator）と呼ぶ。免疫グロブリン分画に存在することから、バセドウ病が自己免疫疾患であることが考えられた。］（関連：1956）　（F4:1086, 1185）

■【国内】　大野重昭ら、ベーチェット病とHLA-B5(51)との相関を報告。
（F9:2635、Lancet 1973; 2:1383）

■【国内】　山村安弘ら、常染色体劣性若年発症パーキンソニズムの疾患概念を提唱。　（F8:2233、Neurology 1973; 23:239）

■【国内】　江口吾朗、岡田節人、細胞の分化転換現象を発見。　（F1:76）

■【国内】　化学スモッグ、光化学オキシダントの環境基準が設定される。
（F6:1649）

■【国内】　淀川キリスト教病院でホスピスケア開始。　（F11:3100）

■【国内】　第22回国際結核会議、東京で開催。　（F6:1649）

■【国内】　第1回アジア太平洋消化器内視鏡学会議、京都で開催。　（F2:514）

■【国内】　日本救急医学会設立。
（F11:3100）

■【ノーベル賞】　フリッシュ，K・v（オーストリア）、ローレンツ，K（同）、ティンベルゲン，N（オランダ、英国移住）、近代動物行動学を確立。　（B8:100）

1974

■スターン，S（イスラエル）、ツィヴォニ，D（同）、安定狭心症患者における携帯型心電計モニターの結果から、胸痛を伴わない一過性ST変化（無痛性心筋虚血）を認める。　（F3:870）

■レイノルズ，H・Y（米国）、ニューボ

ール，H・H（同）、ヒト肺から気管支肺胞洗浄法（BAL）によって肺洗浄液を得て、その中の細胞、蛋白を分析。
（F6:1649, 1672）

■ ワグナー，P・D（米国）ら、多種類の不活性ガスにより換気・血流比を検討。
（F6:1649）

■ アコスタ，J・M（アルゼンチン）ら、胆石性急性膵炎発症機序（common channel theory）を立証。　　（F2:515）

■ ボッターツォ，G・F（英国）、自己免疫疾患と合併するインスリン依存性糖尿病（IDDM）において、膵島細胞抗体（ICA: islet cell antibody）という自己抗体が高率に検出されると報告。（関連：1982）
（F4:1152）

■ スミス，B・R（英国）ら、バセドウ病患者に高率に TSI (thyroid-stimulating immunoglobrin) を検出。[TSIは、のちに TSAb (thyroid stimulating antibody) とも呼ばれる。]（関連：1956、1973）
（F4:1086-7）

■ ヌルデン，A・T（フランス）、カン，J・P（同）、膜蛋白質分析法、SDS-ポリアクリルアミドゲル電気泳動法（SDS-PAGE）を用いて血小板無力症を解析、患者血小板は 2 つの主要膜糖蛋白 GPIIb、GPIIIa が欠損することを明らかにする。　　　（F7:2115、Br J Haematol 1974; 28:253）

■ レドリー，R（米国）ら、全身用 CT（ACTA スキャナー）を開発し、臨床に応用。　　（F3:814、F6:1649）

■ 世界肺癌会議が発足。　　（F6:1649）

■【国内】　矢倉英隆ら、遺伝性運動失調症の遺伝子座を示唆。[第 6 染色体短腕上にある HLA との連鎖が想定される 1 家系を報告。1993 にオア，H・T（米国）とゾービ，H（同）らにより原因遺伝子 ATXN1 が発見された。現在は、脊髄小脳変性症 1 型（Spinocerebellar ataxia type 1、SCA1) と呼ばれる。]　　（F8:2233、

NEJM 1974; 291:154）

■【国内】　長谷川和夫、長谷川式簡易知能スケール（HDS 旧版）を作成。[1991年に改訂（HDS-R）]　　（F8:2369）

■【国内】　野沢幸男ら、メトラ氏ゾンデと胃生検鉗子を用い、びまん性肺疾患における経気管支肺生検（TBLB）の有用性を報告。　　（F6:1671）

■【国内】　大崎暁ら、クロム工場従業員に多発した肺癌について報告。（関連：1932）　　（F6:1742）

■【国内】　小黒八七郎、早期胃癌（Ⅰ型）に対する内視鏡的ポリペクトミーを実施。　　（F2:515）

■【国内】　志方俊夫、オルセイン染色（Shikata's stain）による HBV 感染肝組織の検出方法を創出。　　（F2:542）

■【国内】　田島強、松永藤雄ら、内視鏡的大腸ポリペクトミーを報告。
（F2:573）

■【国内】　倉俣英夫、クリップによる内視鏡的止血法を開発。[翌年、林貴雄も別個に開発。当時は、いずれも普及しなかった。]　　（F11:3100、B37:159）

■【国内】　菅田文夫、胆石症治療として経口的胆石溶解療法（UDCA）を行う。
（F2:612）

■【国内】　丸山千里、丸山ワクチンの治療成績と調査方法を発表。　　（F1:78）

■【国内】　長崎県離島医療センターで、日本初の心電図電話電送試験に成功。
（F1:78）

■【国内】　梅沢浜夫、ペプロマイシンを分離。　　（F1:136）

■【国内】　三共、ニトロソウレア製剤の ACNU を開発。　　（F1:136）

■【国内】　青柳卓雄、パルスオキシメーターを発明。[1975 に製品化され、日本光電から発売]　　（F6:1726）

■【国内】　日本生理学会、我が国初の脳死判定基準を作成。　　（F1:154）

■【国内】　日本脳波学会、脳死の判定

基準を提言。　　（F8:2233）

■【国内】　厚生省特定疾患特発性心筋症調査研究班が発足。　　（F3:888）

■【国内】　厚生省難病対策特定疾患溶血性貧血調査研究班が発足。　（F7:2033）

■【国内】　厚生省、大腿四頭筋短縮症研究班を設置。　　（F8:2233）

■【国内】　厚生省、ベーチェット病、スモン、多発性硬化症など難病 20 種に診断基準を作成。　　（F8:2233）

■【国内】　日本伝染病学会、日本感染症学会に改称。　　（F10:2817）

■【国内】　日本神経科学学会設立。（F8:2233）

■【国内】　日本集中治療医学会設立。［ICU 研究会として発足。1979 に名称変更］　　（F11:3100）

■【ノーベル賞】　クロード、A（ベルギー）、ド・デューブ、C（英国）、パラーディ、G・E（ルーマニア、米国移住）、細胞の構造と機能に関する発見。

（B8:104）

1975

■ヒューズ、J（英国）、コステリッツ、H（同）、最初の脳内天然オピオイドのエンケファリンを発見。　　（F1:78）

■ヴァーグステイン，F（スウェーデン）、慢性心不全における β 遮断薬の有効性を報告。　　（F3:884）

■ノイツェ、J・M（ニュージーランド）ら、プロスタグランジン E_1（PGE_1）がヒト新生児の動脈管依存性心疾患において動脈管を開存維持して有効であると報告。［翌年、オリー、P・M（カナダ）らも同様の報告。］（関連：1973）　（F3:902）

■ストラウス、H・W（米国）ら、タリウムを臨床応用。［タリウムは放出エネルギーが低いため、鮮明な分布測定を可能にした。ほぼ同時期に登場した大視野のガンマカメラに利用され、心筋血流シンチグラフィーが爆発的に広がった。］

（F3:825）

■虚血性心疾患の AHA（米国心臓協会）分類が発表される。　　（F3:875）

■英国で、ベクロメタゾン・ジプロピオネート（BDP）が臨床応用される。［局所作用が強く、全身的作用は極めて少ないために気管支喘息の吸入剤として使われるようになったほか、誘導体が皮膚外用薬として使われるようになった。］

（F9:2557、Harris DM, Postgrad Med J 1975; 51 Suppl 4:20）

■アルフィディ、R・J（米国）ら、胸部 CT を導入。　　（F6:1649, 1744）

■米国胸部疾患学会（ATS）・米国胸部医学会（ACCP）合同委員会、COPD を「病因が明らかでない慢性的な閉塞性換気障害を示す病態」と定義。　（F6:1750）

■ ACCP-ATS（American College of Chest Physicians, American Thoracic Society）合同委員会、肺機能用語の定義と記号の統一を提唱。　（F6:1649）

■スウェーデンのヘスレ（Hässle）社、PPI（プロトンポンプインヒビター）を開発。（関連：1987）　　（F1:78、F2:515）

■ヘンダーソン，L・W（米国）ら、hemofiltration 法を実施。［濾過を用いた血液透析］　　（F5:1414）

■ウォレン、D・J（英国）、オティエノ、L・S（同）、透析患者に手根管症候群（CTS、carpal tunnel syndrome）が高頻度に合併すると報告。（関連：1980、1985）

（F5:1434）

■ボナドンナ、G（イタリア）ら、ホジキン病に対する併用化学療法 ABVD 療法（ドキソルビシン＋ブレオマイシン＋ビンブラスチン＋ダカルバジン）を確立。［MOPP 療法より優れると評価された］（F7:2103、Cancer 1975; 36:252）

■ヌルデン、A・T（フランス）カン、J・P（同）、Bernard-Soulier 症候群（BSS）患者の血小板は GPIb を欠如することを示す。(F7:2117、Nature 1975; 255:720)

■デュボワ，P・M（フランス）ら、ソマトスタチンが、胃、十二指腸、空腸上部、ランゲルハンス島 D 細胞に存在すると報告。　　　（F2:545）

■ケーラー，G・J・F（ドイツ）、ミルスタイン，C（アルゼンチン、英国移住）、モノクローナル抗体を作製。［2 人は、免疫制御機構の理論を確立したイェルネ，N・K（デンマーク）と共に、1984 にノーベル賞受賞］　　（F1:78）

■ターボゴシアン，M（米国）、フェルプス，M・E（同）ら、ポジトロン CT（PET）を開発。　　（F1:78）

■ H₂ 受 容 体 拮 抗 薬、シ メ チ ジ ン（cimetidine）が開発される。　（F2:594）

■英国で、排卵誘発剤ブロモクリプチンによる不妊症治療に成功。　（F1:78）

■米国精神医学会の郵便による投票を契機に、同性愛が疾患リストから除外される。　　　　（A1:300）

■ WHO、アジアでの天然痘消滅を宣言（F10:2817）

■【国内】　今野草二、弁輪の小さい先天性大動脈弁狭窄症に対する手術法を案出。［Konno 法］　（F3:903）

■【国内】　田中昇、直江史郎ら、川崎病に見られる血管炎について報告。［心臓死例で冠状動脈の血栓を伴う血管炎を認める］　　　　（F9:2649）

■【国内】　十字猛夫、関根暉彬、HBs抗原の検出法として RPHA （reversed passive hemagglutination）法を開発。（関連：1971）　　（F2:623）

■【国内】　日本消化器病学会クローン病検討委員会、厚生省特定疾患クローン病調査委員会が発足。［1976 に診断基準、1977 に診断の手順が発表される。1996に診断基準改訂。］　　（F2:609）

■【国内】　後藤由夫ら、2 型糖尿病のモデル（GK ラット）を確立。　（F4:1196）

■【国内】　高橋和郎ら、若年性多発神経炎が脚気であることを確認。

（F8:2256）

■【国内】　大野竜三ら、急性白血病の化学療法として、DCMP 療法（ダウノルビシン＋シタラビン＋ 6MP ＋プレドニゾロン）を開発。［星野章らが提唱したDCM 療法にプレドニゾロンを加えた。日本の成人急性骨髄性白血病（AML）の基本治療となり、国際的にも注目された］（F7:2086、Cancer 1975; 33:1945）

■【国内】　斉藤英彦、凝固異常症の高分子キニノゲン欠乏症を発見。（F7:2126-7、血栓止血誌 2013;24:664）

■【国内】　東京女子医科大学で、日本初の X 線コンピューター断層撮影（CT）が開始される。［同年 11 月、関東逓信病院に全身用 CT 装置（ACTA スキャナー）導入。］　（F1:78, 165、F3:814）

■【国内】　城所仂、内視鏡的凍結手術を報告。［イヌでの実験］　（F11:3100）

■【国内】　国際医学情報センター、全国規模のダイヤルアクセスサービスを実施。　（F11:3100）

■【国内】　日本脳卒中学会設立。（F8:2233）

■【国内】　日本精神身体医学会、日本心身医学会に改称。　（F11:3100）

■【ノーベル賞】　ボルティモア，D（米国）、ドゥルベッコ，R（イタリア、米国移住）、テミン．H・M（米国）、腫瘍ウイルスと細胞内の遺伝物質との相互作用に関する発見。　（F10:2817、B8:106）

1976

■エボラ出血熱がザイールとスーダンに発生。　（F1:78）

■ザテネ，A・D（ブラジル）、完全大血管転換症に対して両大血管をスイッチする方法を発表。［現在の第 1 選択の方法になっている。］　（F3:903）

■クリスタル，R・G（米国）ら、特発性肺線維症を提唱。　（F1:80、F6:1649）

■ギュイミノー，C（フランス、米国で

研究）、睡眠時無呼吸症候群を定義。
（F1:80、F6:1649, 1685）

■ アーフセイリアス，B・A（スウェーデン）、繊毛不動症候群（Immotile cilia 症候群）を報告。　（F1:80, F6:1649）

■ マクニーリー，D・J（カナダ）ら、ブランハメラ・カタラーリス（*Branhamella catarrhalis*）肺炎を報告。（F6:1649、永武：感染症学雑誌 1988; 62:105）

■ ハーガ，J・R（米国）、CT ガイド下肺生検を報告。　（F6:1744）

■ 米国のフィラデルフィアでレジオネラ肺炎（在郷軍人病）が発生。　（F1:78、F6:1655）

■ フリューモルゲン，P（ドイツ）ら、消化管出血の止血に内視鏡によるアルゴンレーザー照射を初めて臨床応用。
（F11:3178、Gastrointest Endosc 1976; 23:73）

■ ポポヴィッチ，R・P（米国）、モンクリーフ，J・W（同）、CAPD（持続的携行型腹膜透析、continuous ambulatory peritoneal dialysis）を開発。　（F1:78、F5:1374）

■ ロックウッド，C・M（英国）ら、抗 GBM（糸球体基底膜）抗体型 RPGN（急速進行性糸球体腎炎）の治療として、経口副腎皮質ホルモン大量療法、免疫抑制剤（シクロホスファミド）、血漿交換療法の併用療法が有効と報告。　（F5:1482）

■ カスカート，E・S（米国）、ループス腎炎に対するステロイドパルス療法を開始。　（F9:2548）

■ マッケルヴィー，E・M（米国）ら、悪性リンパ腫に対する CHOP 療法（シクロホスファミド＋アドリアマイシン＋ビンクリスチン＋プレドニゾロン）を確立。
（F7:2103、Cancer 1976; 38:1484）

■ ベネット，J・M（米国）ら、急性白血病 FAB（フランス・米国・英国共同研究グループ）分類を提唱。［これに代わる新 WHO 分類法が 2001 に提唱された］

（F1:78、F7:2088）

■ リンドストローム，J・M（米国）ら、重症筋無力症で抗アセチルコリン受容体抗体を測定。［これらの研究によって、重症筋無力症は液性免疫を主体とする自己免疫性受容体病と考えられるようになった］　（F8:2233, 2354、Neurology 1976; 26:1054）

■ ウリック，S（米国）ら、アルドステロン合成酵素欠損症の CMO（コルチコステロンメチルオキシダーゼ）欠損症を I 型と II 型に区別。［現在は、I 型、II 型はともに P450c18 遺伝子である CYP11B2 の異常であることが判明し、I 型は P450c18 欠損症重症型、II 型はその軽症型とされている。］　（F4:1173）

■ ディッキンソン，A（英国）、小人症治療に使われる成長ホルモンの抽出工程でクロイツフェルト・ヤコブ病の病原体が濃縮される可能性があるとの考えを提唱。［ディッキンソンは、動物学者・遺伝学者でスクレイピーの研究者］　（F1:80）

■ モーガン，D・A（米国）、ヒト正常骨髄 T-細胞の増殖因子（TCGF）を同定。［のちに IL-2（インターロイキン-2）と命名される］（関連：1983）　（F9:2624、Science 1976; 193:1007）

■ ボレル，J・F（スイス）、シクロスポリンを発見。［ボレルはサンド社の研究者］（F1:78）

■ 北米で、クリプトスポリジウム症（cryptosporidiosis、下痢症）発生。［以後、水道水や食品を介した集団発生が各国で報告される。］　（F10:2818）

■ 国際肺音学会が発足。　（F6:1728）

■ 米国睡眠障害センター協会が発足。（F6:1649）

■ 米国 NIH、世界で初めて、遺伝子組み換え実験のガイドラインを作成。（F7:1963）

■ 英国、脳死基準を発表。　（F8:2233）

■ イリチ，I（オーストリア）、『Medical

Nemesis（邦訳書名：脱病院化社会－医療の限界）』刊。（イリイチは、中南米・米国などでカトリックの宗教活動をしていたが、その後離脱。）　（A1:342）

■【国内】　坂本二哉（さかもとつぐや）ら、巨大陰性 T 波（GNT）が心尖部肥大の所見であることを示す。［心尖部肥大型心筋症の発見に発展］　（F3:853）

■【国内】　吉川純一ら、大動脈弁に付着する可動性の疣贅を断層心エコーで診断。　（F3:909）

■【国内】　越智規夫、宮川トシ、夏型過敏性肺炎を報告。　（F6:1649）

■【国内】　吾郷晋浩（あごうゆきひろ）、気管支喘息に対する心身医学的治療について報告。　（F11:3159、J Asthma Res 1976; 14:37）

■【国内】　高月清、成人 T 細胞白血病を報告。　（F1:134）

■【国内】　岡田清、HBe 抗原陽性の母親から、出生児の経産道感染が多いことを明らかにする。［1986 から感染防止事業が始まり、1998 に保険医療になる。］（F2:623）

■【国内】　小坂憲司ら、びまん性レヴィー小体病を記載。［1995 の第 1 回国際ワークショップで、レヴィー小体型認知症（Dementia with Lewy Bodies、DLB）の病名が提案された。］　（F8:2233）

■【国内】　諸井将明、青木延雄、血漿から α_2-プラスミン・インヒビター（α_2-PI）を分離。　（F7:2062、J Biol Chem 1976; 251:5956）

■【国内】　高守正治ら、トキシンによってヒトに重症筋無力症類似の神経筋伝達ブロックを誘導できることを証明。（F8:2354、Neurology 1976; 26:844）

■【国内】　この年頃から、それまでわずかになっていたツツガムシ病の発生が急増。［1973 頃以降、副作用でクロラムフェニコールの使用が厳しく制限されたことによるとみられている。1999 からは全数把握対象疾患となる。］　（F10:2884）

■【国内】　風疹流行（7 月まで、患者 105万名）。　（F10:2817）

■【国内】　リドカインが承認される。（F3:914）

■【国内】　リアルタイム電子スキャン超音波法が導入される。　（F2:614）

■【国内】　舘野之男ら、電子走査型 X線 CT、Dynamic Scanner（JEOL）を開発。［日本電子製、翌年、増田善昭ら、循環器系へ臨床応用について報告。］（F3:814、F11:3100）

■【国内】　国産の全身用 CT 装置が開発される。［日立メディコ］　（F3:814）

■【ノーベル賞】　ブランバーグ，B・S（米国）、ガジュセック，D・C（米国）、感染症の原因と感染拡大の新しいメカニズムの発見。　（F8:2233、F10:2818、B8:107）

1977

■グリュンツィッヒ，A・R（ドイツ、スイス・米国で研究）、バルーン・カテーテルによる冠動脈拡張術を行う。［グリュンツィッヒは PTCA のパイオニアとなった。1980 にチューリッヒ大学から米国・アトランタのエモリー大学に移る。］（F3:811, 875, 878）

■フォレスター，J・S（米国）ら、フォレスター分類（Forrester classification, Forrester hemodynamic subsets）を提唱。［Swan-Ganz カテーテルより得られたデータに基づいて分類した急性心筋梗塞のポンプ失調の重症度分類］（F3:875）

■オンデッティ，M・A（アルゼンチン、米国移住）、クッシュマン，D（米国）ら、ACE（アンジオテンシン変換酵素）阻害薬のカプトプリルを合成開発。［2 人は米国・スクイブ社の研究者］（関連：1971）　（F5:1397）

■米国の高血圧に関する合同委員会

（JNC）、高血圧の発見・評価・治療に関する第1回勧告を発表。　（F3:940）

■フレイザー，D・W（米国）ら、レジオネラ肺炎を報告。［前年にフィラデルフィアで集団発生した肺炎（在郷軍人病）の報告。1979に新しい細菌が同定され、*Legionella pneumophila* と命名された。］（F6:1649、F10:2960、B33）

■ウェスト，J・B（米国）、放射性同位元素を用いた換気不均等解析を報告。（F6:1649）

■リツェット，M（イタリア）ら、B型肝炎患者の肝臓内にδ抗原を発見。［D型肝炎ウイルスの発見の端緒となった。］（F2:558）

■キーフハーバー，P（ドイツ）ら、消化管出血の止血治療に高出力Nd-YAGレーザー照射を応用。　（F11:3178、Prog Surg 1977; 15:140）

■マッケーブ，E・R・B（米国）ら、グリセロールキナーゼ欠損症（GKD）を記載。　（F4:1173）

■クーナハン，R（英国）ら、紫斑病性腎炎（Henoch-Schönlein purpura nephritis）の予後に関する研究を報告。（F5:1374）

■シュペック，B（スイス）ら、再生不良性貧血の治療に免疫グロブリンを導入。（F7:2069、Lancet 1977; 2:1145）

■韓国で、ハンタウイルス出血熱が発生。（F10:2818）

■米国コネチカット州で、ライム病発見。（関連：1982）　（F10:2818）

■マクサム，A（米国）とギルバート，W（同）によるDNA塩基配列決定法（マクサム・ギルバート法）とサンガー，F（英国）による方法（サンガー法）、がほぼ同時に発表される。［ギルバートとサンガーは、1980にノーベル賞受賞］（F1:80）

■ドイツ、この年から国の医療費を平均賃金と関連づける。　（A1:338）

■【国内】松本正幸ら、2D心エコー法を開発。［kymo-two-dimensional echoaortocardiography］　（F3:785）

■【国内】井戸達雄ら、F-18FDG（F-18フルオロデオキシグルコース）を開発。［PET検査に広く応用される。］（F3:825）

■【国内】宮家隆次ら、再生不良性貧血患者の尿からエリスロポエチンの純化標品を得る。［米国シカゴ大学で研究］（F5:1456）

■【国内】北村幸彦、肥満細胞（マスト細胞）が骨髄由来であることを解明。（F9:2612、Nature 1977; 268:442）

■【国内】西塚泰美、Cキナーゼを発見。［Cキナーゼは、細胞間情報伝達系の鍵になる酵素］　（F1:134-5）

■【国内】利根川進、マウス胎児免疫グロブリン可変部の遺伝子単離に成功。［抗体産生の多様性の証明。米国・スイスで研究。1987にノーベル賞受賞］（F1:80、F6:1649）

■【国内】板倉啓壱、大腸菌を用いた遺伝子工学の方法で、ソマトスタチンの生産に成功。［米国で研究］　（F1:80）

■【国内】日本住血吸虫症、この年に山梨でみられた症例を最後に完全に撲滅される。［その後は輸入症例のみになる。］（F10:2871）

■【国内】大腸癌研究会、大腸癌取り扱い規約を発表。　（F2:602）

■【国内】国立佐倉病院を中心に、腎移植ネットワークが形成される。（F5:1411）

■【国内】臨床心臓電気生理研究会設立。　（F3:801）

■【国内】日本失語症学会が設立される。　（F8:2233）

■【国内】第18回国際自律神経学会、東京で開催。　（F8:2233）

■【国内】第4回国際心身医学会、日本で開催。［同学会は1971より隔年開催］

(F11:3157)

■【ノーベル賞】　ギルマン，R（フランス，米国移住），シャリー，A・V（米国），脳のペプチドホルモン産生に関する発見。［シャリーによるLHRH構造決定では，日本人の有村章，松尾寿之，馬場義彦が大きな貢献］　（F4:1070, 1210, F8:2233、B8:108）

■【ノーベル賞】　ヤロー，R（米国），ペプチドホルモンの放射免疫測定の開発。［ラジオイムノアッセイ法）の開発］　（F4:1069、B8:108）

1978

■クーリー，D（米国），Norman型腹腔内左室補助心臓を21歳男性に5日間使用。　（F3:785）

■ポホスト，G・M（米国）ら，虚血心筋ではタリウムの洗い出しが遅れることを，イヌの実験で確認。　（F3:825）

■ガンツ，W（チェコ，米国移住），上松瀬勝男（米国で研究中）ら，実験的冠動脈内血栓溶解療法（PTCR）を報告。［ガンツは，スワン＝ガンツ・カテーテルの共同開発者］　（F3:876）

■ライト，B・M（英国），簡易型ピークフローメーターを開発。　（F6:1650）

■マランゴス，P・J（米国）ら，NSE（neuron specific enolase）を発見。［その後，小細胞肺癌のマーカーとなることが示された。］　（F6:1744）

■トラヴァーソ，L・W（米国），ロングマイア，W・P（同），胆管癌手術で幽門輪温存膵頭十二指腸切除による術後QOL改善を報告。［従来の術式を，幽門輪を温存するものにした。］　（F2:620）

■ソル，A・H（米国）ら，胃壁細胞にヒスタミン，アセチルコリン，ガストリンなど酸分泌に関連した3つの受容体があることを明らかにする。　（F2:594）

■グリュンツィッヒ，A・R（ドイツ，スイスで研究），腎血管性高血圧症（RVH）の治療として，経皮経管腎動脈拡張術（PTRA）による腎動脈狭窄解除に成功。　（F5:1398）

■カーン，R・Y（英国），腎移植におけるシクロスポリンの臨床応用を開始。　（F5:1410）

■ステプトー，P（英国），エドワーズ，R（同），初の体外受精児を誕生させる。［エドワーズは，2010にノーベル賞受賞］（関連：1971）　（A1:240、B85a:140）

■クルーガー，R・A（米国）ら，DSA（digital subtraction angiography）を発表。　（F1:164）

■米国で，エイズ（AIDS）患者が発見される。　（F1:80）

■米国で，黄色ブドウ球菌によるトキシックショック症候群が報告される。　（F10:2818）

■第1回世界肺癌会議開催。　（F6:1650）

■【国内】　松崎益徳ら，経食道心エコー図の記録に世界初の成功。　（F3:820）

■【国内】　宮川トシ，越智規夫ら，夏型過敏性肺炎の報告。［夏に発症し，抗クリプトコッカス抗体を持つ過敏性肺臓炎42例の報告。その後，患者家屋からクリプトコッカスが検出されないこと，吸入誘発試験が陰性であることが問題として残されたが，安藤正幸らが，1984に原因としてトリコスポロン（T.cutaneum）を同定，抗クリプトコッカス抗体が陽性であったのは共通抗原によるものであることも判明した。］（関連：1984、1991）（F1:80、F6:1649, 1713-5）

■【国内】　滝島任，気道過敏性自動測定装置（アストグラフ）を開発。　（F6:1649）

■【国内】　板倉啓壱，遺伝子工学によるヒトインスリン産生に成功。［米国での研究］　（F1:80、F4:1070）

■【国内】　元吉和夫ら，M-CSF（Macrophage colony-stimulating factor）を尿中より発見。　（F7:1963）

■【国内】　福原資郎ら、濾胞性リンパ腫の特異的染色体変異である t(14;18) 転座を発見。［米国での研究］　（F7:2051、Int J Cancer 1978;22:14）

■【国内】　青木延雄ら、プラスミノーゲン異常症（栃木型）を報告。［フィブリン溶解系の酵素原プラスミノーゲン活性が先天的に低いために血栓症を繰り返す］（F7:2122、J Clin Invest 1978; 61:1186）

■【国内】　川嶋敏佑ら、マンナン結合レクチンを発見。［1987 に同研究グループによって、補体系活性作用（レクチン経路）を持つことが明らかにされた。］（F9:2592、Ikeda: J Biol Chem 1987;262:7451）

■【国内】　中川哲也ら、日本人若年者（中高校生）における過敏性腸症候群、胃潰瘍などの消化器系心身症を調査し、心理的要因などとの相関を認める。（F11:3159、Psychother Psychosom 1979; 30:216）

■【国内】　日本癌学会でインターフェロンが注目される。　（F1:80）

■【国内】　ジソピラミドが承認される。（F3:914）

■【国内】　ACE 阻害薬の登場。（F3:938）

■【国内】　集団かぜ大流行（香港・ソ連型）、患者 297 万名。　（F10:2818）

■【国内】　国内感染のコレラ発生（戦後の混乱期を終わって初めての発生）。（F10:2818）

■【国内】　男性の死因で、悪性新生物が脳血管疾患に代わって１位になる。［女性は 1984］　（F1:118）

■【国内】　日本肺癌学会、肺癌取り扱い規約を策定。　（F6:1745）

■【国内】　日本科学技術情報センター、JICST オンライン情報システムを実施。（F11:3100）

■【国内】　日本気管支学会が発足。［研究会として発足。1982 に学会に改称。現名称は日本呼吸器内視鏡学会］（F6:1649）

■【国内】　日本高血圧学会設立。

■【国内】　第 11 回国際老年学会開催（東京）。　（F11:3100）

■【ノーベル賞】　アルベール，W（スイス）、ネイサンズ，D（米国）、スミス，H・O（米国）、DNA を切断する酵素（制限酵素）の発見と分子遺伝学への応用。（F4:1070、B8:109）

■【ノーベル賞】　ミッチェル，P（英国）、生体膜におけるエネルギー転換の研究。［化学賞］　（B8:109）

1979

■レントロップ，P（ドイツ）ら、冠動脈内血栓溶解療法を開発。［ガイドワイヤーとストレプトキナーゼを使用］（F3:785, 876, 878）

■グリュンツィッヒ，A・R（ドイツ、スイスで研究）ら、経皮的冠動脈形成術（PT、percutaneous transluminal coronary angioplasty）の開発。　（F1:82、F3:785）

■デウッド，M・A（米国）ら、心筋梗塞発症 24 時間以内の造影で高率に血栓を証明。　（F3:876）

■アダム，W・E（ドイツ）ら、マルチゲート心電図同期心プールイメージング法により、心臓の位相解析を行う。（F3:826）

■虚血性心疾患の ISFC/WHO 分類が発表される。［ISFC（International Society and Federation of Cardiology、国際心臓連合）は、WHF（World Heart Federation、世界心臓連合の旧称］（F3:876）

■ニューヨーク心臓協会（NYHA）の心臓病診断基準が発表される。　（F3:918）

■アダムズ，R・F（英国）、超音波 B モードで胸水を観察。　（F6:1744）

■ロバート，A（米国）ら、プロスタグランジンの胃粘膜の細胞保護効果を報告。

［ロバートは、アップジョン社の研究者］
（F2:592）

■ウォレン、J・R（オーストラリア）、胃炎患者の前底部粘膜に多数のラセン菌が存在することを報告。［のちにヘリコバクター・ピロリと同定された。］［ウォレンは共同研究者のマーシャル、B・J（オーストラリア）と共に2005にノーベル賞受賞］（関連：1983）　（F2:547-8）

■ケース、D・B（米国）、ララ、J・H（同）、カプトプリル負荷レニン刺激検査を開発。　（F5:1397）

■米国のNDDG（National Diabetes Data Group）、糖尿病をインスリン依存型糖尿病（IDDM、Ⅰ型）、インスリン非依存型（NIDDM、2型）、その他の型に分類。　（F4:1124-5）

■ニコラ、N・A（オーストラリア）ら、G-CSF（granulocyte colony-stimulating factor）を発見。　（F7:1963）

■サットン、J・R（カナダ）ら、高所での睡眠時周期性呼吸や低酸素血症に対するアセタゾラミドの効果を報告。
（F6:1687、NEJM 1979; 301:1379）

■レーン、D（米国）ら、p53遺伝子（第17染色体短腕に存在する癌抑制遺伝子）を同定。（関連：1983、1989）　（F1:82、F2:515、B95:1275）

■ボレル、J・F（ベルギー、スイス移住）ら、免疫抑制剤のシクロスポリンAを初めて臓器移植に使用。［ボレルはサンド者の研究者］　（F1:82）

■米国のミネアポリス大学で、初めて人工血液が輸血される。　（F1:82）

■ヒトインスリンの生産技術が確立。［遺伝子工学による。従来はウシやブタの膵臓から抽出。］　（F4:1199）

■マラード、J・R（英国/スコットランド）、MRIを開発。［マラードは、PET、SPECTも開発］　（F3:785）

■WHO、天然痘患者を地球上から一掃したことを宣言。　（F10:2818）

■英国で、脳幹死による脳死判定基準を作成。　（F1:154）

■【国内】　久永光造ら、経食道断層心エコー図記録に成功。　（F3:820, 910）

■【国内】　宮崎信義、日本におけるBAL（気管支肺胞洗浄）を初報告。　（F6:1650）

■【国内】　山田龍作、肝細胞癌に対するTAE療法（transcatheter arterial embolization）を報告。　（F2:630）

■【国内】　東京大学・日本大学共同でB型肝炎ワクチンを開発。（F1:82、F2:515）

■【国内】　沼正作、中西重忠ら、ACTH前駆体プロオピオメラノコルチンcDNAをクローニング。［内因性オピオイド研究や食欲調節機構の解明につながった。］（F4:1074）

■【国内】　橋爪潔志、デグルート、L・J（米国）ら、HTS（ヒト甲状腺刺激ホルモン）がTSH（甲状腺刺激ホルモン）受容体に関与する免疫グロブリンであることを明らかにする。［米国での研究］（関連：1973）　（F4:1185）

■【国内】　沖俊一、抗腫瘍性抗生物質アクラシノマイシンを報告。　（F1:136）

■【国内】　須知泰山ら、わが国の悪性リンパ腫病理組織診断研究グループ（LSG）による新分類（LSG分類）を提唱。　（F7:1963）

■【国内】　日本疼痛学会設立。（F8:2234）

■【ノーベル賞】　コーマック、A・M（南アフリカ、米国移住）、ハウンスフィールド、G・N（英国）、コンピューター断層撮影（CT）の開発。　（F6:1650、B8:110）

1980

■ファーチゴット、R・F（米国）、ザヴァツキー、J・V（同）ら、内皮依存性血管拡張物質を発見。　（F3:785）

■ミロウスキー、M（ポーランド、イスラエルを経て米国移住）ら、植え込み型

除細動器を開発。　　（F3:785）

■ ガンツ，W（チェコ、米国移住）、冠動脈内血栓溶解療法を報告。（関連：1979）　　（F3:876）

■ Tc-99m 心筋血流製剤が導入される。（F3:825）

■ SPECT (single photon computed tomography) が導入される。［SPECTは、1963 にクール，D・E（米国）とエドワーズ，R・Q（同）が原型を呈示したが、臨床で使用される装置が開発されるまでに長い時間がかかった。］　　（F3:825）

■ WHO/ISFC（世界保健機構／国際心臓連合）合同委員会、心筋症を「原因不明の心筋疾患」と定義。［臨床病型を、拡張型（DCM）、肥大型（HCM）、拘束型（RCM）に分類。原因の明らかなものは特定心筋疾患として区別。1995 に改訂。］（F3:887）

■ 米国の NOTT（Nocturnal Oxygen Therapy Trial）研究グループ、長期持続酸素療法（LTOT）の比較対照試験成績を発表、COPD による慢性呼吸不全に対する予後改善効果を示す。［翌年、英国のBMRC も同様の試験成績を発表］（F6:1674）

■ ゴーダーラー，M・W・L（米国）ら、栄養管理のための内視鏡的胃瘻造設（Percutaneous Endoscopic Gastrostomy, PEG）を実施。　　（F11:3101, 3178, J Pediatr Surg 1980; 15:872）

■ プロテル，P・L（米国）、消化管出血の止血治療法としてヒートプローブ法（特殊発熱ダイオードを用いた鉗子による止血法）を開発。　　（F11:3101、Gastroenterology 1980;78:1239）

■ ティトガット，G・N（オランダ）、切除不能の食道癌、噴門癌による狭窄の通過方法として、内視鏡によるプロテーゼ挿入を報告。　　（F11:3178, Endoscopy 1980; 12 (Supple)：57）

■ ソーヘンドラ，N（ドイツ）ら、内視鏡的胆管ドレナージ法を報告。（F2:515）

■ ベゲル，H・G（ドイツ）、膵癌切除で十二指腸温存膵頭切除術（ベゲル手術）を報告。　　（F2:635）

■ 米国で、B 型肝炎ワクチンが開発される。　　（F2:515）

■ この年頃から、胆道疾患の診断に超音波内視鏡（EUS）が応用されるようになる。　　（F2:619）

■ スターツル，T（米国）、シクロスポリン A とステロイドの併用により、腎移植における生着率を改善。　　（F5:1410）

■ アセナ，H（フランス）、透析患者の手根管部滑膜にアミロイド沈着を認める。（F5:1434）

■ ショーシー，C・H（ドイツ）、ブレンデル，W（同）、シュミート，E（同）ら、体外衝撃波砕石術（腎結石）の臨床例を発表。　　（F2:515）

■ サムエルソン，B（スウェーデン）ら、SRS-A (slow reacting substance of anaphylaxis) がロイコトリエンであることを発見。　　（F6:1650）

■ スミス，P・L（米国）ら、蜂毒によるアナフィラキシー患者においてヒスタミンの持続的高値を認める。　　（F9:2576, J Clin Invest 1980; 66:1072）

■ 米国リウマチ協会、強皮症の診断基準を発表。　　（F5:1495）

■ ワイスマン，C（ハンガリー、スイスで研究、米国移住）、ギルバート，W（米国）、大腸菌の遺伝子組み換えでインターフェロンを作製。　　（F1:82）

■ ワインバーグ，R・A（米国）ら、癌遺伝子である K-Ras 遺伝子を発見。（F2:602）

■ 米国の公衆衛生専門誌に、ヘルペス感染で入院した４人の男性患者の症例が報告される。［エイズ症例報告の始まり］（関連：1978）　　（F1:82）

■ ギャロ，R（米国）ら、ヒトのレトロ

ウイルス（human T-Cell leukemia virus、HTLV-1）を発見。　（F10:2818）

■ 米国の SRI 社、電子リニア式（linear scanning）超音波内視鏡を開発。［翌年、日本の 2 社も開発。］（F2:515、B37: 128）

■ ビーニッヒ，G（ドイツ）、ローラー，H（スイス）、走査型トンネル顕微鏡（STM、scanning tunneling microscope）を開発。［従来の電子顕微鏡では、試料を真空中に置かなければならなかったが、大気中、液相中での分子の観測が可能になったほか、DNA などの生体分子の観測が可能になった。2 人は、1986 にノーベル物理学賞受賞］　（F1:82）

■ 第 1 回世界臨床薬理学会議開催。（F11:3101）

■ 英国の医師数、4 万 3000 人、その 65 ％が GP（一般医、総合診療医）。（A1:147）

■【国内】　上松瀬勝男ら、冠動脈血栓溶解療法を報告。（関連：1979）（F3:876）

■【国内】　渥美和彦ら、人工心臓を初めて人間に着用。　（F1:82）

■【国内】　グリュンツィッヒ，A・R（ドイツ、スイス・米国で研究）による経皮的冠動脈形成術講習会（米国・アトランタ）に日本人医師が参加。［日本での普及の端緒となる。］　（F3:813）

■【国内】　高橋芳右、血小板型 pseudoフォン・ヴィルブランド病を発見。（F7:2060、Thromb Res 1980; 19:857）

■【国内】　今井潤ら、カプトプリル負荷レニン分泌刺激試験が腎血管性高血圧の診断に有用であると報告。　（F5:1501）

■【国内】　牧野進ら、自然発症の I 型糖尿病モデルマウスを NOD（non-obese diabetic）マウスと命名。　（F4:1197）

■【国内】　巽圭太ら、先天性甲状腺刺激ホルモン・成長ホルモン・プロラクチン複合欠損症（Pit 1 異常症）の遺伝解析を報告。　（F4:1075）

■【国内】　オリンパス社とアロカ社、ラジアル走査型（Radial scanning）超音波内視鏡（EUS、endoscopic ultrasonography）を開発。［1980 の第 4 回欧州消化器内視鏡学会で、クラッセン，M（ドイツ）により報告。国内では、福田守道らが協力］　（B37: 120-133）

■【国内】　大村恒雄、チトクローム P450 を発見。　（F2:515）

■【国内】　須藤恒久、免疫ペルオキシダーゼ反応によるツツガムシ病の迅速血清診断法を開発。［従来、川村明義らが開発した蛍光抗体法による血清診断が使われるようになっていた。］　（F10:2884）

■【国内】　1973 に米国で報告されたカンピロバクター（キャンピロバクター）属菌による食中毒が、この年前後から、全国的に知られるようになった。［その後、菌種別患者数では毎年上位を占めるようになる。］　（F10:2862）

■【国内】　CAPD（連続携行式腹膜透析）が海外から導入される。　（F5:1462）

■【国内】　回転型ガンマカメラ（米国 GE 社製 Maxi400）、日本に導入される。（F3:826）

■【国内】　厚生省研究班で、従来の「原因不明のびまん性間質性肺炎」の病名が「特発性間質性肺炎」に統一される。（F6:1755）

■【ノーベル賞】　ベナセラフ．B（米国）、ドーセ，J（フランス）、スネル，G（米国）、免疫反応を調節する細胞表面の構造に関する研究。［主要組織適合遺伝子複合体の解析と免疫応答機構に関する研究］　（F9:2549、B8:111）

■【ノーベル賞】　ギルバート，W（米国）、サンガー，F（英国）、核酸の塩基配列の決定。［化学賞］　（B8:111）

1981 － 2000

1981

■バーンホルツ，J・C（米国）、フリゴレット，F・D（同）、子宮内の胎児の脳手術（水頭症）を報告。　　(F1:84)

■ライツ，B（米国）ら、心肺同時移植に成功。　　(F3:785、F6:1650)

■クーリー，D（米国）ら、アクツ（阿久津）型完全心臓（人工心臓）を 36 歳男性に 39 時間使用。［人工心臓開発者の阿久津哲造は、米国のクリーブランド・クリニックなどで研究。帰国後は、国立循環器病センター研究所副所長などを務めた。］　　(F3:785)

■サリヴァン，C（オーストラリア）ら、睡眠時無呼吸症候群の経鼻気道連続陽圧療法 (nasal CPAP) を報告。　　(F6:1686)

■米国 NIH、原発性肺高血圧症 187 例の大規模症例登録により、詳細な病像を明らかにする。　　(F6:1780)

■ブレナー，B・M（米国）ら、Hyperfiltration theory（過濾過説）を発表。［食事の蛋白量が多いと糸球体に過剰な血行動態の負荷がかかり、糸球体病変に硬化病変が生じて濾過機能障害が進行するとする説。ラットでの実験に基づいて示した。従来は高蛋白食が推奨されていた。］　　(F5:1374, 1405-6, 1426)

■グリフィン，J・H（米国）ら、プロテイン C（PC）欠損家系を報告。［血管内壁には PC 凝固制御系が存在し、PC 欠損によって血栓性素因が生じる］(F7:2122, J Clin Invest 1981; 68:1370)

■ダーレン，S-E（スウェーデン）ら、ロイコトリエンの血管透過性亢進作用や白血球接着作用を急性炎症反応に関わる反応として報告。　　(F9:2576、PNAS 1981; 78:3887)

■エイズ（AIDS）、疾患として認識される。（若い同性愛者の中にニューモシスティス・カリーニ肺炎が多発していることを米国疾患管理センター（CDC）が発表し、ヘルパー T 細胞が減少していることを示す。　　(A1:51、367、F6:1650、F10:2850、Gottolieb: NEJM 1981; 305:1425)

■WHO、ハンセン病の短期間の多剤併用療法を採択。［これにより、制圧に多大な成果を挙げた。］　　(F10:2901)

■ヴェール，W・W（米国）ら、CRH (corticotropin-releasing hormone、副腎皮質刺激ホルモン放出ホルモン、hormone を factor として CRF とも呼ばれる）の構造を決定。　　(F4:1078)

■ビアウォルターズ，W・H（米国）ら、I-131-MIBG を発表。［ノルアドレナリンと構造が類似し、1 型摂食機序により分泌顆粒に取り込まれ、副腎外、多発性、悪性例の褐色細胞腫のシンチグラフィーによる診断に不可欠となる。］(F4:1118)

■イルメンゼー，K（スイス）、ホッペ，P・C（米国）、クローンマウスの誕生に成功。［スイスのジュネーブ大学での研究。哺乳類での成功は初。カエルでのクローン作成は、1958 にガードン，J・B（英国）らによって報告された。］　　(F1:84)

■ウィグラー，M・H（米国）、ヒト癌遺伝子（Ras）を分離。　　(F1:84)

■バルバシッド，M（米国）、ヒト癌遺伝子（Ras）を分離。　　(F1:84)

■米国大統領委員会、「死の判定ガイドライン」を作成。　　(F1:154)

■米国で、免疫インターフェロンの大量生産法が開発される。（関連：1978、1980）(F1:84)

■【国内】　内田康美、遠藤真弘、延吉正清らが、それぞれ PTCA を実施。(F3:876)

■【国内】　タリウム心筋血流 SPECT

の成果が報告される。［米国 GE 製の回転型ガンマカメラが 1980 に導入され、独自のソフトウエアを開発することにより SPECT 画像の再構成に成功］　（F3:826）

■【国内】　久留米大学第 2 内科、HAV（A 型肝炎ウイルス）の存在を生検材料で見出す。　（F2:542）

■【国内】　日沼頼夫ら、成人 T 細胞白血病がウイルスによることを推定した論文を発表。［このウイルスは、のちに HTLV-1（human T-cell leukemia virus または human T-cell lymphotropic virus type-1）と名付けられた。発見者は日沼頼夫とギャロ，R（米国）］（関連：1977）（F1:84、F7:2054）

■【国内】　正宗悟ら、エリスロマイシン B の合成に成功。　（F1:84）

■【国内】　富士写真フィルム、コンピューテド・ラジオグラフィー（CR）を開発。（F1:164）

■【国内】　国立予防衛生研究所村山分室に、ウイルス学研究のための高度安全実験室完成。　（F10:2818）

■【国内】　厚生省、感染症サーベイランス事業を実施。　（F10:2818）

■【国内】　がん、死亡原因の第 1 位になる。　（F11:3101）

■【国内】　NMR 医学研究会設立。［日本核磁気共鳴学会の前身］　（F3:815）

■【国内】　第 1 回日本サルコイドーシス学会開催。（F1:111、F6:1655）

■【国内】　第 12 回世界神経学会議開催（京都）。　（F8:2234）

■【国内】　第 10 回国際脳波臨床神経生理学会開催（京都）。　（F8:2272）

■【国内】　日本神経心理学会設立。（F8:2234）

■【ノーベル賞】　スペリー、R・W（米国）、大脳半球の機能分化に関する発見。（F8:2234、B8:112）

■【ノーベル賞】　ヒューベル，D・H（カナダ、米国移住）、ウィーゼル，T・N（スウェーデン）、視覚系における情報処理に関する発見。　（F8:2234、B8:112）

1982

■プルシナー，S・B（米国）、新規の蛋白質性病原体がスクレイピーの病因であるとの論文を発表。「プリオン」（感染性蛋白微粒子）という用語を提案。また、スクレイピーに感染したハムスターの脳からプリオン蛋白質（PrP）を分離精製した。［プルシナーは、1997 にノーベル賞受賞。］（関連：1967、1984、1988、1992、1993）　（F1:84、B92:337）

■カン，J・S（米国）ら、先天性肺動脈弁狭窄症に対するバルーンによる肺動脈弁形成術を報告。　（F3:811, 902）

■マイヤー，J（ドイツ）ら、急性心筋梗塞に伴うショックの治療において PTCR（経皮経管冠動脈再開通術）後の治療として PTCA（経皮経管冠動脈形成術）を行い成功。　（F3:876）

■ガラハー，J・J（米国）ら、シャインマン，M・M（同）ら、それぞれ難治性上室性頻拍に対する房室結節焼灼治療に成功。　（F3:915）

■マース，D（ドイツ）ら、ステント用の自己拡張型スプリングコイルを開発。（F5:1398）

■米国のユタ大学医療センターで、世界初の永久型人工心臓埋め込み手術が実施される。［チームを率いたのは、人工腎臓の開発者として名高いコルフ，W・J（オランダ、米国移住）。1967 にクリーブランド・クリニックからユタ大学へ移った。チームのジャーヴィック，R（米国）が開発したジャーヴィック 7 型の人工心臓をドフリース，W（同）の手術によって埋め込み、患者は 112 日間生存した。］（関連：1980）　（F1:84）

■カートライト，R・D（米国）ら、閉塞型睡眠時無呼吸症候群治療の口腔内装具を報告。　（F6:1687）

■ホワイト，D・P（米国）ら、中枢性睡眠時無呼吸（central sleep apnea）に対するアセタゾラミドの効果を報告。（関連：1979）　（F6:1687）

■クラマー，P（ドイツ）ら、急性腎不全、多臓器不全の治療法として、緩徐な持続濾過治療（continuous arterio-venous hemofiltration）を開発。　（F5:1415）

■デーヴィス，D・J（オーストラリア）ら、分節性壊死性糸球体腎炎（segmental necrotising glomeronephritis）の患者血清中に ANCA（anti-neutrophil cytoplasmic autoantibodies、好中球・単球に対する自己抗体）を認め、腎炎との関わりを報告。［風土病のアルボウイルス感染症との関連を推測していたが、1985にヴァン・デル・ワウデ，F・J（オランダ）らが多発血管炎性肉芽腫症（granulomatosis with polyangiitis、GPA）の患者血清中に認めて重要性が注目されるようになった］(F5:1375, 1482, 1494、BMJ 1982; 285:606)

■ギルマン，R・C・L（フランス、米国移住）ら、末端肥大症患者の膵ランゲルハンス島腫瘍から成長ホルモン放出ホルモン（GHRH）を抽出し、それが視床下部にもあることを証明。［ギルマンは、甲状腺刺激ホルモン放出ホルモン（TRH または TRF、thyrotropin-releasing factor）の研究で 1977 にノーベル賞受賞］（関連：1969）　（F4:1078-9）

■WHO 腎疾患分類が発表される。［1975に腎疾患の用語・分類の統一作業を開始］（F5:1374）

■ベネット，J・M（米国）ら、骨髄異形成症候群（myelodysplastic syndromes、MDS）を提唱。［欧米の共同研究による白血病の FAB 分類の一環。病型分類を提案した。2001 以降、WHO 分類も使われるようになったが、FAB 分類も併用されている。］　（F7:1963、Br J Haematol 1982; 51:189)

■ルイス，R・A（米国）、サムナー，A・J（同）ら、持続性伝導ブロックを伴う多巣性脱髄性ニューロパチー（ルイス＝サムナー症候群）を報告。　（F8:2234）

■タン，E・N（米国）ら、全身性エリテマトーデス（SLE）改訂診断基準作成。［米国リウマチ協会の委員会］（F9:2549）

■バーグドルファー，W・（スイス、米国移住）、ライム病の病原スピロヘータ（Borrelia burgdorferi）を発見。（関連：1977）　（F10:2818）

■米国、カナダで、腸管出血性大腸菌 O157：H7 が発生。　（F10:2819）

■バウエル，W（スイス）ら、成長ホルモン（GH）抑制薬、オクトレオタイド（OCT、octreotide）を開発。［バウエルは、ノバルティス社の研究者］（F4:1083）

■米国ジェネンテック社とイーライリリー社によって、ヒトインスリンを遺伝子工学で大量生産する技術が開発され、FDA（米国食品医薬品局）によって認可される。［製剤の発売は 1983］　（F1:86）

■ボイド，D・P（米国）、電子走査型超高速CT（lMATRON）を完成。　（F11:3101）

■英国のアバディーン大学で、核磁気共鳴画像診断装置（MRI）第 1 号機が完成。［開発の中心になったのはマラード，J・R］（関連：1979）　（F1:86）

■ドワイヤー，S（米国）、PACS（医用画像管理システム、Picture Archiving and Communication System）の概念を提唱。　（F1:164）

■【国内】　井上寛治、バルーン・カテーテルによる僧帽弁交連裂開術（非手術的僧帽弁拡大術、PTMC）に成功（世界初）。（論文報告は 1984）　（F3:847）

■【国内】　中村憲司ら、僧帽弁弁輪部膿瘍の描出における断層心エコー法の有用性を報告。　（F3:909）

■【国内】　滑川孝六、尾本良三、カラードプラ法を開発。　（F3:909）

■【国内】　北畠顕、僧帽弁通過血流（パルスドプラ法）を利用した左室拡張能の分析に成功。　（F3:820）

■【国内】　びまん性汎細気管支炎の臨床診断基準が策定される。［2度の改訂を経て、1999に臨床診断項目の重み付けと重症度分類を付加した改訂が行われた。］（F6:1787）

■【国内】　大橋計彦、高木国夫、粘液産生膵癌の概念を提唱。　（F2:529）

■【国内】　山田剛太郎、HBV（B型肝炎ウイルス）の肝細胞内局在を電子顕微鏡像により示す。　（F2:542）

■【国内】　久留米大学第2内科、HAV（A型肝炎ウイルス）の特徴的な組織像を示す。（関連:1981）　（F2:542）

■【国内】　竹本忠良ら、超音波内視鏡により胃壁構造を描出。　（F2:597）

■【国内】　田伏克惇ら、内視鏡的マイクロ波凝固止血法を開発。　（F11: 3101, 3178、Gastroenterol Endosc 1982; 24:1526）

■【国内】　内藤明彦、小柳新策ら、歯状核赤核淡蒼球ルイ体萎縮症の疾患概念を確立。　（F8:2234、Neurology 1982; 32:798）

■【国内】　日沼頼夫ら、成人T細胞白血病ウイルス（ATL）がレトロウイルスであることを発見。　（F7:1963）

■【国内】　吉田光昭、成人T細胞白血病ウイルス（ATL）が、RNA型ウイルス（ATLV）であることを発見。（関連:1977、1981）　（F1:84）

■【国内】　高知医科大学で、成人T細胞白血病ウイルス（ATL）に発癌性があることが実証される。（関連:1977、1981）（F1:84）

■【国内】　吉崎和幸、岸本忠三ら、抗体産生の調節機構に関与する因子として、B細胞の分裂を促進する物質と抗体産生を促進する物質があることを明らかにする。［その後、他の研究グループによる研究も進み、これらの因子としてIL-4、IL-5、IL-6が分離・クローニングされた。］（関連:1986）　（F9:2604、J Immunol 1982; 128:1296）

■【国内】　小林哲郎ら、緩徐に進行するインスリン依存性糖尿病（SPIDDM: Slowly progressive IDDM）を報告。［自己抗体のICAを陽性の症例から発見］（関連:1974）　（F4:1075, 1152）

■【国内】　春日雅人ら、インスリンレセプター自己リン酸化機構を解明。（F4:1076）

■【国内】　七里元亮ら、生体内留置可能な微小針型ブドウ糖センサを開発。［のちに、これを用いた携帯型人工膵島を開発。］　（F4:1137-8）

■【国内】　千葉大学、国立佐倉病院などで、シクロスポリンを用いた臓器移植研究を開始。（関連:1976、1979）（F1:84）

■【国内】　H₂受容体拮抗薬、シメチジンの臨床使用が始まる。　（F2:591）

■【国内】　核磁気断層装置（NMR-CT、MRI）の国産1号機が開発される。［東芝が開発。東京大学放射線科から臨床応用の報告］　（F1:84、F2:515、F3:815）

■【国内】　高野正雄、イメージングプレートを用いた新しいコンピューター撮影法（FCR）を開発。　（F1:86）

■【国内】　東芝医用機器システム技術研究所、ヘリカルCTを開発。［国内での発売は1990以降］　（F3:815）

■【国内】　日本心電学会設立。（F3:913）

■【ノーベル賞】ベルイストレーム，S・K（スウェーデン）、サムエルソン，B・I（同）、ヴェイン，J・R（英国）、重要な生理活性物質の一群であるプロスタグランジンの発見と研究。　（F4:1070, F9:2549、B8:114）

■【ノーベル賞】　クルーグ，A（英国）、電子線結晶学の開発と核酸・蛋白質複合

体 の 立体 構造 の 研究。［化学賞］
（B8:114）

1983

■ ラングストン，J・W（米国）ら、MPTP
により黒質ニューロンの選択的死が生じ
ることを発見。［MPTPは神経毒の一つ。
ドーパミン作動性ニューロンを変性脱落
させ、パーキンソン病様の症状を引き起
こす。］（F8:2234）

■ フィリップス，S・J（米国）ら、経皮
的心肺補助装置（PCPS、Percutaneous
cardiopulmonary support）を開発。［補
助循環装置］（F3:785, 885）

■ クーパー，D・K・C（南アフリカ）ら、
心臓の 24 時間体外保存に成功。
（F3:785）

■ ハーツラー，G・O（米国）ら、急性
心筋梗塞の初期治療として PTCA（経皮
経管冠動脈形成術）を報告。［直接閉塞部
位を広げる Direct PTCA と呼ばれる方
法］（F3:876）

■ ハーツラー，G・O（米国）ら、心室
頻拍に対するカテーテルアブレーション
を報告。（F3:806, 811）

■ ジレット，P・C（米国）ら、房室接
合部性の頻拍症に対して経皮的カテーテ
ルによってヒス束のアブレーションを行
い、頻拍発作を抑制できたと報告。
（F3:811）

■ ファルク，E（デンマーク）、冠動脈狭
窄におけるプラークの破綻を病理学的研
究に基づいて報告。［1985 にデイヴィー
ス，M・J（英国）らも報告。これらの報
告に基づいて、急性冠症候群の概念が提
唱されるようになった。］（F3:871）

■ リトル，C・D（米国）、肺癌における
癌遺伝子（c-myc）の異常を報告。
（F6:1743）

■ クーパー，J・D（カナダ）ら、肺移植
を行い、長期生存に成功。［肺線維症患者
に右肺移植］（F6:1695）

■ ウォレン，J・R（オーストラリア）、
マーシャル，B・J（同）、ラセン菌（ヘ
リコバクター・ピロリ）と消化性潰瘍の
関連を報告。［2 人は 2005 にノーベル賞
受賞］（関連：1979）（F2:592）

■ マーシャル，B・J（オーストラリア）、
胃炎患者のラセン菌（ヘリコバクター・
ピロリ）の培養に成功。［当初は、カンピ
ロバクター・ピロリと命名される。グッ
ドウィン，C・S（アラブ首長国連邦）が、
1989 にヘリコバクター・ピロリと命名］
（関連：1979）（F2:515, 548）

■ アブウナ，G（クウェート）ら、腎症
の腎臓を非糖尿病性腎不全に移植すると
移植腎の病変は消失すると報告。
（F5:1403）

■ セラーズ，L（英国/スコットランド）
ら、メサンギウム増殖性腎炎が、慢性関
節リウマチでも多く認められると報告。
（F5:1495）

■ アイザックソン，P（英国）、ライト，D
・H（同）、MALT（mucosa-associated
lymphoid tissue）リンパ腫を報告。
（F7:1964、Cancer 1983; 52:1410）

■ タルパツ，M（米国）、慢性骨髄性白
血病（CML）患者の一部において、イン
ターフェロンαによって Ph 染色体の完
全消失をもたらしうると報告。（F7:2093）

■ ニコルソン＝ウェラー，A（米国）ら、
夜間血色素尿症（PNH）の赤血球では補
体活性化制御因子である DAF（decay
accelerating factor）が欠損しているこ
とを示す。［前年、この因子を精製］
（F7:2080、PNAS 1983; 80:5066）

■ ゴールドスタイン，J・L（米国）、ブ
ラウン，M・S（同）、家族性高コレステ
ロール血症患者の低比重リポ蛋白（LDL）
レセプターを解析。［2 人は 1985 にノー
ベル賞受賞］（F4:1075）

■ モンタニエ，L・A（フランス）、バレ＝
シヌシ，F（同）、エイズ患者から発症に
関与するとみられるウイルスを分離、

LAV（lymphadenopathy-associated virus）と命名。[2人はパスツール研究所の研究者。2008にノーベル賞受賞。LAVはのちにHIV-1と改称される。翌年、ギャロ，R（米国）、レヴィ，J（同）も、それぞれエイズ患者から分離されたウイルスを報告。ギャロが発見したウイルスは、パスツール研究所から送られてきたものだったことがのちに判明。また、レヴィらが発見したウイルスは、モンタニエらが発見したウイルスとは異なっておりARV（AIDS-associated retrovirus）と命名。エイズ・ウイルスは、その後、HIV-1（human immunodeficiency virus type 1）とHIV-2に分類された。]（F10:2850-1、Barre-Sinoussi: Science 1983; 220:868、Popovic: Science 1984; 224:497、Levi: Science 1984; 225:840）

■ ライリー，L・W（米国）ら、腸管出血性大腸菌感染症を報告。[1982に米国オレゴン州、ミシガン州で発生したハンバーガーによる食中毒事件で、患者と材料の挽肉から E. coli O157:H7菌を検出。新しい下痢原性大腸菌として腸管出血性大腸菌（enterohemorrhagic E. coli）と命名。]（F10:2861、NEJM 1983; 308:681）

■ バラヤン，M・S（ロシア）ら、E型肝炎ウイルスを発見。[バラヤンは、患者の糞便抽出物を自ら摂取して黄疸などの発現を確認して研究を進めた。]（F2:558）

■ エリクソン，J（米国）ら、転座による c-Myc 癌遺伝子の活性化を報告。（F7:1964）

■ レヴィン，A・J（米国）ら、p53遺伝子を分離。[p53遺伝子は、癌抑制遺伝子の一つ。DNA修復や細胞増殖停止などにかかわっている。]（関連：1979、1989）（F1:86）

■ マリス，K・B（米国）、PCR法（polymerase chain reaction、ポリメラーゼ連鎖反応法）の原理を発明。[マリスは、シータス社の研究者。1993にノーベル化学賞受賞。]（F1:86）

■ リートン，J（オーストラリア）ら、凍結受精卵による妊娠に成功。[1984に出産。モナーシュ大学の体外受精チームによる。]（F1:86）

■ WHO/ISHによる軽症高血圧治療指針が発表される。（F3:938）

■ 米国 Welch-Allyn 社、電子内視鏡を開発。（F2:515, 532）

■ 米国疾病管理センター（CDC）、エイズに関する調査報告を公表。（F10:2819）

■ 米国で免疫抑制剤シクロスポリンが認可される。（F9:2549）

■【国内】 野間昭典ら、ATP感受性K+チャネル（K_{ATP}チャネル）を報告。[細胞内のATP濃度が増加すると閉鎖し、減少すると開口するチャネルとして心筋細胞で発見。[その後、1984にクック，D・L（米国）らによって膵β細胞にも存在することが明らかにされ、ほかに脳、骨格筋、血管平滑筋などでの存在も明らかにされた。]（関連：1995）（F3:865、F4:1155）

■【国内】 本間日臣、山中晃らが1969に提唱した、びまん性汎細気管支炎の疾患概念が、初めて欧米の専門誌 Chest に紹介される。[東アジアに集積するために、欧米で認められるのが遅れた。]（F6:1786）

■【国内】 松井修ら、CTAP（CT during arterial portography）を開発。[上腸間膜血管造影下にCTを撮り、肝を門脈系から造影し、肝腫瘍を検出できる方法。]（F2:528）

■【国内】 杉浦信之ら、肝癌の治療に経皮的エタノール注入法（PEI）を報告。（F2:582, 630）

■【国内】 平尾雅紀ら、胃の腫瘍性病変の内視鏡的切除法として、高張 Na-エ

ピネフリン液局注併用法（ERHSE）を開発。　（F11:3178、 Gastroenterol Endosc 1983; 25:1942）

■【国内】　五十君裕玄、胆石生成に関し、胆汁液晶不安定説を提唱。　（F2:612）

■【国内】　中井吉英ら、心身症としての慢性膵炎について研究、疑診例は消化管平滑筋の機能異常であると報告。（F11:3159、 Psychother Psychosom 1983; 39:201）

■【国内】　日本消化器病学会慢性膵炎検討委員会案として、慢性膵炎の臨床診断基準が策定される。　（F2:515）

■【国内】　森田俊ら、mesangiolysis（メサンギウム融解）を記載。　（F5:1375）

■【国内】　利根川進、抗体遺伝子の再構成現象を発見。[海外での研究] [F1:86]

■【国内】　村上和雄ら、ヒトレニンの基本構造を決定。　（F5:1396, 1432）

■【国内】　春日雅人、インスリン受容体がチロシンキナーゼ活性を持つことを発見。　（F4:1196）

■【国内】　吉田光昭ら、成人T細胞白血病（ATL）ウイルスの遺伝子構造を解読。（関連：1977、1981、1982）　（F1:86, 135）

■【国内】　豊島久真男、山本雅、トリ赤芽球症ウイルスの癌遺伝子、erbB遺伝子を解読。　（F1:135）

■【国内】　谷口維紹（ただつぐ）ら、IL-2のcDNAをクローニング、構造と機能を解明。（関連：1976）　（F9:2624、Nature 1983; 302:305）

■【国内】　野田昌晴ら、アセチルコリンエステラーゼ受容体前駆体の一次構造を決定。[沼正作らの研究グループ]（F8:2354、Nature 1983; 305:818）

■【国内】　七里元亮らが開発したベッドサイド型人工膵臓が認可される。（F4:1137）

■【国内】　非イオン性または低浸透圧造影剤による血管・髄腔造影始まる。（F1:164）

■【国内】　新潟大学病院で、脳死の女性が女児を出産。　（F1:86）

■【国内】　東北大学で、日本初の体外受精妊娠に成功。　（F1:86）

■【国内】　この年頃から、在宅酸素療法用の酸素濃縮装置のレンタル制度が始まる。　（F6:1674）

■【国内】　血液凝固異常研究班が設置される。　（F7:2123）

■【国内】　厚生省「エイズの実態把握に関する研究班」発足。　（F7:1964）

■【国内】　厚生省、脳死に関する研究班を設立。　（F8:2234）

■【国内】　肺音（呼吸音）研究会が発足。　（F6:1728）

■【ノーベル賞】　マクリントック，B（米国）、可動遺伝因子（トランスポゾン）の発見。[トウモロコシの色素形成に通常遺伝子のほかに染色体上を移動する遺伝子（調節因子）が関与していることを明らかにした。のちに、このプロセスは遺伝子転位として知られるようになった。]　（B96:723-4、B8:115）

1984

■プルシナー，S・B（米国）、プリオン蛋白質（PrP）がスクレイピーの病原体そのものでなくとも、その構成要素であること、正常な脳では検出限界以下の量しかないことを報告。（関連：1982）（F1:86）

■モラディ，F（米国）ら、経静脈カテーテル・アブレーションによりWPW症候群患者の不整脈治療。　（F1:86、F3:785）

■フレッチャー，C（英国）、気道過分泌と気道閉塞の間には関係が認められないことを長期追跡研究の結果に基づいて報告。　（F6:1750）

■リーブマン，H・A（米国）、HCC（hepatocellular carcinoma、肝細胞癌）

マーカーとして、異常プロトロンビン（des-γ-carboxyprothrombin、DCP）を発見。［その後、モノクローナル抗体を用いた異常プロトロンビン PIVKA-Ⅱ（protein induced by vitamin K absence）の測定法が我が国で開発された。］（F2:515, 629）

■クック，D・L（米国）、ヘイルズ，N（同）、膵β細胞のK$_{ATP}$チャネルを発見。［これに続いて、SU 剤がこのチャネルを閉鎖することが明らかにされた。］（F4:1155）

■ガラン，F・X（フランス）ら、直接的血漿レニン濃度測定法を開発。（F5:1396）

■コンプ，P・C（米国）ら、プロテイン S の遺伝的欠損系を報告。［プロテイン S は活性化プロテイン C（APC）の補助因子としてはたらき、凝固反応の過剰な進展を抑制する］（F7:2122, J Clin Invest 1984; 74: 2082）

■メドフ，M・E（米国）ら、細胞表面の補体活性化を阻害する因子 DAF（Decay-accelerating factor）を発見。［共同研究者に木下タロウら］（F9:2592, J Exp Med 1984; 160:1558）

■グロッフェン，J（米国）ら、BCR（breakpoint cluster region）を報告。［BCR は慢性骨髄性白血病で現れる因子と関係する遺伝子］（F7:1964）

■グレナー，G・G（米国）ら、アルツハイマー病患者脳血管から新規アミロイドβ蛋白を発見、精製して特性を報告。（F1:86）

■ホー，D・D（米国）ら、HIV 抗体陽性の無症候性同性愛男性の精液と血液から HIV を分離し、本症が性感染症であることを示す。（F10:2819）

■米国で、B 型肝炎ワクチンが実用化される。［日本では、1986］（F1:86）■慢性膵炎のマルセイユ分類改訂。（F2:515）

■米国血友病財団（NHF）、血友病患者のエイズ予防に関して「加熱製剤への切り替えを強く考慮すべきである」と勧告。（F7:1964）

■全米臓器移植法が成立。（F1:154）

■【国内】　井上寛治ら、経皮的僧帽弁形成術（PTMC: percutaneous transvenous mitral commissurotomy）を開発。［バルーン・カテーテルを利用。リウマチ性僧帽弁狭窄症に対する標準的拡張術となった。］（関連：1982）（F3:785, 811）

■【国内】　寒川賢治、松尾壽之、心房性ナトリウム利尿ペプチド（ANP）を同定。（F1:86、F3:785, 829, 883、F4:1074、F5:1375）

■【国内】　日赤医療センター、川崎病は3年周期で多発すると発表。（F10:2819）

■【国内】　工藤翔二、三上理一郎、エリスロマイシンの少量長期療法を開発。（F6:1650）

■【国内】　青木徹ら、選択的気管支肺胞造影（SAB）の輪状陰影を剖検肺で検討し、正常肺では肺胞道、肺気腫肺では破壊された気腔であることを証明。（F6:1700）

■【国内】　島津和泰、安藤正幸、夏型過敏性肺炎の原因抗原（*T.cutaneum*）を発見。（F6:1650、F9:2549）

■【国内】　浅木茂ら、消化管出血に対する内視鏡的止血法として純エタノール注射法を報告。（F11:3101, Gastroenterol Endosc 1984; 26:2279）

■【国内】　多田正弘、ストリップバイオプシー（EMR）を開発。（F2:515、588、Gastroenterol Endosc 1984; 26:833）

■【国内】　筑波大学で、岩崎洋治らによって日本初の膵臓・腎臓同時移植が行われる。（F1:86）

■【国内】　木下清二、フォン・ヴィルブランド病 2A 型亜型を発見。［米国での研究］（F7:2059, Blood 1984; 63:1369）

■【国内】　小出武比古ら、ヘパリン結合部位の変異によるアンチトロンビン（AT）分子異常症（ATIII 富山）を報告。（F7:2121、PNAS 1984; 81:289）

■【国内】　辻本賀英ら、マントル細胞型リンパ腫（MCL）に好発する t（11:14）転座染色体変異において、11q13 切断点から BCL1 と名付けた切断領域を分離。さらに同年、濾胞性リンパ腫の特異的染色体変異である t（14:18）転座に関し、18q21 切断点から BCL2 遺伝子を分離。［米国での研究］　（F7:2050-1、Science 1984; 224:1403、Science 1984; 226:1098）

■【国内】　二階堂敏雄ら、IL-2 受容体の cDNA をクローニング。［IL-2 受容体α鎖は Tac として内山卓らによって 1981 に示唆されていた。本庶佑の研究グループ］　（F9:2624、Nature 1984; 311:631、J Immunol 1981; 126:1393）

■【国内】　柳雄介ら、デーヴィス，M・M（米国）ら、それぞれ独立に、T 細胞受容体を発見。［柳らはヒトで、デーヴィスらはマウスで発見］　（F9:2549）

■【国内】　利根川進、免疫グロブリンのα鎖遺伝子構造を解明。（関連：1983）（F1:86）

■【国内】　市川和夫ら、甲状腺ホルモンの核受容体をラット肝から分離。［転写に関する構造を有することを明らかにする。］（関連：1986）　（F4:1186）

■【国内】　久保千春ら、栄養あるいは急性ストレス（絶食、断眠）と免疫機能の関係について報告。［海外での研究］（F11:3159、J Nutr 1984; 114:1884）

■【国内】　馬原文彦、日本紅斑熱を発見。［Weil-Felix 反応の検査などで日本で初めての紅斑熱群リケッチア症であることが判明、日本紅斑熱と命名された。媒介動物はマダニ類とされる。1999 に感染症新法で全数把握感染症に指定された。馬原文彦は当時、徳島県阿南市の開業医。］（F10:2891）

■【国内】　東京の小学校で、腸管出血性大腸菌感染症が集団発生。［日本における最初の集団事例の報告。その後も各地で散発発生。1996 になって全国規模で集団感染が発生。］　（F10:2861）

■【国内】　新潟の病院が日本初のエイズ患者を発表。　（F10:2819）

■【国内】　梅沢浜夫、抗癌剤 THP-アドリアマイシン（ピラルビシン）を分離。（F1:136）

■【国内】　宮武邦夫ら、心エコーのカラーフローマッピングを開発。（F3:785）

■【国内】　東京女子医科大学で、植え込み型人工肺が開発される。　（F1:86）

■【国内】　内視鏡に電子スコープが登場。　（F2:597）

■【国内】　死因として、女性で悪性新生物が脳血管疾患に代わって 1 位になる。［男性は 1978］　（F1:118）

■【国内】　日本呼吸器外科学会、設立。（F6:1650）

■【ノーベル賞】　イェルネ，N・K（デンマーク）、ケラー，G・J・F（ドイツ）、ミルスタイン，C（英国）、免疫制御機構に関する理論の確立とモノクローナル抗体作成法の開発。　（F9:2549、B8:116）

1985

■ガジュセック，D・C（米国）ら、硬膜移植によるクロイツフェルト＝ヤコブ病発生を報告、米国とカナダで緊急の安全警告が出される。（関連：1957）［ガジュセックは、パプアニューギニアの風土病クールーの研究で 1976 にノーベル賞受賞］　（F8:2234-5）

■ハトレ，L（ノルウェー）ら、連続波ドプラ法、パルスドプラ法による血行動態の分析を報告。［肺動脈圧の測定ができることを示す。］　（F3:819）

■エプラー，G・R（米国）ら、BOOP（bronchiolitis obliterans-organizing

pneumonia、器質化肺炎を伴う閉塞性細気管支炎）の疾患概念を提唱。　（F1:86、F6:1650）

■サイック，P（フィンランド、米国で研究）ら、新種のクラミジア（*Clamydia psittaci*）による軽症肺炎集団発生を報告。［このクラミジアは 1965 にトラコーマ・ワクチンの臨床試験に参加した台湾の小児の結膜から分離された。1989 に第 3 種目のクラミジア、肺炎クラミジア（*Clamydia pneumoniae* TWAR）として確立された。］（関連：1986）　（J Infect Dis 1985; 151:832、B79:451）

■ザウエルブルッフ，T（ドイツ）、体外衝撃波胆石破砕法（ESWL）の成績を発表。［14 例中 10 例で成功。ESWL は、当初は腎結石破砕に用いられていた。］（F2:516, 614）

■ブレナー，B・M（米国）ら、糸球体毛細血管内圧を ACE 阻害薬でコントロールすることにより、糸球体硬化病変を抑制できると報告。［ラットでの実験。ヒトでの効果の確認は 1993］　（F5:1406）

■ヴァン・デル・ワウデ，F・J（オランダ）ら、c-ANCA（PR3-ANCA）がウェゲナー肉芽腫症に特異的と報告。（関連：1982、デーヴィスの項）　　（F5:1494）

■リシツキー，S（フランス）ら、浜田昇とデグルート，L・J（米国）ら、それぞれ橋本病あるいはバセドウ病患者血清中に TPO（甲状腺ペルオキシダーゼ）に対する自己抗体を証明。　（F4:1086）

■ HIV-2 が発見される。［感染者は主に西アフリカにみられ、世界のエイズ患者の約 3 ％を占める］　（A1:51）

■ジャコブズ，K（米国）ら、リン，F-K（米国）ら、それぞれ、エリスロポエチン遺伝子のクローニングに成功。［ジャコブズらの共同研究者に宮家隆次ら］（F7:1964、Nature 1985; 313:806）

■マリス，K・B（米国）ら、PCR 法の技術を、ほぼ実用化して報告。［原理の発明は 1983］　　（F7:1964）

■ジェフリーズ，A（英国）、DNA フィンガープリント（DNA プロファイリング）を報告［DNA による個人識別法の開発。グラスバーグ，J（米国）らも独立に開発］。　（F1:86）

■バーカー，A・T（英国）ら、神経磁気刺激法を開発。　　（F8:2235、Lancet 1985; 325:1106）

■ WHO 研究グループによる糖尿病の分類と診断基準が発表される。　（F1:88、F4:1070）

■ローマ法王、脳死を人の死と認める。（F1:154）

■米国で、第 1 回国際エイズ会議開催。（F10:2819）

■【国内】　窪田和雄ら、PET で肺腫瘍にメチオニン 11C の取り込みが高いことを報告。　（F6:1744）

■【国内】　工藤進英ら、表面型大腸早期癌の診断について報告。　（F2:602）

■【国内】　松井修ら、小肝細胞癌診断におけるダイナミック CT の有用性を報告。　　（F2:630）

■【国内】　幕内雅敏、術中超音波検査を併用した肝細胞癌の亜区域切除術を報告。　（F2:631）

■【国内】　伊藤貞嘉ら、輸入細動脈と密集斑が付着した輸入細動脈のレニン分泌を測定し、密集斑がレニン分泌を調節することを説明。（関連：1965、1987）（F5:1500）

■【国内】　田熊淑男ら、糖尿病性腎症における ACE 阻害薬の蛋白尿減少作用を発見。　（F5:1375, 1399, 1427）

■【国内】　下条文武ら、透析アミロイドーシスの原因物質として β₂-ミクログロブリンを同定。［β₂-ミクログロブリンは、1968 にベリゴールド，I（スウェーデン）とベアルン，A・G（米国）が分離同定したが病因的意義は不明だった。］（F5:1427, 1434）

■【国内】　網野信行ら、分娩後に発症する自己免疫性甲状腺異常症を報告。（F4:1075）

■【国内】　浜田昇ら、橋本病あるいはバセドウ病患者血清中に TPO に対する自己抗体を証明。［リシツキーの項（同年）と重複］　（F4:1086）

■【国内】　高橋雅英ら、MEN 2（多発性内分泌腫瘍 2 型）の遺伝子解析を報告。（F4:1075）

■【国内】　蛯名洋介ら、インスリン受容体の構造を決定。［cDNA クローニングによる。ウルリッヒ，A（米国）らも独立に同様の業績。］　（F4:1076）

■【国内】　末松弘行ら、摂食障害予後について調査し、典型例では非典型例に比べて悪いと報告。　（F11:3159、Psychother Psychosom 1985; 43:96）

■【国内】　満屋裕明、エイズ治療薬として、AZT（アジドチミジン）を開発。［米国国立衛生研究所（NIH）での研究］（A1:367、F10:2819）

■【国内】　厚生省「［脳死に関する研究班」、脳死の判定基準を提唱。（F8:2234）

■【国内】　日本膵臓病学会設立。（F2:638）

■【国内】　日本環境感染学会創立。（F10:2819）

■【ノーベル賞】　ブラウン，M・S（米国）、ゴールドスタイン，J・L（同）、コレステロール代謝の調節に関する発見。（F4:1070、B8:117）

1986

■ ジグヴァルト，U（ドイツ）ら、冠動脈血管内治療で自己拡張型ステントを埋め込む。［同年、プエル，J（フランス）らも実施］　（F3:876）

■ オース，D（米国）ら、ロータブレータを開発。［論文は 1988。ハート・テクノロジーズ社によって製品化され、1990 に末梢血管、1993 に冠動脈への適応が FDA によって認可された。1996 からボストン・サイエンティフィック社の製品になった。］　（F3:876）

■ ボルググレフェ，M（ドイツ）ら、不整脈の焼灼治療に高周波通電法を導入。［治療成績向上に貢献］　（F3:915）

■ カリフォルニア大学ロサンゼルス校の研究グループ、F-18FDG（F-18 フルオロデオキシグルコース）を用いた PET 検査で、高い精度の心筋バイアビリティ判定ができると報告。［F-18FDG は井戸達雄らが 1978 に開発］（関連：1978）（F3:826）

■ 米国胸部疾患学会（ATS）、COPD を「数カ月にわたり、気道閉塞が持続する非可逆的な状態」と定義、その中に肺気腫、慢性気管支炎、末梢気道病変が含まれるとする。　（F6:1750）

■ ヒューズ，G（英国）ら、抗リン脂質抗体症候群（antiphospholipid syndrome、Hughes syndrome）の概念を確立。（F9:2549、J Rheumatol 1986; 13:486）

■ オースチン，H・A（米国）ら、ループス腎炎に対するシクロホスファミド大量間欠療法を確立。　（F9:2549、NEJM 1986; 314: 614）

■ ケールブリンク，M（ドイツ、米国移住）ら、末梢血幹細胞移植（PBSCT）を開始。　（F7:1964、Blood 1986; 67:529）

■ ドライジャ，T・P（米国）、フレンド，S・H（同）、網膜芽細胞腫遺伝子（Rb）分離に成功。（関連：1979、1983、1989）（F1:88）

■ ザップ，J（ドイツ）ら、甲状腺ホルモン核受容体（c-erb-A 蛋白）をクローニング。　（F4:1186）

■ 英国で、狂牛病発生。牛海綿状脳症（bovine spongiform encephatopathy、BSE）と命名　（F8:2235）

■ グレイストン，J・T（米国）、クオ，C-C（同）ら、急性呼吸器感染症患者からク

ラミジアを検出。［1989 に肺炎クラミジアと命名］（関連：1985） （NEJM 1986; 315:161)

■バンコマイシン耐性腸球菌（VRE）の出現が英国とフランスで確認される。［英国では腎透析患者の院内感染。米国では 1989、日本では 1996 に確認。バンコマイシンは 1956 に開発、日本での使用開始は 1991。］ （F10:2920, 2956)

■クラヴェル，F（フランス）ら、西アフリカのエイズ患者から新種のエイズウイルス（HIV-2）を発見。［これにより従来の HIV は HIV-1 と呼ばれるようになった。クラヴェルはモンタニエの研究グループの一員］ （F10:2851、 Science 1986; 233:343)

■米国で、電子顕微鏡により初めてエイズウイルスを観察。 （F1:88)

■ MRI 高速撮像法の開発。 (F1:164)

■ヒトゲノム解析計画（Human Genome Project）が米国によって提唱され、世界的規模で開始される。 （A1:195、F1:88、F4:1070)

■【国内】 内田康美、冠血管内視鏡による PTCA 後の変化を観察。 （F3:876)

■【国内】 井上清ら、冠血管内視鏡によりプラークを分類。 （F3:876)

■【国内】 宮武邦夫ら、感染性心内膜炎の僧帽弁穿孔の診断にカラードプラ法が有効と報告。 （F3:909)

■【国内】 渡辺英伸ら、早期胆嚢癌の詳細な病理学的検討結果を報告。 （F2:618)

■【国内】 日本消化器病学会胆石症検討委員会、胆石の新しい分類を発表。［コレステロール胆石、色素胆石、まれな胆石に分けられる。］ （F2:613)

■【国内】 三好和夫ら、三好型ミオパチーの疾患概念を確立。 （F8:2235)

■【国内】 納光弘ら、ヒト・レトロウイルス HTLV-I により起こる脊髄疾患 HAM（HTLV-I-associated myelopathy）

を報告。 （F8:2309、 Lancet 1986; 1:1031)

■【国内】 小西淳二ら、粘液水腫患者血中に、TSH 受容体抗体（TSBAb、thyroid stimulation blocking antibody）を証明。 （F4:1087)

■【国内】 南條輝志男ら、インスリン異常症（Insulin Wakayama）を報告。 （F4:1149)

■【国内】 青木延雄ら、東洋人初（中国人）のプロテイン C（PC）欠乏症患者を報告。［新生児電撃性紫斑症の患者］（関連：1981） （F7:2122)

■【国内】 山根洋右ら、日本海裂頭条虫を記載。 （F10:2869)

■【国内】 飯塚理八、パーコール法により日本初の女児産み分けに成功していたことが判明。 （F1:88)

■【国内】 東雄二郎、藤井義明ら、21 水酸化酵素欠損症の責任遺伝子（P450c21）を同定。 （F4:1176)

■【国内】 松橋通生ら、メチシリン耐性黄色ブドウ球菌（MRSA）の耐性を担う遺伝子 mecA 遺伝子を発見。 （F10:2934、J Bacteriol 1986; 167:975)

■【国内】 野村仁ら、ヒト G-CSF を完全に純化。 （F7：1991、 EMBO J 1986; 5:871)

■【国内】 長田重一ら、G-CSF 遺伝子クローニングに成功。［L・M・ソウザ（米国）らも同年に成功］ （F7:1964、Nature 1986; 319:415、 Science 1986; 232:61)

■【国内】 野間喜彦、本庶佑ら、IgG1 誘導因子（IL-4）の cDNA をクローニング。 （F9:2622、Nature 1986; 319:640)

■【国内】 平野俊夫、岸本忠三ら、IL-6 の cDNA をクローニング。［当時、B 細胞刺激因子 2（BSF-2、B-cell stimulatory factor 2）遺伝子として単離されたが、BSF-2 は、ほぼ同時期に遺伝子が単離された IFβ2（インターフェロンβ2）、ミエロプラズマサイトーマ増殖因子、肝細

胞刺激因子などと同じものであることがわかり、1988 の国際会議で IL-6 という名称に統一された。] 　(F9:2604、Nature 1986; 324:73)

■【国内】　木梨達雄、高津聖志ら、IL-5（B-cell growth factor II、BCGF II）の cDNA 配列を解明。[BCGF II のほかに B 細胞分化因子（TRF）、好酸球分化因子（EDF）、IgA 産生促進因子（IgA-EF）が同定されていたが、同じものであることがわかり、IL-5 に統一された。]（F9:2622、Nature 1986; 324:70）

■【国内】　エイズの日本上陸原因は輸入血液製剤と判明。　　(F10:2819)

■【国内】　京都大学・東京大学のグループが、成人T細胞白血病（ATL）の感染抑制生ワクチンを開発。（関連：1977、1981、1982、1983）　　(F1:88)

■【国内】　厚生省がインターフェロンα型の製造を承認。腎癌の初の治療薬となる。　　(F1:88)

■【国内】　国立精神・神経センター設置。[国立精神衛生研究所、国立武蔵療養所（神経センターを含む）を発展的に改組。2010 から国立研究開発法人国立精神・神経医療研究センター]　　(F8:2235)

■【国内】　日本心臓ペーシング・電気生理学会設立。　　(F3:913)

■【国内】　日本膵臓病研究会、日本膵臓学会に発展。　　(F2:635)

■【国内】　人工透析研究会、日本透析療法学会に名称変更。[1994 に、さらに日本透析医学会に変更]　　(F5:1467)

■【ノーベル賞】　コーエン，S（米国）、レヴィ＝モンタルチーニ，R（イタリア）、成長因子の発見。[2 人による NGF（nerve growth factor、神経成長因子）、コーエンによる EGF（epidermal growth factor、上皮成長因子）の発見]　（関連：1957）　　(F4:1070、B8:118)

■【ノーベル賞】　ルスカ，E・A・F（ドイツ）、電子を用いた光学に関する基礎研究、特に電子顕微鏡の設計。[物理学賞]（B8:118)

■【ノーベル賞】　ビーニッヒ，G（ドイツ、スイスで研究）、ローラー，H（スイス）、走査型トンネル電子顕微鏡の設計。[物理学賞]　　(B8:118)

1987

■パルマス，J（アルゼンチン）が開発した冠動脈ステントが、シャッツ，R（米国）らによってブラジルの病院で患者 1 例に使用される。[このステント（Palmaz-Schatz stent）は、ジョンソン・エンド・ジョンソン社が権利を得て臨床試験が進められ、約 29 万例の登録データに基づいて 1994 に FDA の認可を得た。]　　(B15:77B)

■シンプソン，J（米国）、DCA（directional coronary atherectomy、方向性冠動脈粥腫切除術）を開発。（F3:876)

■パルマー，R・M・J（英国）ら、血管内皮由来の血管拡張因子としての一酸化窒素（NO）の作用を発見。（関連：1998、ノーベル賞）　　(F4:1074)

■PPI（プロトンポンプ阻害薬、オメプラゾール）が登場。[日本では、1991 に保険適応]　　(F2:595)

■モウレ，P（フランス）、内視鏡（腹腔鏡）下胆嚢摘除を実施。　　(F2:535)

■スコット，O（デンマーク）、ブリッグス，J・P（米国）、単離した傍糸球体装置を用いた実験で、尿細管液の NaCl 濃度が低下するとレニン分泌が亢進することを実証。（関連：1964、1985）（F5:1500)

■ドゥディン，K・I（クウェート）ら、原発性低 Mg 症を報告。[家族性常染色体劣性遺伝形式を呈する。現状では、遺伝性の低 Mg 血症は 4 グループに分類されている。]　　(F5:1421)

■サヴェッジ，C・O・S（英国）ら、顕

微鏡的多発血管炎でも ANCA（抗好中球細胞質抗体）陽性率が高いと報告。（関連：1982、1985、1987）（F5:1482）

■ホフマン，E・P（米国）ら、デュシェーヌ型筋ジストロフィー（DMD）患者に欠損している遺伝子産物を同定し、ジストロフィンと命名。［ホフマンは、クンケル，L・M（米国）が主導する研究グループの一員］（F8:2260、Nature 1987; 330:754）

■アーネット，F・C（米国）ら、関節リウマチ改訂診断基準作成。［米国リウマチ協会委員会による］（F9:2549、Arthritis Rheum 1987; 31:315）

■タグウェル，P（カナダ）ら、関節リウマチの治療にメトトレキサート（MTX）導入。（F9:2549、Ann Intern Med 1987; 107:358）

■ピンケラ、A（イタリア）ら、橋本病あるいはバセドウ病患者の自己抗体とミクロソームの結合を TPO（甲状腺ペルオキシダーゼ）が阻害することを発見。（F4:1086）

■ウェルズ,G・A・H（英国）、牛海綿状脳症（BSE、いわゆる狂牛病）を報告。（F10:2866、Vet Rec 1987; 121:419）

■米国で、ヒト乾燥硬膜移植患者にクロイツフェルト・ヤコブ病発症。（F8:2235）

■ビョークマン，P・J（米国）ら、HLAクラス 1 組織適合性抗原（HLA-A2）の立体構造を解明。［ワイリー，D・C（米国）らの研究グループ］（F9:2596、Nature 1987; 329:506）

■ベイカー、A・R（米国）ら、ビタミン D 受容体（VDR）をクローニング。［ベイカーらはカリフォルニア・バイオテクノロジー社の研究者］（F4:1097）

■ボイド、D（米国）ら、電子ビーム CT（Ultrafast CT、Imatron 社）を開発。［1977 に開発を開始、1984 にカリフォルニア大学サンフランシスコ校に設置され、心臓の画像を拍動によるアーチファクトを除いて得ることが追求された。日本では 1989 に国立循環器病センターに導入。ボイドは、イマトロン社の設立者・研究者］（F3:815）

■【国内】 びまん性汎細気管支炎のエリスロマイシン少量長期療法 4 年間の治療成績が報告される。［その後、抗菌剤として作用しているのでないことが確認された。］（F6:1788）

■【国内】 日本腎臓病学会、腎疾患分類を作成。（関連：1995）（F5:1472）

■【国内】 松島綱治ら、好中球を局所に遊走させる因子として IL-8 を同定、cDNA をクローニング。［この発見をきっかけに、サイトカインとは構造も機能も異なる物質集団の存在がわかり、これらをケモカインと総称するようになった。］（F9:2624、J Exp Med 1988; 167:1883）

■【国内】 平野俊夫ら、心房内粘液腫の細胞が IL-6 を産生することを明らかにし、IL-6 が自己免疫現象に関わる可能性を示唆。（F9:2605、PNAS 1987; 84:228）

■【国内】 藤澤一朗ら、下垂体後葉疾患 MRI 像を解明。（F4:1075）

■【国内】 手嶋秀毅ら、ストレスと免疫系（T 細胞サブセット）の関係について報告。（F11:3159）

■【国内】 片田和広、らせん CT を考案。（F11:3101）

■【国内】 アフリカから帰国した男性が、ラッサ熱に感染していたことが判明（日本人の感染例は初）。（F10:2819）

■【国内】 成人白血病の多施設共同研究を行う組織として、JALSG（Japan Adult Leukemia Study Group）が設立される。（F7:2087）

■【国内】 結核・感染症サーベイランス事業が開始される。（F6:1650）

■【国内】 日本自動化健診システム研究会、日本総合健診学会と改称。（F11:3101）

■【国内】　日本病理学会と神戸大学計算センター、全国規模の病理剖検データベースシステムを実施。　　　（F11:3101）

【国内】　日本胆道学会が発足。［胆道造影研究会（1965 発足）が前身］　（F2:614）

■【ノーベル賞】　利根川進、抗体多様性に関する遺伝的原理の発見。
（F7:1964、B8:119）

1988

■ キャノン、R・O（米国）ら、冠微小循環障害による狭心症を microvascular angina と命名。［冠動脈造影で血管は正常でも、胸痛がみられる患者］（関連：1967）　　　（F3:870）

■ パンディアン、N・G（米国）ら、超音波血管内視鏡を開発。［消化器内視鏡と細径プローブを利用］　　　（F6:1671）

■ ロデンヒュイス、S（オランダ）ら、肺癌における癌遺伝子（K-ras）の異常を報告。　　　（F6:1743）

■ スティーグマン、G・V（米国）、ゴッフ、J・S（同）、内視鏡的食道静脈瘤結紮術（EVL、endoscopic esophageal varix ligation）を開発。　　　（F2:516）

■ マーシャル、B・J（オーストリア）ら、ヘリコバクター・ピロリの除菌により十二指腸潰瘍の再発が抑制されると報告。（F2:593, 595）

■ フォーゲルスタイン、B（米国）ら、多段階発癌と腫瘍抑制遺伝子の変異を報告。　　　（F2:602, 605）

■ ブラジルで、世界初の生体部分肝移植が実施される。［本邦では 1989、永末直文らによって実施された。］　（F1:90）

■ ピクルマイヤー、R（ドイツ）、分割肝移植（SLT、split liver transplantation）を実施。［同年、ビスムート、H（フランス）も実施。SLT はドナー不足解消に役立つが、技術的に難しい問題もあると考えられている。］　　　（F2:566）

■ サウス、J（スペイン）ら、抗 GBM（糸球体基底膜）抗体の対応抗原であるグッドパスチャー抗原（GP 抗原）が IV 型コラーゲンの α3 鎖 C 末端の NC1 ドメイン部分に存在すると報告。［米国での研究］
（F5:1482）

■ ラーション、C（スウェーデン）ら、多発性内分泌腫瘍症（MEN、multiple endocline neopalasia）1 の原因遺伝子が第 11 染色体上腕にあることを明らかにする。［この研究には、中村祐輔（当時米国ユタ大学）が参加。］　（F4:1179, 1181）

■ スウェーデンで、脳死を人の死とする立法が行われる。　　　（F1:154）

■ ケーニヒ、M（米国）ら、ジストロフィンのアミノ酸配列を解明。　（F8:2235、Cell 1988; 53 (2) :219）

■ フアン、M・E（中国）ら、ATRA (all-trans retinoic acid) による急性前骨髄球性白血病（APL）の分化誘導療法を報告。［完全寛解率が高く、画期的な治療法となった］　　　（F1:90、Blood 1988; 72:567、B62:1086）

■ コーヒー、B（米国）、チーズブロー、B・W（同）、試験管内で、異常 PrP（プリオン蛋白）を合成。（関連：1982、1984、1992、1993）　　　（F1:90）

■ 国際頭痛学会、頭痛の分類を行う。
（F8:2372）

■ 米国でヒトゲノム解析計画がスタート。［日本では、1989 から］　（F1:90）

■ ロンドンで、エイズ・サミットが開催される。　　　（F10:2819）

■【国内】　柳沢正史、眞崎知生ら、エンドセリン（血管収縮作用を持つペプチド）を培養ウシ大動脈内皮細胞から単離同定。　（F1:90、F3:786, 939、F4:1071, 1074、F5:1375）

■【国内】　幕内雅敏ら、食道粘膜癌に対して、EMR（内視鏡的粘膜切除術、ストリップ・バイオプシー法）を適用。［ストリップ・バイオプシー法は 1984 に多田正弘らが開発］（関連：1984）

(F2:588)

■【国内】 斉藤喬雄ら、リポ蛋白糸球体症を報告。 （F5:1444）

■【国内】 神谷忠、古波倉正照、先天性 α2-プラスミン・インヒビター（α2-PI）欠損症を報告。 （F7:2062、日血会誌 1988; 51:1301）

■【国内】 松田道生ら、プロテイン C（PC）分子異常症を報告。 （F7:2122、NEJM 1988; 319:1265）

■【国内】 杉田秀夫、荒畑喜一ら、デュシェーヌ型筋ジストロフィー（DMD）はジストロフィンが骨格筋表面膜に発現しないために発症することを明らかにする。 （F8:2260-1、Proc Japan Acad 1988; 64:129、Nature 1988; 333:132）

■【国内】 山崎勝彦、岸本忠三ら、IL-6R（インターロイキン 6 受容体）を単離して構造を決定。 （F9:2604、Science 1988; 241:825）

■【国内】 平野俊夫、岸本忠三ら、関節リウマチ患者の関節液中に大量の IL-6 が存在し、滑膜組織に浸潤する T 細胞と B 細胞から IL-6 が産生されることを報告。 （F9:2605、Eur J Immunol 1988; 18:1797）

■【国内】 山西弘一ら、1986 にサラフディン、S・Z（米国）らがエイズ患者から分離したヘルペスウイルス HBLV（のちに HHV-6B と命名）が突発性発疹の原因ウイルスであることを発見。 （F10:2953、Lancet 1988; 1: 1065）

■【国内】 奥田九一郎、大山義彦ら、ビタミン D-25 水酸化酵素を精製・同定。 （F4:1097）

■【国内】 カニの甲羅の主成分キチンから人工皮膚が開発され、商品化される。 （F1:90）

■【国内】 厚生省 DIC（播種性血管内凝固症候群）診断基準が設定される。 （F7:2123）

■【国内】 臨床工学技士法制定。

(F5:1464)

■【国内】 日本神経免疫学会設立。 （F8:2235）

■【国内】 日本痴呆学会設立。［2005 に日本認知症学会に改称］ （F8:2235）

■【ノーベル賞】 ブラック、J・W（英国）、エリオン、G（米国）、ヒッチングス、G（同）、薬物療法、創薬における重要な原理の発見。［エリオンとヒッチングスはウェルカム研究所の研究者］ （B8:121）

1989

■ジャルコ、J・A（米国）ら、家族性肥大型心筋症（familial hypertrophic cardiomyopathy、HCM）における原因遺伝子を同定。 （F3:786）

■米国で、心筋梗塞後の患者において抗不整脈薬（エンカイニド、フレカイニドなど）の死亡率抑制効果を検討した CAST（Cardiac Arrythmia Suppression Trial）の結果が発表される。［抗不整脈薬投与群では死亡率が高くなることが示され、試験は早期に中止された。］ （F3:914）

■グラント、D（カナダ）ら、小腸移植に初めて成功。 （F2:516）

■ペリサ、J（フランス）、腹腔鏡下胆嚢摘出術を発表。［腹腔鏡下胆嚢摘出術は、論文では報告されていないものの、1987 にモウレ、P（フランス）が行ったのが最初とされる。それに触発されてデュボワ、F（同）が 1988 に行い、さらにペリサが続いた。］ （F2:614）

■ケッシンジャー、A（米国）ら、臍帯血幹細胞移植を開始。 （F7:1964、Bone Marrow Transplant 1989; 4:643）

■ダンドレア、A・D（米国）、エリスロポエチン受容体をクローニング。 （F71985、Cell 1989; 57:277）

■ブランク、U（米国）、羅智靖、メッツガー、H（米国）ら、遺伝子導入した細胞において IgE 受容体の構造と発現を解

明。　　(Nature 1989; 337:187)

■モズリー，B（米国）ら、IL-4 受容体
α鎖の構造（アミノ酸配列）を解明。
　(F9:2622、Cell 1989; 59:335)

■チュー，L・C（シンガポール、米国
で研究）、クオ，G（台湾、米国で研究）、
ホートン，M（英国、米国で研究）ら、
非A非B型肝炎患者から病原ウイルスの
クローンを分離。［C型肝炎ウイルス
（HCV）の発見。彼らは米国のバイオテ
クノロジー企業であるカイロン社の研究
者。CDC（米国疾病管理センター）と協
力］　　(F2:516, 525, 541, 558)

■ビショップ，J・M（米国）、ヴァーマ
ス，H（同）、ラウス肉腫ウイルスのサー
ク（src）癌遺伝子が正常細胞にもあるこ
とを発見。［2人は、この年、ノーベル賞
受賞］　　(F1:90)

■レヴィン，A・J（米国）、オレン，M
（イスラエル）、p53 を癌抑制遺伝子とし
て同定。(関連：1979、1983、1986)
(F1:90)

■スターツル，T（米国）ら、FK506（タ
クロリムス）の臨床応用（臓器移植）の
結果を報告。［FK506 は、藤沢薬品工業
（現アステラス製薬）で開発された免疫
抑制薬］(F9:2550、Lancet 1989; 2:1000)

■カレンデル，W・A（ドイツ）ら、ヘ
リカル（スパイラル）CT を臨床応用。
　(F6:1651, 1744)

■米国の医師数、46万9000人（その12
％がGP）　　(A1:147)

■【国内】　若林明夫、胸腔鏡を用いた
肺気腫のレーザー治療を行う。
　(F6:1651)

■【国内】　高橋隆、肺癌における p53
遺伝子（癌抑制遺伝子）異常を報告。
　(F6:1651)

■【国内】　島根医科大学で、日本初の
生体肝移植が行われる。［永末直文ら］
　(F2:516)

■【国内】　工藤進英ら、拡大大腸内視

鏡を臨床応用。　　(F2:602)

■【国内】　坂口弘ら、リポ蛋白糸球体
症（lipoprotein glomerulopathy）の疾
患概念を提唱。　　(F5:1375)

■【国内】　小笠原信明ら、レッシュ＝
ナイハン症候群患者（女児）における X
染色体上の HPRT 欠損症の発症を、父母
の遺伝子と比較して遺伝子解析。
(F9:2659、J Clin Invest 1989; 84:1024)

■【国内】　西野正人、フォン・ヴィル
ブランド病 2N 型を発見。［フランスでの
研究］　(F7:2059、Blood 1989; 74:1591)

■【国内】　諸井将明ら、コラーゲン凝
集のみを欠如する出血傾向症例（GPVI
欠損症）を報告。　　(F7:2118、J Clin
Invest 1989; 84:1440)

■【国内】　吉崎和幸ら、良性のリンパ
腫で多様な症状を呈し、様々な自己抗体
が出現するキャッスルマン病において
IL-6 の過剰産生が症状や検査異常に関わ
っていることを明らかにする。
(F9:2605、Blood 1989; 74:1360)

■【国内】　畠山昌則ら、IL-2 受容体 β
鎖の cDNA をクローニング。(F9:2624、
Science 1989; 244:551)

■【国内】　小林路子ら、新たなサイト
カインとして、ナチュラルキラー細胞刺
激因子（NKSF）を同定・分離。［NKSF
はのちに IL-12 と呼ばれる。米国での研
究］　(J Exp Med 1989; 170:827)

■【国内】　羅智靖ら、肥満細胞の IgE
受容体である Fcε RI の構造をマウスで
解明。［メッツガー，H（米国）のグルー
プでの研究］　　(J Biol Chem 1989;
264:15323)

■【国内】　十字猛夫ら、輸血後移植片
対宿主病（TA-GVHD）の機序を解明。
　(F7:2026、NEJM 1989; 321:56)

■【国内】　肺の画像診断に MRI の応
用が開始される。　(F6:1744)

■【国内】　凍結受精卵で不妊女性の妊
娠に成功。［東京歯科大学、慶應義塾大学］

（関連：1983）　（F1:90）

■【国内】　輸血血液に対する HCV 抗体検査が開始される。また献血血液検査に HBc 抗体検査を追加。(F2: 623, 625)

■【国内】　厚生省研究班、日本初のサルコイドーシス診断基準を呈示。（F6:1768）

■【国内】　日本脳循環代謝学会設立。（F8:2235）

■【国内】　日本学術会議、文部省にヒトゲノム推進計画を勧告。　（F11:3102）

■【ノーベル賞】　ビショップ、J・M（米国）ヴァーマス，H（同）、ヒトの癌遺伝子である v- Src を発見。(B8:122)

■【ノーベル賞】　アルトマン，S（カナダ、米国移住）、チェック，T（米国）、RNA の触媒機能の発見。［化学賞］　(B8:122)

1990

■オマリー，S・M（米国）ら、血管内超音波検査法 (IVUS) を開発。　(F1:90, F3:786)

■バラス，P（米国）ら、カッティング・バルーン法を開発。［バルーン血管形成術で不整になる血管内壁を切削によって整え、再狭窄などを抑制する方法］（F3:876)

■サイドマン，C・E（米国）ら、肥大型心筋症 (HCM) の原因遺伝子の解析結果を報告。　(F3:891)

■ティトハット，G・N（オランダ）、世界消化器学会（シドニー）で、ヘリコバクター・ピロリを消化性潰瘍の誘因として取り上げる。（関連：1983，1988，マーシャルの項）　(F2:548)

■ペリサ，J（フランス）ら、胆石治療に腹腔鏡を利用。［胆嚢切除術、胆嚢造瘻術、胆石破砕などに利用］　(F11:3179, Surg Endosc 1990; 4:1)

■クシーリ、A（英国/スコットランド）、胆嚢摘出術に腹腔鏡を利用。（F11:3179, Am J Surg 1990; 159:273)

■バーカー，D・F（米国）ら、アルポート（Alport）症候群の X 染色体優性遺伝型の原因遺伝子と同定された 4 型コラーゲン α 5 鎖の cDNA をクローニングして変異を示す。（関連：1927、1994）（F5:1375, 1417)

■アズベリー，A・K（米国）、コーンブラス，D・R（米国）、ギラン・バレー症候群の最新の診断基準を作成。［米国 NIH（NINDS）の求めに応じて作成。従来の診断基準を確認し、さらに電気的診断基準を拡大、詳細な記述を加えた。］（F8:2364、Ann Neurol 1990; 27 (suppl):21)

■ベーチェット病国際研究グループ、診断基準を発表。［眼病変を有する不完全型の 4 人に 1 人が脱落することから、日本では厚生省診断基準によるのが一般的］（F9:2636、Lancet 1990; 335:1078)

■ヴァサール，G（ベルギー）ら、TSH 受容体をクローニング。　(F4:1185-6)

■ブレーゼ，R・M（米国）ら、世界初の遺伝子治療を実施。［米国 NIH で、免疫不全女児（ADA 欠損症）2 例に対して行われた］　(F1:90、F7:1965、Science 1995; 270:475)

■フィアロン，E・R（米国）ら、結腸直腸癌において変異が見られる 18q 染色体の遺伝子を同定。　(F2:602)

■キヴォーキアン，J（米国）、アルツハイマー病患者の自殺を自作の装置で補助。(A1:367)

■米国 NIH（NINDS）、脳卒中分類の第 3 版を発表。　(F8:2333、Stroke 1990; 21:637)

■米国 FDA、癌患者への遺伝子治療を認可。　(F7:1965)

■米国 NIH とエネルギー省、ヒトゲノム共同計画開始。　(F11:3102)

■【国内】　佐藤光ら、たこつぼ型心筋障害を報告。［急性心筋梗塞に類似した症状を示し、高齢女性に多くみられる症候

群〕　　（F3:849）

■【国内】　菅弘之、PVA（圧容積面積）を心機能の指標として提唱。（関連：1969）　　（F3:862、B18a）

■【国内】　木村剛、延吉正清ら、Palmaz-Schatz ステント留置を実施。（F3:876）

■【国内】　九州大学で、日本初の体外肝切除手術を実施。　　（F1:90）

■【国内】　伊藤貞嘉ら、密集斑灌流液の NaCl 濃度の上昇により、輸入細動脈末端が収縮することを顕微鏡下の観察によって実証。　　（F5:1500）

■【国内】　山下静也ら、コレステロール転送蛋白異常症の遺伝子解析を報告。（F4:1075）

■【国内】　中島弘ら、糖原病 VII 型（垂井病）の原因遺伝子である筋ホスホフルクトキナーゼ遺伝子を解析し、点変異による遺伝子異常を報告。　　（F9:2659、J Biol Chem 1990; 265:9392）

■【国内】　大野仁嗣、福原資郎ら、リンパ形質細胞型リンパ腫の特異的染色体異常である t（9:14）転座を持つ KIS-1 細胞株を樹立し、9q13 切断点から転写活性を持つ KIS-1　DNA 断片を分離。（F7:2051）

■【国内】　大野仁嗣ら、大型細胞化しやすい小リンパ球性リンパ腫／白血病に見られる染色体変異である t（14:19）転座の 19q13 切断点から BCL3 遺伝子を分離。〔米国での研究〕　　（F7:2051、Cell 1990; 60:991）

■【国内】　日比正彦、田賀哲也、岸本忠三ら、IL-6 のシグナルを細胞内に伝える糖タンパク質（gp130）の遺伝子をクローニング。〔前年に、田賀らが、この物質を同定〕　　（F9:2604、Cell 1990; 63:1149、Cell 1989; 58:573）

■【国内】　審良静男、岸本忠三ら、IL-6 のシグナルを細胞の核内に伝達する NF-IL6（nuclear factor for IL-6

expression）の分子を単離。〔1994 に、IL-6 のシグナルの核内伝達に関与する分子（APRF、acute-phase response factor）を単離してクローニング。これらにより IL-6 のシグナル伝達のメカニズムが明らかになった。〕　　（F9:2605、EMBO J 1990; 9:1897、Cell 1994; 77:63）

■【国内】　高木智、高津聖志ら、IL-5 受容体 α 鎖の遺伝子 cDNA 配列（マウス）を解明。　　（F9:2622、EBMO J 1990; 9:4367）

■【国内】　原田登之、宮島篤ら、IL-4 受容体の構造と機能を解明。〔米国での研究〕　　（F9:2622、PNAS 1990; 87:857）

■【国内】　藤堂省ら、小腸移植にタクロリムスを導入。　　（F2:568）

■【国内】　秋田大学で、閉塞性無精子症の男子の精子を取り出し、体外受精させて妊娠させることに成功。　　（F1:90）

■【国内】　箱守仙一朗、山本文一郎、A 型血液型物質の発現を支配する遺伝子の単離に成功。　　（F1:90）

■【国内】　児玉龍彦ら、スカベンジャー受容体の構造を決定。　　（F4:1075）

■【国内】　東芝、ヘリカル CT を開発。（F6:1683）

■【国内】　O157 による中毒死が多発。（F2:516）

■【国内】　第 11 回国際腎臓病学会、東京で開催。　　（F5:1375, 1380）

■【国内】　第 20 回国際自律神経学会議、東京で開催。　　（F8:2235）

■【国内】　第 11 回国際神経病理学会議、京都で開催。　　（F8:2235）

■【ノーベル賞】　マレー，J（米国）、トーマス，E・D（同）、ヒトの臓器および細胞移植に関する発見。　　（B8:123）

1991

■バイロイテル，K（ドイツ）ら、アルツハイマー病のアミロイド仮説を提唱。〔アミロイドの蓄積が病因となっている

という説。この年、ハーディー、J（英国）ら、セルコー、D・J（米国）らも同様の説を提唱]　　　（B12a:595）

■カリーニ，D・J（米国）ら、アンジオテンシンⅡ受容体拮抗薬を開発。[カリーニらは米国デュポン社の研究者。メルク社が製品化した（ロサルタン）。]
（F3:786, J Med Chem 1991; 34:2525）

■ラスロップ，G・M（フランス）ら、ランダー，E・S（米国）ら、それぞれ高血圧関連遺伝子としてアンジオテンシン変換酵素（ACE）と強く関連した遺伝子を含む2つの主要遺伝子座位を高血圧自然発症ラット（SHRSR）を用いた研究で同定。　　　（F3:835）

■キーティング，M（米国）ら、Romano-Ward症候群においてQT延長症候群の候補遺伝子が11番染色体上（11p15.5）にあることを解明。　　（F3:836）

■パロディ，J・C（アルゼンチン）ら、腹部大動脈瘤に対する血管内治療（ステントグラフト留置術）を報告。[共著者の一人はステント開発者のパルマス，J（アルゼンチン）]　　　（F3:925）

■キンツラー，K・W（米国）ら、西庄勇ら、それぞれ独立に家族性大腸ポリポージス（APC，adenomatous polyposis coli）遺伝子を同定。　　（F2:602）

■ローゼンバーグ，L（米国）ら、トゥーン，M・J（米国）ら、それぞれ、患者調査の結果に基づいてNSAIDs（非ステロイド抗炎症薬）の大腸癌予防効果（chemoprevention）を示唆する報告。
（F2:516）

■ヴァルネル，B・K（ドイツ）ら、MRCP（MR cholangiopancreatography）を報告。[T2強調画像を利用し、膵胆管部を二次元、三次元MRの投影像として描出する方法。]　　　（F2:529）

■　HNPCC（hereditary nonpolyposis colorectal cancer，遺伝性非ポリポーシス大腸癌）国際共同研究グループ（ICG-HNPCC）、HNPCCの診断基準を報告。[8カ国30人の専門家が前年、オランダのアムステルダムに集まって会議。その結果に基づいて診断基準等を報告]
（F2:602）

■ラスパーダ，A・R（米国）ら、球脊髄性筋萎縮症（SBMA，spinal and bulbar muscular atrophy，Kennedy-Alter-Sung症候群と呼ばれることもある）においてアンドロゲン受容体のCAGリピート（トリプレットリピート）異常伸長を発見。[遺伝子における3塩基繰り返し配列の異常伸長に起因する疾患であるトリプレットリピート病の発見。その後、脆弱X症候群、筋強直性ジストロフィーなど、これまでに16疾患がトリプレットリピート病であることが判明、多くは成人発症の遺伝性神経疾患。]　　　（F8:2235, 2263、Nature 1991; 352:77）

■シディーク，T（米国）ら、筋萎縮性側索硬化症（ALS）の一家系で第21番染色体長腕に原因となる遺伝子が存在すると報告。[2年後に、遺伝子はCu/Zn superoxidase dismutase（SOD1）と判明]　　　（F8:2352、NEJM 1991; 324:1381）

■アボウ＝サムラ，A（米国）ら、副甲状腺ホルモン（PTH）受容体をクローニング。　　　（F4:1188）

■ローゼンバーグ，S・A（米国）、癌の遺伝子療法を臨床で実施。（関連：1990）
（F1:92）

■ガンツ，I（米国）ら、ヒスタミンH_2受容体遺伝子のクローニングに成功。
（F2:516）

■米国NIH、喘息の診断と管理のための国際委員会報告を発表。　　（F6:1651）

■ソマトスタチン受容体シンチグラフィに用いられるIn-111－ペンテトレオチドが開発される。[米国で1994に承認。日本では2016に販売開始。]　　（F4:1120）

■ベネズエラ出血熱が発生。
（F10:2820）

■【国内】　池田康夫ら、血液中に生ずる高ずり応力によって血小板が活性化され、凝集が起こることを報告。
(F7:2123、J Clin Invest 1991; 87:1234)

■【国内】　安藤正幸ら、夏型過敏性肺臓炎の概念を確立。　　(F6:1651)

■【国内】　西庄勇ら、家族性大腸ポリポージス（APC）遺伝子を同定。［キンツラーの項（同年）と重複］　　(F2:602)

■【国内】　中村祐輔ら、家族性大腸ポリポージス（APC）癌抑制遺伝子を分離。
(F2:516)

■【国内】　伏見清秀、佐々木成、集合管水チャネルをクローニング。
(F5:1375、Nature 1993; 361: 549)

■【国内】　伊藤雅史、大磯ユタカら、遺伝性尿崩症の遺伝子解析を報告。
(F4:1075)

■【国内】　長澤俊彦ら、国内のチャーグ＝ストラウス症候群（CSS）74症例を解析し、診断基準を提唱。　　(F9:2652)

■【国内】　本倉徹ら、マントル細胞型リンパ腫（MCL）に好発するt(11:14)転座型腫瘍の責任遺伝子は cyclin D1遺伝子であることを証明。［米国での研究］
(F7:2050、Nature 1991; 350:512)

■【国内】　垣塚彰ら、急性前骨髄性白血病（FAB-M3）の特異的染色体変異であるt(15:17)転座から新規融合遺伝子を構成する PML 遺伝子とレチノイン酸受容体α鎖遺伝子を分離。［米国での研究］
(F7:2052、Cell 1991; 66：663)

■【国内】　大木操ら、急性骨髄性白血病のM2症例の約40％に検出されるt(8;21)転座からキメラ型転写調節遺伝子を構成する MTG 遺伝子と AML1 遺伝子を分離。　　(F7:2052、Miyoshi H et al: PNAS 1991; 88:10431)

■【国内】　伊藤直人、米原伸、長田重一ら、ヒト細胞表面抗原 Fas に対するモノクローナル抗体がアポトーシスを誘発することを発見。［アポトーシスのプロセ

スの解明に発展。Fac は、それまでの研究で米原が命名。］（F9:2599、Cell 1991; 66:233)

■【国内】　一山智、太田美智男ら、病原細菌の DNA 断片をパルスフィールドゲル電気泳動（PFGE）で分離し、そのパターンを解析する細菌疫学の方法を開発。［O157 大腸菌の疫学解析など、世界的に広く使われる方法になった。］
(F10:2936-7、J Clin Microbiol 1991; 29:2690)

■【国内】　南嶋洋一ら、サイトメガロウイルスの迅速検査法である CMV アンチゲネミア法を開発。　　(F10:2951、Eizuru: Microbiol Immunol 1991; 35:1015)

■【国内】　遠藤登代志ら、TSH 受容体抗体を作製。［バセドウ病モデル動物作製の先駆け。］　　(F4:1087)

■【国内】　大山義彦ら、24水酸化酵素遺伝子（CYP24）をクローニング。（関連：1988)　　(F4:1097)

■【国内】　東京女子医科大学で国内初の脳死肝移植が行われる。　　(F1:90)

■【国内】　宮城県の病院で、国内で初めて凍結卵子の体外受精で妊娠に成功。
(F1:92)

■【国内】　日本のエイズ死者170名に。
(F10:2820)

■【国内】　東京、千葉、神奈川で集団コレラ発生。　　(F10:2820)

■【国内】　サルモネラ属菌による食中毒患者数が、食中毒の1位になる。［鶏卵に由来する Salmorella Enteritidis 菌による食中毒が前年頃からさらに増加し始めていた。］　　(F10:2862)

■【国内】　MRSA 感染症の治療薬としてバンコマイシンが使われるようになる。
(F10:2920)

■【国内】　骨髄バンクが発足。
(F1:135)

■【国内】　G-CSF（顆粒球コロニー刺

激因子）、製造承認される。　　（F6:1651）

■【国内】　文部省、ヒトゲノム研究開始、東京大学医科学研究所にヒトゲノム解析センター設立。　　（F11:3102）

■【国内】　第 12 回国際サルコイドーシス会議、京都で開催。　　（F6:1765）

■【ノーベル賞】　ネーア，E（ドイツ）、ザクマン，B（同）、細胞内のイオンチャンネルの機能に関する発見。　（B8:124）

■【ノーベル賞】　エルンスト，R（スイス）、高分解能核磁気共鳴（NMR）の開発。［化学賞］　　（B8:124）

1992

■プルシナー，S・B（米国）、ワイスマン，C（ハンガリー、スイス・米国で研究）、スクレイピーの発病に正常型プリオンが必要であることを実験で証明。（関連：1982、1984、1988、1993）　　（F1:92）

■カンビャン，F（フランス）ら、ACE（アンジオテンシン変換酵素）遺伝子のイントロン 17 に存在する欠失型ホモ接合体（DD 型）が心筋梗塞のリスクを高めると報告。　　（F3:835）

■ジューヌメーター，X（米国）ら、アンジオテンシノーゲン遺伝子多型のThr235 保有者では、アンジオテンシノーゲンの血中濃度が高まり、RAS（レニン・アンジオテンシン系）の亢進によって高血圧が発症することを示す。　（F3:835）

■米国胸部内科医学会（American College of Chest Physicians）・救命医学会（Society of Critical Care Medicine）コンセンサス会議、敗血症と臓器傷害の定義を明確にするため、SIRS（systemic inflammatory response syndrome）を提唱。［原発感染巣からの遠隔臓器傷害はサイトカインなどの炎症メディエータによる全身性反応と確認］　　（F10:2975、Crit Care Med 1992; 20:864）

■ピニョン，J（フランス）、ワルド，P

・R（カナダ）、それぞれ限局型小細胞肺癌に対して化学・放射線療法を標準的治療とする。［両研究者とも放射線療法に関してメタ解析を行い、結論を得た。］（F6:1651）

■ヒュルテル，T（ドイツ）ら、気管支腔内超音波検査を報告。　　（F6:1671）

■英国胸部疾患学会、喘息管理ガイドラインを改訂。　　（F6:1651）

■マコリー，C（カナダ）、Lung Imaging Fluorescence Endoscope（LIFE）システムを開発。［ヘリウム・カドミウム・レーザーを用いて正常気管支粘膜とがん病巣の蛍光差を検出する方法］　（F6:1671）

■ティオ，T・L（オランダ）ら、大腸癌で超音波内視鏡を臨床応用。　（F2:602）

■ロレイト，S・J（米国）ら、先天性腎性尿崩症の原因遺伝子と考えられるバソプレシン V2 受容体をクローニングし、遺伝子変異を報告。　　（F5:1423）

■アグレ，P（米国）ら、赤血球膜、腎臓近位尿細管に発現する水チャネル蛋白（28kD）を発見。［アグレは、2003 にノーベル化学賞受賞。水チャネル蛋白は、アクアポリン（aquaporin, AQP）と呼ばれるようになった。］　　（F5:1437、1504）

■オエーム，A（ドイツ）ら、細胞表面抗原（APO-1）に対する抗体がアポトーシスを起こすと報告。［APO-1 は前年に伊藤、米原らが報告した Fas と同一であったと報告］　　（F9:2599、J Biol Chem 1992; 267:10709）

■米国のピッツバーグ大学、ヒヒの肝臓をヒトに移植。［70 日間生存］　　（F2:516）

■ロサンゼルスの病院、肝臓病悪化で昏睡状態の患者にブタの肝臓を移植。［術後2日目に死亡］　　（F2:516）

■ワイス，J（米国）ら、LH（黄体形成ホルモン）βサブユニットの変異が男性の性腺機能低下の原因になると報告。（F4:1210）

■肺癌手術に VAT（ video-assisted

thoracoscopic surgery) が導入される。
（F6:1745）

■ 最初のエイズワクチン、米国で承認される。　　（F10:2820）

■ インドとバングラデシュで、新しい血清型コレラ菌（O139）によるコレラが集団発生。　（F10:2820, 2872）

■【国内】　高津聖志ら、IL-5 受容体 α 鎖の遺伝子 cDNA 配列（ヒト）を解明。
（F9:2622、Murata: J Exp Med 1992; 175:341）

■【国内】　竹下敏一ら、IL-2 受容体 γ 鎖の cDNA をクローニング。　（F9:2624、Science 1992; 257:379）

■【国内】　清水不二雄ら、持続性蛋白尿を伴う不可逆性の腎硬化性病変モデル（ラット）を作成。　　（F5:1430）

■【国内】　DCA（Directional Coronary Atherectomy、方向性冠動脈粥腫切除術）が認可される。　　（F3:876）

■【国内】　アミオダロンが承認される。
［最初の K チャンネル遮断作用薬］
（F3:914）

■【国内】　輸血血液検査に、高感度の HCV 測定系が導入される。　（F2:625）

■【国内】　C 型慢性活動性肝炎に対するインターフェロン療法が保険適用になる。　　（F2:625）

■【国内】　脳死および臓器移植調査会の答申、脳死を人の死として臓器移植を容認。　（F1:154）

■【国内】　日本神経治療学会設立。
（F8:2235）

■【国内】　日本脳ドック学会設立。
（F8:2235）

■【ノーベル賞】　フィッシャー，E（米国）、クレブス，E（同）、生体制御機構としての可逆的タンパク質リン酸化反応の発見。　　（F4:1071、B8:125）

1993

■ オア，H・T（米国）、ゾービ，H（同）

ら、脊髄小脳変性症 1 型（Spinocerebellar ataxia type 1, SCA1）の原因遺伝子 ATXN1 を発見。［この疾患は矢倉英隆らが 1974 に報告］（関連：1974）
（F8:2266、Nat Genet 1993; 4:221）

■ ワイスマン，C（ハンガリー、スイス・米国で研究）、正常型プリオンの変身がスクレイピーの原因であることを解明。
（関連：1982、1984、1988、1992）
（F1:92）

■ Xillix 社（カナダ）、レーザー照射を利用した蛍光気管支鏡（LIFE imaging system）を開発。　　（F6:1743）

■ 非小細胞肺癌で CYFRA（CYFRA 21-1、Cytokeratin 19 Fragment）が高いことが明らかにされる。　　（F6:1744）

■ ウォザースプーン，A・C（英国）、胃 MALT リンパ腫に対してヘリコバクター・ピロリ除菌が有効なことを示す。
（F7:2102、Lancet 1993; 342:575）

■ フィシェル，R（米国）ら、ミスマッチ修復（MMR）遺伝子群［HNPCC（hereditary non polyposis colorectal cancer）に関与］を発見。　（F2:602）

■ ルイス，E・J（米国）ら、ACE 阻害薬による糖尿病性腎症の進行抑制を報告。［多施設共同研究の結果］　（F5:1406-7）

■ ダールベーク，B（スウェーデン）ら、APC（活性化プロテイン C）の抗凝固性に対して抵抗性のある人があり、その抵抗性が遺伝すると報告。　　（F7:2122、PNAS 1993; 90:1004）

■ マリガン，L・M（英国）ら、MEN（multiple endocline neopalasia、多発性内分泌腫瘍症）2A が腫瘍遺伝子 RET の変異による活性化で生じると報告。
（F4:1179）

■ ブラウン，E・M（米国）ら、副甲状腺カルシウム感知受容体（Casr、calcium sensing receptor）をクローニング。
（F4:1188, 1190）

■ ポラック，M・R（米国）ら、FHH（家

族性低カルシウム尿性高カルシウム血症）と新生児重症型副甲状腺機能亢進症がCasr 遺伝子の異常によると報告。[その後、FHH の約 1/3 では Casr 遺伝子の変異が存在しないことが判明]　（F4:1190）

■ シップ、M・A（米国）ら、悪性リンパ腫の予後指標（IPl）を提唱。[国際委員会の報告。シップは、その委員長。]（F7:1965、NEJM 1993; 329:987）

■　WHO、結核非常事態宣言。（F6:1651）

■　WHO、結核の化学療法、国の結核対策のためのガイドラインを報告。（F6:1651）

■【国内】　瀧山嘉久、西澤正豊ら、マチャド・ジョセフ病の遺伝子座が第 14 染色体にあることを発見。　　（F8:2235、Nat Genet 1993; 4:300）

■【国内】　北村和雄、寒川賢治ら、アドレノメデュリンを発見。[アドレノメデュリンは、降圧作用を示す循環調節ペプチド]　　（F3:786, 939、F4:1074）

■【国内】　福土審ら、過敏性腸症候群の脳腸相関の病態を提唱し、研究成果を報告。　（F11:3159, J Clin Gastroenterol 1993; 17:133）

■【国内】　京都大学で、胆道閉鎖症の女児に、同一患者に対する生体肝再移植手術を国内で初めて実施。　（F1:92）

■【国内】　井村裕夫ら、リンパ球性漏斗下垂体神経葉炎（LIN）の疾患概念を確立。[LIN は、特発性尿崩症を示し、視床下部下垂体神経葉系にリンパ球性炎症を認める疾患]　　（F4:1075, 1142-3）

■【国内】　戸田達史ら、福山型先天性筋ジストロフィーの原因遺伝子をマッピング（9q31）、さらに原因遺伝子の産生蛋白（フクチン）を同定。　（F8:2321, Nat Genet 1993; 5:283）

■【国内】　竹内勤ら、血管炎を伴う SLE で VLA4 分子を発現した T 細胞が血管上皮細胞に接着し、血管内皮を障害することを証明。　　（F9:2580、J Clin Invest 1993; 92:3008、日内会誌 2000; 90:84）

■【国内】　宮田敏男ら、発作性夜間血色素尿症（PNH）に関係する遺伝子 PIG-A のクローニングを報告。　　（F7:2045、Science 1993; 259:1318)

■【国内】　佐々木成ら、集合管水チャネル aquaporin 2（AQP2）を発見。（F5:1427, 1438, 1504)

■【国内】　佐藤功、岸本忠三ら、ヒト化抗 IL-6 受容体抗体を作成。[岸本らが作製したマウス抗 IL-6 受容体抗体をヒト化。抗体医薬トシリズマブ（商品名：アクテムラ）の開発に発展。佐藤は中外製薬の研究者。大阪大学、中外製薬、英国 MRC（Medical Research Council）の共同研究]　　（F9:2606、Cancer Res 1993; 53:851)

■【国内】　卵細胞の細胞精子注入法による妊娠、日本で初めて成功。　（F1:92）

■【国内】　肺癌、男性の癌死亡の第 1 位になる。　（F6:1651）

■【国内】　須田貴司、高橋智裕、長田重一ら、生体内で Fas に結合し、アポトーシス誘導シグナルを導入する Fas リガンド（FasL）の cDNA をクローニング。[TNF αに類似する分子であることを示す]　　（Cell 1993; 75:1169）

■【国内】　海老原孝枝ら、唐辛子の成分であるカプサイシンがサブスタンス P を強力に放出させ、嚥下反射を改善すると報告。[食事によって老人性肺炎（誤嚥性肺炎）を予防できる可能性を示す]（F6:1791、Lancet 1993; 341:432）

■【国内】　骨髄バンク初の移植手術。（F7:1965）

■【国内】　厚生科学会議、「遺伝子治療研究に関するガイドライン」決定。（F7:1965）

■【国内】　重松逸造ら、『原爆放射線の人体影響 』刊。[我が国の被爆者から得られたデータは、国際放射線防護委員

会（ICRP）などの国際委員会で放射線防護政策の基礎資料、放射線のヒト個体への影響や遺伝的影響基礎研究の基礎資料となっている。］　（F7:1982）

■【ノーベル賞】　ロバーツ，R（英国）、シャープ，P（米国）、分断された遺伝子の発見。　（B8:126）

■【ノーベル賞】　マリス，K・B（米国）、スミス，M（カナダ）、DNA化学での手法開発への貢献。［化学賞］（B8:126）

1994

■ウィル，R・G（英国）ら、英国の1990から始まったクロイツフェルト・ヤコブ病（CJD）疫学サーベイランスで、従来とはまったく異なる臨床像を呈する患者10例を発見して報告。［新変異型CJD（vCJD）の発見。BSEとの関係が考えられた。英国では2001末までに117例を確認］　（F10:2866-7、Lancet 1996;347:921）

■ STRESS、BENESTENT の結果が発表される。［STRESS（STent RESenosis Study）では、冠動脈病変を有する患者において、パルマス＝シャッツ・ステント留置と通常の PTCA が比較され、ステント群で再狭窄の抑制などが示された。BENESTEN (Balloon-Expandable-Stent Implantation with Balloon Angioplasty in Patients with Coronary Artery Disease) では、安定狭心症患者と1枝冠動脈病変患者において、ステント留置群と通常のバルーン血管形成術群が比較され、ステント群において臨床的および血管造影による評価が良好なことが示された。しかし、ステント群は治療血管部位における合併症のリスクがより高く、入院期間も長かった。］　（F3:876）

■ヨーロッパ心臓学会・ISFC 合同委員会、不整脈原性右室心筋症の診断基準を報告。　（F3:892）

■ジェネット，J・C（米国）、血管炎症候群（systemic vasculitides）の分類確立。　（F9:2550、Arthritis Rheum 1994;37:187）

■ゴールドバーグ，B・B（米国）、経気道的超音波診断法を応用、気道周囲リンパ節を画像化。　（F6:1744）

■ WHO、ヘリコバクター・ピロリを発癌原因（group 1 carcinogen）と認定。（F2:599）

■米国の NIH、消化性潰瘍におけるヘリコバクター・ピロリの意義を確立。［消化性潰瘍の治療に抗菌剤と胃酸分泌抑制薬の併用を推奨。］　（F2:516, 549）

■シムケッツ，R・A（米国）ら、Liddle 症候群の遺伝子変異を報告（原因遺伝子を同定）。［Liddle 症候群では、上皮型ナトリウムチャネル（ENaC）の活動性亢進によって高血圧などが現れる］（F5:1376, 1421）

■ヨーロッパ多発性嚢胞腎共同研究グループ（European Polycystic Kidney Disease Consortium）、多発性嚢胞腎の原因遺伝子（PKD 遺伝子1）を同定。（F5:1376）

■デン，P・M・T（オランダ）ら、アクアポリン2（AQP2）遺伝子の異常による腎性尿崩症を報告。（関連：1993）（F5:1439）

■ホフストラ，R・M・F（オランダ）ら、MEN（multiple endocline neopalasia）2B が RET 遺伝子の変異で起こることを明らかにする。（関連：1988、1993、1997）［この年、他の研究グループも MEN 2B における RET 遺伝子変異について報告］（F4:1179）

■ザナリア，E（英国）ら、先天性副腎低形成症の責任遺伝子（DAX-1）を同定。（F4:1176）

■フリードマン，J（米国）ら、肥満遺伝子産物レプチンを発見。　（F4:1074）

■ベルティナ，R・M（オランダ）ら、活性化プロテイン C（APC）抵抗性は、

APC によって分解される V 因子（FV）の遺伝子異常であることを報告。（関連：1993）（F7:2122、Nature 1994; 369:64）

■ 国際血栓止血学会 vWF 小委員会の勧告に基づき、フォン・ヴィルブランド病（von Willebrand 病、vWD）が新分類される。［vWF（von Willebrand factor）の量的減少を 1 型、完全欠損症を 3 型、質的異常症を 2 型とする］（F7:2059、Thromb Haemost 1994; 71:520）

■ エリオット，M・J（英国）ら、関節リウマチの治療に抗 TNF α モノクローナル抗体を導入。（F9:2550、Lancet 1994; 344:1105）

■ ハリス，N・L（米国）ら、REAL 分類（Revised European American Classification of Lymphoid Neoplasms、R.E.A.L.）を提唱。［International Lymphoma Study Group（ILSG）による。ハリスは代表者。］（F7:1965、Blood 1994; 84:1361）

■ チャン，Y（米国、中国/台湾出身）、エイズ患者のカポジ肉腫から新種のヘルペスウイルス（KSHV、HHV-8）を発見。（F10:2952、Science 1994; 266:1865）

■ デソヴァージュ，F（米国）ら、ロック，S（米国）ら、バートレイ，T・D（米国）ら、キューター，D・J（米国）ら、それぞれトロンボポエチン（Thrombopoietin、TPO）の単離と遺伝子クローニンクに成功。［キューターら以外の 3 グループはバイオテクノロジー企業の研究グループ。TPO は血小板の前駆細胞の増殖・分化に関与する造血因子］（F7:1965、Nature 1994; 369:533、Nature 1994; 369:565、Cell 1994; 77:1117、PNAS 1994; 91:11104）

■ マロニー，D・G（米国）ら、CD20 モノクロナール抗体（分子標的薬）療法を開発。［抗がん剤・免疫抑制剤などに利用される］（F7:1965、Blood 1994; 84:2457）

■ 米国にポリオ撲滅が宣言される。（A1:50）

■ 世界のエイズ患者約 400 万名。（F10:2820）

■ ブラジル出血熱発生。（F10:2820）

■【国内】川口義弥ら、マチャド・ジョセフ病が CAG リピート病であることを発見。（F8:2236、Nat Genet 1994; 8:221）

■【国内】小出玲爾ら、歯状核赤核淡蒼球ルイ体萎縮症（dentatorubral-pallido-luysian atrophy、DRPLA）の原因遺伝子を同定。（関連:1982）（F8:2236、Nat Genet 1994; 6:9）

■【国内】永渕成夫ら、歯状核赤核淡蒼球ルイ体萎縮症（dentatorubral-pallido-luysian atrophy、DRPLA）がトリプレットリピートの伸長に起因することを報告。（F8:2266、Nat Genet 1994; 6:14）

■【国内】一瀬宏ら、瀬川病が GTP-cyclohydrolase I 遺伝子の異常であることを発見（F8:236、Nat Genet 1994; 8:236）

■【国内】信州大学で、原発性胆汁性肝硬変の女性に生体部分肝移植手術を実施。［ドナーは夫で、非血縁者の夫婦間移植は国内初。］（F1:92）

■【国内】望月俊雄ら、アルポート症候群の常染色体劣性遺伝型の原因遺伝子の変異を報告。［米国での研究。アルポート症候群は、難聴や視力障害を伴う遺伝性の糸球体腎炎。］（F5:1417-8、Nat Genet 1994; 8:77）

■【国内】石橋賢一ら、集合管側底側膜に発現するアクアポリン 3（AQP3）をクローニング。（F5:1504、PNAS 1994; 91:6269）

■【国内】三木徹ら、大細胞型 B リンパ腫に好発する染色体変異 t（3;22）転座の 3q27 切断点から BCL6 遺伝子を分離。［外国の 3 グループとほぼ同時期の業績］（F7:2051、Blood 1994; 83:26）

■【国内】　古井憲司、菅沼信彦ら、不妊女性における変異 LH（黄体形成ホルモン）の存在を報告。］（関連：1992）
　（F4:1210、J Clin Endocrinol Metab 1994; 78:107）

■【国内】　日本でレジオネラ菌による初の集団感染（東京・渋谷）。
　（F10:2820）

■【国内】　日本循環器学会、慢性心筋炎診断ガイドラインを作成。　（F3:889）

■【国内】　肺塞栓症研究会が発足。
（F3:931）

■【国内】　第 15 回国際糖尿病学会、神戸で開催。　（F4:1102）

■【国内】　第 9 回国際エイズ学会、横浜で開催。　（F10:2820）

■【ノーベル賞】　ギルマン，A（米国）、ロッドベル，M（同）、G タンパク質（グアニンヌクレオチド結合タンパク質）とその細胞内シグナル伝達における役割の発見。　（F4:1071、B8:127）

1995

■シェレンバーグ，G・D（米国）、家系調査により、アルツハイマー病が第 1 番染色体の STM2 という遺伝子が原因であることを解明。　（F1:94）

■カラン，M・E（米国）ら、QT 延長症候群原因遺伝子を同定。［QT 延長症候群は 15 型あり、そのうちの LQT2 の原因遺伝子 7q35-36 を同定。カランはキーティングの研究グループ（1991）に属する。］
（関連：1991、1996）　（F1:94）

■ジェルマーノ，G（米国）ら、SPECTの画像解析自動化ソフト、Quantitative Gated SPECT（QGS）を開発。［3 次元の機能画像、各種心機能指標が自動的に得られるようになった。］　（F3:826）

■ WHO/ISFC（世界保健機構／国際心臓連合）合同委員会、心筋症の定義を改訂。［従来の 3 臨床病型に不整脈原性右室心筋症（ARVC）を追加。このほかのも

のを「分類不能の心筋症」とし、従来の特定心筋疾患は特定心筋症に改称。］（関連：1980）　（F3:888）

■米国の NIH・NHLBI、WHO、喘息管理国際指針（GINA: Global Initiative for Asthma）を発表。　（F6:1651, 1731）

■米国の MD アンダーソン癌センター、非小細胞肺癌に対する p53 遺伝子治療を開始。　（F6:1651, 1743）

■ヴァイニング，D・J（米国）ら、Virtual Colonoscopy を臨床応用。［大腸 CT の 3 次元画像作成の先駆けになった。］
　（F2:602）

■ロッシ，S（イタリア）、肝細胞癌治療に RFA（radio frequency ablation）療法を応用。［1999 に我が国に機器が導入される。］　（F2:631）

■ WHO 腎疾患分類、改訂される。
（F5:1376, 1484）

■ヒューズ，J（英国）ら、多発性嚢胞腎の常染色体優性遺伝型の遺伝子（PKD1）を同定。　（F5:1419）

■カルーリ，R（米国）ら、GP 抗原（グッドパスチャー抗原）のエピトープ（抗原決定基）は、C 末端最端にある 36 個のアミノ酸残基と N 末端最端のアミノ酸残基であると報告。　（F5:1482）

■アグィラ＝ブライアン，L（米国）ら、ATP感受性 K$^+$チャネル（K$_{ATP}$ チャネル）をスルホニル尿素受容体（SUR1）としてクローニング。（関連：1983, 1995 の稲垣の項）　（F3:866、F4:1155）

■米国で、抗 HIV 剤として、プロテアーゼ阻害剤サキナビルが承認される。［日本での承認は 1997］　（F1:94）

■パタロヨ，M・E（コロンビア）、化学合成によるマラリア・ワクチン SPf66 を開発、普及販売の権利を WHO に寄託。［2009 の Cochrane review による評価では、南米では有意の効果が認められたものの、アフリカ、アジアでは効果は認められなかった。］　（A1:10）

■マシャワー，I・K（米国）ら、キム，J・P（米国）ら、独立に G 型肝炎ウイルス（GBV-C、HGV）を発見。［マシャワーはアボット社、キムはジェネラブス（Genelabs）社の研究者］　(F2:559)

■ヴェンター，J・C（米国）ら、インフルエンザ菌（Haemophilus Influenzae Rd）の遺伝子すべての解読に成功。(F1:94)

■アンジオテンシンⅡ受容体拮抗薬（ARB）として最初のロサルタン、米国 FDA の認可を受ける。　(F3:884)

■エボラ出血熱．アフリカのザイールで流行。　(F10:2820)

■【国内】　中尾正一郎ら、心肥大を主症状とする亜型ファブリ（Fabry）病 7 例を報告。［左室肥大の男性患者 230 人中 7 人（3％）に発見され、まれではないことを示す。1996 に心ファブリ病と呼ぶことを提唱。］（関連：1898）　(F3:787, 858-861)

■【国内】　細田裕、志田寿夫、じん肺の CT 所見による分類、細田－志田分類を示す。［世界に先駆けた研究］(F6:1779)

■【国内】　宗友厚ら、AME 症候群（apparent mineralocorticoid excess syndrome）の原因と考えられる遺伝子変異を報告。［米国での研究］　(F5:1423)

■【国内】　稲垣暢也、清野進ら、KATP チャネル／スルホニル尿素受容体の構造を解明。［KATP チャネルは、内向き整流性 K+チャネルのメンバーである Kir6.2 とスルホニル尿素受容体（SUR）の 2 つのサブユニットで構成され、これらが複合体を形成することによって機能する。］（関連：1983、1995 のアグィラ＝ブライアンの項）　(F4:1076, 1155-6)

■【国内】　大久保康生ら、2 型糖尿病において、厳格な血糖管理により糖尿病性腎症発症が抑制されると報告（熊本スタディ）。　(F5:1490-1)

■【国内】　岡村春樹ら、IFN-γ 誘導因子（IGIF、のちに IL-18）を同定。(F9:2625)

■【国内】　北海道大学で、先天的に免疫能が低い ADA 欠損症の 4 歳男児に遺伝子治療を開始。　(F1:94, F4:1071)

■【国内】　熊本大学附属病院・遺伝子治療研究審査委員会、エイズ感染者の発病を抑制する遺伝子治療の臨床応用を承認。　(F7:1965)

■【国内】　多村憲、ツツガムシ病の病原体が他のリケッチア属と形態的にも生化学的にも異なる属に分類されるべきだとして、Orientia tsutsugamushi の属名を提唱、正式名称となる。　(F10:2885)

■【国内】　山梨県の地方病撲滅対策促進委員会、日本住血吸虫病終息宣言。(F10:2820)

■【国内】　日本アレルギー学会、「喘息予防・管理ガイドライン」を発表。［1998 に改訂］　(F6:1731)

■【国内】　日本膵臓学会、慢性膵炎臨床診断基準を策定。　(F2:517)

■【国内】　日本人類遺伝学会、遺伝子診断を適正に行うための指針を出す。(F7:1965)

■【国内】　腹腔鏡下手術に保険適応が認められる。　(F2:536)

■【国内】　日本腎移植ネットワークの体制ができる。［1997 の臓器移植法成立施行後、日本臓器移植ネットワークに発展。］　(F5:1411)

■【国内】　第 10 回国際筋電図臨床神経生理学会開催（京都）。　(F8:2272)

■【ノーベル賞】　ルイス，E（米国）、ニュスライン＝フォルハルト，C（ドイツ）、ヴィーシャウス，E（米国）、初期胚発生における遺伝的制御に関する発見。(B8:129)

1996
■英国で、狂牛病（BSE）から伝播した

と考えられる新型クロイツフェルト・ヤコブ病が発表される。　（F8:2236）

■ウィル，R・G（英国），アイロンサイド，J・W（同），ザイドラー，M（同）ら，狂牛病（プリオン病）が草食動物間の種を越えて感染するばかりでなく，ヒトにも感染することを示唆。［英国におけるクロイツフェルト＝ヤコブ病の新たな変異について報告］　（F1:94）

■オフォッフ，R・A（オランダ）ら，家族性片麻痺性片頭痛の原因遺伝子として Ca チャンネル遺伝子（CACNL）の変異を報告。　（F8:2374、Cell 1996; 87:543）

■ベン＝ハイム，S（イスラエル）ら，電気解剖学的マッピング法を開発。［ベン＝ハイムはバイオセンスという会社を設立して研究活動。同社は、1997にジョンソン・エンド・ジョンソンに買収された。］　（F3:807）

■ワン，Q（米国）ら，11 番染色体上にある QT 延長症候群の遺伝子が K チャンネルをコードする KVLQT1（KCNQ1）であることを確定。［ワンは、カラン，M・E と同じくキーティング，M の研究グループ］（関連：1991、1995）　（F3:836）

■イズナー，J（米国）ら，閉塞性動脈硬化症に対し、VEGF（vascular endothelial growth factor）を用いた遺伝子治療を行う。［血管新生療法（therapeutic angiogenesis）］　（F3:837）

■ホイットカム，D・C（米国）ら，遺伝性膵炎の疾患遺伝子が第 7 染色体長腕（7q35）にあることを明らかにする。（関連：1952）　（F2:641）

■カラスコ，N（米国）ら，NIS（sodium iodide symporter）をクローニング。［NIS は甲状腺がヨードイオンと共にナトリウムイオンを取り込むときに働く蛋白］　（F4:1087）

■サイモン，D・B（米国）ら，Gitelman 症候群の原因と考えられる Na/Cl 共輸送体の遺伝子変異を報告。　（F5:1421）

■チャン，S・S（米国）ら，偽性低アルドステロン症 1 型の原因遺伝子と考えられる Na チャネル遺伝子の変異を報告。（F5:1422）

■ドラッカー，B・J（米国）ら，慢性骨髄性白血病（CML）に対する ST1571（イマチニブ）を開発。　（F7:1965、Nature Med 1996; 2:561）

■ドナウ川の洪水で、ブカレストに西ナイルウイルス感染症発生。　（F10:2821）

■【国内】　三瓶一弘ら、脊髄小脳失調症 2 型（SCA2）遺伝子を同定。（F8:2266、Nat Genet 1996; 14:277）

■【国内】　藤本康弘ら、国内初の生体小腸移植を実施。［京都大学］　（F2:517）

■【国内】　遠藤登代志ら、バセドウ病と橋本病患者の血中に NIS 抗体を証明。（関連：1996 のカラスコの項）（F4:1087）

■【国内】　堺市で腸管出血性大腸菌 O157 感染が集団発生。［患者が 1 万人を超える世界最大規模の事例となった。］（F10:2821, 2861）

■【国内】　腸管出血性大腸菌 O157 食中毒を伝染病に指定。　（F10:2821）

■【国内】　埼玉県で、クリプトスポリジウム下痢症が発生、町営水道の汚染が原因。　（F10:2821）

■【国内】　臓器移植法が成立。［翌年施行］（F1:154、F3:885）

■【国内】　らい予防法が廃止される。（F10:2825）

■【国内】　リウマチ科標榜施行。（F9:2550）

■【国内】　心療内科が標榜科として認められる。　（F11:3102）

■【国内】　日本心療内科学会設立。（F11:3102）

■【国内】　日本緩和医療学会が設立される。　（F11:3102）

■【ノーベル賞】　ドハーティ，P（オ

ーストラリア）、ツィンカーナーゲル，R（スイス）、細胞性免疫防御の特異性に関する研究。　　（F9:2550、B8:130）

1997
■米国で、ヒト脳硬膜使用によるクロイツフェルト・ヤコブ病感染の第 1 例が報告される。　　（F10:2821）
■ポリメロポウロス，M・H（米国）ら、常染色体優性遺伝パーキンソン病において α-synuclein 遺伝子の異常（点変異）を発見。　（F8:2236, 2345, Science 1997; 276:2045）
■国際がん研究機関、職業暴露により吸入された結晶質シリカの発癌性を報告。（F6:1779）
■チャンドラセカラッパ，S・C ら米国 NIH の研究グループ、MEN 1（multiple endocrine neoplasia 1）の原因遺伝子（MEN 1）を単離。　　（F4:1179、1181、Science 1997; 276:404）
■レメンス，I（ベルギー）ら、MEN 1（multiple endocrine neoplasia 1）の原因遺伝子（SCG2）を同定。　　（Hum Mol Gent 1997; 6（7）:1177）
■ガリック，R・M（米国）ら、エイズの併用療法（HAART、highly active antiretroviral therapy）を報告。[逆転写酵素 2 剤とプロテアーゼ阻害薬 1 剤の併用。これにより米国ではエイズの発症と死亡が激減した。]　　（F10:2853、NEJM 1997; 337:734）
■ウィルムット，I（英国）ら、体細胞クローン羊の実験。[スコットランドのロスリン研究所で世界初の哺乳類体細胞クローンである雌羊ドーリーを誕生させた。]　（F7:1965、Nature 1997; 385:810）
■香港で、トリ型インフルエンザウイルス H5N1（A 型）死亡例が発生。[新型インフルエンザの発生を示唆]　（F6:1761）
■ペーボ，S（スウェーデン、ドイツで研究）ら、ネアンデルタール人の腕の骨

から取り出されたミトコンドリア DNA の塩基配列を解読。[マックス・プランク進化人類学研究所のチーム]　　（F1:96）
■ブラットナー，F（米国）ら、大腸菌（Escherichia coli）K-12 の全遺伝情報（ゲノム配列）の解析を完了。　　（F1:96）
■【国内】　吉良潤一ら、アトピー性皮膚炎に合併する急性脊髄炎の疾患概念を提唱。　　（F8:2236）
■【国内】　松澤佑次、マルチプルリスクファクター症候群を内臓脂肪症候群と呼ぶことを提唱。　　（F4:1076）
■【国内】　中西憲司ら、IL-18 と IL-12 の共同で B 細胞を刺激すると、INF-γ が誘導され、IgG1 と IgE の産生が抑制され、IgG2a の産生が増強することを明らかにする。　　（F9:2625、Ann Rev Immunol 2001; 19:423）
■【国内】　利根川進ら、癌遺伝子 bc12 に中枢神経細胞の成長・再生促進作用があることを報告。[国外での研究]　（F7:1965）
■【国内】　大阪府立母子保健総合医療センター、成人 T 細胞白血病ウイルスに感染した少年に骨髄移植（1992）、5 年後に体内のウイルスが完全消滅したことが判明。　　（F10:2821）
■【国内】　原発性肺高血圧症の全国疫学調査で、全国推計患者数は年間約 230 人と推定される。　　（F6:1781）
■【国内】　厚生省の研究班、クロイツフェルト・ヤコブ病の発症率が脳硬膜移植者に多いと最終報告。[同年、厚生省は硬膜使用を全面禁止。]　　（F10:2821）
■【国内】　四国の大学病院の入院患者 3 人から、バンコマイシン耐性腸球菌（VRE）が相次いで検出される。（F10:2821）
■【国内】　ロタブレータが認可される。　　（F3:876）
■【国内】　臓器移植法施行。（F5:1376、F6:1652）

■【国内】　日本胸部疾患学会、日本呼吸器学会に改称。　　（F6:1652）

■【国内】　日本頭痛学会設立。（F8:2236）

■【ノーベル賞】　プルシナー，S・B（米国）、感染を引き起こす新たな原因物質としてのプリオンの発見。　　　　（F10:2821、B8:131）

■【ノーベル賞】　ボイヤー，P（米国）、ウォーカー，J・E（英国）、ATP 合成の基礎となる酵素機構の解明。[化学賞]（B8:131）

■【ノーベル賞】　スコウ，J（デンマーク）、ナトリウム・カリウムポンプの発見。[化学賞]　　　　（B8:131）

1998

■ハットン，M（米国）ら、優性遺伝の前頭側頭型痴呆パーキンソニズム（FRDP-17）におけるタウ遺伝子変異を報告。（F8:2345、Nature 1998; 393:702）

■ゴットリーブ，S・S（米国）ら、心筋梗塞後の慢性心不全における β 遮断薬の有効性を大規模臨床試験メタアナリシスによって立証。　　　（F3:884、NEJM 1998; 339:489）

■オドンネル，C・J（米国）ら、ACE（アンジオテンシン変換酵素）遺伝子の遺伝子多型 DD 型が男性のみにおいて高血圧リスクとなることを報告。　　　（F3:835-6）

■シュレンパー，R・J（日本で研究）ら、大腸癌病理診断基準を見直し。[日本と欧米の診断基準の違いを国際的研究で検討]（F2:602）

■ケスティラ，M（フィンランド）ら、フィンランド型先天性ネフローゼ症候群の原因遺伝子を突き止め、nephrin（19q13.1）と命名。　　　（F5:1376、1418）

■リウ，J（米国）ら、dysferlinopathyの概念を提唱。[骨格筋の修復に関与している Dysferlin（dystrophy-associated fer-1-like protein）の低下、欠損により起こる病態。Dysferlin は DYSF 遺伝子にコード化されており、DYSF の欠損は三好型ミオパチーなどの原因となる。]（F8:2236、Nat Genet 1998; 20:31）

■マックハチソン，J・J（米国）ら、HCVに対するインターフェロン・抗ウイルス薬リバビリン併用療法の有効性を報告。[我が国では、2001 末に保険適用になる。]（F2:625）

■トムソン，J（米国）ら、ヒト胚性幹細胞（ES 細胞）を単離・培養する技術を開発。　　（F7:1969、Science 1998; 282:1145）

■英国のロスリン研究所、体細胞クローン羊ドリーが雌の子羊を出産したと発表。（関連：1997）　　　（F1:96）

■コール，S・T（英国、フランスで研究）ら、結核菌（*Mycobacterium tuberculosis*）の全遺伝子を解読。[コールはパスツール研究所所長などを務めた]　　　（F6:1710）

■フレーザー、C・M（米国）ら、梅毒の病原体トレポネーマ・パリドゥムのニコルス株のゲノム全塩基配列を決定。（F10:2985-6、Science 1998; 281:375）

■米英研究チーム、線虫の全ゲノム解読。[多細胞生物で初]　　　（F11:3103）

■マルチスライス CT、臨床応用される。（F1:164）

■【国内】　北田徹ら、常染色体性劣性若年性パーキンソニズム（autosomal recessive juvenile Parkinsonism、AR-JP）の原因遺伝子パーキンを同定分離。[順天堂大学、慶應義塾大学、広島大学、東京都立荏原病院の研究者らによる共同研究]（関連：1973）　　　（F8:2346、Nature 1998; 392:605）

■【国内】　国立療養所帯広病院の心臓血管外科チーム、心臓自家移植手術に成功。　　　（F1:96）

■【国内】　清水信義ら、我が国初の肺移植を行う。[女性患者の母親と妹から摘出した肺の一部を患者に移植する生体部

分肺移植。岡山大学のチーム］（関連：1983、2000）　（F1:96、F6:1695）

■【国内】　小池隆夫ら、札幌で開催された第 8 回国際抗リン脂質抗体シンポジウムで、抗リン脂質抗体症候群（APS）の新しい診断基準（札幌基準）を提示。［2004 にシドニーで改訂され、札幌基準シドニー改変となり、広く使われる。従来、抗カルジオリピン症候群として研究されていたが、血小板減少、SLE、下肢静脈血栓症、脳梗塞、流死産などとの関係が注目され、1987 頃から抗リン脂質抗体症候群と呼ばれるようになった。］

（F9:2630）

■【国内】　小林千浩ら、Fukutin 遺伝子を発見。［Fukutin 遺伝子は、福山型筋ジストロフィーの疾患責任遺伝子］

（F8:2236、Nature 1998; 394:388）

【国内】　高橋尚人ら、新生児において全身性の発疹と血小板減少を特徴とする MRSA 感染症（NTED、neonatal toxic shock syndrome-like exanthematous disease）を報告。　　（F10:2939、Lancet 1998; 351: 1614）

■【国内】　毛利忍ら、日本で初めてのマルネッフェイ型ペニシリウム症を報告。

（F10:2909、Jpn J Med Mycol 2000; 41:23 ）

■【国内】　我が国で法に基づく初の脳死判定が行われる。　　（F1:154）

■【国内】　腸管出血性大腸菌 O157 感染症、全国で猛威。　　（F2:517）

■【国内】　マルチスライス CT、臨床応用される。　　（F1:164）

■【国内】　肺癌、胃癌を抜き癌死亡の第 1 位になる。　　（F6:1652）

■【ノーベル賞】　ファーチゴット、R（米国）、イグナロ、L（同）、ムラド、F（同）、循環器系における情報伝達物質としての一酸化窒素に関する発見。（関連：1987）　　（B8:132）

1999

■ ヴァン・リー，A（南アフリカ）ら、肺結核初回治療後の再発患者において、75 ％は外来性再感染であったと報告。

（F6:1709）

■ 米国睡眠医学会（AASM）、睡眠時呼吸障害（SDB）の新分類を発表。

（F6:1686）

■ ハリス，N・L（米国）ら国際研究グループ、血液がんの新 WHO 分類を提唱。

（F7:1966、J Clin Oncol 1999; 17:3835）

■ 国際的な共同作業によって、癌治療効果判定の国際的な基準として、「固形癌の反応評価基準」（RECIST: Response Evaluation Criteria in Solid Tumors）が作成される。［ヨーロッパ、米国、カナダ、オランダ、英国の癌研究団体が参加。2000 に公表、2009 に改訂］（F6:1743）

■ ニューヨークに西ナイルウイルス感染症大発生。　　（F10:2822）

■ ダナム，I（米国）ら（日米英、カナダ、スウェーデンなどの国際チーム）、ヒト 22 番染色体の塩基配列決定。［日本からは慶應義塾大学分子生物学教室・清水信義らが参加］　　（F7:1966、F11:3103、Nature 1999; 402:489）

■【国内】　小出玲爾ら、脊髄小脳変性症 17 型（SCA17）を報告。　（F8:2266、Human Mol Genet 1999; 8:2047）

■【国内】　松澤佑次ら、アディポネクチンを発見。　　（F4:1074）

■【国内】　岡山大学、肺癌に対する遺伝子治療を開始。　　（F6:1652）

■【国内】　赤木智昭ら、節外性 low-grade MALT リンパ腫に好発する染色体変異 t(11;18) 転座に伴う新規融合遺伝 AP12/MLT1 の形成を明らかにする。

（F7:2051、Oncogene 1999; 18:5785）

■【国内】　慶應義塾大学医学部のチーム、マウスの骨髄間質細胞を薬品処理して心臓の筋肉細胞へ変化させる実験に成功。　　（F7:1966）

■【国内】　日本循環器学会、「抗不整脈薬ガイドライン」を公表。　（F3:915）

■【国内】　日本呼吸器学会、COPD 診断と治療のためのガイドラインを発表。（F6:1652）

■【国内】　日本糖尿病学会、日本における糖尿病分類と診断基準を改訂。（F1:98）

■【国内】　感染症の予防及び感染症の患者に対する医療に関する法律（感染症新法）が公布。［ツツガムシ病が全数把握対象疾患となる。］　　（F10:2821, 2885）

■【国内】　日本心肺蘇生法協議会発足。（F11:3103）

■【ノーベル賞】　ブローベル，G（ドイツ），蛋白質が細胞内での輸送や局在化を指示する信号を内在していることの発見。　　（B8:133）

2000

■カプラン，J（米国）ら、遺伝性巣状分節状糸球体硬化症（familial focal segmental glomerulosclerosis）の常染色体優性遺伝型の責任遺伝子（ACTN4）を同定。　　（F5:1418）

■ブート，N（フランス）ら、遺伝性巣状分節状糸球体硬化症の常染色体劣性遺伝型の責任遺伝子（NPHS2）を同定。（F5:1418）

■米国クリントン大統領、セレーラ・ジェノミクス社と日米欧の「国際ヒトゲノム計画」のチームがヒトゲノムの解読をほぼ終えたと発表。　　（F11:3103）

■米国で手術用ロボット（ダ・ヴィンチ外科手術システム、消化器外科用）が、FDA によって承認される。［同年、日本でも 1 例目の手術が行われる。］（F2:537-8）

■日独研究チーム、ヒト 21 番染色体の解読を完了。　　（F11:3103）

■セレーラ社、ショウジョウバエの全ゲノムを解読。　　（F11:3103）

■ヨーロッパ心臓学会（ESC）、肺血栓塞栓症の診療ガイドラインを発表。（F3:931）

■ WHO、新大腸癌病理診断基準を発表。（F2:602）

■ WHO、西太平洋地域の野生株由来のポリオ患者の終息を宣言。　（F10:2822）

■米英首脳、ゲノム情報の自由利用を訴える共同声明を発表。　　（F11:3103）

■【国内】　東北大学と大阪大学で、我が国初の脳死からの肺移植が行われる。（F6:1695）

■【国内】　鎌谷直之ら、家族性若年性高尿酸血症性腎症（FJHN）の家系を対象にパラメトリック連鎖解析を行い、16p12 に原因遺伝子が存在することを解明。　　（F9:2659）

【国内】　HBV 感染治療薬として、抗ウイルス薬ラミブジンの使用が始まる。（F2:624）

■【国内】　日本循環器学会、循環器の診療ガイドラインを発表。　　（F3:787）

■【国内】　日本高血圧学会、高血圧治療ガイドラインを発表。　（F3:938）

■【国内】　日本糖尿病学会、日本における糖尿病の分類と診断基準を改訂。（F4:1072）

■【国内】　多剤耐性菌が蔓延。（F10:2822）

■【国内】　日本脳波・筋電図学会、日本臨床神経生理学会と改称。　（F8:2272）

■【国内】　日本末梢神経学会設立。（F8:2236）

■【国内】　日本医科大学附属千葉北総病院、医大病院として最初の脳卒中治療室（SCU）を開設。　　（F8:2236）

■【国内】　介護保険制度が発足。（F6:1676）

■【ノーベル賞】　カールソン，A（スウェーデン）、グリーンガード，P（米国）、カンデル，E（同）、神経系における情報伝達に関する発見　（F8:2236、B8:134）

出 典・索 引

出典

1. 主要な出典

医学史通史など（A）

A1) Porter, Roy ed., *The Cambridge Illustrated History of Medicine*, Cambridge University Press, 2001.

A2) シュタイネック，テオドール・マイヤー，ズートホフ，カール『図説医学史』小川鼎三監訳、酒井シズ・三浦尤三共訳、朝倉書店、2001。

A3)　小川鼎三『医学の歴史』、中央公論社、2005。

A4) Kiple, Kenneth F. ed, *The Cambridge Historical Dictionary of Disease*, Cambridge University Press, 2003.［邦訳書は B6］

A5) シンガー，チャールズ，アッシュワース，E『医学の歴史 1、古代から産業革命の時代まで』酒井シズ、深瀬泰旦訳、朝倉書店、1996。

A6) 同『医学の歴史 2、メディカルサイエンスの時代①』酒井シズ、深瀬泰旦訳、朝倉書店、1986。

A7) 同『医学の歴史 3、メディカルサイエンスの時代②』酒井シズ、深瀬泰旦訳、朝倉書店、1986。

A8) 同『医学の歴史 4、メディカルサイエンスの時代③』酒井シズ、深瀬泰旦訳、朝倉書店、1986。

雑誌（20世紀医学史）（F）

F1)『日本内科学会雑誌』第 91 巻、第 1 号、日本内科学会、2002。【主な収載総説論文等（掲載頁）】Ⅰ．年表(1)、Ⅱ．内科 100 年の変遷、日野原重明「内科診療の今昔：循環器」(104)、本間日臣「内科診療の今昔：呼吸器」(109)、金澤康徳「大学病院内科の入院患者の変遷」(113)、山口直人「死亡原因からみた疾病の変遷」(118)、森良一「細菌学黎明期における日本人の活躍」(121)、松田誠「脚気論争：日本最初の医学論争」(125)、森亨「日本の結核流行と対策の 100 年」(129)、塚越茂「癌研究 100 年の変遷」(133)、高須俊明「薬害，スモンを中心に―患者の多発した状況から原因の解明に至る経過―」(138)、大井玄「20 世紀の「公害」と環境問題」(150)、井形昭弘「脳死判定をめぐって」(154)、大谷藤郎「らい予防法と医師の責任」(159)、大澤忠「内科診断学を変えた画像技術―X 線から CT，MRI までの歴史とトピックス―」(163)

F2)『日本内科学会雑誌』第 91 巻、第 2 号、日本内科学会、2002。【主な収載総説論文等（掲載頁）】年表(507)、竹本忠良「Editorial　消化器革命のスケッチ」(519)、Ⅰ．消化器領域の 100 年、浪久利彦「1. 肝機能検査の歴史」(522)、坂井悠二「2. 画像診断」(526)、丹羽寛文「3. 内視鏡」(530)、北島政樹「4. 腹腔鏡下手術」(535)、谷川久一「5. 肝生検」(540)、松尾裕「6. 消化管ホルモンと生体調節機構」(544)、下山孝・他「7. Helicobacter pylori」(547)、田中直見「8. 胆汁酸と胆石溶解薬」(552)、岡本宏明・他「9. 肝炎ウイルス」(556)、西岡幹夫「10. 自己免疫性肝炎」(561)、幕内雅敏・他「11. 消化器系臓器移植」(566)、Ⅱ．日本人の貢献、福富久之「1. 消化管癌の内視鏡診断」(569)、藤田力也「2. 消化器癌の内視鏡的治療」(572)、千葉勉「3. Dr. TadatakaYamada」(575)、税所宏光「4. 経皮経肝胆管造影法および経皮経肝胆管ドレナージ」(578)、大藤正雄・他「5. 経皮的エタノール注入による肝癌の治療」(581)、Ⅲ．主要疾患の歴史、幕内博康「1. 食道癌」(585)、金子榮蔵「2. 消化性潰瘍」(591)、白井孝之・他「3. 胃癌」(596)、松本主之・他「4. 大腸癌」(601)、八尾恒良「5. 炎症性腸疾患」(606)、亀田治男「6. 胆石症の歴史」(611)、有山襄「7. 胆道癌」(616)、吉田晴彦・他「8. ウイルス肝炎・肝硬変」(622)、沖田極「9. 肝細胞癌」(627)、松野正紀「10. 膵癌」(633)、竹内正・他「11. 膵炎」(637)

F3)『日本内科学会雑誌』第 91 巻、第 3 号、日本内科学会、2002。【主な収載総説論文等（掲載頁）】年表(777)、河合忠一「Editorial 循環器分野」(789)、Ⅰ．循環器領域の 100 年、坂本二哉「1. 聴診」(791)、加藤義雄「2. 心電図」(797)、笠貫宏「3. 電気生理学的検査（EPS）」(801)、諸井雅男・他「4. 心臓カテーテル検査の歴史」(808)、5. 増田善昭「X 線 CT・MRI」(814)、吉川純一「6. 心エコー」(817)、玉木長良「7. 心臓核医学」(823)、木之下正彦「8. 心臓と血管作動物質」(828)、今井靖・他「9. 循環器疾患の遺伝子研究」(832)、Ⅱ．日本人の貢献、川崎富作「1. 川崎病」(838)、有田眞「2. 田原結節」(841)、井上寛治「3. Percutaneous transvenous mitral commissurotomy, PTMC」(846)、栗栖智・他「4. たこつぼ型心筋障害」(849)、古賀義則「5. 心尖部肥大型心筋症」(853)、泰江弘文「6. 冠動脈攣縮（冠スパスム）」(856)、中尾正一郎「7. 心 Fabry 病」(858)、菅弘之「8. Emax

（心室収縮期末最大エラスタンス）」(862)、野間昭典・他「9．ATP 感受性 K ＋チャネル」(865)、Ⅲ．主要疾患の歴史、竹越襄・他「1．狭心症」(868)、上松瀬勝男・他「2．心筋梗塞」(874)、堀正二・他「3．心不全」(880)、河村慧四郎「4．心筋症」(887)、宮武邦夫「5．弁膜症」(894)、中澤誠「6．小児心臓病学」(900)、三神大世・他「7．心内膜炎」(905)、小川聡「8．不整脈」(912)、半田俊之介「9．肺性心」(917)、林宏光・他「10．動脈疾患：大動脈瘤と閉塞性動脈硬化症」923()、中野赳・他「11．肺動脈血栓塞栓症」(930)、猿田享男「12．高血圧」(937)

F4)『日本内科学会雑誌』第 91 巻、第 4 号、日本内科学会、2002。【主な収載総説論文等（掲載頁）】年表(1061)、吉田尚「Editorial 内分泌・代謝分野 100 年の歴史―トピックスと日本人の貢献」(1074)、Ⅰ．内分泌・代謝領域の 100 年、須田俊宏「1．視床下部ホルモン」(1077)、寺本明「2．下垂体腫蕩の治療」(1081)、女屋敏正「3．甲状腺自己抗体」(1085)、関原久彦「4．副腎皮質機能の抑制試験と負荷試験」(1089)、松本俊夫「5．ビタミン D 代謝系」(1096)、堀田饒「6．わが国における糖尿病 100 年の歩み」(1100)、松澤佑次「7．肥満症と脂肪細胞」(1105)、片上秀喜・他「8．ホルモン測定法の変遷」(1110)、小西淳二・他「9．内分泌臓器の画像診断」(1117)、葛谷健「10．糖尿病の診断と分類」(1122)、Ⅱ．日本人の貢献、網野信行・他「1．橋本病」(1127)、平田幸正・他「2．インスリン自己免疫症候群」(1131)、山本章「3．スタチンの開発」(1134)、七里元亮・他「4．人工膵臓」(1137)、井村裕夫「5．特発性尿崩症の病因としてのリンパ球性漏斗下垂体神経葉炎：新しい疾患概念の提唱」(1140)、垂井清一郎「6・垂井病（筋 PFK 欠損症)」(1145)、南條輝志男「7・インスリン異常症」(1149)、小林哲郎「8．Slowly progressive insulin-dependent diabetes mellitus (SPIDDM)」(1152)、清野進「9．KATP チャネルとインスリン分泌」(1155)、加藤茂明「10．ビタミン D 依存性くる病の分子遺伝学」(1158)、Ⅲ．主要疾患の歴史、齋藤寿一「1．尿崩症の歴史」(1161)、千原和夫「2・下垂体腫瘍および機能不全」(1166)、藤枝憲二「3・副腎皮質機能異常症」(1172)、吉本勝彦「4・Multiple endocrine neoplasia, MEN」(1179)、橋爪潔志「5・甲状腺機能異常症」(1184)、山上恵美・他「6．副甲状腺機能異常症」(1188)、赤沼安夫・他「7．糖尿病の歴史」(1195)、曽根博仁・他「8．高脂血症」(1202)、武谷雄二「9．性腺機能異常症」(1208)

F5)『日本内科学会雑誌』第 91 巻、第 5 号、日本内科学会、2002。【主な収載総説論文等（掲載頁）】年表(1367)、黒川清「Editorial 温故知新」(1379)、Ⅰ．腎領域の 100 年, 折田義正・他「1．腎機能検査の歴史」(1381)、杉崎徹三「2．腎炎の分類」(1385)、横山仁・他「3．経皮的腎生検」(1390)、阿部圭志・他「4．腎性高血圧」(1393)、大澤源吾「5．糖尿病性腎症」(1401)、吉田裕明・他「6．腎臓学における「Hyper F1tration theory」の意義」(1405)、石川勲「7．腎移植」(1409)、前田憲志「8．透析治療」(1413)、冨田公夫「9．腎疾患原因遺伝子」(1417)、Ⅱ．日本人の貢献、長澤俊彦「1．日本における腎臓病学」(1425)、清水不二雄「2．腎炎モデルの開発」(1428)、村上和雄「3．レニン・アンジオテンシン系」(1432)、下条文武「4．透析アミロイドーシスの病因としてのβ２－ミクログロブリン」(1434)、佐々木成「5．腎集合管水チャネルのクローニングと腎性尿崩症」(1437)、深川雅史「6．腎での Ca・ビタミン D 代謝の分子機構」(1440)、斉藤喬雄「7．Lipoprotein glomerulopathy」(1444)、Ⅲ．主要疾患の歴史、菱田明「1．急性腎不全」(1448)、二瓶宏・他「2．慢性腎不全」(1453)、川口良人「3．わが国における腎不全治療のあゆみ　透析療法と腎移植」(1460)、長瀬光昌「4．ネフローゼ症候群」(1471)、小山哲夫・他「5．急性・急速進行性糸球体腎炎」(1479)、堺秀人「6．慢性糸球体腎炎（IgA 腎症を主体に)」(1484)、吉川隆一「7．糖尿病性腎症」(1489)、槇野博史・他「8．膠原病・血管炎」(1492)、伊藤貞嘉「9．腎と高血圧」(1498)、丸尾文昭・他「10．水・電解質異常」(1503)、細谷龍男・他「11．中毒性腎症」(1508)

F6)『日本内科学会雑誌』第 91 巻、第 6 号、日本内科学会、2002。【主な収載総説論文等（掲載頁）】年表(1641)、本間日臣「Editorial 呼吸器病学―序論」(1654)、Ⅰ．呼吸器領域の 100 年、森亨「1．結核集団検診」(1656)、河野修興・他「2．毒ガスと肺癌」(1660)、栗山喬之「3．呼吸機能検査」(1663)、福岡正博「4．気管支鏡」(1669)、三嶋理晃・他「5．在宅酸素療法」(1673)、和泉徹・他「6．人工呼吸器（鉄肺含)」(1677)、西村正治・他「7．胸部画像（単純、断層、CT、HRCT、MRI などの流れ)」(1681)、木村弘・他「8．睡眠時無呼吸症候群」(1685)、福田健「9．吸入療法」(1690)、清水信義「10．肺移植」(1695)、櫃田豊・他「11．選択的気管支造影」(1698)、中村博幸・他「12．喫煙と肺疾患」(1702)、Ⅱ．日本人の貢献、棟方充「1．結核初感染発病論」(1708)、露口泉夫「2．実験的結核性空洞」(1710)、吉沢靖之・他「3．夏型過敏性肺炎」(1713)、杉山幸比古「4．マクロライ

ド新作用」(1716)、中西洋一・他「5. 気管支ファイバースコピー」(1719)、山内広平「6. アストグラフ」(1722)、松瀬健「7. パルスオキシメーター―青柳卓雄―パルスオキシメータの原理の発案者」(1725)、毛利昌史「8. 肺聴診」(1728)、Ⅲ. 主要疾患の歴史、足立満「1. 気管支喘息」(1730)、下方薫「2. 肺結核」(1736)、曽根三郎「3. 肺癌」(1741)、青柴和徹・他「4. 肺気腫・慢性閉塞性肺疾患（COPD）」(1747)、貫和敏博「5. 間質性肺炎」(1753)、永武毅「6. 呼吸器感染症」(1760)、津田富康・他「7. 肺サルコイドーシス」(1765)、阿部庄作「8. じん肺症の歴史的展開」(1775)、久保惠嗣「9. 原発性肺高血圧症」(1780)、工藤翔二「10. びまん性汎細気管支炎」(1786)、佐々木英忠・他「11. 誤嚥性肺炎」(1790)

F7)『日本内科学会雑誌』第 91 巻、第 7 号、日本内科学会、2002。【主な収載総説論文等（掲載頁）】年表(1955)、高久史麿「Editorial 血液分野の 100 年」(1968)、Ⅰ. 血液領域の 100 年、三浦恭定「1. 造血・造血幹細胞」(1971)、鎌田七男「2. 原爆放射線と造血器障害」(1978)、平嶋邦猛「3. エリスロポエチン」(1983)、仁保喜之・他「4. Granulocyte Colony Stimulating Factor（G-CSF）の発見と臨床応用」(1989)、阿部達生「5. 血液学における細胞遺伝学」(1994)、珠玖洋「6. 血液学における免疫療法」(1998)、小澤敬也「7. 血液学における遺伝子療法」(2003)、上田龍三「8. 造血器腫瘍の化学療法から分子標的治療」(2007)、森茂郎・他「9. 悪性リンパ腫の病理診断―その新しい状況について―」(2012)、原田実根「10. 造血幹細胞移植」(2019)、原宏・他「11. 輸血療法」(2024)、Ⅱ. 日本人の貢献、佐々茂「1. ポルフィリン症：先天性ヘム合成酵素欠損症」(2029)、八幡義人「2. 遺伝性溶血性貧血」(2032)、木下タロウ「3. Paroxysmal nocturnal hemoglobinuria（PNH）原因遺伝子」(2044)、河敬世「4. Chédiak-Higashi 症候群」(2047)、福原資郎「5. 転座関連遺伝子」(2050)、高月清「6. 成人 T 細胞白血病・リンパ腫」(2054)、菊池昌弘「7. 菊池病」(2057)、高橋芳右「8. vonWillebrand 病」(2059)、神谷忠・他「9. 先天性 α 2 ‐プラスミン・インヒビター欠損症」(2062)、Ⅲ. 主要疾患の歴史、堀田知光「1. 再生不良性貧血」(2066)、宮崎保「2. 鉄欠乏性貧血」(2071)、木谷照夫「3. 発作性夜間血色素尿症」(2078)、大野竜三「4. 急性白血病」(2084)、朝長万左男「5. 慢性骨髄性白血病（CML）の歴史」(2090)、吉田弥太郎「6. 骨髄異形成症候群研究の 100 年」(2095)、下山正徳「7. 悪性リンパ腫研究の歴史的展開」(2100)、河野道生「8. 多発性骨髄腫」(2106)、池田康夫「9. 血小板機能異常症」(2114)、小山高敏「10. 血栓症」(2120)、福武勝幸「11. 凝固異常症」(2125)

F8)『日本内科学会雑誌』第 91 巻、第 8 号、日本内科学会、2002。【主な収載総説論文等（掲載頁）】年表(2225)、柳澤信夫「Editorial 日本の神経内科の光と影」(2238)、Ⅰ. 神経領域の 100 年、高橋昭「1. 日本の神経学の黎明期」(2241)、岩田誠「2. 神経学の伝統―フランスと日本―」(2245)、平野朝雄「3. アメリカの神経学と日本の神経学」(2249)、中村重信「4. 脚気の流行と神経学」(2253)、杉田秀夫「5. 血清 CPK からジストロフィン局在の発見まで」(2257)、田代邦雄・他「6. 新しい遺伝子異常―トリプレットリピート病」(2263)、東儀英夫・他「7. 脳画像診断の進歩と変遷」(2268)、柴崎浩「8. 電気生理学的診断法」(2272)、杉下守弘「9. 神経心理学」(2277)、長嶋和郎「10. 神経病理学」(2281)、篠原幸人「11. 神経疾患治療法」(2284)、Ⅱ. 日本人の貢献、野川茂・他「1. ウィリス動脈輪閉塞症（もやもや病）」(2289)、辻省次「2. 歯状核赤核・淡蒼球ルイ体萎縮症」(2296)、井形昭弘「3. スモン」(2302)、荒木淑郎「4. 水俣病」(2304)、納光弘「5. HTLV-Ⅰ-associated myelopathy（HAM）」(2308)、平山惠造「6. 若年性一側上肢筋萎縮症（平山病）」(2312)、西谷裕「7. Crow-Fukase（POEMS）症候群」(2316)、福山幸夫「8. 福山型先天性筋ジストロフィー」(2321)、里吉営二郎「9. 全身こむら返り病（里吉病）」(2325)、Ⅲ. 主要疾患の歴史、山口武典「1. 脳卒中」(2329)、糸山泰人「2. 多発性硬化症」(2339)、水野美邦「3. パーキンソン病 病態、検査、診断、治療の進歩」(2344)、萬年徹「4. 筋萎縮性側索硬化症」(2349)、高守正治「5. 重症筋無力症」(2354)、濱口勝彦「6. ギラン・バレー症候群」(2362)、平井俊策「7. アルツハイマー病」(2367)、高橋和郎・他「8. 片頭痛と緊張型頭痛」(2372)

F9)『日本内科学会雑誌』第 91 巻、第 9 号、日本内科学会、2002。【主な収載総説論文等（掲載頁）】年表(2451)、塩川優一「Editorial 新世紀に向けて着実な進歩」(2553)、Ⅰ. アレルギー・膠原病領域の 100 年、市川陽一「1. ステロイド薬」(2556)、東條毅「2. 抗核抗体の歴史」(2560)、廣瀬俊一「3. リウマトイド因子」(2567)、宮本昭正「4. アレルギーの概念」(2570)、石田一雄・他「5. アナフィラキシーの概念とその確立過程」(2574)、安倍達・他「6. 膠原病の概念」(2578)、佐々木毅

「7. LE 細胞現象」(2581)、伊藤幸治「8. 免疫グロブリン E」(2586)、粕川禮司「9. 補体」(2591)、徳永勝士「10. 主要組織適合性抗原系」(2595)、Ⅲ. 日本人の貢献、江口勝美「1. Fas と疾患」(2599)、西本憲弘「2. IL-6 と自己免疫疾患」(2604)、窪田哲朗「3. 木村病」(2608)、羅智靖「4. IgE とアレルギー疾患」(2611)、沼野藤夫「5. 高安動脈炎（大動脈炎症候群、脈なし病）」(2616)、吉崎和幸・他「6. サイトカインおよびサイトカインレセプター」(2621)、斎藤洋三「7. 花粉症」(2627)、小池隆夫「8. 抗リン脂質抗体症候群」(2630)、Ⅲ. 主要疾患の歴史、橋本喬史「1. Behçet 病」(2634)、菅井進・他「2. Sjögren 症候群」(2639)、狩野庄吾「3. 全身性エリテマトーデス」(2645)、長澤俊彦「4. 血管炎症候群− PN を中心として」(2649)、山中寿「5. 痛風」(2656)、齋藤輝信「6. 関節リウマチ」(2663)、大国真彦「7. リウマチ熱」(2671)、三森経世「8. 混合性結合組織病」(2676)、森田寛「9. 職業アレルギー」(2683)、齋藤紀先・他「10. 薬物アレルギー」(2688)

F10)『日本内科学会雑誌』第 91 巻、第 10 号、日本内科学会、2002。【主な収載総説論文等（掲載頁）】年表(2805)、清水喜八郎「Editorial 疫病から感染症へ」(2823)、Ⅰ. 感染症領域の 100 年、滝澤秀次郎「1. 感染症新法への道程−新法に込められたもの」(2825)、嶋田甚五郎「2. 抗菌薬」(2832)、加藤達夫「3. ワクチン」(2841)、岡部信彦「4. インフルエンザ」(2845)、木村哲「5. AIDS の新興と治療法の進歩」(2850)、鈴木守「6. マラリア」(2855)、竹田美文「7. 腸管感染症」(2860)、中村龍文・他「8. 感染性タンパク質 ‘プリオン’ －クールーの発見から新変異型クロイツフェルト・ヤコブ病の出現まで」(2864)、辻守康「9. 寄生虫」(2868)、桑原章吾「10. コレラ・赤痢・チフス」(2872)、Ⅱ. 日本人の貢献、中瀬安清「1. 北里柴三郎と破傷風血清療法−血清療法の確立」(2876)、小張一峰「2. 志賀潔と赤痢菌」(2880)、須藤恒久「3. ツツガ虫病の病原体」(2882)、高添一郎「4. 野口英世の業績」(2887)、馬原文彦「5. 馬原文彦と日本紅斑熱」(2891)、小林譲「6. 稲田龍吉と黄疸出血性レプトスピラ病−ワイル病」(2895)、後藤正道「7. ハンセン病」(2899)、竹田美文「8. 藤野恒三郎による腸炎ビブリオの発見」(2903)、Ⅲ. 主要疾患の歴史、河野茂「1. 深在性真菌症」(2907)、永武毅「2. 耐性菌感染症」(2916)、山木健市「3. 髄膜炎（化膿性、無菌性）」(2922)、松本哲哉・他「4. 緑膿菌感染症」(2927)、太田美智男「5. メチシリン耐性黄色ブドウ球菌」(2934)、渡辺彰「6. 肺炎（定型・非定型）」(2943)、岩本愛吉「7. ウイルス性日和見感染症」(2949)、後藤元「8. 細菌性日和見感染症」(2954)、小出道夫・他「9. レジオネラ感染症」(2960)、松島敏春「10. 非結核性抗酸菌症」(2965)、今野淳「11. 結核」(2970)、小方則夫「12. 敗血症」(2975)、柳原保武・他「13. 梅毒」(2983)

F11)『日本内科学会雑誌』第 91 巻、第 11 号、日本内科学会、2002。【主な収載総説論文等（掲載頁）】年表(3091)、日野原重明「Editorial 100 年の内科発展の歴史の中での役割分担」(3104)、Ⅰ. 内科横断領域の 100 年、福井次矢「1. 総合診療科」(3106)、久保千春「2. 心療内科」(3111)、折茂肇「3. 老年医学」(3115)、奈良昌治・他「4. 予防医学（人間ドック）」(3121)、島崎修次・他「5. 救急医療と救急医学」(3126)、橋本信也「6. 医学教育」(3131)、関原成允「7. 情報医学」(3136)、柏木哲夫「8. ターミナルケア」(3139)、西條長宏「9. わが国の臨床腫瘍学（メディカルオンコロジー）」(3143)、Ⅱ. 日本人の貢献、日野原重明「1. 人間ドック」(3147)、佐々木匡秀「2. 検査の搬送システム」(3150)、清水茂文「3. 農村医学と高齢者医療」(3154)、末松弘行「4. 心療内科関係」(3157)、松田忠義・他「5. 画像診断（回転横断撮影）」(3161)、Ⅲ. 関連する医学・医療分野の歴史、河合忠「1. 臨床検査」(3164)、片山仁「2. 放射線検査・核医学」(3171)、丹羽寛文「3. 内視鏡技法（治療を中心に）」(3176)、海老原昭夫「4. 臨床薬理」(3181)、真鍋俊明「5. 診断病理学」(3185)、藤野政彦「6. 創薬の移り変わり」(3190)

F12)『日本内科学会雑誌』第 91 巻、第 12 号、日本内科学会、2002。【主な収載総説論文等（掲載頁）】尾形悦郎「Editorial 21 世紀への展望と期待」(3327)、Ⅰ. 内科各領域の 21 世紀への展望、林紀夫「1. 消化器」(3330)、永井良三・他「2. 循環器」(3334)、名和田新「3. 内分泌代謝」(3339)、渡辺毅「4. 腎臓」(3343)、貫和敏博「5. 呼吸器」(3347)、溝口秀昭・他「6. 血液」(3351)、篠原幸人「7. 脳神経系」(3354)、山本一彦「8. アレルギー膠原病」(3358)、斎藤厚「9. 感染症」(3362)、Ⅱ. 関連領域の進歩と内科学・内科診療、中村祐輔「1. ゲノム医学」(3366)、清水章「2. トランスレーショナル・リサーチ」(3372)、仲野徹「3. 再生医学」(3379)、川田浩志・他「4. 細胞移植・組織工学」(3384)、上野照剛・他「5. 医用工学」(3389)、村上義彦・他「6. ナノバイオテクノロジーの医療応用−遺伝子診断・遺伝子治療の新展開−」(3394)、鶴尾隆「7. 新しい創薬：分子標的薬剤」(3401)、

秋山昌範「8. 遠隔医療」(3408)、福井次矢「9. EBM (Evidence-based Medicine) と医療の質」(3415)

2. その他の出典・参考文献 (B)

医学史通史など

B1) Singer, Charles and Underwood, E. Ashworth, *A Short History of Medicine, 2nd ed.*, Oxford at the Clarendon Press, 1962. [A5-A8 の原書]

B2) Singer, Charles, *A Short History of Medicine, Introducing Medical Principles to Students and Non-Medical Readers*, Oxford University Press American Branch, 1928,

B3) Loudon, Irvine ed., *Western Medicine, A Illustrated History*, Oxford University Press, 1997.

B4) Camac, C.N.B. ed., *Epoc-making Contributions to Medicine, Surgery and the Allied Sciences,* Saunders, 1909.

B5) 二宮陸雄『新編　医学史探訪　医学を変えた巨人たち』医歯薬出版、2006。

B6) カイブル、K・F 編『疾患別医学史』(Ⅰ、Ⅱ、Ⅲ) 酒井シズ監訳、朝倉書店、2005 〜 6。[A4 の邦訳書]

B6a) 永井良三、生理学思想の歴史、実験医学 2013; 31:12.

B6b) 同、臨床医学の多文化性、こころと文化 2014; 13:154.

B7) 新村拓編『日本医療史』吉川弘文館、2007。

B8) ノーベル賞の記録編集委員会編『ノーベル賞 117 年の記録』山川出版社、2017。

古代・中世医学

B9) ヒポクラテス『古い医術について、他八篇』小川政恭訳、岩波書店、2003。

B10) 種村季弘『パラケルススの世界』青土社、1996。

脳

B11) Schiller, Francis: Concepts of stroke before and after Virchow, Med Hist 1970; 14:115-131.

B12) Artico, Marco et al.: Egas Moniz: 90 years (1927-2017) from cerebral angiography, Front Neuroanat 2017; 11:81.

B12a) Selkoe, Dennis J.and John Hardy: The amyloid hypothesis of Alzheimer's disease at 25 years, EMBO Mol Med 2016; 8:595-608.

心臓

B13) Geller, Stephen A.: Infective endocarditis: a history of the development of its understanding, Autops Case Rep 2013 Oct-Dec; 3 (4) : 5-12.

B14) Zimmer, Heinz-Gerd: Heinrich Ewald Hering and carotid sinus reflex. Clin Cardiol 2004; 27:485-486.

B15) King III, Spencer B.: The development of interventional cardiology, JACC 1998; 31 (No.4 Suppl B) :64B-88B.

B16) Abrams, Herbert L.: History of Cardiac Radiology, AJR 1996; 167:431-438.

B17) Abrams, Herbert L.: Cardiac Radiology, ARRS (American Roentgen Ray Society) の Website.

B18) De Roos, Albert; Cardiac Radiology: Centenary Review 2014; 273 (2 supple) :S142-S159.

B18a) 菅弘之 心機能研究一筋 30 余年、IRYO 2001; 55:3-12.

心臓外科

B19) 稗方富蔵『心臓外科はどのようにして進歩したか　苦闘した医師たちの人間ドラマ』メディカルトリビューン、2003。

B20) Thompson, Jesse E.: Early history of aortic surgery., J Vasc Surg 1998; 28:746-52.

B21) Kvitting, John-Peder Escobar and Olin, Cristian L.: Our Surgical Heritage: Clarence Craford: A Giant in Cardiothoracic Surgery, the First to Repair Aortic Coarctation, Ann Thorac Surg 2009; 87:342-6.

B22) Gonzalez-Lavin, Lorenzo: Classics in Thoracic Surgery, Charles P. Bailey and Dwight E. Harken — the dawn of the modern era of mitral valve surgery, Ann Thorac Surg 1992; 53: 916-9.

B23) Kahn, Mohammed Nasir: Historial Perspectives, The Relief of Mitral Stenosis, An Historic Step in Cardiac Surgery, Tex Heart Inst J 1996; 23:258-66.

出典

B23a) Meet the History，小児心臓疾患手術 ― 川島康生先生に聞く（ホスト：高梨吉則）、心臓 2006; 38:1134.

高血圧

B24) ポステル－ビネイ，ニコラス『高血圧の世紀　1896 － 1996』日本語版監修：荻原俊男、先端医学社、1997。

B25) 日和田邦男編『高血圧研究の歴史』先端医学社、2002。

B26) Marks, Leonard S. and Maxwell, Morton H.: Tigerstedt and the discovery of renin, an historical review. Hypertension 1979; 1 (4) :384-388.

呼吸器

B27) Murray, John F.: A century of tuberculosis, Am J Respir Crit Care Med 2004; 169:1181-1186.

B28) Daniels, Marc and Hill, Bradford: Chemotherapy of pulmonary tuberculosis in young adults, An analysis of the combined results of three Medical Research Council trials, BMJ 1952; 1: 1162-1168.

B29) McFadden Jr, E. R.: A Century of Asthma, Am J Respir Crit Care Med 2004; 170 (3) :215-21.

B30) Pascoe, C. D. et al.: A Brief History of Airway Smooth Muscle's Role in Airway Responsiveness, Journal of Allergy, Vol. 2012, Article ID 768982.

B31) Bottrell, John：1900-Current: The Evolution of asthma rescue Medicine. (Blog)

B32) Newman, John H.: Centennial Review: Pulmonary Hypertension , Am J Respir Crit Care Med 2005; 172:1072-1077.

B33) Fraser, David W. et al.: Legionnaires's disease -- Description of an epidemic of pneumonia, NEJM 1977; 297:1189-1197.

B34) West, John B.: A Century of Pulmonary Gas Exchange, Am J Respir Crit Care Med 2004; 169:897-902.

B35) Perry, Thomas I.: The History of COPD, International Journal of COPD 2006; 1 (1) :3-14.

消化器内科・消化管内視鏡・内視鏡治療・胸腔鏡手術

B36) 丹羽寛文「総説・潰瘍治療の変遷と内視鏡」日本消化器内視鏡学会雑誌 2011; 53:2963-2987. [古代、中世、江戸期、現代までの歴史]

B37) 長廻紘『消化管内視鏡を育てた人々』金原出版、2001。

B38) Hirschowitz, Basil I.: Development and Application of Endscopy, Gastroenterology 1993; 104: 337-342.

B39) Sircus, W.: Milestones in the evolution of endoscopy: a short history, J R Coll Physicians Edinb 2003; 33:124-134.

B40) Williams, Roger and Westaby, David: Endoscopic sclerotherapy for esophageal varices, Digestive Disease and Sciences 1986; 31:108-121.

B41) Braimbridge, Mark V.: The history of thoracoscopic surgery, Ann Thor Surge 1993; 56:610-4.

消化器・食道外科

B42) 今村正之、戸部隆吉「食道外科の開拓者　大澤達博士の業績」日本外科宝函 1983; 52 (2)：139-142.

B43) Macintyre, I. M. C.: Peptic ulcer surgery？An obituary (Part two), Proc R Coll Physicians Edinb 2000; 30:245-251.

B44) Lirici, M. M.and Hüscher, C.G.S., Techniques and technology evolution of rectal cancer surgery: a history of more than a hundred years. Minimally Invasive Therapy & Allied Technologies 2016; 25 (5) :226-233.

B45) Hurt, Raymond: Surgical treatment of carcinoma of the oesophagus (Historical review), Thorax 1991; 46:528-535.

B46) Busnard, Antonio C. et al. History of pancreas (Our surgical heritage), The American Journal of Surgery 1983; 146:539-550.

腎臓

B47) 酒井清孝「血液浄化器のこれまでとこれから」人工臓器 2014; 43 (3) :214-227.

B48) Weening, Jan J. and Jennette, J Charles: Historical Milestones in renal pathology, Virchows Arch 2012; 461:3-11.

糖尿病

B49) Bryder, Linda: Commentary: More than 'tentative opinions': Harry Himsworth and defining diabetes., International Journal of Epidemiology 2013; 42 (6) :1599-1600.

内分泌・代謝

B50) 五十嵐正雄『生殖内分泌学を築いた巨匠達の群像』メディカルレビュー社、2004。

B51) 寺本明「下垂体外科の歴史」Neuro-Oncology の進歩 2015; 22-2:1

B52) Magner, James: Historical note: Many steps led to the 'Discovery' of thyroid-stimulating Hormone. Eur Thyroid J 2014; 3 (2) :95-100.

B53) Caturegli, Patrizio: Hashimoto's thyroiditis: Celebrating the centennial through the lens of the Johns Hopkins Hospital surgical pathology record. Thyroid 2013; 23 (2) :142-150.

B54) Smallridge, Robert: A century of hyperthyroidism at Mayo Clinic, Mayo Clinic Proc 2016; 91 (1) :e7-e12.

B55) Carpenter, Kenneth J.: A Short History of Nutritional Science: Part 3 (1912-1944) , J Nutr 2003; 133:3023-3032.

B56) Rosenfeld, Louis; Vitamine ? vitamin, The early years of discovery, Clinical Chemistry 1997; 43 (4) :680-685.

B57) Wolf, George: The diccovery of vitamin D: The contribution of Adolf Windaus, J Nutr 2004; 134:1299-1302.

B58) Severinghaus, John W. et al.: Blood gas analysis and critical care medicine. Am J Respir Crit Care Med 1998; 157:S114-S122.

血液

B59) Ingram, G. L. C: The history of haemophilia, J Clin Path 1976; 29:469-479.

B60) Thomas, Xavier: First contribution in the history of leukemia, World J Hematol 2013; 2 (3) :62.

B61) Parapia, Liakat A. : Trepanning or trephines: a history of bone marrow biopsy, British Journal of Haematology 2007; 139 (1) .

B62) 大野竜三「Be Ambitious！ Episode 16 急性白血病が経口ビタミン剤で治るなんて信じられない！」臨床血液 2017; 58 (8) :1086。［中国で開発された急性前骨髄性白血病（APL）の分化誘導療法の国内導入の経緯を回顧］

神経

B63) Antônio, João Roberto et al.: Neurofibromatosis: chronological history and current issues. An Bras Dermatol. 2013; 88 (3) :329-343.

免疫・アレルギー・膠原病

B64) Thorpe, William Veale: Vasodilator constituents of tissue extracts, isolation of histamine from muscle, Biochen J 1928; 22 (1) :94-101.

B65) Ring, J, and Gutermute J.: 100 years of hyposensitization: history of allergen-specific immunotherapy (ASIST) , Allergy 2011; 66 (6) :713-24.

B66) Spieksma, Frits Th. M and Dieges, Paul H.: Pioneers and Milestones: The history of the finding of the house dust mite, The Allergy Archives. J Allergy Clin Immunol, March 2004, 573-576.

B67) 重松逸造「日本におけるサルコイドーシス研究の回顧」（厚生省"難病"研究 30 周年記念講演）日サ会誌 2003; 23:3-10.

B67a) 永井良三、慢性炎症研究の歴史、実験医学 2011; 29: 30.

サイトカイン、インターフェロン、インターロイキン

B68) 日本インターフェロン・サイトカイン学会編：『サイトカインハンティング　先頭を駆け抜けた日本人研究者たち』京都大学学術出版会、2010。

感染症・微生物学

B69) 藤野恒三郎『藤野・日本細菌学史』近代出版、1984 年。

B70) ベック，レイモンド・W『微生物学の歴史』（Ⅰ、Ⅱ）嶋田甚五郎、中島秀喜訳、朝倉書店、2004。

B71) 相川正道、永倉貢一『現代の感染症』岩波書店、1997。

B72) 太田美智男「医療を変えた多剤耐性黄色ブドウ球菌 MRSA」椙山女学園大学研究論集　2017、第 48 号（自然科学篇）：1 － 11．

B73) 小田紘、吉家清貴「Q 熱と Coxiella burnetii」日本細菌学雑誌　1995; 50（3）：703 － 715．

B74) 一山智「感染症の分子疫学　－パルスフィールドゲル電気泳動法による病原細菌の型別－」日本細菌学雑誌　2000; 55 (1)：21-27．

B75) Contrepois, Alain: The clinician, germs and infectious disease: the example of Charles Bouchard in Paris, Medical History 2002; 46:197-220.

B76) Eaton, Monroe D. et al: Studies on the etiology of primary atypical pneumonia, A filterable agent transmissible to cotton rats, hamster, and chick embryos, J Exp Med 1944; 79 (6) :649-668.

B77) Ho, Monto: The history of cytomegalovirus and its diseases, Medical Microbiology and Immunology 2008; 197: 65-73.

B78) Saraya, Takeshi: The history of mycoplasma pneumoniae pneumonia, Front Microbiol 2016; 7:364.

B79) Kuo, Cho-Chou et al.: Chlamydia pneumoniae (TWAR), Clinial Microbiology Reviews, Oct. 1995:451-461.

B80) Marrie, T. J.: Coxiella burnetiid pneumonia, Eur Respir J 2003; 21 (4) :713-9.

寄生虫学

B81) Cox, F. E. G.: History of human parasitology, Clin Microbiol Rev 2002; 15 (4) :595-612.

白内障手術

B82) Ascaso, F. J. and Huerva, V: The History of Cataract Surgery, IntechOpen.com, 2013.

外科

B83) Rutkow, Ira M.: *American Surgery*, Lippincott Williams & Wilkkins, 1998.

移植

B84) Barker, Clyde F. and Markmann, James F.: Historical Overview of transplantation. Cold Spring Harb Perspect Med 2013; 3:a014977.

癌の化学療法

B84a) DeVita Jr, Vincent and Edward Chu: A History of Cancer Chemotherapy, Cancer Res 2008; 68:8643-8653.

経管栄養

B85) Chernoff, Ronni: An Overview of Tube Feeding; From Ancient Times to the Future, Nutrition in Clinical Practice 2006; 21: 408-410.

生殖医学

B85a) Ombelet, W. and Robays, J. Van: Artifiial insemination History: hurdles and milestone, Facts Views Vis Obgyn 2015; 7: 137-143.

放射線医学・核医学

B86) 伊丹純「放射線治療の歴史」RADIOISOTOPES 2011; 60:385-392.

B87) Littleton. J.T. and Durizch Littleton, M. L.: Conventional Tomography (RSNA (Radiological Society of North America) の Website)

B88) Eisenberg, Ronald L. and Margulis, Alexander R.: Brief History of Gastrointestinal Radiology, Radiographics 1991; 11:121-132.　[RSNA (Radiological Society of North America) の Website]

B89) Camp, John D.: The origin and development of the science of roentgenology, The Western J of Medicine 1943; 58 (6) :337-341.

B89a) Richrd H. et al: Radiologic History Exhuibit, Highlights from the History of Mammography, RadioGraphics 1990; 10: 1111-1131.

B89b) 小西淳二：私の RI 歴書、甲状腺研究から核医学へ、Isotope News 2015; No.740:30.

統計学

B89c) 永井良三、統計思想の歴史、実験医学 2016; 334:12.

医薬品開発

B90) Quirke, Viviane: Putting theory into practice: James Black, receptor theory and the development of the beta-blockers at ICI, 1958-1978. Medical History 2006; 50:69-92.

B90a) 山下道雄、タクロリムス（FK506）開発物語、生物工学 2013; 91:141.

国内の医学

B90b) 永井良三、創刊期の「診断と治療」にみる大正医学、診断と治療 2012; 100:1.

B90c) 同、ベルツ博士と日本の医学、ベルツ賞事務局、2014 年。

事典・年表

B91) 伊東俊太郎ほか編『科学史技術史事典』弘文堂、1994。

B92) 伊東正男、井村裕夫、高久史麿編『医学書院医学大辞典』医学書院、2003。

B93) 加藤勝治編『医学英和大辞典』南山堂、1971。

B94) 『南山堂医学大辞典』南山堂、1971。

B95) 高久史麿総監修『ステッドマン医学大辞典』メジカルビュー社、2003。

B96) 科学者人名事典編集委員会編『科学者人名事典』、丸善、1997。

B97) 歴史学研究会編『世界史年表第二版』岩波書店、2001.

B98) アシモフ、アイザック『アイザック・アシモフの科学と発見の年表』小川慶太、輪湖博共訳、丸善、1996。

＊　以上のほか、米国国立医学図書館(NIH/NLM)の PubMed(PMC)、日本の学術情報サイト J-STAGE、学術書出版社の論文検索サービス、Google、Wikipedia などを利用した。『日本内科学会雑誌』の総説論文をはじめ、リストに挙げた内外の総説論文のほとんどはインターネット上で公開されている。

外国人名索引　五十音順、長音記号・濁点・半濁点を無視した文字列による配列

＜ア＞

アイヴィー，A・C（Andrew Conway Ivy）
　1928
アイエム，G（Georges Hayem）　1878
アイエルサ，A（Abel Ayerza）　1901
アイザックソン，P（Peter Isaacson）　1983
アイゼルスベルク，A・F・v（Anton Freiherr
　von Eiselsberg）　1909
アイゼンメンゲル，V（Victor Eisenmenger）
　1904
アイマン，D（David Ayman）　1925
アイロンサイド，J・W（J. W. Ironside）　1996
アイントホーフェン，W（Willem Einthoven）
　1901, 1903, 1906
アインホーン，M（Max Einhorn）　1903, 1904,
　1910, 1917
アウアー，J（John Auer）　1910
アヴィケンナ（Avicenna）　1037, 1187, 1252,
　1313, 1315, 1472, 1473, 1476, 1477, 1492,
　1527, 1530, 1612
アウエルバッハ，L（Leopold Auerbach）　1862
アウエンブルッガー，レオポルド（Leopold
　Auenbrugger）　1761
アウリスパ（Aurispa）　1423
アウレリアーヌス，カエリウス（Caelius
　Aurelianus）　5 世紀末
アウレリウス（Aurelius）　6 世紀後半～7 世
　紀頃
アエティオス（Aetios）　590
アギラ＝ブライアン，L（Lydia Aguilar-Bryan）
　1995
アクセルロッド，J（Julius Axelrod）　1970
アークライト，J（Joseph Arthur Arkwright）
　1912
アグレ，P（Peter Agre）　1992
アコスタ，J・M（Juan Miguel Acosta）　1974
アゴテ，L（Luis Agote）　1901
アショフ，K・A・L（Karl Albert Ludwig
　Aschoff）　1901, 1904, 1906, 1909, 1922,
　1923, 1924
アスカナジー，M（Max Askanazy）　1904
アスクレピアデス（Asclepiades）　前 92 年頃
アストウッド，E・B（Edwin Bennett Astwood）
　1943
アストラップ，P（P. Astrup）　1956
アズベリー，A・K（Arthur K. Asbury）　1990
アセナ，H（H. Assenat）　1980
アセリ，ガスパレ（Gaspare Aselli）　1623
アセリンスキー，E（Eugene Aserinsky）　1953
アダマトゥス（Adamatus）　11 世紀末
アダム，W・E（W・E・Adam）　1979
アダムズ，D・D（D. D. Adams）　1956
アダムズ，R・D（Raymond D. Adams）　1955,
　1964
アダムズ，R・F（Rosie F. Adams）　1979
アッカーマン，O・H・R（Otto Heinrich Rudolf
　Dankwart Ackermann）　1910
アッシュネル，B（Bernard Aschner）　1912
アッシュハイム，S（Selmar Aschheim）　1927,
　1928
アッシュボー，D・G（David G. Ashbaugh）1967
アディー，W・J（William John Adie）　1931

アディス，T（Thomas Addis Jr）　1911, 1916,
　1925
アディソン，T（Thomas Addison）　1825,
　1849, 1855
アテナイオス（Athenaios）　138
アトウォーター，W・O（Wilbur Olin Atwater）
　1903
アトキンス，ジョン（John Atkins）　1734
アドミランド，W・H（William H. Admirand）
　1968
アドラー，A（Alfred Adler）　1911
アドラー，I（Isaac Adler）　1912
アトレー，J（John Attlee）　1843
アーネット，F・C（Frank C. Arnett）　1987
アバークロンビー，J（John Abercrombie）
　1828
アブウナ，G（George Abouna）　1983
アーフセイリアス，B・A（B. A. Afzelius）
　1976
アブデルハルデン，E（Emil Abderhalden）
　1938
アブラハム，E（Edward Abraham）　1959
アブラムス，R・M（Raymond M. Abrams）
　1970
アブル・カシム（Abul Qasim）　1013, 1187,
　1252, 1471
アブルカシス（Abulcasis）　1013
アプレイウス（Apuleius）　4 世紀, 1483
アブレウ，M・d（Manoel de Abreu）　1935
アペルト，F（Friedrich Apelt）　1908
アベレフ，G・I（G. I. Abelev）　1963, 1968
アボウ＝サムラ，A（Abdul-Badi Abou-Samura）
　1991
アボット，M（Maude Abbott）　1936
アームストロング，ジョージ（George
　Armstrong）　1767, 1769
アーランガー，J（Joseph Erlanger）　1944
アリ・イブン・アル・アバス（Ali ibn al Abbas）
　994
アリ・イブン・リドウァン　1187
アリ・ベン・イサ（Ali ben Isa）　11 世紀初頭
アリカン，F（Fikri Alican）　1971
アリストテレス（Aristoteles）　前 600 年頃,
　489, 1037, 1130 頃, 1260 頃, 1475
アリベール，J・L（Jean Louis Alibert）　1817
アリンキン，M・I（M. I. Arinkin）　1929
アル・ラジ（ラーゼス、Ar-Râzi）　923, 1187,
　1472, 1514
アルヴァル，N（Nils Alwall）　1944
アルカガトス（Archagathos）　前 210
アルキゲネス（Archigenes）　363
アールクィスト，R・P（Raymond Perry
　Ahlquist）　1948
アルクマイオン（Alkmaion）　1564
アルタン，L・B（Leslie B. Ultan）　1967
アルチュス，N・M（Nicolas Maurice Arthus）
　1903
アルツハイマー，A（Alois Alzheimer）　1894,
　1906, 1907
アルテマイヤー，W・A（W. A. Altemeier）
　1962
アルデロッティ，タデオ（Taddeo Alderotti）
　1260 頃, 1472

アルデンネ，M・v（Manfred von Ardenne）1937

アルトニャン，R・E・C（Roger Edward Collingwood Altounyan）1965

アルトマン，S（Sydney Altman）1989

アルドリッチ，T・B（Thomas Bell Aldrich）1900

アルナー，O（Ored Arner）1962

アルナルド（Alnardo）1282頃，1289，1474，1475，1478

アルバー，W（Werner Arber）1978

アルビヌス，ベルナルト・シーグフリート・（Bernard Siegried Albinus）1725、1747

アルフィディ，R・J（Ralph J. Alfidi）1975

アルポート，A・C（Arthur Cecil Alport）1927

アルマンゴー（Armengaud）1313

アルムクウィスト，H・J（Herman James Almquist）1935，1939

アルメイダ（Luis de Almeida）1557

アルンシュタイン，H・R・V（H. R. V. Arnstein）1960

アレキサンドロス（Alexandoros）590，6世紀後半～7世紀頃

アレグザンダー，H・L（H. L. Alexander）1934

アレタイオス（Aretaeus）138

アレン，B・M（Bennet M. Allen）1927

アレン，E（Edgar Allen）1923，1924

アレン，F・M（Frederick Madison Allen）1914

アレン，W・M（Willard Myron Allen）1929

アンガー，H・O（Hal Oscar Anger）1956

アンダーウッド，マイケル（Michael Underwood）1784，1799

アンダーセン，H・A（Howard A. Andersen）1965

アンダーダール，L・O（Laurentius O. Underdahl）1953

アンテュロス（Antyllos）363

アンドリュース，C（Christopher Andrewes）1933

アンドリュース，E（E. Andrews）1931

アンドレ，ニコラ（Nicolas André）1741

アンバーソン，J・B（J. Burns Amberson）1947

アンフィンセン，C（Christian Boehmer Anfinsen）1972

<イ>

イヴァーノフ，I・I（Ilya Ivanovich Ivanov）1907

イヴァノウスキー，D・A（Dmitri Alexievitch Ivanovski）1892，1898

イヴェルセン，P（Poul Iversen）1939，1951

イェジオネック，A（Albert Jesionek）1904

イェニシウス（Joenisius）1676

イェルネ，N・K（Niels Kaj Jerne）1971，1975，1984

イーガン，R・L（Robert L. Egan）1960

イグナロ，L（Louis J. Ignarro）1998

イサク・ユダエウス（Isaak Judaeus）932，1060頃

イサクソン，B（B. Isaksson）1951

イシドールス（Isidorus）636

イズナー，J（Jeffrey Isner）1996

イスラエル，J・A（James Adolf Israel）1878

イートン，L（Lee Eaton）1956

イートン，M・D（Monroe D. Eaton）1944，1963

イブセン，B（Bjørn Ibsen）1952

イブン・アブ・ウサイビア（Ibn Abu Usaibia）1273

イブン・アル・ジャザル（Ibn al-Jazzar）1060頃

イブン・アル・バイタル　1248

イブン・アンナフィース（Ibn An-Nafis）1288，1559

イブン・シーナ（Ibn Sina）→アヴィケンナ

イブン・マサウァイヒ（大マースエ、大メスエ大マースエ→イブン・マサウエ）（Ibn Masawaihi、Mesue）857，1471，1473，1475

イブン・ルシュド（別名：アヴェロエス）（Ibn Rushd、Averroes）1198

イムホテプ（Imhotep）前2900年代

イリチ，I（Ivan Illich）1976

イルメンゼー，K（Karl Illmensee）1981

イワーノフ，E・I（E. I. Ivanov）1912

イングラッシャ，ジョヴァンニ・フィリッポ（Giovanni Filippo Ingrassia）1553，1603

インマン，W・H・W（W. H. W. Inman）1969

<ウ>

ヴァイニング，D・J（David J. Vining）1995

ヴァインズ，H・W・C（Howard William Copland Vines）1933

ヴァヴラ，I（I. Vávra）1968

ヴァーグステイン，F（Finn Waagstein）1975

ヴァケー，L・H（Louis Henri Vaquez）1903

ヴァサール，G（G. Vassart）1990

ヴァーノン，H・M（H. M. Vernon）1909

ヴァーマス，H（Harold E. Vermus）1989

ヴァラフリート（Walahfrid）828

ヴァルサルヴァ，アントニオ・マリア（Antonio Maria Valsalva）1704

ヴァルシアイネン，A・V（Armas Vihtori Vartiainen）1934

ヴァルデイヤー，W（W. Waldeyer）1875

ヴァルデンストルーム，J・G（Jan Gösta Waldenström）1944，1965

ヴァルネル，B・K（B. K. Wallner）1991

ヴァレンタイン，W・N（William N. Valentine）1961

ヴァレンティン，G・G（Gabriel Gustav Valentin）1836，1841

ヴァロリオ，コンスタンツォ（Constanzo Varolio）1573

ヴァン・ディラ，M・A（Marvin A. Van Dilla）1969

ヴァン・デル・ワウデ，F・J（Fokke Johannes van der Woude）1982，1985，1987

ヴァン・スライク，D・D（Donald D. Van Slyke）1921

ヴァンダー，A・J（Arthur J. Vander）1964，1965

ヴァンダイク，H・B（H. B. van Dyke）1942

ヴァン・リー，A（Annelies van Rie）1999

ヴィアンナ，G（Gaspar Vianna）1913

ヴィアンナ，O・C・d（Oliveila Gaspar de Vianna）1911

ウィグラー，M・H（Michael Howard Wigler）

1981

ヴィゴー，ジョヴァンニ・ダ（Giovanni da Vigo）
1514

ウィザリング，ウィリアム（William Withering）
1785

ウィシス，H・T（Henry T. Wycis）　1947

ヴィーシャウス，E（Eric F. Wieschaus）　1995

ヴィスコンティ，A（Achille Visconti）　1870

ウィーセル，T・N（Torsten Nils Wiesel）　1981

ウィダール，G・F・I（George Fernand Isidore
Widal）　1887

ウィッテンベルグ（Wittenberg）　1905

ウィップル，G・H（George Hoyt Whipple）
1926, 1932, 1934, 1935, 1945

ウィテブスキ，E（Ernest Witebsky）　1956

ヴィユサンス，レイモン（Raymond Vieussens）
1685, 1705

ヴィユスウ，G（Gaspard Vieussuex　1805

ヴィユマン，J・A（Jean Antoine Villemin）1865

ウィラン，R（Robert Willan）　1808

ヴィーラント，H（Heinrich Wieland）　1931

ウィリアムズ，E・D（E. D. Williams）　1966

ウィリアムズ，M・H（M.Henry Williams Jr）
1963

ウィリアムズ，R・R（Robert Runnels
Williams）　1934

ウィリス，トーマス（Tomas Willis）　1652,
1664, 1672, 1675

ウィリストン，J・S（John S. Williston）　1971

ウィル，R・G（R. G. Will）　1994, 1996

ウィルキンス，M（Maurice Wilkins）　1962

ウィルクス，S（Samuel Wilks）　1870, 1875,
1877

ウィルズング，ヨハン・ゲオルク（Johann
Georg Wirsung）　1642

ウィルソン，C（Clifford Wilson）　1936

ウィルソン，F（Frank Wilson）　1935

ウィルソン，S・A・K（Samuel Alexander
Kinnier Wilson）　1912

ヴィルツ，フェーリックス（Felix Wirtz）　1612

ウィルヒョウ，R（Rudolf Virchow）　1800,
1845, 1846, 1847, 1848, 1854, 1856, 1858,
1863, 1877, 1880

ヴィルヘルム（Wilhelm）　1260頃

ウィルムット，I（Ian Willmut）　1997

ヴィレルメ，L（Louis-René Villermé）　1820

ウィーンズ，H（Heintz Weens）　1945

ウィンスロー，ヤコブ・ベニグヌス（Jakob
Benignus Winslow）　1733

ヴィンター（Winther von Andernach）　1531

ウィンター，C・A（Charles A. Winter）　1963

ウィンダー，E（Ernest Wynder）　1950

ヴィンダウス，A（Adolf Windaus）　1907,
1926, 1927, 1931, 1932, 1934

ウィンターボトム，T・M（Thomas Masterman
Winterbottom）　1803

ウーゴ（Ugo dei Borgognoni）　1211, 1298

ヴェイン，J・R（J. R. Vane）　1971, 1982

ヴェクトリン，C（Carl Voegtlin）　1909

ウェゲナー，F（Friedrich Wegener）　1936,
1939

ヴェサリウス，アンドレアス（Andreas Vesalius）
1514, 1537, 1538, 1539, 1540, 1545, 1551,
1555, 1561, 1564

ウェジフォース，P（Paul Wegeforth）　1919

ウェスターグレン，A（Alf Westergren）　1924

ウェスターベルク，O（Olof Vesterberg）　1966

ウェスト，C（Charles West）　1848

ウェスト，C・D（Clark D. West）　1965

ウェスト，G・B（G. B. West）　1953

ウェスト，J・B（John B. West）　1977

ウェストファール，C・F・O（Carl　Friedrich
Otto Westphal）　1875

ウェストファール，U（U. Westphal）　1934

ヴェストマン，A（A. Westman）　1937

ヴェスリング，ヨハン（Johann Vesling）　1623,
1641, 1642

ウェッカー，L・d（Louis de Wecker）　1889

ヴェーバー，E・F・W（Eduard　Friedrich
Wilhelm Weber）　1825, 1845

ヴェーバー，E・H（Ernst Heinrich Weber）
1825, 1845

ヴェーバー，H（Hellmut Weber）　1931

ヴェーバー兄弟（Weber）　1837, 1845

ヴェプファー，ヨハン・ヤーコブ（Johan Jakob
Wepfer,）　1658

ウェーマン，B・v（Bauke van Weemen）　1971

ヴェーラー，F（Friedrich Wöhler,）　1828

ウェラー，T・H（Thomas H. Weller）　1949,
1954, 1956, 1960

ヴェリン，C・S（Carl Sölve Welin）　1955

ヴェール，W・W（Wylie W. Vale）　1981

ウェルシュ，D・A（David Arthur Welsh）
1898

ウェルズ，G・A・H（G. A.H. Wells）　1987

ウェルズ，H（Horace Wells）　1844

ウェルズ，T・S（Thomas　Spencer　Wells）
1858, 1866

ウェルチ，W・H（William Henry Welch）
1892

ウェルニッケ，C（Carl Wernicke）　1874

ウェルマー，P（Paul Wermer）　1954

ウエロカイ，J（Jose Verocay）　1910

ヴェンケバック，K・F（Karel　Frederik
Wenckebach）　1914, 1956

ヴェンター，J・C（J. Craig Venter）　1995

ウェンヨン，C・M（Charles Morley Wenyon）
1911

ウォー，W・A（W. A. Waugh）　1932

ウォーカー，J・E（John E. Walker）　1997

ウォーカー，M・B（Mary Broadfoot Walker）
1932, 1934

ウォーカー，R・M（R. M. Walker）　1964

ウォザースプーン，A・C（A. C. Wotherspoon）
1993

ウォーシン，A・S（Alfred Scott Warthin）
1913

ウォーターズ，R・M（Ralph Milton Waters）
1933

ウォードロップ，J（James Wardrop）　1808

ウォラー，A・V（Augustus Volney Waller）
1847, 1850, 1887

ウォラストン，W・H（William　Hyde
Wollaston）　1797, 1810

ヴォールヴィル，F（F. Wohlwill）　1923

ヴォルタ，アレッサンドロ（Alessandro Volta）
1792

ウォルド，G（George Wald）　1935, 1967

ウォルドボット，G・L（G. L. Waldbott）　1949

ウォルトン，トーマス（Thomas　Wharton）

1656

ヴォルバッハ，S・B（Simeon Burt Wolbach）
1916
ヴォルフ，G（George Wolf）　1932
ヴォルフ，L（Louis Wolff）　1930
ヴォルフ，カスパー・フリドリッヒ（Casper
Friedrich Wolff）　1759
ウォレン，D・J（D. J. Warren）　1975
ウォレン，J（James Warren）　1945
ウォレン，J・C（John Collins Warren）　1846
ウォレン，J・R（John Robin Warren）　1979,
1983
ウォレン，S・L（Safford Leak Warren）　1960
ウォレン，W・D（W. Dean Warren）　1967
ヴォロノフ，S（Serge Voronoff）　1919
ヴォーン，V・C（Victor Clarence Vaughan）
1907
ウーサイ，B・A（Bernardo Alberto Houssay）
1924, 1935, 1937, 1947
ウジョホレスネ（Udjohorresne）　前500年頃
ウッド，A（Alexander Wood）　1853, 1855
ウッドール，ジョン（John Woodall）　1617
ウッドラフ，A・M（Alice Miles Woodruff）
1931
ウッドラフ，H・B（H. B. Woodruff）　1940
ウッドワード，R・B（Robert Burns Woodward）
1972
ウリック，S（Stanley Ulick）　1976
ウルタド，A（Alberto Hurtado）　1933
ヴルピアン，E・F・A（Edmé Félix Alfred
Vulpian）　1856
ウルブレフスキー，F（Felix Wroblewski）
1954, 1955
ヴールホースト，R（Reindert Voorhorst）　1964
ウルリッヒ，A（A. Ullrich）　1985
ウーレンフート，E・C・A（Eduard Carl Adolf
Uhlenhuth）　1928
ウーレンフート，P（P. Uhlenhuth）　1915
ウンデルリヒ，C・R・A（Carl Reinhold
August Wunderlich）　1868
＜エ＞
エア，J・B（James Bourne Ayer）　1919
エイクマン，C（Christiaan Eijkman）　1896,
1929
エイトキン，W（William Aitkin）　1852
エイドリアン，E（Edgar Douglas Adrian）
1906, 1929, 1932, 1934,
エイブリー，O・T（Oswald Theodore Avery）
1923
エイモス，D・B（D. Bernard Amos）　1968
エヴァンス，J・A（John A. Evans）　1962
エヴァンス，H・M（Herbert Mclean Evans）
1921, 1922, 1924, 1936, 1939
エーウィンズ，A・J（Arthur James Ewins）
1914, 1938
エウスタキ，バルトロメーオ（Bartolommeo
Eustachi, Eustachius）　1564
エウセル，C（Carlos Heuser）　1919
エーヴリー，O・T（Oswald T. Avery）　1944
エーヴリング，J・H（James Hobson Aveling）
1863
エクステッド，J（J. Ekstedt）　1963
エクルズ，J・C（John Carew Eccles）　1963
エグルストン，C（C. Eggleston）　1915
エゲベルグ，O（Olav Egeberg）　1965

エコノモ，C・F・v（Constantin Freiherr von
Economo）　1917
エシッチ，C・R（C. R. Essick）　1919
エスキュロール，J・E・D（Jean Étienne
Dominique Esquirol）　1838
エスコラピウス（Escolapius）　6世紀後半～
7世紀頃
エックルズ，J・C（John Carew Eccles）　1934
エッシェリヒ，T（Theodor Escheich）　1885
エッシェンモーザー，A（Albert Eschenmoser）
1972
エッピンゲル，H（Hans Eppinger）　1908, 1909
エティアンヌ，シャルル（Charles Estienne）
1545
エディンガー，L（Ludwig Edinger）　1885
エーデルボールス，G（George Edelbohls）
1904
エーデルマン，G・M（Gerald Maurice
Edelman）　1972
エドキンス，J・S（John Sydney Edkins）　1905
エドラー，I（Inge Edler）　1954, 1955
エドワーズ，R・G（Robert G. Edwards）
1971, 1978
エドワーズ，R・Q（Roy Q. Edwards）　1980
エフラー，D（Donald Effler）　1967
エプラー，G・R（Gary R. Epler）　1985
エーベル，J・J（John Jacob Abel）　1891,
1894, 1897, 1904, 1913, 1919, 1926
エーベルト，C・J（Carl Joseph Eberth）　1880
エマヌエル，G（G. Emanuel）　1915
エームス，B・N（Bruce N. Ames）　1964
エラシストラトス（Erasistratos）　前280年
頃
エリオット，J（John Elliott）　1936
エリオット，M・J（M. J. Elliot）　1994
エリオット，T・R（Thomas Renton Elliott）
1904, 1905
エリオットソン，J（John Elliotson）　1831
エリオン，G（Gertrude Belle Elion）　1963,
1988
エリクソン，J（Jan Erikson）　1983
エリクソン，S（Sten Eriksson）　1963
エリス，A（Arthur Ellis）　1942, 1966
エーリック，J（John Ehrlich）　1947
エルヴェヒエム，C・A（Conrad Arnold
Elvehjem）　1937
エルサン，A・E・J（Alexandre Émile Jean
Yersin）　1888, 1896, 1894
エルスナー，H（Henry Elsner）　1911
エルスレフ，A・J（Allan J. Erslev）　1953
エルドハイム，J（Jacob Erdheim）　1903, 1907
エルブ，W・H（Wilhelm Heinrich Erb）　1875
エルマン，R（R. Elman）　1925
エルムクヴィスト，R（Rune Elmqvist）　1959
エルメンゲム，E・P・M・v（Émile Pierre
Marie van Ermengem）　1896
エールリッヒ，P（Paul Ehrlich）　1875, 1879,
1884, 1888, 1891, 1897, 1904, 1905, 1907,
1908, 1909, 1910, 1912
エルンスト，R（Richard Robert Ernst）　1991
エーレンベルク，C・G（Christian Gottofried
Ehrenberg）　1838
エーレンライヒ，M（M. Ehrenreich）　1912
エーレンライヒ，T（Theodore Ehrenreich）
1968

エングヴァル，E（Eva Engvall） 1971
エングル，E・T（Earl Theron Engle） 1927
エンソン，Y（Yale Enson） 1964
エンダース，J・F（John F. Enders） 1949,
　1954, 1960

＜オ＞

オア，H・T（Harry T. Orr） 1974, 1993
オイラー，U・S・v（Ulf Svante von Euler）
　1931, 1946
オーヴァートン，C・E（Charles Ernest
　Overton） 1895
オーウェン，C・A（Charles A. Owen Jr）
　1947, 1948
オーウェン，T・K（T. K. Owen） 1956
オエーム，A（Alexander Oehm） 1992
オーエン，R（Richard Owen） 1852
オグストン，A（Alexander Ogston） 1881
オース，D（David Auth） 1986
オースチン，H・A（Howard A. Austin, III）
　1986
オストレーム，K・E（Karl E. Åström） 1952
オズボーン，T・B（Thomas Burr Osborne）
　1913, 1914
オスラー，W（William Osler） 1892, 1894,
　1903, 1904, 1907, 1909, 1911, 1925
オチョア，S（Severo Ochoa） 1959
オットー，J・C（John Conrad Otto） 1803
オッペンハイマー，D・R（D. R. Oppenheimer）
　1969
オティエノ，L・S（L. S. Otieno） 1975
オード，W・M（William Miller Ord） 1877
オードバーグ，E（E. Oldberg） 1928
オドワイアー，J・P（Joseph P. O'Dwyer）
　1885
オドンネル，C・J（Christopher J. O'Donnell）
　1998
オーピー，E・L（Eugene Lindsay Opie）
　1900, 1901
オフォッフ，R・A（Roel A. Ophoff） 1996
オーベルマイエル，O・F・F（Otto Hugo Franz
　Obermeier） 1873
オマリー，S・M（Sean M. O'Malley） 1990
オリー，P・M（Peter M. Olley） 1973, 1975
オリヴァ，P・B（Philip B. Oliva） 1973
オリヴァー，G（George Oliver） 1894, 1895,
　1897, 1910
オールチン，W・H（William H Allchin） 1885
オルテガ，L・G（Louis G. Ortega） 1956
オルデンドルフ，W・H（William H. Oldedorf）
　1960, 1961
オルト，M・R（M. R. Oldt） 1937
オルトルフ（Ortolff） 1477
オールバット，T・C（Thomas Clifford Albutt）
　1867, 1870, 1915
オルブライト，F（Fuller Albright） 1942
オレ，P・C（Pierre Cyprien Oré） 1874
オレイバシオス（Oreibasios） 363, 590, 642
オレン，M（Moshe Oren） 1989
オーンスタイン，L（L. Ornstein） 1962
オンデッティ，M・A（Miguel Angel Ondetti）
　1971, 1977

＜カ＞

カー，E・A（Edward A. Carr） 1962
カー，F・H（Francis Howard Carr） 1906
ガイトン，A・C（Arthur C. Guyton） 1973

カイリ，R（Rashid Khairi） 1966
カヴァントゥー，J・B（Joseph Bienaimé
　Caventou） 1818
カウシュ，W（Walther Kausch） 1912
ガウビウス，ヒエロニムス・デヴィッド
　（Hieronymus David Gaubius） 1664
ガウプ，ヒエロニムス・ダヴィッド
　（Hieronymus David Gaub） 1758
カウンセル，R・E（Raymond E. Counsell）
　1971
カウンツ，S・L（Samuel L. Kountz） 1969
カウンツ，W・B（W. B. Kountz） 1934
カエサル（Caesar, Julius） 前46
カエリウス（Caelius Aurelianus） 8世紀初
　頭頃
カーキス，W・S（William Senhouse Kirkes）
　1852
カーク，R（Robert Kark） 1954
カークリン，J・W（J. W. Kirklin） 1949
ガザ，テオドーロス（Theodoros Gaza） 1483
ガジュセック，D・C（Daniel Carleton
　Gajdusek） 1957, 1966, 1968, 1976, 1985
カシュニー，A・R（Arthur Robertson Cushny）
　1917
カーズウェル，R（Robert Carswell） 1837
カスカート，E・S（Edgar S. Cathcart） 1976
ガスケル，W・H（Walter Holbrook Gaskell）
　1877, 1882, 1883, 1886, 1916
カステラーニ，A（Aldo Castellan） 1902
カステラノス，A・W（Agustin Walfredo
　Castellanos） 1937
カステロ 1473
ガストー，H（H. Gastaut） 1966
カズナーヴ，P・L・A（Pierre Louis Alphee
　Cazenave） 1851
カスパリ，W（W. Caspari） 1912
カスパル・スハンブルヘル（Casper
　Schaemburger） 1649 1650
カスペルスソン，T（T. Caspersson） 1970
ガスリー，S（Samuel Guthrie） 1831
カーソン，J（James Carson） 1821
カーソン，P・E（Paul E. Carson） 1956
ガッサー，H（Herbert Spencer Gasser） 1944
カッシニー，A・R（Arthur Robertson Cushny）
　1905
カッセン，B（Benedict Cassen） 1951
ガッダム，J・H（John Henry Gaddum） 1921,
　1930, 1931, 1933, 1954
カッチ，G（Gerhart Katsch） 1924
カッツ，B（Bernard Katz） 1970
カッツ，L・N（Louis N. Katz） 1956
カッツ，S・L（Samuel L. Katz） 1954
カッツネルソン，P（Paul Kaznelson） 1916,
　1922, 1931
カドガン，ウィリアム（William Cadogan）
　1748
ガードナー，E・J（Eldon J. Gardner） 1951
カートライト，R・D（Rosalind Dymond
　Cartwright） 1982
カトラー，E・C（Elliot Carr Cutler） 1923
ガードン，J・B（John Bertrand Gurdon）
　1958
カニャール＝ラトゥール，C（Charles
　Cagniard-Latour） 1836
カノック，R・M（Robert M. Chanock） 1961,

1962, 1963

ガーハード，W・W（William Wood Gerhard）
1837

カハール，S・R・y（Santiago Ramon y Cajal）
1897, 1906

カーハン，W・G（William G. Cahan）　1960

ガフ，J（J. Gough）　1952

ガフキー，G（Georg Gaffky）　1884

カプラン，D・M（David M. Kaplan）　1903

カプラン，J（Joshua Kaplan）　2000

カプロウ，L・S（Leonard S. Kaplow）　1955

カポジ，M（Moritz Kaposi）　1872

カーボーン，P・P（Paul P. Carbone）　1971

ガーマス，F・G（F. G. Germuth Jr）　1953

カマン，G・P（George P. Cammann）　1852

カミュ，J（Jean Camus）　1913

カム，O（Oliver Kamm）　1928

ガムギー，A（Arthur Gamgee）　1873

カムフォート，M・W（M. W. Comfort）　1946,
1952

カーメン，A（Arthur Karmen）　1954

ガモフ，G（George Gamow）　1955

カーラー，O（Otto Kahler）　1889

カラスコ，N（Nancy Carrasco）　1996

ガラハー，J・J（John J. Gallagher）　1982

ガラン，F・X（F. X. Galen）　1984

カラン，M・E（Mark E. Curran）　1995, 1996

カーラン，D・A（Donald A. Curran）　1965

カリーニ，D・J（David J. Carini）　1991

ガリック，R・M（R. M. Gulick）　1997

ガリレオ・ガリレイ（Galileo Galilei）　1612

ガル，W・W（William Withey Gull）　1856,
1873

ガル，F・J（Frantz Joseph Gall）　1796, 1810

カルヴァート，R・J（R. J. Calvert）　1956

ガルヴァーニ，ルイジ（Luigi Galvani）　1792,
1794

カルク，H（Heintz Kalk）　1934

ガルシア，M（Manuel Garcia）　1854

カールソン，A（Arvid Carlson）　2000

カルダン，ジェローム・（Jerome　Cardan）
1552

カルディナーリス（Cardinalis）　1240 頃

カルノー，P（P. Carnot）　1922

カルピ，ベレンガリオ・ダ（Jacopo Berengario
da Carpi）　1518, 1522

カルメット，C・A（Charles Albert Calmette）
1907, 1924, 1925

カルーリ，R（Raghuram Kalluri）　1995

カルレル，P（Paul Karrer）　1928, 1931, 1935

ガレノス（Galenos）　129, 145, 162, 166, 169,
199, 3世紀, 489, 531, 550 頃, 590, 642, 850
年頃, 1037, 1060 頃, 1187, 1190, 1200 頃,
1260 頃, 1308, 1313, 1489, 1525, 1526, 1530,
1531, 1538, 1539, 1612, 1628, 1914

カレル，A（Alexis Carrel）　1905, 1908, 1909,
1912, 1938

カレン，ウィリアム（William Cullen）　1778

カーレンス，E（Eric Carlens）　1959

カレンデル，W・A（Willi A. Kalender）　1989

ガロッド，A・E（Archibald Edward Garrod）
1909, 1923

ガロッド，A・B（Alfred Baring Garrod）1848,
1858

ガワーズ，W・R（William Richard Gowers）

1852, 1875, 1880

カン，J・P（J. P. Caen）　1966, 1974, 1975

カン，J・S（Jean S. Kan）　1982

カーン，R・Y（R. Y. Calne）　1978

ガンス，H（H. Gans）　1955

ガンツ，I（Ira Gantz）　1991

ガンツ，W（William Ganz）　1970, 1978, 1980

カンデル，E（Eric R. Kandel）　2000

カントロヴィッツ，A（Adrian　Kantrowitz）
1953, 1966, 1967, 1968,

カンビャン，F（François Cambien）　1992

＜キ＞

キアリ，H（Hans Chiari）　1905

キアルルジー，ビンチェンツォ（Vincenzo
Chiarurgi）　1793

ギイ・ド・ショウリアク（Guy　de　Chauliac）
1363、1370

キヴォーキアン，J（Jack Kevorkian）　1990

キエルダール，J（Johann Kjeldahal）　1883

キエンベック，R（Robert Kienböck）　1905

キース，A（Arthur Keith）　1907, 1911

キース，ジョン（John Caius）　1552

ギッブス，C・J（C. J. Gibbs）　1968

キーティング，M（Mark Keating）　1991, 1996

キニューン，J・J（Joseph James Kinyoun）
1887

ギブソン，J・G（J. G. Gibson）　1957

キーフハーバー，P（P. Kiefhaber）　1977

ギボン，J・H（John Heysham Gibbon）　1937,
1939, 1953

キム，J・P（Jungsuh P. Kim）　1995

キャスルマン，B（Benjamin Castleman）　1943

キャノン，P・J（Paul J. Cannon）　1972

キャノン，W・B（Walter Bradford Cannon）
1897, 1926

キャノン，R・O（Richard O. Cannon）　1988

キャピキアン，A・Z（Albert Z. Kapikian）
1972

キャメロン，D・F（Donald F. Cameron）　1918

キャリアー，H・M（H. M. Carryer）　1950

ギャルサン，R（Raymond Garcin）　1927

ギャロ，R（Robert Gallo）　1981, 1983

ギャロッド，A・B（Alfred Baring Garrod）
1922

キャントン，R（Richard Canton）　1875

キャンプス，P（Percy Camps）　1929

キャンプベル，H（Harry　Campbell）　1900

キャンベル，A・W（Alfred Walter Campbell）
1905

ギュイミノー，C（Christian　Guilleminault）
1976

キュストナー，H（Heintz Küstner）　1921

キューター，D・J（D. J. Kuter）　1994

キュッツィンク，F・T（Friedrich　Traugott
Kutzing）　1836

キューネ，W（Wilhelm Friedrich Kühne, Willy
Kühne）　1863, 1876, 1888

キュメル，H（Hermann Kümmell）　1910

キュリー，M・S（Marie Sklodowska Curie）
1898, 1903

キュリー，P（Pierre Curie）　1898, 1901, 1903

ギュンツブルク，A（Alfred Günzburg）　1852

ギラン，G・C（Georges Charles Guillain）
1916, 1931

キリアン，G（Gustav Killian）　1897, 1898,

1902, 1907
ギリエルモ・コルヴィ（Guillielmo Corvi）1260 頃
ギリエルモ・ダ・サリチェート（Guillielmo da Saliceto）1275, 1474, 1475
ギリース，H（Harold Gillies）1917
キリップ，T（Thomas Killip, III）1967
ギリベルトゥス（Gillibertus）1250 頃
キール，F（Fredrick Kiil）1963
ギールケ，E・v（Edgar von Gierke）1929
キルスナー，J・B（Joseph B. Kirsner）1954
ギルソン，J・C（J. C. Gilson）1956
ギルド，W（Warren Guild）1954
ギルバート，W（Walter Gilbert）1977, 1980
ギルフォード，H（Hastings Gilford）1897
ギルマン，A（Alfred Gilman）1942, 1994
ギルマン，R・C・L（Roger C. L. Guillemin）1969, 1973, 1977, 1982
ギルモー，ジャック（Jaques Gillemeau）1585, 1622
ギレスピ，L・J（L. J. Gillespie）1913
キーン，H（H. Keen）1963
キング，A・F・A（Albert Freeman Africanus King）1882
キング，C・G（Charles Glen King）1932
キングスレイ，N・W（Norman William Kingsley）1880
キンツラー，K・W（Kenneth W. Kinzler）1991
キンマンス，J・B（J. B. Kinmonth）1954
キンメルシュティーエル（キンメルスチール），P（Paul Kimmelstiel）1924, 1936, 1962
＜ク＞
クイック，A・J（Armand J. Quick）1935
クイノー，C（Claude Couinaud）1954
グイン，N（Norman Gwyn）1923
クインケ，H（Heinrich Quincke）1895
クヴェイム，M・A（Morton A. Kveim）1941
クオ，C・C（Cho-Chou Kuo）1986
クオ，G（George Kuo）1989
グオスミー，J・T（James Taylor Gwathmey）1913
クシーリ，A（A. Cuschieri）1990
クスマウル，A（Adolf Kussmaul）1866, 1868, 1874, 1923
クック，D・L（Daniel L. Cook）1983, 1984, 1916, 1921, 1923
クック，R・A（Robert Anderson Cooke）1916, 1921, 1923
クッシュマン，D（David Cushman）1977
クッシング，H（Harvey Cushing）1898, 1905, 1908, 1912, 1917, 1922, 1925, 1932, 1938
クッチャー，F（Friedrich Kutscher）1910
グッデイル，R・L（Robert L. Goodale）1970
グッドイヤー，ジョン（John Goodyer）1655
グッドウィン，C・S（C. S. Goodwin）1983
グッドウィン，W・E（Willard E. Goodwin）1963
グッドパスチャー，E・W（Ernest William Goodpasture）1919, 1931
グットマン，P（Paul Guttman）1891
クッフェル，K・W・v（Karl Wilhelm von Kupffer）1876
グーテンベルク（Johannes Gutenberg）1448
クナウエル，E（Emil Knauer）1896
クナップ，P（Paul Knapp）1909

クーナハン，R（R. Counahan）1977
クヌードソン，A・G（Alfred George Knudson, Jr）1961, 1971
クノル，M（Max Knoll）1931
クーパー，A（Astley Cooper）1804
クーパー，D・K・C（D. K. C. Cooper）1983
クーパー，J・D（J. D. Cooper）1983
クームス，R（Robin Coombs）1963
クーメル，P（P. Coumel）1967
クライス，W（Walter Kreis）1932
グライゼル，ヨハン・ゲオルク（Johann Georg Greisel）1672
クラヴェル，F（François Clavel）1986
クラウス，R（Rudolf Kraus）1897, 1910
クラウゼ，P（P. Krause）1912
クラーク，J（John Clark）1815
クラーク，J・A・L（Jacob Augustus Lockhart Clark）1851
クラーク，W（William Clarke）1842
グラスバーグ，J（Jeffery Glassberg）1985
グラソック，R・J（R. J. Glassock）1967
グラッシ，G・B（Giovanni Battista Grassi）1878, 1898, 1899, 1900
クラッセン，M（M. Classen）1980
クラットウォーシー，H・W（H. William Clatworthy）1955
グラディ，マテオ・フェラーリ・ダ・（Matteo Ferrari da Gradi）1472
クラテウアス（Krateuas）前 1 世紀, 512
グラニット，R（Ragnar Arthur Granit）1967
グラハム，A（A. Graham）1912
グラハム，E（Evarts Graham）1950
グラハム，E・A（Evarts Ambrose Graham）1924, 1933
グラハム，J・G（J. G. Graham）1969
グラハム，T（Thomas Graham）1869
グラーフ，レエイニエル・デ（Reijnier de Graaf）1668, 1672, 1673
グラフェオ，ベンヴェヌート（Benvenuto Graffeo）1474
クラフォード，C（Clarence Crafoord）1939, 1945
クラフト＝エビング，R・v（Richard von Kraft-Ebing）1886
クラマー，P（P. Kramer）1982
グラム，H・C（Hans Christian Gram）1884
グランツマン，E（Eduard Glanzmann）1918
グランディディエル，L（L. Grandidier）1855
グラント，D（David Grant）1989
グラント，ジョン（John Graunt）1662
クーリー，D（Denton Cooley）1968, 1969, 1978, 1981
クリーヴス，M・A（Margaret Abigail Cleaves）1903
クリス，J・P（Joseph P. Kriss）1964
クリスタル，R・G（Ronald G. Crystal）1976
クリスチャン，H・A（Henry A. Christian）1919
クリスティアン，W（Walter Christian）1932
グリソン，フランシス（Francis Glisson）1650, 1654, 1672, 1757
クリック，F・H・C（Francis Harry Compton Crick）1953, 1962
クーリッジ，W（William Coolidge）1913, 1923
グリープ，R・O（Roy Orval Greep）1937,

1942
グリフィス，C・A（Charles A. Griffith） 1957
グリフィス，F（Frederick Griffith） 1928
グリフィス，J・S（John Stanley Griffith） 1967
グリフィス，R・S（Richard S. Griffith） 1964
グリフィン，J・H（John H. Griffin） 1981
クリュヴェイエ，J（Jean Cruveilhier ） 1829, 1835, 1836, 1849
グリュンツィッヒ，A・R（Andreas Roland Grüntzig, Gruentzig） 1977, 1978, 1979, 1980
グリーン，J・A（James A. Greene） 1940
グリーン，M・R（Mark L. Green） 1969
グリーンウッド，M（Major Greenwood） 1935
グリーンガード，P（Paul Greengard） 2000
クリンゲル，H・K・E（Heinz Karl Ernst Klinger） 1936
グリーンフィールド，L・J（Lazar J. Greenfield） 1969
グリーンブラット，R・B（Robert B. Greenblatt） 1961
クルー，A・V（Albert Victor Crewe） 1970
クール，D・E（David E. Kuhl） 1963, 1980
クルーガー，R・A（Robert A. Kruger） 1978
クルーグ，A（Aaron Klug） 1982
クルシュマン，H（H. Curschmann）
グルストランド，A（Allvar Gullstrand） 1911
クルーゼ，W（Walther Kruse） 1914
クールトア，B（Bernard Courtois） 1812
クルナン，A・F（André Frédéric Cournand） 1932, 1939, 1941, 1949, 1956
グルーバー，M（Max von Gruber） 1896
クルムス（Johann Adam Kulmus） 1771
クルンプケ，A・D（Augusta Dejerine-Klumpke） 1895
グレイ，A・L（Alfred L. Gray） 1906
グレイストン，J・T（J. T. Grayston） 1986
クレイトマン，N（Nathaniel Kleitman） 1953
クレイトン，C（Charles Creighton） 1891
グレーヴス，R・J（Robert James Graves） 1835
グレーフェ，F・W・E・A・v（Friedrich Wilhelm Ernst Albrecht von Graefe） 1853, 1857, 1870
グレナー，G・G（George G. Glenner） 1984
グレニー，A・T（Alexander Thomas Glenny） 1904
クレブス，E（Edwin Gerhard Krebs） 1992
クレブス，H・A（Hans Adolf Krebs） 1940, 1953
クレブス，T・A・E（Theodor Albrecht Edwin Klebs） 1883
クレペリン，E（Emil Kraepelin） 1898, 1901, 1907
グレン，F（Frank Glenn） 1954, 1962
クレンペラー，P（Paul Klemperer） 1941, 1942
クレンライン，R・U（Rudolf Ulrich Krönlein） 1886
クロイツフェルト，H・G（Hans Gerhard Creutzfeldt） 1920
クロウ，R・S（R. S. Crow） 1956, 1968
クローヴァラキス，C（C. Chlouverakis） 1963
クローグ，A（Schak August Steenberg Krogh） 1904, 1920, 1933

クロス，F・S（Frederick S. Cross） 1956
グロス，J（J. Gross） 1952
グロス，L（Ludwik Gross） 1950
グロス，R・E（Robert E. Gross） 1938
グロスマン，G（Gustav Grossmann） 1935
グロスマン，M・A（Murray A. Grossman） 1964
クローゼ，B（Bernhard Klose） 1904
グロッフェン，J（John Groffen） 1984
クロード，A（Albert Claude） 1974
クロフォード，A・C（Albert Cornelius Crawford） 1897
クローマイヤー，E（Ernst Kromayer） 1904
クローン，B・B（Burrill Bernard Crohn） 1932
クーン，R（Richard Kuhn） 1934, 1937
クンケル，H・G（Henry G. Kunkel） 1951
クンケル，L・M（Louis M. Kunkel） 1987
グンテル，H（Hans Gunther） 1910

＜ケ＞

ケアンズ，H（H. Cairns） 1941
ケイ，E・B（Earle B. Kay） 1956
ゲイ，F・P（Frederick Parker Gay） 1908
ケイトン，R（Richard Caton） 1889
ゲイン，C（Charles Gaine） 1858
ゲオルギー，W（Walter Georgi） 1918
ケース，D・B（David B. Case） 1979
ケスティラ，M（Marjo Kestilä） 1998
ゲスナー，コンラット（Conrad von Gesner） 1542
ケスラー，K・K（K.K. Koessler） 1922
ケッシンジャー，A（Anne Kessinger） 1989
ケティ，S・S（Seymour S. Kety） 1945
ゲート，T（T. Gött） 1912
ケトレ，L・A・J（Lambert Adolphe Jacques Quetelete） 1825
ケナウェー，E（Ernest Kennaway） 1925
ケーニヒ，M（Michel Koenig） 1988
ケーラー，G・J・F（Georges J. F. Köhler） 1975, 1984
ケラウェイ，C・H（Charles Halliley Kellaway） 1922
ゲラルド（Gherardo） 1187
ゲラン，C（Camille Guérin） 1924
ケリー，J（George Kellie） 1816
ケリー，H・A（Howard Atwood Kelly） 1903
ケリカー，R・A・v（Rudolf Albert von Kölliker） 1845, 1852
ケル，J・F・R（J. F. R. Kerr） 1972
ゲル，P（Philip Gell） 1963
ケルクリング，トーマス・テオドール 1670
ケルスス（Aulus Cornelius Celsus） 1478
ゲルストマン，J（Josef Gerstmann） 1936
ゲルスドルフ，ハンス・フォン（Hans von Gersdorff） 1517
ゲルトネル，A・A・H（August Anton Hierronymus Gaertner） 1888
ゲルハルト，C・A・C・J（Carl A. C. J. Gerhardt） 1877
ゲルファンド，M・L（Maxwell L. Gelfand） 1951
ケールブリンク，M（Martin Körbling） 1986
ゲルマン，D・D（D. D. Gellman） 1959
ゲンスラー，E（Edward Gaensler） 1950
ケンダル，E・C（Edward Calvin Kendall）

1914, 1934, 1936, 1948, 1950
ケント，A・F・S（Albert Fank Stanley Kent）
1893
ケンプ，H・G（Harvey G. Kemp, Jr.）　1967
ケンペル，エンゲルベルト（Engelbert Kämpfer）　1690
＜コ＞
ゴアー，P・A（Peter A. Gorer）　1937
コアンデ，J・F（Jean François Coindet）　1820
コウエル，S・J（Stuart Jasper Cowell）　1922, 1925
コウシェ，G（Gustav Kausche）　1938
コウリー，トーマス（Thomas Cawley）　1778
コーエン，S（Stanley N. Cohen）　1957, 1972, 1973, 1986
コカ，A・F（Arthur Fernandez Coca）　1923
ゴーガス，W・C（William Crawford Gorgas）
1901
コスコウスキー，W（W. Koskowski）　1922
コステリッツ，H（Hans Kosterlitz）　1975
ゴーダーラー，M・W・L（Michael W.L. Gauderer）　1980
コーツ，J（Joseph Coats）　1883
コックス，H・R（H. R. Cox）　1938
コックバーン，ウィリアム（William Cockburn）
1696
コッセル，A（Albrecht Kossel）　1896, 1910
ゴッドリー，R・J（Rickman John Godlee）
1884
ゴットリーブ，S・S（Stephen S. Gottlieb）
1998
コッハー，E・T（Emil Theodor Kocher）
1869, 1878, 1880, 1883, 1895, 1909
ゴッフ，J・S（John S. Goff）　1988
コッペ，R（Richard Koppe）　1869
コッホ，R（Robert Koch）　1876, 1878, 1879, 1881, 1882, 1883, 1890, 1891, 1896, 1900, 1901, 1905, 1907, 1908, 1970
コディセック，E（E. Kodicek）　1970
コーテス，J・E（J. E. Cotes）　1956
コトゥーニョ，ドメニコ（Domenico Cotugno）
1774
ゴードン，M・H（Mervyn Henry Gordon）
1915
ゴードン，アレグザンダー（Alexander Gordon）
1795
コーナー，G・W（George Washington Corner）
1929, 1930
コーニング，J・L（James Leonard Corning）
1885
コノリー，J（John Conolly）　1839
コーヒー，B（Byron Caughey）　1988
コーヘン，D（David Cohen）　1970
コーマック，A・M（Allan MacLeod Cormack）
1961, 1963, 1969, 1979
コーラナ，H・G（Har Gobind Khorana）　1968
コラム，トーマス（Thomas Coram）　1741
コリ，C・F（Carl Ferdinand Cori）　1947
コリ，G・T（Gerty Theresa Cori）　1947
コリップ，J・B（James Bertram Collip）
1923, 1925
ゴル，F（Friedrich Goll）　1860
コール，H・H（H. H. Cole）　1937
コール，S・T（Stewart T. Cole）　1998
コール，W・H（Warren Henry Cole）　1924

コルヴィザール，L（Lucien Corvisart）　1806, 1852, 1857
コルヴィサール，ジャン・ニコラ（Jean Nicolas Corvisart）　1761
ゴルジ，C（Cammillo Golgi）　1873, 1885, 1889, 1898, 1906, 1933
コルティ，A（Alphonso Corti）　1851
ゴルテル，ヨハネス・デ（Johannes de Gorter）
1793
ゴールド，H（Harry Gold）　1947
ゴールドスタイン，J・L（Joseph L. Goldstein）
1983, 1985
ゴールドバーガー，J（Joseph Goldberger）
1914, 1926
ゴールドバーグ，B・B（Barry B. Goldberg）
1994
ゴールドブラット，H（Harry Goldblatt）
1934, 1938
コルドゥス，ヴァレリウス（Valerius Cordus）
1542
ゴルトシャイデル，J・K（Johannes Karl Goldscheider）　1884
コルトマン，J（John Coltman）　1948
ゴルトン，F（Francis Galton）　1869
ゴルドン，ベルナール（Gordon Bernhard）
1282頃
コルネリウス・ケルスス（Aulus Cornelius Celsus）　40
コルフ，W・J（Willem Johan Kolff）　1943, 1955, 1956, 1958, 1966, 1973, 1982
コルベイユ，ジル・ド（Gilles de Corbeil）　1180
ゴールマハティヒ，N（Norbert Goormaghtigh）
1889, 1932, 1939, 1945
コレンス，C（Carl Correns）　1900
コロトコフ，N（Nikolai Korotkoff）　1905
コロピー，J・E（Joan E. Colopy）　1955
コロンボ，マッテオ・リアルド（Matteo Realdo Colombo）　1559
コン，J・W（Jerome W. Conn）　1955
コーン，A（Alfred Kohn）　1895
コーン，F（Ferdinand Cohn）　1876
コーン，J（Joachim Kohn）　1957
コーン，R（Roy Cohn）　1969
ゴーン，A（Anton Ghon）　1912
コンスタンティヌス（Constantinus）　1060頃, 1087, 1179, 1190, 1200頃
コンゼット，H（Heribert Konzett）　1940
コント，L（Louis Comte）　1898
コーンバーグ，A（Arthur Kornberg）　1956, 1959, 1967
コーンハイム，J（Julius Cohnheim）　1872, 1877, 1878, 1880
コンプ，P・C（Philip C. Comp）　1984
コンプトン，A・H（Arthur Holly Compton）
1922
コーンフーベル，H・H（Hans H. Kornhuber）
1964
コーンブラス，D・R（David R. Cornblath）
1990
コンラジ，H（Heinrich Conradi）　1906
＜サ＞
サイック，P（P. Saikku）　1985
サイドマン，C・E（Christine E. Seidman）
1990
ザイドラー，M（M. Zeidler）　1996

ザイファールト，C（C. Seyfarth）　1923
サイモン，D・B（David B. Simon）　1996
ザヴァツキー，J・V（J. V. Zawadzki）　1980
サヴェッジ，C・O・S（Caroline O. S. Savage）　1987
サヴェッジ，C・R（C. R. Savage,Jr）　1972
ザウエルブルッフ，E・F（Ernst Ferdinand Sauerbruch）　1908
ザウエルブルッフ，T（T. Sauerbruch）　1985
サウス，J（Juan Saus）　1988
ザクスル，P（P. Saxl）　1922
ザクマン，B（Bert Sakmann）　1991
ザーケル，M・J（Manfred Joshua Sakel）　1933
サコマノ，G（Geno Saccomanno）　1963
サザランド，D・J・A（D. J. A. Sutherland）　1966
サザランド，E（Earl Sutherland）　1971
サージェント，P（Percy Sargent）　1925
ザッキア，パオロ（Paolo Zacchia）　1650
ザックス，H（Hans Sachs）　1918
ザックス，L（L. Sachs）　1966
サットン，J・R（John R. Sutton）　1979
ザップ，J（Jan Sap）　1986
ザテネ，A・D（Adib D. Jatene）　1976
ザナリア，E（Elena Zanaria）　1994
サナレリ，G（Giuseppe Sanarelli）　1928
ザビエル，フランシスコ（Francisco Xavier）　1549
サマーズ，D・F（Donald F. Summers）　1965
サムエルソン，B・I（Bengt Ingemar Samuelsson）　1980, 1982
サムナー，A・J（Austin J. Sumner）　1982
サムナー，J（James Batcheller Samner）　1946
サラフディン，S・Z（S. Z. Salahuddin）　1988
サリヴァン，C（Colin Sullivan）　1981
サール，H（Henri Sarles）　1965
サロマン，E（Eugene Salaman）　1920
サロモン，A（Albert Salomon）　1913, 1960
サン，C・H（C. H. Sun）　1963
サンガー，F（Frederick Sanger）　1953, 1955, 1958, 1977, 1980
サンダース，C（Cicely Mary Strode Saunders）　1967
サンディフォルト，エデュアルト（Eduart Sandifort）　1777
サント，マリアーノ（Mariano Santo）　1522
サントス，R・D（Reynaldo Dos Santos）　1929
サンドストレーム，I・V（Ivar Victor Sandostrom）　1880
サントリオ，サントリオ（別名：サントリオ・サントロ，サンクトリオ）（Santorio Santorio）　1602, 1612, 1614

＜シ＞
シーア，R・L（Robert L. Scheer）　1964
シェイ，H（H. Shay）　1963
シェヴルール，M・E（Michel Eugene Chevreul）
シェーグレン，H（Henrik Sjögren）　1933
シェーグレン，T（Tage Sjögren）　1899
ジェネット，J・C（J. Charles Jennette）　1994
シェパード，T・H（Thomas H. Shepard）　1959
シェーファー，E・A（Edward Albert Schäfer）　1894, 1895, 1897, 1908, 1910
ジェフリーズ，A（Alec Jeffreys）　1985

ジェボンズ，M・P（M. P. Jevons）　1961
シェマン，ニコラ・デュボア・ド・（Nicolas Dubois de Chémant）　1788
ジェラッシ，C（Carl Djerassi）　1951
ジェラート，M（Marin Gellert）　1967
ジェラール，C（Charles Gerhardt）　1853
ジェリノー，J・B・E（Jean-Baptiste-Édouard Gélineau）　1880
シェリントン，C・S（Charles Scot Scherrington）　1906, 1932
シェルフ，D（D. Scherf）　1922
ジェルマーノ，G（Guido Germano）　1995
シェルラーグ，B・J（Benjamin J. Scherlag）　1969
シェーレ，カルル・ウイルヘルム（Carl Wilhelm Scheele）　1775, 1776
シェレンバーグ，G・D（Gerald D. Schellenberg）　1995
シェン，T-Y（Tsung-Ying Shen）　1963
ジェンシーニ，G・G（Goffred G. Gensini）　1963
ジェンティーレ・ダ・フォリーニョ（Gentile da Foligno）　1341
ジェンティーレ・ディ・ジェンティリ（Gentile dei Gentili）　1315, 1473, 1476, 1477
ジェンナー，W（William Jenner）　1837
ジェンナー，エドワード（Edward Jenner）　1763, 1796, 1798, 1803
シェーンライン，J・L（Johan Lucas Schönlein）　1839, 1864, 1868
シオン，E・v（Elie von Cyon）　1866
シカール，J・A（Jean Athanase Sicard）　1922
ジグヴァルト，U（Ulrich Sigwart）　1986
シーグミラー，J・E（J. Edwin Seegmiller）　1967
シーゲル，A・C（Alan C. Siegel）　1961
ジーゲムント，ジュスティーヌ（Justine Siegemund）　1690
シック，B（Bela Schick）　1905, 1907, 1908
シッピー，B・W（Bertram W. Sippy）　1915
シップ，M・A（Margaret. A. Shipp）　1993
シップル，J・H（J. H. Sipple）　1961
シッペン，ウィリアム（William Shippen）　1763
シディーク，T（Teepu Siddique）　1991
シデナム，T（Thomas Sydenham）　1655, 1666, 1682, 1696
シデロクラテス，サムエル（Samuel Siderokrates）　1562
シーハン，H・L（Harold Leeming Sheehan）　1939, 1956
シーハン，J・C（John C. Sheehan）　1957
シーボルト，カール・カスパー（Carl Casper Siebold）　1769, 1807
シーボルト，P・F・v（Philipp Franz von Siebold）　1823, 1824, 1829, 1859
シムケッツ，R・A（Richard A. Shimkets）　1994
シムズ，J・M（James Marion Sims）　1852, 1861
シモン（Simon）　1303, 1473, 1492
シモン，T（Theodore Simon）　1908
ジーモン，G（Gustav Simon）　1869
シモンズ，M（Morris Simmonds）　1914, 1919
シモンズ，N（Nina Simmonds）　1917
シャイ，G・M（G. Milton Shy）　1960

シャイナック，L・I（Lewis I. Schainuck）
1970
シャインカー，I（Ilya Scheinker）　1936
シャインマン，M・M（Melvin M. Scheinman）
1982
ジャーヴィック，R（Robert Jarvik）　1982
シャウデン，F・R（Fritz Richard Schaudinn）
1905
シャオール，H（Henri Chaoul）　1935
シャガス，C（Carlos Chagas）　1907
ジャクー，F・S（François Sigismond Jaccoud）
1895
ジャクソン，C（Chevalier Jackson）　1890，
1904, 1905, 1907, 1918, 1934
ジャクソン，J・H（John Hughlings Jackson）
1864
ジャコブ，F（François Jacob）　1965
ジャコブ，N・H（N.H. Jacob）　1831
ジャコブズ，K（Kenneth Jacobs）　1985
ジャコブソン，L・O（L. O. Jacobson）　1957
シャッツ，R（Richard Schatz）　1987
ジャドキンス，M・P（Melvin Paul Judkins）
1967
ジャドソン，W・E（Walter E. Judson）　1959
ジャニッキ，C（Constantine Janiki）　1917
ジャニュアリー，L・E（L. E. January）　1940
シャノン，J・A（James A. Shannon）　1935
シャープ，G・C（Gordon C. Sharp）　1972
シャープ，P（Philip Allen Sharp）　1993
シャムウェー，N（Norman Shumway）　1958
シャリー，A・V（Andrew Victor Schally）
1969, 1971, 1977
ジャルコ，J・A（John A. Jarcho）　1989
シャルコー，J・M（Jean Martin Charcot）
1835, 1865, 1866, 1868, 1872, 1876, 1886,
1887
シャルドン，S（Stanley Shaldon）　1963
ジャン・プティスト・ラマルク（Jean-Baptiste
Lamarck）　1800
ジャングー，O（Octave Gengou）　1901, 1906
ジャンセン，B・C・P（Barend Coenraad
Petrus Jansen）　1926
シャントメス，A（André Chantemesse）　1887，
1907
ジャンボン，M（Marcel Jambon）　1942
シュヴァルツバッハ，S（Saul Schwarzbach）
1928
シュヴァン，T（Theodor Schwann）　1836，
1837, 1838, 1839, 1858
ジュヴェー，M・V・M（Michel Valentin
Marcel Jouvet）　1962, 1966
ジュウェット，B・L（Beverly L. Jewette）
1946
ジュウェット，D・L（Don L. Jewett）　1971
シュウェンク，E（Erwin Schwenk）　1933
ジュウセツ，J（Jean Giusez）　1909
シュヴルール，M・E（Michel Eugéne Chevreul）
1815
ジュースミルヒ，ヨハン・ペーター（Johann
Peter Süssmilch）　1761
ジューヌメーター，X（Xavier Jeunemaitre）
1992
シュールス，A（Anton Schuurs）　1971
シュタール，ゲオルク・エルンスト（Georg
Ernst Stahl）　1708

シュタイナハ，E（Eugen Steinach）　1920
シュテップ，W・O（Wilhelm Otto Stepp）
1909
シュトラウス，F（F. Strauss）　1896
シュトリュビング，P（P. Strübing）　1882
シュトルツ，F（Friedrich Stolz）　1904
シュトロイスラー，E（Ernst Sträussler）　1936
シュトローマイヤー，G・F・L（Georg
Friedrich Ludwig Stromeyer）　1838
シュトローマイヤー，カスパー（Kaspar
Stromayr）　1559
シュナイダー，コンラート・ヴィクトル
（Conrad Viktor Schneider）　1655　1660
シュパッツ，H（H. Spatz）　1922
シュピーロ，K（Karl Spiro）　1920
シュプルツハイム，J・C（Johann Casper
Spurzheim）　1796, 1810
シュベック，B（B. Speck）　1977
シュペーマン，H（Hans Spemann）　1935
シュミット，C（Carl Schmidt）　1852
シュミット，C・F（Carl F. Schmidt）　1945
シュミット＝ミュールハイム，A（Adolf
Schmidt-Mühlheim）　1910
シュミーデベルク，J・E・O（Johann Ernst
Oswald Schmiedeberg）1869, 1872, 1874,
1883, 1891, 1905
シュミーデン，V（Viktor Schmieden）　1923
シュミート，E（E. Schmiedt）　1980
シュライデン，M・J（Matthias Jacob
Schleiden）　1838, 1839
ジュラティー，J・T（J. T. Geraghty）　1910
シュルツ，W（Werner Schultz）　1922
シュルツェ，W・H（W. H. Schultze）　1909
シュルテス，ヨハン（Johann Schultes）　1645
シュルテン，H（H. Schulten）　1931
シュレーダー，H・G・F（Heinrich Georg
Friedrich Schröder）　1854
シュレーダー，R（Robert Schröder）　1914
シュレンパー，R・J（Ronald J. Schlemper）
1998
シュロイ，P・C（Paul C. Schroy）　1953
シュロスシュタイン，L（Lee Schlosstein）
1973
シュロッフェル，H（Hermann Schloffer）　1907
シュワルツマン，G（Gregory Shwartzman）
1928
ショー，R（Robert Shaw）　1955
ショーヴォー，J・A（Jean-Baptiste Auguste
Chauveau）　1861
ショーシー，C・H（C. H. Chaussy）　1980
ジョスリン，E・P（Elliott Proctor Joslin）
1914
ショットミューラー，H（Hugo Schottmüller）
1900, 1903, 1910
ジョーデン，エドワード（Edward Jorden）
1603
ショープ，R（Richard Shope）　1931
ショリアク，ギイ・ド（Gui de Chauliac）
1363, 1478
ジョリオ＝キュリー，F（Frederic Joliot-Curie）
1934
ジョルジュ，E・J（Étienne Jean Georget）
1820
ジョーンズ，T・D（T. Duckett Jones）　1944
ジョンズ，H・E（Harold Elford Johns）　1951

ジョンソン，J・M（James McIntosh Johnson）1931
シラー，W（Walter Schiller）　1933
シラーヌス・デ・ニグリス（Siranus de Nigris）1476
ジラール，A（A. Girard）　1932
シリング＝トルガウ，V（Victor Schilling-Torgau）　1913
シルヴァティクス，マタエウス（Matthaeus Sylvaticus）　1474, 1492
シルヴィウス，フランス・デ・レ・ボエ（Frans de le Boë Sylvius、Franciscus Sylvius）1664, 1672, 1673
ジレット，P・C（Paul C. Gillet）　1983
ジロー，G（G. Giraud）　1960
シンガー，J（Jacob Singer）　1933
シンドラー，R（Rudolf Schindler）　1923, 1932
シンプソン，J・Y（James Young Simpson）1847
シンプソン，S（Silvia Simpson、本名：Silvia Agnes Sophia Tait）　1953
シンプソン，J（John Simpson）　1987
ジンマーマン，H・A（Henry A. Zimmerman）1950

＜ス＞
スウェンソン，O（Orvar Swenson）　1948
スカルパ，アントニオ（Antonio Scarpa）　1794
スキナー，S・L（Sandford. L. Skinner）　1959
スクリバ，J・K（Julius Karl Scriba）1881, 1898, 1903
スクリブナー，B・H（Belding Hibbsrd Scribner）　1960
スケッグス，L・T（Leonard T. Skeggs）　1954
スコウ，J・C（Jens Christian Skou）　1997
スコーダ，J（Josef Skoda）1834, 1839
スコット，O（O. Skott）　1987
スザード，E・E（Elmer Ernest Southard）1908
スター，I（I. Starr Jr.）　1933
スタイナー，A（Alton Steiner）　1968
スタイナー，D・F（Donald F. Steiner）　1967
スタイナッハ，E（Eugen Steinach）　1912
スタイン，P・D（Paul D. Stein）　1967
スタイン，W（William Howard Stein）　1972
スタインバーグ，A・G（A. G. Steinberg）　1952
スターツル，T（Thomas Starzl）　1963, 1980, 1989
スターム，R・E（R. E. Sturm）　1951
スターリング，E・H（Ernst Henry Starling）1902, 1905, 1910, 1912, 1914, 1918
スタール，F・W（F. W. Stahl）　1958
スターン，S（Shlomo Stern）　1974
スタントン，M・C（M. C. Stanton）　1919, 1958
スタンレー，W・M（Wendell Meredith Stanley）　1935, 1946
スチール，J（John Steele）　1964
スチュアート，R・D（Richard D. Stewart）1968
スッター，H・S（Henry Sessions Souttar）1925
スティーヴンズ，J・W・W（John William Watson Stephens）　1922
スティーヴンソン，J（John Stephenson）　1962
スティーヴンソン，W・C（Walter C. Stevenson）　1914
スティーグマン，G・V（Greg Van Stiegmann）1988
スティールマン，S・L（Sanford L. Steelman）1953
スティル，G・F（George Frederic Still）　1896
ステットソン，R・E（Rufus E. Stetson）　1939
ステプトー，P（Patrick Steptoe）　1978
ステブレイ，R・W（Raymond William Steblay）1962
ステルク，P（P. Stoerk）　1870
ステンセン，ニールス（別名：ステノ，ニコラウス）（Niels Stensen、Nicolaus Steno）1662, 1664, 1673
ステンベック，T（Thor Stenbeck）　1899
ステンボック，H（Harry Steenbock）　1919, 1927
ストゥルベリ，E（E. Stålberg）　1963
ストークス，A（Adrian Stokes）　1927
ストークス，G・G（George Gabriel Stokes）1903
ストークス，W（William Stokes）　1837, 1854
ストッカード，C・R（Charles Rupert Stockard）1917
ストラウス，H・W（H. William Strauss）　1975
ストラウス，L（Lotte Strauss）　1951
ストランドクビスト，M・T・P（Magnus Tore Petter Strandqvist）　1944
ストル，A（Arthur Stoll）　1932
ストール，A（Arthur Stoll）　1920
ストロール，A（André Strohl）　1916
ストン，エドマンド（Edmund Stone）　1763
スネル，G・D（George D. Snell）　1937, 1980
スノー，J（John Snow）　1848, 1853, 1854, 1858
スノー，P・J・D（P. J. D. Snow）　1965
スパランツァーニ，ラザロ（Lazaro Spallanzani）1765, 1782
スピーゲル，E・A（Ernest A. Spiegel）　1947
スピレイン，J・D（J. D. Spillane）　1971
スーベイラン，E（Eugene Soubeiran）　1831
スペイン，D・M（D. M. Spain）　1947, 1950
スペリー，R・W（Roger Wolcott Sperry）1970, 1981
スミジズ，O（O. Smithies）　1955
スミス，A・U（A. U. Smith）　1950
スミス，B・R（Bernard Rees Smith）　1974
スミス，E・L（Ernest Lester Smith）　1948
スミス，F（Fred Smith）　1918
スミス，H・O（Hamilton Othanel Smith）1970, 1978
スミス，H・W（Homer W. Smith）　1935
スミス，J・K（James K. Smith）　1958
スミス，M（Michael Smith）　1993
スミス，M・G（Margaret G. Smith）　1956
スミス，M・I（Morris Isidore Smith）　1926
スミス，P・E（Philip Edward Smith）　1926, 1927
スミス，P・L（Philip L. Smith）　1980
スミス，T（Theobald Smith）　1896, 1902
スミス，T・S（Thomas Southwood Smith）1824, 1848
スミス，W（Wilson Smith）　1933
スミスウィック，R・H（Reginald H. Smithwick）　1943
スメリー，ウィリアム（William Smellie）

1752, 1754

スモール, D・M（Donald M. Small） 1966,
1968

スライク, D・D（Donald Dexter Slyke） 1912

スーリエ, J・P（J. P. Soulier） 1948

スワン, H（Henry Swan） 1950

スワン, H・J・C（Harold James Charles
"Jeremy" Swan） 1970

スワンメルダム, ヤン（Jan Swammerdam）1664

＜セ＞

セヴェリノ, マルコ・オーレリオ（Marco
Aurelio Sevirino） 1632

セヴェリングハウス, J・W（John W.
Severinghaus） 1962

セケイラ, J・H（James Harry Sequeira）
1905

セービン, A（Albert Sabin） 1955

ゼーベク, L・F・W・A（Ludwig Friedrich
Wilhelm August Seebeck） 1837

セーモン, F（Felix Semon） 1883

ゼラー, C（Christian Zoellar） 1927

セラー, H（Herbert Celler） 1910

セラー, T・H（Thomas Holmes Sellor） 1947

セラーズ, A・W（Andrew Watson Sellards）
1928

セラーズ, L（L. Sellars） 1983

セラピオン（Serapion） 前3世紀後半, 1473,
1492

セリエ, H・H・B（Hans Hugo Bruno Selye）
1950

セリコフ, I・J（Irving J. Selikoff） 1964

セルコー, D・J（Dennis J. Selkoe） 1991

セルジンガー, S・I（Sven Ivar Seldinger）
1953

セルチュルナー, F・W・A（Friedrich Wilhelm
Adam Sertürner） 1805, 1806

セルベト, ミゲル（セルウェトゥス, ミカエル）
（Miguel Serveto, Michael Servetus）1553

セングスターケン, R・W（Robert William
Sengstaken） 1950

セント＝ジェルジ, A・v（Albert von
Szent-Györgi） 1928, 1932, 1937

センニング, A（Åke Senning） 1959

ゼンネルト, ダニエル（Daniel Sennert） 1619

ゼンメルワイス, I・P（Ignaz Philipp
Semmelweis） 1847, 1860

＜ソ＞

ソウザ, L・M・（L. M. Souza） 1986

ソーク, J・E（Jonas Edward Solk） 1953,
1955

ソデイ, F（Frederick Soddy） 1913

ゾービ, H（Huda Zoghbi） 1974, 1993

ソープ, W・V（William Veale Thorpe） 1927

ソブレロ, A（Ascanio Sobrero） 1846

ソーヘンドラ, N（N. Soehendra） 1980

ソボレフ, L・V（Leonid Vassilyevitch Soboleff）
1902

ソラノス（Soranos） 5世紀末

ソル, A・H（Andrew H. Soll） 1978

ゾル, P（Paul Zoll） 1953

ソールター, H・H（Henry Hyde Salter）
1860, 1868

ソルドゥス（Soldus） 1478

ソーン, G・W（George Widmer Thorn） 1939,
1940, 1952

ソーンズ, F・M（F. Mason Sones） 1959, 1962

＜タ＞

ダイアー, R・E（R. E. Dyer） 1938

大マースエ→イブン・マサウァイヒ

タイラー, M（Max Theiler） 1930, 1932,
1938, 1951

ダヴィエル, ジャック（Jacques Daviel） 1748,

ダーウィン, C（Charles Darwin） 1859

ダヴェーヌ, C・J（Casimir Joseph Davaine）
1868

タヴォー, R・d・M（Rene de M. Taveau）
1906

タウシグ, H・B（Helen Brooke Taussig）
1944

タグウェル, P（Peter Tugwell） 1987

ダグラス, C・G（Claude G. Douglas） 1911

タタリノフ, Y・S（Yuri S. Tatarinov） 1963,
1964

ダッジョン, R・E（Robert Ellis Dudgeon）
1855, 1878

ダッドレイ, H・W（Harold Ward Dudley）
1920, 1921, 1927, 1929, 1935

ダットン, J・E（Joseph Everett Dutton）
1902

タッペイネル, H・v（Herman von Tappeiner）
1904

ダドリック, S（Stanley Dudrick） 1968

ターナー, G・G（George Grey Turner） 1933

ダナム, I（I. Danham） 1999

タプリン, G・V（George V. Taplin） 1956

ターポゴシアン, M（Michel Ter-Pogossian）
1975

ダム, C・P・H（Carl Peter Henrick Dam）
1929, 1935, 1939, 1940, 1943

ダラニイ, J・v（Julius von Darányi） 1922

ダーラム, H・E（Herbert Edward Durham）
1896

タランタ, ヴァレスクス・デ（Valescus de
Taranta）

タリアコッツィ, ガスパーレ（Gaspare
Tagliacozzi） 1597

ダルシャン, ジャック（Jaques Dalechamps）
1542

タルバート, G・A（George Addison Talbert）
1899

タルパツ, M（Moshe Talpaz） 1983

ダールベーク, B（Björn Dahlbäck） 1993

タレル, R（R. Turell） 1963

ダーレン, J・E（James E. Dalen） 1971

ダーレン, S-E（Sven-Erik Dahlén） 1981

ダロス, J（Joseph Dallos） 1933

タン, E・N（Eng N. Tan） 1982

タン, F（Feifan Tang） 1957

タンゲ, J・D（J. D. Tange） 1919, 1958

ダンジンガー, R・G（Rudy G. Danzinger）
1972

ダンディ, W・E（Walter Edward Dandy）
1918

ダンドレア, A・D（Alan D. D'Andrea） 1989

ダンバー, W・P（William Philipps Dunbar）
1903

ダンロ, H・A（Henri-Alexandre Danlos）
1901

＜チ＞

チェイス, M（Marth Chase） 1952

チェスニー，A・M（A. M. Chesney） 1928
チェゼルデン，ウィリアム（William Cheselden） 1713, 1718, 1733
チェック，T（Thomas Robert Cech） 1989
チェッペリーニ，R（Ruggero Ceppellini） 1967
チェーリ，A（Angelo Celli） 1889, 1890
チェルマック，E（Erich Tschermak von Seysenegg） 1900
チェルミソーネ，アントニオ（Antonio Cermisone） 1476
チェルレッティ，U（Ugo Cerletti） 1938
チェーン，ジョージ（Geroge Cheyne） 1733
チェーン，E・B（Ernst Boris Chain） 1928, 1940, 1945
チェーン，J（John Cheyne） 1818, 1819
チェーン，W・W（William Watson Cheyne） 1902
チオ，J・H（Joe Hin Tjio） 1956
チガネック，L（L. Ciganek） 1964
チーズブロー，B・W（Bruce W. Chesebro） 1988
チック，H（Harriette Chick） 1922
チッテンデン，R・H（Russell Henry Chittenden） 1904
チドシー，C・A（Charles A. Chidsey） 1966
チャーグ，J（Jacob Churg） 1951, 1968
チャーチル，E・D（Edward D. Churchill） 1958
チャドウィック，E（Edwin Chadwic） 1842, 1848
チャピン，C・W（Charles W. Chapin） 1910, 1912
チャン，M・M（Michael M. Chang） 1970
チャン，S・S（Sue S. Chang） 1996
チャン，Y（Yuan Chang） 1994
チャン，C・C（C. C. Chang） 1963
チャーンリー，J（John Charnley） 1962
チャンドラセカラッパ，S・C（Settara C. Chandrasekharappa） 1997
チュー，L・C（Qui-Lim Choo） 1989
チュルク，L（Ludwig Türck） 1849, 1855
チョウ，B・F（B. F. Chow） 1942
チョン，G（Guan Chong） 1966
チンマーマン，K・W（Karl Wilhelm Zimmerman） 1929, 1933

＜ツ＞
ツィヴォニ，D（Dan Tzivoni） 1974
ツィンガー，A（Abraham Zinger） 1923
ツィンカーナーゲル，R（Rolf Zinkernagel） 1996
ツヴィンゲル，テオドル（Theodor Zwinger） 1570
ツヴィンゲル二世，テオドール（Theodor Zwinger II） 1722
ツェルツァー，G・L（Georg Ludwig Zuerzer） 1908
ツェンケル，F・A・v（Friedrich Albert von Zenker） 1866
ツォンデク，B（Bernhard Zondek） 1927, 1928, 1929
ツラウ，K（K. Thurau） 1965
ツンツ，N（Nathan Zuntz） 1910

＜テ＞
デイ，H（Hughes Day） 1962
デイヴィ，ハンフリー（Humphry Davy） 1795,

1799
デイヴィース，M・J（Michael J. Davies） 1983
デイヴソン，J（J. Davson） 1948
ティオ，T・L（T. L. Tio） 1992
ディオクレス（Diokles） 前360年頃（Dioskurides） 1
ディオスコリデス（ディオスクリデス），P（Pedanios Dioscorides, Pedanius Dioscorides, Dioskurides） 1世紀中頃, 512, 478, 1492
ディオニ，ピエール（Pierre Dionis）、 1672, 1718
ディクソン，C・F（Claude F. Dixon） 1939
ディクソン，F・J（Frank J. Dixon） 1961, 1967, 1969
ディクソン，W・D（Walter Ernest Dixon） 1906
ティゲルシュテット，R・A・A（Robert Adolph Armand Tigerstedt） 1898, 1938
デイシー，J・V（J. V. Dacie） 1967
テイス，M・J（M. J. Theis） 1914
ティセリウス，A・W・K（Arne Wilhelm Kaurin Tiselius） 1934, 1948, 1951
テイタム，E・L（Edward Lawrie Tatum） 1941, 1946, 1958
ディッキンソン，A（Alan Dickinson） 1976
ディック，G・F（George F. Dick） 1923
ディック，G・H（Gladys H. Dick） 1923
ディックス，D・L（Drothea Lynde Dix） 1848
ディットマー，C（Carl Dittmar） 1871
テイト，J・F（James Francis Tait） 1953
テイト，R・L（Robert Lawson Tait） 1860, 1883
ティトハット，G・N（G. N. Tytgat） 1980, 1990
ディートリッヒ，P（P. Diedrich） 1940
ディートレン，H（H. Dietlen） 1911
ディーフェンバッハ，J・F（Johann Friedrich Diffenbach） 1839
ティフェノー，R（Robert Tiffeneau） 1948
ディミーコフ，V・P（Vladimir Petrovich Demikhov） 1946
テイラー，F・H・L（F. H. L. Taylor） 1937
ティル，J・E（James Edgar Till） 1961
ティールシュ，K（Karl Thiersch） 1870
ティルニー，N・L（Nicholas L. Tilney） 1973
ティン，G・C（G. C. Ting） 1921
ティンダル，J（John Tyndall） 1881
ティンバーゲン，N（Nikolas Tinbergen） 1973
ティンペ，A（Alice Timpe） 1954
デーヴィス，B・J（B. J. Davis） 1962
デーヴィス，D・J（David J. Davies） 1982
デーヴィス，G・E（G. E. Davis） 1938
デーヴィス，J・B（John Bunnell Davis） 1816
デーヴィス，M（Marguerite Davis） 1913
デーヴィス，M・M（Mark M. Davis） 1984
デヴィータ，V（Vincent De Vita, Jr） 1967
デヴェンター，ヘンドリック・ヴァン（Hendrik van Deventer） 1701
デウッド，M・A（Marcus A. DeWood） 1979
テオドリコ（Teodorico dei Borgognoni） 1298
テオフィロス（Theophilos） 1060頃
テオフラストス（Theophrastos） 1483, 1492
テオレル，H（Axel Hugo Teodor Theorell） 1956

デカルト，ルネ (René Descartes)　1637, 1662
デグルート，L・J (Leslie J. DeGroot)　1979,
1985
デーケ，L (Lüder Deecke)　1964
デ・ゴルテル，J (Johannes de Gorter)　1793
デサウアー，F (Friedrich Dessauer)　1914
デジェリン，J・J (Joseph Jules Dejerine)
1895, 1900, 1914
デソヴァージュ，F (Frederic de Sauvage)
1994
デソール，ピエール=ジョセフ (Pierre-Joseph
Desault)　1791
テイト，R・L (Robert Lawson Tait)　1860
デニス，C (Clarence Dennis)　1951
デマルケー，J・N (Jean Nicholas Demarquay)
1863
テミソン (Themison)　前92年頃
テミン，H・M (Howard Martin Temin)
1963, 1970, 1994
デュ・ボワ=レイモン，E (Emil du
Bois-Reymond)　1845, 1847, 1858, 1863,
1877
デュアン，W (William Duane)　1923
テューク，ウィリアム (William Tuke)
1796
デュークス，C・E (Cuthbert E. Dukes)　1932
デュクレー，A (August Ducrey)　1889
デュケル，F (François Duckert)　1960
デュシャトー (Duchâteau)　1788
デュシャンヌ（デュシェーヌ），G・B・A
(Guillaume Benjamin Amand Duchenne)
1855, 1858, 1860, 1868, 1872
デュッシュ，T・v (Theodor von Dusch)　1854
デュトロシェ，R・J・H (Rene Joachim Henri
Dutrochet)　1824
デュナン，J・H (Jean Henri Dunant)　1864
デュビニ，A (Angelo Dubini)　1838
デュプイ，G (G. Dupouy)　1962
デュボワ，A・B (Arthur B. DuBois)　1956
デュボワ，F (Francois Dubois)　1989
デュボワ，P・M (P. M. Dubois)　1975
デュモティアー，B・C (Barthelemy Charles
Dumortier)　1832
デュモンド，D・C (Dudley C. Dumonde)
1969
デューラフォワ，P・G (Paul Georges
Dieulafoy)　1876
デュラン，N・J (N. Joseph Durand)　1913
デュレ，H (Henri Duret)　1874
テーラー，ジョン (John Taylor)　1738
テラサキ，P・I (Paul Ichiro Terasaki)　1964
デラ・トーレ (Marcantonio della Torre)
1473, 1475
デラフィールド，F (Francis Delafield)　1872
デリック，E・H (E. H. Derrick)　1937
デーリング，G・K (G. K. Döring)　1950
デール，H・H (Henry Hallet Dale)　1906,
1910, 1914, 1918, 1919, 1921, 1927, 1929,
1930, 1934, 1935, 1936, 1953
テルトル，マルグリート・デュ (Marguerite de
Tertre)　1660
テルファー，T・P (T. P. Telfer)　1956
デルブリュック，M (Max Delbrück)　1935,
1969
デルペシ，J・M (Jacques Mathieu Delpech)

1816, 1828
デーレ，K・G・P (Karl G. P. Döele)　1911
デレミー，R・A (Richard A. DeRemee)　1969
デレル，F・H (Félix Hubert d'Herelle)　1917
デロズネ，C・L (Charles Louis Derosne)
1803
デ・ローベル (Matth. De L'Obel)　1542
デン，P・M・T (Peter M. T. Deen)　1994
デーン，D・S (D. S. Dane)　1970
テン・レイネ (Willem ten Rhijne)　1674
テンクホフ，H (Henry Tenckhoff)　1968
デント，C・E (Charles Enrique Dent)　1964
<ト>
ドイジ，E・A (Edward Adelbert Doisy)
1923, 1924, 1929, 1939, 1940, 1943
ドゥアメル，B (B. Duhamel)　1960
トウォールト，F・W (Frederick William
Twort)　1915
トゥーグッド，J・H (J. H. Toogood)　1965
ドゥシック，K・T (Karl Theodore Dussik)
1949
ドゥジャルダン，F (Félix Dujardin)　1835,
1841
トゥース，H・H (Howard Henry Tooth)　1886
トゥディクム，J・L・W (Johann Ludwig
Wilhelm Thudichum, 別名：John Louis
William Thudichum)　1863, 1872, 1901
ドゥディン，K・I (K. I. Dudin)　1987
ドゥボスト，C (Charles Dubost)　1952
トゥルプ，ニコラス (Nicolaas Tulp)　1632,
1652
ドゥルベッコ，R (Renato Dulbecco)　1960,
1975
ドゥレ，J (J. Delay)　1960
ドゥレル，D (D. Durrer)　1967
トゥーン，M・J (Michael J. Thun)　1991
ドゥンケルン，E・v (Emil von Dungern)
1910
ドシェ，A・R (A.R. Dochez)　1913
ドシェイ，L・J (Lewis J. Doshay)　1949
ド・シュアン・ホップ (Do-Xuan-Hop)　1937
ドーセ，J (Jean Dausset)　1954, 1958, 1980
ドーソン，G・D (G.D. Dawson)　1947, 1949
ドーソン，J・R (James R. Dawson)　1934
ドーソン，M・H (Martin H. Dawson)　1940
トダロ，G・J (George J. Todaro)　1969
ドッズ，E・C (Edward Charles Dodds)　1938
ドッター，C・T (Charles Theodore Dotter)
1964, 1969
トッド，A (Alexander Todd)　1957
ド・デューヴ，C (Christian de Duve)　1949,
1974
ドドエンス，レンバート (Rembert Dodoens)
1542
ドナート，マルチェロ (Marcello Donato)　1610
ドナート，J (Julius Donath)　1904
ドナート，W・F (Wilem Frederick Donath)
1926
ドナルドソン，V・H (Virginia H. Donaldson)
1963
ドニ，P・S (P. S. Denis)　1859
ドニー，ジャン・バプティスト (Jean Baptiste
Denys)　1667
ドニアック，D (D. Doniach)　1956
ドニーニ，P (Piero Donini)　1952

ドノヴァン，C（Charles Donovan）　1903
ドノワ，P・F（Pierre Florent Denoix）　1958
ドーバー，T・R（Thomas Royle Dawber）　1948
ドハーティ，P（Peter Carl Doharty）　1996
トビアス，C・A（Cornelius Anthony Tobias）　1952
トビアン，L（L. Tobian）　1959
ドブソン，マシュー（Mathew Dobson）　1776
ド・フリース，H（Hugo de Vries）　1900
ドフリース，W（William DeVries）　1982
トプレー，W・W・C（William Whiteman Carlton Topley）　1921
トーマ，A（André Thomas）　1900
ドーマク，G（Gerhard Domagk）　1932, 1935, 1937, 1939
トーマス，E・D（Edward Donnall Thomas）　1957, 1990
トーマス，W（Wolferstan Thomas）　1904
トムズ，J（John Tomes）1839
トムセン，A（Asmus Thomsen）　1876
トムソン，J（James A. Thomson）　1998
ドメニコ・コトゥニウス（別名：コトゥーニョ）（Domenico Cotunnius, Cotugno）　1770
ドュ・ヴィニョー，V（Vincent du Vigneud）　1953
ドライジャ，T・P（Thaddeus P. Dryja）　1986
ドライフス，W（W. Dreifuss）　1921
トラヴァーソ，L・W（L. William Traverso）　1978
トラウトマン，エレミアス（Jeremia Trautman）　1610
トラウベ，L（Ludwig Traube）　1850
ドラッカー，B・J（Brian J. Druker）　1996
ドラッグステッド，C・A（Carl Albert Dragstedt）　1932
ドラッグステット，L・R（Lester Reynold Dragstedt）　1943
ドリアンデル，ヨハネス（Johannes Dryander）　1536
ドリンカー，P（Philip Drinker）　1929, 1931
ドール，R（Richard Doll）　1952
トルソー，A（Armand Trousseau）　1861
ドールトン，ジョン（John Dalton）　1794
トルーラヴ，S・C（S. C. Truelove）　1963
ドールン，M（M. Dohrn）　1940
トレヴィラヌス，ゴットフリート・ラインホルト（Gottfried Reinhold Treviranus）　1800
トレヴェス，F（Frederick Treves）　1887
ドレーガー，G・A（Glenn A. Drager）　1960
ドレスデール，D（David Dresdale）　1951
トレチアコフ，K（Konstantin Tretiakoff）　1919
トレック，F・J・A（Franz J. A. Torek）　1913
ドレッベル，コルネリウス（Cornel. Drebbel）　1621
トレデレンブルク，F（Friedrich Trendelenburg）　1908
トレフエル，J（Jacques Tréfouél）　1932
トレンブレイ，アブラハム（Abraham Trembley）　1743, 1744
トロッター，トーマス（Thomas Trotter）　1786, 1797, 1807
ドワイヤー，S（Samuel Dwyer）　1982
ドワヤン，E・L（Eugène Louis Doyen）　1913

ドンデルス，F・C（Frans Cornelis Donders）　1864
ドンネ，A（Alfred Donné）　1842

＜ナ＞
ナイ，R・N（Robert Nason Nye）　1925
ナイセル，A・L・S（Albert Ludwig Siegmund Neisser）　1879
ナイティンゲール，F（Florence Nightingale）　1851, 1867, 1874
ナイハン，W・L（William L. Nyhan）　1964
ナウニン，B（Bernhard Naunyn）　1892, 1906
ナカネ，P・K（Paul K. Nakane）　1967
ナーゲルシュミット，F（Franz Nagelschmidt）　1908
ナトール，G・H・F（George Henry Falkiner Nuttall）　1888
ナバロ，D・N（David Nunes Nabarro）　1903

＜ニ、ヌ、ネ＞
ニーアル，H・D（Hugh D. Niall）　1971
ニコラ・ディ・デオプレピオ（Nicola di Deoprepio）　1308
ニコラ・ブート（Nicolas Boute）　2000
ニコラ，J（Joseph Nicolas）　1913
ニコラ，N・A（N. A. Nicola）　1979
ニコライエル，A（Arthur Nicolaier）　1884
ニコラウス（Nicolaus）　1471
ニコル，C・J・H（Charles Jules Henri Nicolle）　1909, 1914, 1928
ニコルス，E・H（Edward H. Nichols）　1909
ニコルス，H・J（Henry J. Nichols）　1913
ニコルソン＝ウェラー，A（Anne Nicholson-Weller）　1983
ニッコロ・ダ・レッジョ（Niccolò da Reggio）　1530
ニッパーデー，W（Wolfgang Nipperdey）　1928
ニュスライン＝フォルハルト，C（Christiane Nusslein-Volhard）　1995
ニュートン，アイザック（Isaac Newton）　1687
ニュートン，G（Guy Newton）　1959
ニューボール，H・H（Harold H. Newball）　1974
ニューリン，G（G. Nylin）　1945
ニーレンバーグ，M（Marshall Warren Nirenberg）　1968
ヌープ，F（Franz Knoop）　1904
ヌラディン（Nurradin）　1160頃
ヌルデン，A・T（A. T. Nurden）　1974, 1975
ヌーン，L（Leonhard Noon）　1911
ネーア，E（Erwin Neher）　1991
ネイサンズ，D（Daniel Nathans）　1978
ネイピア，L・E（L. E. Napier）　1924
ネグリ，A（Adelchi Negri）　1903
ネメシウス（Nemecius）　1194
ネルソン，D・S（D. S. Nelson）　1953

＜ノ＞
ノイゲバウエル，F（F. Neugebauer）　1924
ノイツェ，J・M（J. M. Neutze）　1975
ノイフェルト，F（Fred Neufeld）　1900, 1910
ノイマン，C（Caspar Neumann）　1761
ノイマン，F・E・C（Franz Ernst Christian Neumann）　1870
ノウエル，P・C（Peter. C. Nowell）　1960
ノオルデン，C・v（Carl von Noorden）　1912
ノース，E（Elisha North）　1811
ノースロップ，J・H（John Howard Northrop）

1930, 1946
ノット，J・C（Josiah Clark Nott） 1848
ノートナーゲル，G（Günther Notenagel） 1867
ノルディング，C・O（Carl O. Nording） 1961
ノンネ，M（Max Nonne） 1908
＜ハ＞
ハイアット，R・E（Robert E. Hyatt） 1958, 1970
バイウォーターズ，E・G・L（E. G. L. Bywaters） 1941
ハイスター，ローレンツ（Lorenz Heister） 1717
ハイデルベルガー，M（Michael Heidelberger） 1923, 1935
ハイデンハイン，R・P・H（Rudolf Peter Heinrich Heidenhain） 1840
ハイネ，J・v（Jakob von Heine） 1840
パイパー，H（H. Piper） 1914
パイフェル，R・F・J（Richard Friedrich Johannes Pfeiffer） 1892, 1894, 1896
ハイマン，A（Albert Hyman） 1932
ハイマンス，C（Corneille Jean François Heymans） 1938
バイヤー，A・v（Adolf von Baeyer） 1867
バイヨー，G（Guillaume de Baillou，ラテン語名：Ballonius） 1616, 1642
バイロイテル，K（Konrad Beyreuther） 1991
ハインドルフ，A（Alexander Heindorf） 1811
バインバーグ，A・M（Arthur M. Vineberg） 1946
バウアー，F・L（Ferdinand Lucas Bauer） 1802
パーヴィス，H・D（H. D. Purves） 1956
ハーウィッツ，J（Jerard Hurwitz） 1960
ハーヴェイ，A・M（A. M. Harvey） 1941
ハーヴェイ，ウィリアム（William Harvey） 1616, 1628, 1651, 1757
ハウエル，W・H（William Henry Howell） 1898, 1906, 1918
バウエル，R（R. Bauer） 1906
バウエル，W（Wilfried Bauer） 1982
バーウェル，C・S（C. Sidney Burwell） 1956
バウディッチ，H・P（Henry Pickering Bowditch） 1871
ハウデック，M（Martin Haudek） 1910
バウマン，E（Eugen Baumann） 1895
パウロス（Paulos） 642, 1013, 1489
パヴロフ，I（Ivan Petrovich Pavlov） 1904
ハウンスフィールド，G・N（Godfrey Newbold Hounsfield） 1961, 1963, 1969, 1970
ハーエン，アントン・デ（Anton de Haën） 1758
ハーガ，J・R（John R. Haaga） 1976
バーカー，A・T（A. T. Barker） 1985
バーカー，D・F（David F. Barker） 1990
バーガー，G（George Barger） 1906, 1910, 1927
バーカー，F（Frederic Parker） 1925
バーガス，R（Roger Burgus） 1973
バーキット，D・P（Denis Parsons Burkitt） 1958
ハーキンス，H・N（Henry N. Harkins） 1957
ハギンズ，C・B（Charles Brenton Huggins） 1941, 1966
パーキンソン，J（John Parkinson） 1928, 1930
パーキンソン，J（James Parkinson） 1817,
1921
バーク，H（Hendrick Berk） 1943
ハクサム，ジョン（John Haxham） 1767
ハクスリー，A・F（Andrew Fielding Huxley） 1963
ハグバルト，K-E（Karl-Erik Hagbarth） 1968
バーグセーゲル，D・E（Daniel E. Bergsagel） 1962
バーグドルファー，W（Wilhelm Burgdorfer） 1982
バークホルダー，P・R（Paul R. Burkholder） 1947
バークランド，C・E（Carl E. Burkland） 1938
ハーグレイヴス，M（Malcom Hargraves） 1948
バークロフト，J（Joseph Barcroft） 1910, 1921
ハーゲドン，H・C（Hans Christian Hagedorn） 1923
バゲラルディ，パオロ（Paolo Bagellardi） 1472, 1477
ハーケン，D・E（Dwight E. Harken） 1948
バーゲン，J・A（J. Arnold Bargen） 1959
バーコヴィッツ，B（Barouh Berkovits） 1962
バコット，A・W（Arthur William Bacot） 1914
ハザウェイ，W・E（William E. Hathaway） 1965
ハーシェイ（ハーシー），A・D（Alfred Day Hershey） 1952, 1969
バージャー，L（Leo Buerger） 1908
ハース，G（Georg Haas） 1924
ハース，W・N（Walter Norman Haworth） 1934
バスティアネリ，G（Giuseppe Bastianelli） 1898, 1899
パストゥール，L（Louis Pasteur） 1861, 1863, 1866, 1868, 1869, 1874, 1877, 1880, 1881, 1882, 1884, 1885
パーセル，E・M（Edward Mills Purcell） 1946
バセドウ，K・A・v（Karl Adolf von Basedow） 1840
バーソン，S（Solomon Berson） 1958, 1967, 1970
バーター，F・C（Frederick Crosby Bartter） 1962
パターソン，J・R・K（James Ralston Kennedy Paterson） 1934
パターソン，S・W（Sydney Wentworth Patterson） 1914
バダム，C（Charles Badham） 1808
パタロヨ，M・E（Manuel Elkin Patarroyo） 1995
ハーツ，S（Saul Hertz） 1938, 1946
バーツ，Q・R（Quentin R. Bartz） 1947
バッシ，A（Agostino Bassi） 1835
バッシュ，S・S・v（Samuel Siegfried von Basch） 1881
ハッセルバルチ，K・A（Karl Albert Hasselbalch） 1904
ハッチンソン，J（John Hutchinson） 1846
ハッチンソン，J（Jonathan Hutchinson） 1869, 1886
ハットン，M（Mike Hutton） 1998
バッヘム，C（Carl Bachem） 1910
ハーツラー，G・O（Geoffrey O. Hartzler） 1983

ハーディー，J（John Hardy）　1991
ハーディー，J・D（J. D. Hardy）　1963
バーデット，W・J（Walter J. Burdette）　1957
パテック，A・J（Arthur J. Patek）　1937
ハートマン，F・A（Frank A. Hartman）　1928
ハートライン，H・K（Haldan Keffer Hartline）
　1967
パトリック，J（Jim Patrick）　1973
パトリッジ，J・F（J. F. Pantridge）　1966
ハトレ，L（L. Hatle）　1985
ハートレイ，P・H（Percival Horton-Smith
　Hartley）　1900
バートレイ，T・D（T. D. Bartley）　1994
ハートロフト，P・M（Phyllis M. Hartroft）
　1961
バートン，ロバート（Robert Burton）　1621
バナタイン，G・A（G. A. Bannatyne）　1896
バーナード，C（Christiaan Barnard）　1946,
　1967, 1969
バーナード，J・E（Joseph Edwin Barnard）
　1925
バニスター，リチャード（Richard Banister）
　1622
パニッツァ，B（Bartolomeo Panizza）　1855
バーネット，F・M（Frank Macfarlane Burnet）
　1940, 1957, 1960
ハーネマン，S（Samuel Hahnemann）　1810
ハーパー，A・A（A. A. Harper）　1941
ハーバー，E（Edgar Haber）　1969
パパニコロー，G・N（George Nicholas
　Papanicolaou, Georgios Papanikolaou）
　1917, 1928
ババンスキ（バビンスキ），J・F・F（Joseph
　François Felix Babinski）　1896, 1900
ハフキン，W・M・W（Waldemar Mordecai
　Wolff Haffkine）　1906
ハフナーゲル，C・A（Charles A. Hufnagel）
　1952, 1961
パブロフ　→パヴロフ
ハーヘン，E（Eugen Haagen）　1932
バベジ，C（Charles Babbage）　1847
パーマー，W・L（Walter L. Palmer）　1954
　1939, 1942
ハム，T・H（Thomas H. Ham）　1937
ハム，ヨハン（J. Ham）　1677
ハモンド，E・C（E. Cuyler Hammond）　1965
ハラー，アルブレヒト・フォン（Albrecht von
　Haller）　1743, 1747, 1757
ハラーフォルデン，J（J. Hallervorden）　1922
パラケルスス（Paracelsus）　1456, 1493, 1525,
　1526, 1527, 1567
バラス，P（Peter Barath）　1990
パラーディ，G・E（George Emil Palade）
　1957, 1974
バラーニ，R（Robert Bárány）　1914
バラヤン，M・S（Mikhail S. Balayan）　1983
パリー，C・H（Caleb Hiller Parry）　1825
パリー，カレブ・ヒリアー（Caleb Hillier Parry）
　1786, 1788
バリーヴィ，ジョルジョ（Giorgio Baglivi）
　1707
バリィストランド，C・G（C. G. Bergstrand）
　1963
ハーリック，J・B（James B. Herrick）　1910

ハリス，A・S（A. S. Harris）　1943
ハリス，G・W（Geoffrey Wingfield Harris）
　1950
ハリス，N・L（Nancy Lee Harris）　1994, 1999
ハリス，S（Seale Harris）　1923
ハリス，ウォルター（Walter Harris）　1689
ハリソン，J・H（J. Hartwell Harrison）　1954
バリット，D・W（D. W. Barrit）　1960
ハリバートン，W・D（William Dobinson
　Halliburton）　1910
ハリントン，C・R（Charles Robert Harington）
　1926, 1927, 1929
ハルステッド，A・E（Albert Edward Halsted）
　1910
ハルステッド，W・S（William Stewart
　Halsted）　1890, 1898
バルソニ，T（T. Barsony）　1912
パールツウェイグ，W・A（W. A. Perlzweig）
　1928
バルディー，H（Harold Ensign Bennet Pardee）
　1920
バルティッシュ，ゲオルク（Georg Bartisch）
　1583
バルテーズ，ポール・ジョゼフ（Paul Jos.
　Balthez）　1778
バルテス，A・C・E（Antoine Charles Ernst
　Barthez）　1838
バールトン，A（Albert Barton）　1915
バルトリン，C（Caspar Bartholin）　1720
パールナン（Parrenin）　1720
バルバシッド，M（Mariano. Barbacid）　1981
バルバロ，エルモラオ（Ermolao Barbaro）
　1492
ハルバン，J・v（Josef von Halban）　1896
パルフィン，ジョン（John Palfyn）　1721
ハルベルステッター，L（Ludwich
　Halberstaedter）　1907
パルマー，R・M・J（R. M. J. Palmer）　1987
パルマス，J（Julio Palmaz）　1987, 1991
バルム，T・A（Theobald Adrian Palm）　1890
パレ，アンブロワーズ（Ambroise Paré）　1545,
　1552, 1561, 1564, 1585, 1590
バレー，J・A（Jean Alexandre Barré）　1916
バレ＝シヌシ，F（Françoise Barré-Sinoussi）
　1983
バーロー，J・B（J. B. Barlow）　1961
バーロー，T（Thomas Barlow）　1883
バロウズ，B（B. Burrows）　1961
パロナ，C（Corrado Parona）　1878
パロナ，E（Ernesto Parona）　1878
バロワ，J・G・M（Jesse Godrey Moritz
　Bullowa）　1903
バロン，A（A. Baron）　1912
ハンガーフォード，D・A（David A.
　Hungerford）　1960
バング，B・L・F（Bernhart Lautris Frederik
　Bang）　1897
バンクロフト，J（Joseph Bancroft）　1876
パンコースト，H・K（Henry K. Pancoast）
　1924, 1925
パンコースト，J（Joseph Pancoast）　1932
ハンコック，H（Henry Hancock）　1848
ハンゼマン，D・P・v（David Paul von
　Hansemann）　1914

ハンセン，G・H・A（Gerhard Henrik Armauer Hansen）　1868, 1880
ハンター，C（Charles Hunter）　1853
ハンター，F・T（Francis T. Hunter）　1936
ハンター，ウィリアム（William Hunter）　1746, 1781
ハンター，ジョン（John Hunter）　1763, 1771, 1774, 1778, 1794, 1816
ハンチントン，G（George Huntington）　1872
パンディアン，N・G（Netesa G. Pandian）　1988
バンティング，F・G（Frederick Grant Banting）　1921, 1922, 1923
ハント，R（Reid Hunt）　1906
ハント，J・R（J. Ramsay Hunt）　1914
ハンプトン，A・O（Aubrey Otis Hampton）　1937
バーンホルツ，J・C（Jason C. Birnholz）　1981
ハンマン，L（L. Hamman）　1935
ハンムラビ（Hammurabi）　前1760

＜ヒ＞

ビアウォルターズ，W・H（W. H. Bierwalters）　1981
ピアーソン，J・W（J.W. Pierson）　1922
ピアソン，A（Alexander Pearson）　1805
ピアソン，K（Karl Pearson）　1900
ピエトロ（Pietro d'Abano）　1315, 1472, 1473, 1475
ビオール，D（D. Beall）　1941
ピクルマイヤー，R（Rudolf Pichlmayr）　1988
ピコ・デラ・ミランドラ，ジョヴァンニ（Giovanni Pico della Mirandola）　1495
ピーコック，T・B（Thomas Bevill Peacock）　1858
ビシャ，マリー・フランソワ・グザヴィエ（François Xavier Bichat）　1800, 1801, 1858
ビショップ，C・S（Katherine Scott Bishop）　1922
ビショップ，J・M（J. Michael Bishop）　1989
ビショッフ，T・L・W（Theodor Ludwig Wilhelm Bischoff）　1860
ヒス，W（Wilhelm His, Jr）　1887, 1893
ヒース，R・G（R. G. Heath）　1952
ビスムート，H（Henri Bismuth）　1988
ヒソー，F・L（Frederick Lee Hisaw）　1931
ピーターズ，R・A（Rudolf Albert Peters,）　1912, 1929
ピタール，ジャン（Jean Pitard）　14世紀初頭
ピック，A（Alfred Pick）　1956
ビッグス，R（Rosemary Biggs）　1952
ヒッチングス，G（George Herbert Hitchings）　1963, 1988
ヒッツィッヒ，E（Eduard Hitzig）　1870, 1874
ビッツォツェロ，G（Giulio Bizzozero）　1868, 1882
ビデル，F・H（Friedrich Heinrich Bidder）　1842, 1852
ピトケアン，デーヴィッド（David Pitcairn）　1788
ビードル，A（Arthur Biedl）　1910
ビードル，G・W（George Wells Beadle）　1941, 1958
ビードル，アルトゥール（Arthur Biedl）　1775
ビーニ，L（Lucio Bini）　1938

ビーニッヒ，G（Gerd Binnig）　1980, 1986
ビニャーミ，A（Amico Bignami）　1898, 1899
ピニョン，J（Jean-Pierre Pignon）　1992
ビネ，A（Alfred Binet）　1908
ピネリ，A（A. Pinelli）　1948
ピネル，フィリップ（Philippe Pinel）　1789, 1792, 1801
ピーブルズ，T・C（Thomas C. Peebles）　1954
ビーベス，ホアン・ルイス（Juan Luis Vives）　1540
ヒポクラテス（Hippocrates）　前600頃，前460頃，前420，前5世紀頃，前370頃，489, 531, 550頃，850頃，1060頃，1190, 1240頃，1260頃，1308, 1489, 1525, 1526, 1527, 1655
ヒムスワース，H・P（Harold Percival Himsworth）　1936
ヒュー=ジョンズ，P（Philip Hugh-Jones）　1955
ヒューズ，G（Graham Hughes）　1986
ヒューズ，J（Jim Hughes）　1995
ヒューズ，J（John Hughes）　1975
ヒューソン，ウィリアム（William Hewson）　1771
ヒューブナー，R・J（Robert J. Huebner）　1969
ヒューム，D・M（David M. Hume）　1955
ヒュルテル，T（Thomas Hürter）　1992
ビョークマン，P・J（Pamela J. Bjorkman）　1987
ピラーマー，L（Louis Pillermer）　1954
ビラール，C・M（Charles Michel Billard）　1828
ヒーリー，J・E（J. E. Healey Jr）　1953
ビリエリ，E・G（E. G. Biglieri）　1966
ヒル，A・V（Archibald Vivian Hill）　1922
ヒル，R・G（Robert Gardiner Hill）　1839
ビール，A・K・G（August Karl Gustav Bier）　1898
ビルクマイヤー，W（Walther Birkmayer）　1960
ピルケー，C・P・v（Clemens Peter von Pirquet）　1903, 1905, 1906, 1907, 1909
ヒルシュ，A（August Hirsch）　1852
ヒルショウィッツ，B・I（Basil I. Hirschowitz）　1957
ヒルズフェルト，L（Ludwik Hirszfeld）　1910
ヒルデガルト（Hildegard von Bingen）　1179
ヒルトン，J（John Hilton）　1863
ヒルヒ，S（S. Hirch）　1922
ビルロート，C・A・T（Cristian Albert Theodor Billroth），　1869, 1872, 1880, 1881
ピロゴフ，N・I（Nicolai Ivanovich Pirogoff）　1913
ピンカス，G・G（Gregory Goodwin Pincus）　1951, 1956
ビング，P・R（Paul Robert Bing）　1907
ビング，R・J（R. J. Bing）　1945
ピンケラ，A（Aldo Pinchera）　1987
ビンスワンガー，O・L（Otto Ludwig Binswanger）　1894
ビンツ，A（Arthurb Binz）　1927
ビンツ，C（Carl Binz）　1869
ヒンデブラント，F（Fritz Hildebrandt）　1933
ヒンドル，E（Edward Hindle）　1928

＜フ＞

ファイゲンバウム，H（Harvey Feigenbaum）

1965
ファイン，J（J. Fine）　　1946
ファインストン，S・M（Stephen M. Feinstone）
1973
ファヴァロロ，R（René Favaloro）　　1967
ファーカー，M・G（Marilyn G. Farquhar）
1957
ファジェット，G・H（Guy Henry Faget）
1941, 1943
ファーチゴット，R・F（Robert F. Furchgott）
1980, 1998
ファッジ，H（Charles Hilton Fagge）　　1871
ブアード，A（A. Boord）　　1547
ファーバー，S（Sydney Farber）　　1948
ファブリ，J（Johannes Fabry）　　1898
ファブリ，ヴィルヘルム（Wilhelm　Fabry）
1634
ファブリツィオ（ファブリキウス），ジロラモ
　（Girolamo　Fabrizio　あるいは Fabricius　ab
　Aquapendente、ファロピオの後継者）　　1601,
　1603, 1628
ファブル，M（Maurice Favre）　　1913
ファブローニ，アダモ（Adamo Fabbroni）　　1787
ファーベル，K（Knud Faber）　　1889
ファーマン，S（Seymour Furman）　　1958
ファヤンス，K（Kasimir Fajans）　　1913
ファラジ・イブン・サリム（Faraj ibn Salim）
1279
ファリー，L・E（Leon E. Farhi）　　1964
ファリナッチ，C・J（C. J. Farinacci）　　1951
ファリーニ，F（F. Farini）　　1913
ファール，K・T（Karl Theodor Fahr）　　1914,
1924, 1934
ファルク，E（Erling Falk）　　1983
ファーレンハイト（Gabriel Daniel Fahrenheit）
1714
ファロー，A（Arthur Fallot）　　1888
ファロピオ，ガブリエーレ（ファロピウス）
　（Gabrielle Fallopio, Fallopius）　　1561, 1564
フアン，M・E（M. E. Huang）　　1988
ファンコーニ，G（Guido Fanconi）　　1927
フィアロン，E・R（E. R. Fearon）　　1990
フィーヴォルト，H・L（H. L. Fevolt）　　1931
フィーザー，L・F（Louis Frederick Fieser）
1939
フィシェル，R（Richard Fischel）　　1993
フィジク，P・S（Philip Syng Physick）　　1816
フィシク，フィリップ・シング（Philip　Syng
　Physick）　　1763
ブイスト，A・S（A. Sonia Buist）　　1973
フィチーノ，マルシリオ（Marsilio　Ficino）
1489
フィッシャー，A・W（A. W. Fischer）　　1923,
1931
フィッシャー，C・M（Charles Miller Fisher）
1956
フィッシャー，E（Edmond H. Fischer）　　1992
フィッシャー，H（Hans Fischer）　　1930
フィッシャー，H・E（Hermann Emil Fischer）
1899, 1902, 1906
フィッシャー，M（Miller Fischer）　　1951
フィッシャー，R・A（Ronald Aylmer Fisher）
1925
フィビゲル，J（Johannes Fibiger）　　1926
ブイヨー，J・B（Jean-Baptiste　Bouillaud）

1840, 1904
フィリップ・シング・フィシク（Philip　Syng
　Physick）　　1763
フィリップス，S・J（Steven J. Phillips）　　1983
フィリノス（Philinos）　　前3世紀後半
フィルアレートス（Philalethes,　Alexandros）
1060 頃
フィルヒョウ，R→ウィルヒョウ，R
フィルメノス（Philumenos）　　363, 590
フィーロート，K・v（Karl　von　Vierordt）
1852, 1855
フィンク，E・B（E. B. Fink）　　1928
フィンケルスタイン，R・A（Richard　A.
　Finkelstein）　　1970
フィンステレル，H（Hans Finsterer）　　1932
フィンセン，N・R（Niels Ryberg Finsen）
1896, 1900, 1903
フィンドレイ，G・W・M（George　William
　Marshall Findlay）　　1933
フィンレイ，C・J（Carlos Juan Finlay）　　1881,
1900
フェラーリ，F（E. Ferrari）　　1903
フェリ，アルフォンソ・（Alfonso Ferri）　　1552
フェリアー，D（David Ferier）　　1876, 1881
フェリックス，A（Arthur Felix）　　1915
フェリックス，シャルル＝フランソワ
　（Chales-François Félix）　　1687
フェーリックス，カシウス（Cassius Felix）　　447
プエル，J（Jaques Puel）　　1986
フェール，トーマス（Thomas Phaer）　　1545
フェルドベルク，W・S（Wilhelm　Siegmund
　Feldberg）　　1921, 1932, 1933, 1934, 1936
フェルネル，ジャン・フランソワーズ（Jean
　Francoise Fernel）　　1554
フェルプス，M・E（Michael E. Phelps）　　1975
フェルミ，C（Claudio Fermi）　　1885, 1908
フォア，C（Charles Foix）　　1817, 1921
フォイクト，J（J. Voigt）　　1896
フォイト，C・v（Carl von Voit ）　　1857, 1860,
1866, 1867, 1873
フォイト，E（Erwin Voit）　　1901
フォイルゲン，J・W・R（Joachim　Wilhelm
　Robert Feulgen）　　1937
フォークト，M・L（Mathe Louise Vogt）　　1936
フォークト，O（Oskar Vogt）　　1911
フォークト，W（W. Vogt）　　1907
フォーゲルスタイン，B（Bert　Vogelstein）
1988
フォザーギル，ジョン（John Fothergill）　　1751
フォーシャール，ピエール（Pierre Fauchard）
1678
フォスター，G・L（Goodwin LeBaron Foster）
1926
フォスター，M（Michael Foster）　　1859, 1880
フォックス，E・L（Edward　Lawrence　Fox）
1892
フォックス，I・J（I. J. Fox）　　1957
フォートナー，J・G（Joseph G. Fortner）　　1973
フォリー，T・P（Thomas P. Foley）　　1972
フォリン，O（Otto Knut Olaf Folin）　　1905,
1912, 1914
フォルクマン，A・W（Alfred　Wilhelm
　Volkmann）　　1837, 1842, 1844
フォルスポウント，ハインリヒ・フォン
　（Heinrich von Pfolspeŭndt）　　1497

フォルスマン，J（John Forssman） 1911

フォルスマン，W・T・O（Werner Theodor Otto Forssman） 1929, 1931, 1932, 1941, 1956

フォルセル，G（Carl Gustaf "Gösta" Abrahamsson Forssell） 1913

フォルハルト，F（Frantz Volhard） 1914, 1923, 1931, 1934

フォルラニーニ，C（Carlo Forlanini） 1888, 1892

フォレスター，J・S（James S. Forrester） 1977

フォレステ，J（J. Forester） 1922

フォレスティエ，J（Jacques Forestier） 1922, 1929, 1935

フォン・ヴィルブランド，E・A（Erik Adolf von Willebrand） 1926

フォン・オイラー，U・S（Ulf Svante Von Euler） 1970

フォンターナ，フェリーチェ（Felice Fontana） 1781, 1835

フォンタノン，デニス（Denys Fontanon） 1549

フォンタン，F（Francis Fontan） 1970

フォン・デン・フェルデン，R（R. Von den Velden） 1913

フガルディ，ルッジェーロ（Fugardi Ruggiero）

ブケー，ジャン（Jean Pequet） 1623, 1651

ブサンゴー，J・B（Jean Baptiste Boussingault） 1839

ブーシャール，A（Abel Bouchard） 1866

ブジェリ，J・B・M（Jean-Baptiste Marc Bougéry） 1831

ブースビー，W（Walter Boothby） 1922

ブースフィールド，G・W・J（Guy William John Bousfield） 1918

ブセイ，W・A（William A. Pusey） 1903

フック，ロバート（Robert Hooke） 1665

フックス，J（J. Fucks） 1955

フックス，レオンハルト（Leonhard Fuchs） 1530, 1542

ブッフナー，H（Hans Buchner） 1888

ブッフハイム，R（Rudolf Buchheim） 1872

ブツラー，J・P（J. P. Butzler） 1973

ブティ，ジャン＝ルイ（Jean-Louis Petit） 1750

ブティ，フランソワ・プールフォア・デュ（François Pourfour du Petit） 1710

ブーテナント，A・F・J（Adolf Friedrich Johann Butenandt） 1929, 1931, 1934, 1939

フナイン・イブン・イスハク（Hunain ibn Ishaq、ラテン語別名：ヨハニティウス） 850年頃, 1187

ブニム，J・J（Joseph J. Bunim） 1955

フーバー，H・L（H.L. Huber） 1922

ブファンクーフ，E（Edgar Pfankuch） 1938

フーフェラント，C・W（C. W. Hufeland） 1857

ブフナー，E（Eduard Buchner） 1907

ブフハイム，R（Rudolf Buchheim） 1849, 1869

フーベル，D・H（David Hunter Hubel） 1981

フライ，E（Elizabeth Fry） 1836, 1840

フライ，W・S（Wilhelm Siegmund Frei） 1925

プライス＝ジョンズ，C（Cecil Price-Jones） 1910

ブライト，R（Richard Bright） 1825, 1827, 1831, 1834, 1836

ブラウエル，R（Ludorph Brauer） 1909

プラウスニッツ，C（Otto Carl Willy Prausnitz、別名：Carl Prausnitz、Carl Prausnitz Giles） 1921

プラウスニッツ，W（Wilhelm Prausnitz） 1907

プラウト，W（William Prout） 1816, 1820, 1824

フラウメニ，J・F（Joseph F. Fraumeni Jr） 1968

ブラウン，E・M（Edward M. Brown） 1993

ブラウン，G（Grayton Brown） 1954

ブラウン，G・L（George Lindor Brown） 1934, 1936

ブラウン，G・R（G. R. Brown） 1961

ブラウン，J・Y（J. Y. Brown） 1913

ブラウン，M・S（Michael S. Brown） 1983, 1985

ブラウン，R（Robert Brown） 1831

ブラウン，ジョン（John Brown） 1778

ブラウン，R・H（Robert H. Brown Jr） 1965

ブラウン＝セカール，C・E（Charles Edouard Brown-Sequard） 1852, 1869, 1875, 1887, 1889

ブラウン＝メネンディス，E（E. Braun-Menéndez） 1940

ブラウンワルド，E（Eugene Braunwald） 1966

フラカストロ，ジロラーモ Girolamo Francastro1530, 1546

プラクサゴラス（Praxagoras） 前280頃

ブラコノ，H（Henri Braconnot） 1820

プラス，M（M. Pras） 1968

ブラスフィールド，R・D（Richard D. Brasfield） 1961

プラセック，E（Emil Prášek） 1911

プラダー，A（Andrea Prader） 1961

ブラック，H・R（Henry R. Black） 1964

ブラック，J・W（James W. Black） 1962, 1964, 1972, 1988

フラック，M・W（Martin W. Flack） 1907

ブラックウェル，E（Elizabeth Blackwell） 1849, 1868

ブラックレイ，C・H（Charles Harrison Blackley） 1873

ブラックロック，J・W・S（John William Stewart Blacklock） 1932

ブラッシュ，W・F（W. F. Braasch） 1914

プラッター，フェリックス（Felix Platter） 1602, 1614, 1650

ブラットナー，F（Frederick R. Blattner） 1997

ブラットナー，ツァハリス（Zacharias Platner） 1745

ブラッドフォード，W・L（W. L. Bradford） 1932

プラデル，A（Andrea Prader） 1955

ブラドリー，T・R（T. R. Bradley） 1966

プラトン（Platon） 前347, 1489

ブラノン，E（Emmett Brannon） 1945

プラム，F（Fred Plum） 1965

ブラムウェル，B（Byrom Bramwell） 1869, 1888

ブラムウェル，E（Edwin Bramwell） 1900

ブラムウェル，J・B（John Byrom Bramwell） 1869

ブラムガート，H・L（Hermann Ludwig Blumgart） 1926

プラムマー, H (Henry Plummer) 1922
ブラロック, A (Alfred Blalock) 1944
ブランカールト, ステフェン (Steven Blankaart) 1688
フランク, ヨハン・ペーター (Johann Peter Frank) 1779, 1794
フランク, A・E (Alfred Erich Frank) 1912, 1915
フランク, E (Eberhard Frank) 1911, 1926
フランク, O (Otto Frank) 1914
ブランク, U (U. Blank) 1989
フランクランド, E (Edward Frankland) 1866
フランケ, H (H. Franke) 1955
フランコ, ピエール (Pierre Franco) 1556, 1561
フランシス, T (Thomas Francis) 1940
プランテス, B・G・Z・d (Bernard Georg Ziedses des Plantes) 1931
ブランデル, J (James Blundell) 1818
ブラントン, T・L (Thomas Lauder Brunton) 1867, 1873
ブランバーグ, B・S (Baruch Samuel Blumberg) 1964, 1976
フランプトン, ジョン (John Frampton) 1569
フリーオー, G・J (George J. Friou) 1957
フリゴレット, F・D (Frederic D. Frigoletto) 1981
フリース, ローレンス (Lorenz Fries) 1530
プリスキアヌス (Theodorus Priscianus) 6世紀後半～7世紀頃
プリーストリー (Joseph Priestley) 1775
プリーストリー, J・G (John Gillies Priestley) 1905
フリーゼン, ラウレンティウス (Laurentius Phryesen) 1518
フリーセン, H (H. Friesen) 1971
ブリソー, ミカエル (Michael Brisseau) 1705
ブリックス, M・G (Magnus Gustav Blix) 1884
ブリッグス, J・P (J. P. Briggs) 1987
フリッシュ, K・v (Karl von Frisch) 1973
フリッチ, G・T (Gustav Theodor Fritsch) 1870
フリッツシェ, C・F (Christian F. Fritzsche) 1884
フリードナー, F (Friederike Fliedner) 1836
フリードナー, T (Theodore Fliedner) 1836
フリードマン, J (Jeffrey Friedman) 1994
フリードライヒ, N (Nikolaus Friedreich) 1857, 1878
フリードリッヒ, P・L (Paul Leopold Friedrich) 1907
フリートレンデル, C (Carl Friedländer) 1876, 1882
プリニウス (Plinius) 前210, 79, 1469, 1492
フリーマン, J (John Freeman) 1911
フリーマン, W (Walter Freeman) 1935
プリューゲル, E・F・W (Eduard Friedrich Wilhelm Pflüger) 1904
フリューモルゲン, P (Peter Frühmorgen) 1976
フリュッキゲル, E (E. Flückiger) 1968
ブリュッケ, E (Ernst Brücke) 1847
プリングル, ジョン (John Pringle) 1752
プリンツメタル, M (Myron Printzmetal) 1959

プルキンエ, J・E (Johannes Evangelista Purkinje) 1825, 1837, 1839
ブルクハルト, H (H. Burckhardt) 1921
フルクロワ, A・F (Antoine François, comte de Fourcroy) 1801
ブルグンディオ (Burgundio) 1190
ブルーサー, M (M. Brucer) 1955
プルシナー, S・B (Stanley B. Prusiner) 1967, 1982, 1984, 1992, 1997
ブルース, D (David Bruce) 1886, 1903
プルースト, A (André Proust) 1866
ブルセ, F・J・V (François Joseph Victor Broussais) 1808
ブルダッハ, K・F (Karl Friedrich Burdach) 1820
プルツニク, D・H (D. H. Pluznik) 1966
ブールディヨン, R・B (Robert Benedict Bourdillon) 1931
ブルデンコ, N・N (Nikolai Nilovich Burdenko) 1934
フルトシンスキー, K (Kurt Huldschinsky) 1919
ブルトノー, P (Pierre Bretonneau) 1826, 1829
ブルーノ (Bruno) 1252
ブールハーヴェ, ヘルマン (Herman Boerhaaves) 1664, 1713, 1725, 1737, 1757, 1758
ブルーム, J・C (John Constable Broom) 1933
フルーラン, M・J・P (Marie Jean Pierre Flourens) 1824, 1842
ブルン, C (Claus Brun) 1951
ブルンシュウィク, A (Alexander Brunschwig) 1937
ブルンシュウィッヒ, ヒエロニムス (Hieronimus Brunschwig) 1497
ブルンス, V・v (Victor von Bruns) 1880
ブルンストローム, S (Signe Brunnström) 1970
ブルンナー, ヨハン・コンラート (Johann Conrad Brunner) 1673, 1687
ブルンフェルス, オットー (Otto Brunfels) 1530, 1542
フレイザー, D・R (D. R. Fraser) 1970
フレイザー, D・W (David W. Fraser) 1977
ブレイド, J (James Braid) 1860
フレインズ, G (Gerrit Grijns) 1896, 1901
ブレークモア, A (Arthur Blakemore) 1950, 1952
フレクスナー, A (Abraham Flexner) 1910
フレクスナー, S (Simon Flexner) 1902, 1910
フレーザー, C・M (Claire M. Fraser) 1998
プレース, F (Francis Place) 1822
ブレスシア, M・J (Michael J. Brescia) 1966
ブレーゼ, R・M (R. Michael Blaese) 1990
フレッケンシュタイン, A (Albrecht Fleckenstein) 1969
フレッチャー, A・P (Anthony P. Fletcher) 1959
フレッチャー, C (Charles Fletcher) 1984
フレッチャー, C・M (C. M. Fletcher) 1959
フレッチャー, W (William Fletcher) 1907
フレッチャー, W・M (Walter Morley Fletcher) 1907

ブレード，J（James Braid）　1843
ブレナー，B・M（Barry M. Brenner）　1981,
　1985
フレヒシッヒ，P・E（Paul Emil Flechsig）
　1876, 1885
ブレーマー，H（Hermann Brehmer）　1859
フレミング，A（Alexander Fleming）　1903,
　1922, 1928, 1929, 1940, 1945
フレミング，W（Walther Flemming）　1882
フレーリクス，F・T・v（Friedrich Theodor von
　Frerichs）　1849, 1884
フレーリッヒ，A（Alfred Fröhlich）　1901
フレーリッヒ，T・C・B（Theodor Christian
　Brun Flörich）　1907
フレンクネル，P（Paul Frenckner）　1939
フレンケル，A（Albert Fraenkel）　1884, 1886
フレンケル，C（Carl Fraenkel）　1890
ブレンデル，W（Walter Brendel）　1980
フレンド，S・H（Stephen H. Friend）　1986
ブロイアー，J（Josef Breuer）　1895
フロイス，ルイス（Luis Frois）　1562
フロイト，S（Sigmund Freud）　1895, 1904,
　1900, 1911
フロイドワイラー，M（Max Freudweiler）
　1899
フロイヤー，ジョン（John Floyer）　1707, 1714
ブロイラー，P・E（Paul Eugen Bleuler）　1911
プロヴォスト，P・J（Philip J. Provost）　1973
ブラウネル，C・A（Katharine A. Brownell）
　1928
ブローカ，P・P（Pierre Paul Broca）　1861
ブロスター，L・R（Lennox Ross Broster）
　1933
ブロツ，G（Giuseppe Brotzu）　1959
ブロック，R（Russell Brock）　1948
ブロック，W（William Bulloch）
フロッシュ，P（Paul Frosch）　1898, 1903
ブロッホ，B（B. Bloch）　1921
ブロッホ，F（Felix Bloch）　1946
ブロッホ，K（Konrad Emil Bloch）　1964
ブローディー，B・C（Benjamin Collins Brodie）
　1818
プロテル，P・L（Robert L. Protell）　1980
ブロードマン，K（Korbinian Brodmann）　1909
ブロドマーケル，G・J（George J. Brodmerkel
　Jr）　1972
プロファティウス（Profatius）　1313
ブローベル，G（Günter Blobel）　1999
フローベン，ヨハネス（フロベニウス）（Johann
　Froben, Frobenius）　1526
ブロムリー，L・L（L. L. Bromley）　1955
フローリー，H（Howard Walter Florey）
　1928, 1940, 1945
プロワツェク，S・v（Stanislaus Josef Mathias
　von Prowazek）　1907, 1913, 1916
ブロンク，D・W（D. W. Bronk）　1929
フンク，C（Casimir Funk）　1911, 1912, 1927
ブンゲ，G・v（Gustav von Bunge）　1887
フンケ，O（Otto Funke）　1851
ブンゼン，R・W（Robert Wilhelm Bunsen）
　1859
＜ヘ＞
ベーア，G・J（Georg Joseph Beer）　1821
ベーア，K・E・v（Karl Ernst von Baer）　1827
ベアルン，A・G（A. G. Bearn）　1985

ベイエリンク，M・W（Martinus Willem
　Beijerinch）　1898
ベイカー，M（Mary Baker Eddy）　1875
ベイカー，A・R（Andrew R. Baker）　1987
ベイジ，I・H（Irvine Heinly Page）　1940,
　1960
ベイズ，トーマス（Thomas Bayes）　1763
ヘイズ，D・M（Daniel M. Hays）　1954
ヘイセリック，J・R（John R. Haserick）　1950
ヘイト，C（Cameron Haight）　1944
ベイヨン，H・P・G（Henry Peter George
　Bayon）　1912
ベイリー，C・P（Charles E. Bailey）　1948,
　1952, 1957
ベイリー，M（Matthew Baillie）　1793, 1825
ベイリス，W・M（William Maddok Bayliss）
　1902
ベイル，A・L・J（Antoine Laurent Jessé
　Bayle）　1822
ベイル，G・L（Gaspard Laurent Bayle）　1810
ヘイルズ，N（Nicholas Hales）　1984
ベイロニー，フランソワ・ド・ラ（François
　G. de la Peyronie）　1747
ヘヴェシー，G・K・v・H（Georg Karl von
　Hevesy）　1913
ベーカー，ジョージ（George Baker）　1767
ヘクマ，E（E. Hekma）　1914
ベケシ，G・v（Georg von Békésy）　1961
ベゲル，H・G（Hans G. Beger）　1980
ベザール，A（Albert Pézard）　1911
ページェット，J（James Paget）　1877
ヘス，A・F（Alfred Fabian Hess）　1926
ヘス，L（Leo Hess）　1909
ベスト，C・H（Charles Herbert Best）　1921,
　1922, 1923, 1927, 1929
ベスニエル，E・H（Ernest Henri Besnier）
　1895
ベスレドカ，A（Alexandre Besredka）　1908,
　1917
ヘーゼル，H（Heinrich Haeser）　1881
ベーチェット，H（Hulusi Behçet）　1937
ベツォルト，A・v（Albert von Bezolt）　1862
ベッカー，P・E（Peter Emil Becker）　1957
ベック，C（Caesar Boeck）　1899
ベック，C（Claude Beck）　1947
ベックレル，A・H（Antoine Henri Becquerel）
　1896, 1903
ヘッケル，J・F・K（Justus Friedrich Karl
　Hecker）　1832
ベッテンコーフェル，M・v（Max von
　Pettenkofer）　1873
ヘッド，H（Henry Head）　1918, 1926
ベッドフォード，E（Evan Bedford）　1928
ベッヒャー，ヨハン・ヨアヒム（Johann
　Joachim Becher）　1708
ベティ，T・L（Thomas L. Petty）　1972
ベドース，トーマス（Thomas Beddoes）　1786,
　1795
ベナセラフ，B（Baruj Benacerraf）　1980
ベニヴィエーニ，アントニオ（・ディ・パオロ）
　（Antonio Benivieni）　1507
ベニントン，J・R（John Rawson Pennington）
　1899
ベネット，A・H（Alexander Hughes Bennett）
　1872, 1884

ベネット, J・H (John Hughes Bennett)　1845
ベネット, J・M (J. M. Bennett)　1976, 1982
ベネディクト, F・G (Francis Gano Benedict)　1903, 1907, 1915
ヘノッホ, E・H (Eduard Heinrich Henoch)　1868, 1874
ヘバーデン, ウィリアム（William Heberden）　1768, 1802
ヘバーデン, W（William Heberden, 息子）　1804
ペピス, J (J. Pepys)　1961
ヘプティンストール, R・H（Robert H. Heptinstall）　1966
ヘブラ, F・v (Ferdinand von Hebra)　1845
ペーボ, S (Svante Pääbo)　1997
ヘラクレイデス（Herakleides）　前1世紀初頭
ヘリオドーロス（Heliodoros）　1世紀後半, 363
ベリゴールド, I (I. Berggård)　1985
ペリサ, J (Jacques Perissat)　1989, 1990
ヘリック, J・B (James B. Herrick)　1912, 1918
ベーリング, E・A・v (Emil Adolf von Behring)　1884, 1890, 1891, 1901
ヘーリンク, H・E (Heinrich Ewald Hering)　1923
ヘリング, C　（Constantine Hering）　1846, 1853
ヘリング, P・T (Percy Theodore Herring)　1908
ベル, C (Charles Bell)　1811
ベル, E・T (Elexious Thompson Bell)　1929
ベール, P (Paul Bert)　1878
ベルイストレーム, S・K (Sune K. Bergström)　1982
ベルガー, H (Hans Berger)　1929
ベルグ, A・A・H・v・d (Abraham Albert Hijmans van den Bergh)　1911
ベルクマン, E・v (Ernst von Bergmann)　1886
ベルクマン, G (G. Bergmann)　1913
ベルクマン, P・G (Per Gustav Bergmann)　1898
ベルゲル, K (Karel Pelger)　1930
ベルジェ, J (Jean Berger)　1968
ヘールズ, スティーヴン（Stephen Hales）　1730, 1731
ヘルツ, C・H (Carl Hellmuth Hertz)　1954
ベルツ, E・v (Erwin von Bälz)　1876, 1878, 1880, 1901
ペルティエ, P・J (Pierre Joseph Pelletier)　1817, 1818
ベルティナ, R・M (Rogier M. Bertina)　1994
ベルトラン, A・J・F (Alexandre Jacques François Bertrand)　1820
ベルトルト, A・A (Arnold Adolph Berthold)　1849, 1911
ベルトロ, P・E・M (Pierre Eugéne Marcellin Berthelot)　1851
ベルナール, C (Claude Bernard)　1809, 1844, 1848, 1850, 1851, 1852, 1855, 1857, 1865
ベルナール, J (J. Bernard)　1948
ヘルマー, O・M (Oscar M. Helmer)　1940, 1959

ヘルムホルツ, H・L・F・v (Herman Ludwig Ferdinand von Helmholtz)　1847, 1850, 1851, 1852, 1858
ヘルモント, ヨハン（ジャン）・バプティスタ・ファン (Joh. Baptista van Helmont)　1644
ペルルマン, P (Peter Perlmann)　1971
ベルンシュタイン, F (Felix Bernstein)　1924
ペレイラ, J (Jonathan Pereira)　1839
ヘレル, J・F (Johann Florian Heller)　1852
ヘロドトス（Herodotos）　363
ヘロフィロス（Herophilos）　前280頃
ペロンチト, E (Edoardo Perronchito)　1880
ベン＝ハイム, S (Shlomo Ben-Haim)　1996
ベンス・ジョーンズ, H (Henry Bence Jones)　1847
ヘンダーソン, L・W (Lee W. Henderson)　1975
ヘンダーソン, W・R (W. R. Henderson)　1939
ヘンチ, P・S (Philip Showalter Hench)　1948, 1950
ヘンデル, L (L. Händel)　1910
ヘンドリック, E・G (E. G. Hendrick)　1926
ペンフィールド, W・G（Wilder Graves Penfield）　1958
ヘンリー, T・A (Thomas Anderson Henry)　1913
ヘンレ, F・G・J (Friedrich Gustav Jakob Henle)　1837, 1840, 1841, 1879

＜ホ＞

ホー, D・D (David Da-i Ho)　1984
ボアシエ, フランソワ（François Boissier de la Croix de Sauvages）　1735
ポアズイユ, J・L・M (Jean Léonard Marie Poiseuille)　1828
ボーア, C (Christian Bohr)　1904
ホイスナー, L (Ludwig Heusner)　1892
ホイッスラー, ダニエル（Daniel Whistler）　1645
ホイット, ロバート（Robert Whytt）　1751
ホイットカム, D・C (David C. Whitcomb)　1996
ボイド, D・P (Douglas P. Boyd)　1982, 1987
ホイトビイ, L・E・H (L. E. H. Whitby)　1938
ボイヤー, H・W (Herbert W. Boyer)　1973
ボイヤー, P (Paul Delos Boyer)　1997
ボイル, ロバート（Robert Boyle）　1654, 1665, 1668
ボヴェリ, T (Theodor Boveri)　1914
ボウワーズ, A (Albert Bouwers)　1929
ボカジュ, A (André-Edmund-Marie Bocage)　1921, 1931
ホグ, J・C (James C. Hogg)　1968
ホジキン, A・L (Alan Lloyd Hodgkin)　1963
ホジキン, T (Thomas Hodgikin)　1825, 1832
ホジキン, D (Dorothy Crowfoot Hodgkin)　1964
ホジソン, J (J. Hodgson)　1815
ボストック, J (John Bostock)　1819
ポスナー, J (Jerome Posner)　1965
ホースフォール, F・L (Frank L. Horsfall)　1961
ホースリー, V（Victor Alexander Haden Horsley）　1887, 1889, 1907
ポーター, R・R (Rodney Robert Porer)　1972
ボタッロ, レオナルド（Leonardo Botallo）

1560

ポーターフィールド，ウィリアム（William Porterfield）　1759

ボタロ，レオナルド（Leonardo Botallo）　1565

ボッカス，H・L（H. L. Bockus）　1956

ボック，ヒエロニムス（Hieronymus Bock）　1539, 1542

ボッターツォ，G・F（G・F・Bottazzo）　1974

ボッツィーニ，P（Philipp Bozzini）　1805, 1806

ポット，パーシヴァル・（Percivall Pott）　1775

ポッパー，E（Erwin Popper）　1908

ポップ，R・L（Richard L. Popp）　1970

ホップフ，F（Friedrich Hopff）　1828

ホッペ，P・C（Peter C. Hoppe）　1981

ホッペザイラー，E・F（Ernst Felix Hoppe-Seyler）　1862

ポッペル，H（H. Popper）　1911

ボディントン，G（George Bodington）　1840

ホートン，M（Michael Houghton）　1989

ホートン，B・T（Bayard Taylor Horton）　1932

ボナドンナ，G（Gianni Bonadonna）　1975

ボネ，テオフィル（Théophile Bonet）　1679

ホープ，J（James Hope）　1831, 1834

ホプキンズ，F・G（Frederick Gowland Hopkins）　1896, 1906, 1907, 1912, 1929

ホプキンソン，D・A（D. A. Hopkinson）　1963

ホフストラ，R・M・F（Robert M. W. Hofstra）　1994

ホブソン，B（B. Hobson, 中国名：合信）　1851

ホフマン，E（Erich Hoffmann）　1919

ホフマン，E・P（Eric P. Hoffman）　1987

ホフマン，J（Johann Hoffmann）　1910

ホフマン，P・E（Paul Erich Hoffmann）　1905

ホフマン，T（Theodor Hoffmann）　1871

ホフマン，フリードリッヒ（Hoffmann Friedrich）　1742

ボベット，D（Daniel Bovet）　1957

ポポヴィッチ，R・P（Robert P. Popovich）　1976

ポホスト，G・M（Gerald M. Pohost）　1978

ボーマン，W（William Bowman）　1842, 1849

ホームズ，G・M（Gordon Morgan Holmes）　1925, 1931

ホームズ，H・N（Harry Nicholls Holmes）　1937

ホームズ，O・W（Oliver Wendell Holmes）　1843, 1846

ボーモント，W（William Beaumont）　1833

ポラック，M・R（Martin R. Pollak）　1993

ホランダー，J・L（Joseph L. Hollander）　1961

ホリー，R・W（Robert William Holley）　1968

ポーリー，F（Florence Pohley）　1953

ボリース，B・J・H・H・A・v（Bodo J. H. H. A. von Borries）　1938

ホーリデイ，M（M. Halliday）　1970

ポリメロポウロス，M・H（Mihael H. Polymeropoulos）　1997

ポーリング，L（Linus Carl Pauling）　1940, 1949

ボリンゲル，O・v（Otto von Bollinger）　1877

ホール，マーシャル（Marshall Hall）　1833

ボール，R・P（R. P. Ball）　1934

ボルググレフェ，M（Martin Borggrefe）　1986

ポルジ，E・J・C（Ernest John Christopher Polge）　1949

ホルスト，A（Axel Holst）　1907, 1912

ポルストマン，W（W. Portsmann）　1967

ポールソン，D・L（Donald L. Paulson）　1955

ホルター，N・J（Norman Jefferis Holter）　1957, 1961

ポルタル，A（Antoine Portal）　1824

ホルツクネヒト，G（Guido Holzknecht）　1902, 1905,

ボルデ，J（Jules Jean Vincent Baptiste Bordet）　1901, 1906, 1919

ボルティエ，P（Paul Porteir）　1902

ボルティモア，D（David Baltimore）　1970, 1975

ホールデン，J・S（John Scott Haldane）　1895, 1896, 1900, 1905, 1908, 1911

ホルト，L・E（L. Emmett Holt）　1918

ボルドー，テオフィール・ド（Theophile de Bordeau）　1775, 1778

ボールドウィン，E・D（Eleanor D. Baldwin）　1948, 1949

ホルネル，ヨハン・フリードリッヒ（Johan Friedrich Horner）　1710

ホルボロー，E・J（E. J. Holborow）　1957

ホルム，E（Ejler Holm）　1929

ホルム，H・H（H. H. Holm）　1972

ボレリ，ジョヴァンニ・アルフォンソ（Giovanni Alfonso Borelli）　1680

ボレル，J・F（Jean F. Borel）　1976, 1979

ボレンダー，F・A（Frantz Aloys Pollender）　1849

ポロック，D・J（D. J. Pollock）　1966

ボロフスキー，P・F（Petr Fokich Borovsky）　1903

ホワイト，D・P（David P. White）　1982

ホワイト，P・D（Paul Dudley White）　1930, 1932, 1935, 1957

ホワイト，チャールズ（Charles White）　1773

ボーン，A・G（A. G. Born）　1962

ボンジョヴァンニ，A・M（Alfred M. Bogiovanni）　1963

ボント，ヤコブ・デ（ボンティウス）（Jacob De Bondt, Bontius）　1642

ポンペ（Johannes Lijdius Catharinus Pompe van Meedervoort）　1857, 1861

＜マ＞

マイアーホフ，O・F（Otto Fritz Meyerhof）　1922

マイエンブルク，H・v（H. von Meyenburg）　1924

マイタス，A（Anna Mitus）　1954

マイニッケ，E（Ernst Meinicke）　1920

マイノット，G・R（George Richards Minot）　1926, 1934

マイモニデス，M（Moses Maimonides）　1478

マイヤー，J（Jürgen Meyer）　1982

マイヤー，L（Julius Lothar Meyer）　1857

マイヤー，L（Lothar Meyer）　1857

マイヤー，R（Rudolf Maier）　1866

マイヤーズ，N（N. Myers）　1954

マイルス，W・E（William Ernest Miles）　1908

マーヴィック，Q・N（Quentin N. Myrvik）　1961

マガーティ，チェーザレ（Cesare Magati）　1648

マカフィー，J・G（John G. McAfee）　1960
マカラク，E・A（Ernest Armstrong McCulloch）
1961
マキューウェン，W（William　Macewen）
1879, 1880, 1883, 1893, 1895
マクサム，A（Allan Maxam）　1977
マクダウェル，E（Ephraim McDowell）　1809
マクト，D・I（David Israel Macht）　1921
マクドゥーガル，D・B（D. B. McDougal Jr）
1950
マクドナー，J（J. McDonagh）　1915
マクニーリー，D・J（D. J. McNeely）　1976
マグヌス，H・G（Heinrich Gustav Magnus）
1837
マグヌス＝レヴィ，A（Adolf Magnus-Levy）
1906
マクバーネー，C（Charles McBarney）　1889
マクファーレン，D（William　Douglas
McFarlane）　1929
マクラウド，C（Colin MacLeod）　1944
マクラウド，J・J・R（John　James　Rickard
Macleod）　1921, 1923
マグラダリー，J・W（J. W. Magladery）
1910, 1950
マクリントック，B（Barbara McClintock）
1983
マクレム，P・T（Peter T. Macklem）　1968
マクロウド，J・W（James Walter McLeod）
1931
マグーン，H・W（Horace Winchell Magoun）
1958
マコリー，C（Calum McAuley）　1992
マーシャル，B・J（Barry James Marshall）
1979, 1983, 1988
マシャワー，I・K（Isa K. Mushahwar）　1995
マジャンディ，F（François Magendie）　1809,
1816, 1817, 1821
マシューズ，B・H・C（B. H. C. Matthews）
1934
マース，D（D. Maass）　1982
マスタード，W（William Mustard）　1964
マスランド，R・L（R. L. Masland）　1941
マーチソン，C（Charles Murchison）　1869
マッカーティ，D・J（Daniel J. McCarty）
1961
マッカーティ，M（Maclyn McCarty）　1944
マッカードゥル，B（Brian McArdle）　1951
マッカラ，E・P（E. P. McCullagh）　1912
マッカラム，E・V（Elmer Verner McCollum）
1913, 1914, 1917, 1922
マッカラム，W・G（William　George
MacCallum）　1909
マッキャン，S・M（Samuel M. McCann）
1954
マッキューン，W・S（William S. McCune）
1968
マックアダムス，A・J（A. James McAdams）
1965
マックカーン，C・F（Charles F. McKhann）
1929
マックギン，S（Sylvester McGuinn）　1935
マックコンヴィル，J・M（Janice　M.
McConville）　1965
マックハチソン，J・J（John J. McHutchison）
1998

マックマスター，P・D（P. D. McMaster）　1925
マッケイ，I・R（Ian R. Mackay）　1956, 1965
マッケーブ，E・R・B（Edward R.B. McCabe）
1977
マッケルヴィー，E・M（Eugene M. McKelvey）
1976
マッケンジー，H・W・G（Hector　William
Gavin Mackenzie）　1892
マッケンジー，J（James Mackenzie）　1892,
1902, 1908
マッケンジー，M（Morell Mackenzie）　1890
マッコイ，G・W（George Walter McCoy）
1910, 1912
マッジ，パルトロメオ（Baltolomeo Maggi）
1552
マーティン，C（Charles Martin）　1914
マーティン，H・N（Henry Newell Martin）
1880
マテウッチ，C（Carlo Matteucci）　1842
マーフィ，W・P（William Parry Murphy）
1926, 1934
マホニー，J・F（John F. Mahoney）　1943
マラー，H・J（Hermann Joseph Muller）　1927
マラード，J・R（John R. Mallard）　1979, 1982
マラッセ，L（Louis-Charles Malassez）　1874
マラニョン，G（G. Marañón）　1921
マランゴス，P・J（Paul J. Marangos）　1978
マリー，P（Pierre Marie）　1886, 1893, 1906
マリアン，G・F（Guy Frederic Marrian）　1930
マリガン，L・M（Lois M. Mulligan）　1993
マリス，K・B（Kary Banks Mullis）　1983,
1985, 1993
マルカムソン，J・G（John Grant Malcolmson）
1835
マルキャファーヴァ，E（Ettore Marchiafava）
1882, 1884, 1889, 1890
マルケルス（Marcellus）　410
マルサス，トーマス・ロバート（Thomas Robert
Malthus）　1798
マルシアル＝ロハス，R・A（R. A.
Marcial-Rojas）　1961
マルシャント，F（Felix Marchand）　1901
マルティアーリス，ガルギリウス（Gargilius
Martialis）　3世紀
マルピーギ，マルチェロ（Marcello Malpighi）
1661, 1686
マルファン，A・B（Antoine　Bernard-Jean
Marfan）　1896
マルモレーク，A（Alexander Marmorek）　1895
マレー，E・J（Etienne Jules Marey）　1855,
1856, 1857, 1860, 1861, 1876, 1878
マレー，J（Joseph Murray）　1954, 1957, 1962,
1990
マレイ，G（Gordon Murray）　1953
マーレイ，E・G・D（Everitt　George　Dunne
Murray）　1915
マーレイ，G・R（George Redmayne Murray）
1891
マレル，W（William Murrell）　1879
マロニー，D・G（D. G. Maloney）　1994
マンスフィールド，P（Peter Mansfield）　1973
マンソン，P（Patrick Manson）　1877, 1893,
1898
マンデル，W・J（William J. Mandel）　1971
マントゥー，C（Charles Mantoux）　1908

マンドル，F（Felix Mandl）　1925
マンフレディ（Manfredi）　1474
＜ミ＞
ミーシャー，J（Johann Friedrich Miescher）
　1868
ミジョン，C・J（Claude J. Migeon）　1968
ミッチェル，J・S（Joseph Stanley Mitchell）
　1954
ミッチェル，P（Peter Dennis Mitchell）　1978
ミッチェル，S・W（Silas Weir Mitchell）　1874
ミード，リチャード（Richard Mead）　1747
ミューラー，オットー・フリードリッヒ（Otto
　Friedrich Müller）　1786
ミューラー，F・v（Friedrich von Müller）
　1905
ミューラー，P・H（Paul Hermann Müller）
　1939, 1948
ミューラー，J（Johannes Müller）　1833, 1837,
　1838, 1847, 1858
ミューラー，W（W. Müller）　1921
ミュラー＝エーバーハード，H・J（Hans J.
　Müller-Eberhard）　1960
ミュールケ，R・C（Robert C. Muehrcke）
　1954
ミュルレル，L（Leopold Müller）　1871
ミルグロム，F（Felix Milgrom）　1956
ミルスタイン，C（César Milstein）　1975, 1984
ミルフォード，J（John Milford）　1825
ミロヴァノヴィッチ，M（Milan Milovanovic）
　1954
ミロウスキー，M（Michel Mirowski）　1980
ミンコフスキー，O（Oscar Minkowski）　1887,
　1889, 1893, 1921
ミンツ，B（Beatrice Mintz）　1938
＜ム＞
ムーア，G・E（George E. Moore）　1947
ムーア，H・C（H. C. Moore）　1956
ムーア，J・W（Joseph Waldron Moore）　1913
ムーア，S（Stanford Moore）　1972
ムーア，T（Thomas Moore）　1931
ムーアヘッド，P・S（P. S. Moorhead）　1960
ムイル，E（Ernest Muir）　1914
ムウロプウロス，S・D（S. D. Moulopoulos）
　1962
ムスティオ（Mustio）　5世紀末
ムット，V（Viktor Mutt）　1964
ムラド，F（Ferid Murad）　1998
ムンク，I（Immanuel Munk）　1880
＜メ＞
メイナード，W・V（W. V. Mayneord）　1951
メイヤー，K（Karol Mayer）　1914
メイヤー，M・M（M. M. Mayer）　1961
メグズ，A・V（Arthur Vincent Meigs）　1850
メグズ，C・D（Charles Delucena Meigs）
　1850
メジン，O（Oscar Medin）　1890
メスエ（大メスエ、大マースエ、Mesue, the
　Elder）→イブン・マサウァイヒ
メスメル，フランツ・アントン（Franz Anton
　Mesmer）　1778
メセルソン，M（Matthew Meselson）　1958
メダワー，P（Peter Medawar）　1940, 1953,
　1960
メチニコフ，E・I・I（Elie Ilya Ilyich
　Metchnikoff）　1884, 1892, 1903, 1908

メッツガー，H（H. Metzger）　1989
メッツガー，J・G（Johann Georg Metzger）
　1869
メディナ，R（R. Medina）　1961
メデュナ，L・J（Ladislas Jos Meduna）　1934
メトカーフ，D（D. Metcalf）　1966
メドフ，M・E（M. Edward Medof）　1984
メトリンガー，バルトロメウス（Mertlinger）
　1473
メートル＝ジャン，アントワーヌ（Antoine
　Maitre-Jean）　1707
メネス（Menes）　前2621
メビウス，P・J（Paul Julius Möbius）　1886,
　1906
メーヨー，ジョン（John Mayow）　1668
メーヨー，C・H（Charles Horace Mayo）　1907
メーヨー，H（Herbert Mayo）　1822, 1833
メーヨー＝ロブソン，A・W（Arthur W.
　Mayo-Robson）　1893
メラース，R・C（Robert C. Mellors）　1956
メランビー，E（Edward Mellanby）　1916,
　1918, 1919
メリー，C（Charles Merry）　1850
メリル，J・P（John P. Merrill）　1954
メリンク，J・v（Joseph von Mering）　1889,
　1893
メルク，G（Georg Merck）　1850
メルクリアリス，ヒエロニムス（Hieronymus
　Mercurialis）　→メルクリアーレ、ジェロニ
　モ
メルクリアーレ，ジェロニモ（Geronimo
　Mercuriali、Girolamo Mercuriale、ラテン名
　：Hieronymus Mercurialis）　1569, 1583,
　1606
メルツァー，S・J（Samuel James Meltzer）
　1910
メルツィンク，C・A（Carl August Meltzing）
　1898
メールテル，C・G（Charles G. Moertel）　1959
メンキン，V（V. Menkin）　1940
メンデル，L・B（Lafayette Benedict Mendel）
　1913
メンデルソン，C・L（Curtis Lester Mendelson）
　1946
メンネル，J・B（James Beaver Mennell）
　1917
＜モ＞
モーア，B（Bernhart Mohr）　1840
モイニハン，B・G・A（Berkeley George
　Andrew Moynihan）　1901, 1911
モイル，J・C（John Chassar Moir）　1935
モウレ，P（Phillipe Móuret）　1987, 1989
モーガン，D・A（Doris Anne Morgan）　1976
モーガン，R・H（Russell H. Morgan）　1943,
　1948, 1951
モーガン，T・H（Thomas Hunt Morgan）
　1910, 1926, 1933
モクソン，W（Walter Moxon）　1875
モス，W・L（W. L. Moss）　1910
モスコウスキ，M（M. Moszkowski）　1912
モズリー，B（Bruce Mosley）　1989
モーソン，B・C（Basil C. Morson）　1960, 1968
モット，F・W（Frederick Walker Mott）　1910
モートン，W・T（William Thomas Morton）
　1846

モナコフ，C・v（Constanitin von Monakow）
1909
モナルデス，ニコラス（Nicolas Monardes）
1569
モニス，E（António Caetano de Abreu Freire
Egas Moniz）　1927, 1931, 1935
モーニッケ，O（Otto Mohnike）　1848, 1849
モノー，J（Jacque Lucien Monod）　1965
モラウィッツ，P（Paul Morawitz）　1904
モラディ，F（Fred Morady）　1984
モラレー，P（Pierre Mollaret）　1931
モラン，F（F. Moran）　1968
モリエール（Moliére）　1650, 1673
モリス，D（D. Morris）　1960
モリソー，フランソワ（François Mauriceau）
1668
モリッツ，A・R（Alan R. Moritz）　1937
モルガーニ，ジョヴァンニ・バティスタ
（Giovanni Battista Morgagni）　1761, 1800
モルゲンロート，J（J. Morgenroth）　1911
モルッツィ，G（Giuseppe Moruzzi）　1958
モンクリーフ，J・W（Jack W. Moncrief）　1976
モンタニエ，L・A（Luc Antoine Montagnier）
1983
モンタニャーナ，バルトロメオ（Baltolomeo
Montagnana）　1476
モンテ，ジョヴァンニ・バッティスタ・ダ
（Giov. Battista da Monte）　1551
モンディーノ（モンディヌス）（Mondino　de
Luzzi）　1306頃, 1316, 1478
モンテーグ，メアリー・ウォートリー（Mary
Wortley Montagu）　1721, 1747
モンドビル，アンリ（Henri Mondeville）　14
世紀初頭
モンロー，アレクサンダー（Alexander Monro）
1726, 1744, 1758
＜ヤ＞
ヤギック，N（N. Jagic）　1924
ヤコビ，W（W. Jacoby）　1970
ヤコブ，A・M（Alfons Maria Jakob）　1920
ヤコブス，H・C（Hans Christian Jacobaeus）
1910
ヤッフェ，M（Max Jaffé）　1886
ヤフヤ・イブン・セラビュン（別名：セラピオ
ン，Serapion）　1187
ヤロー，R（Rosalyn Yalow）　1958, 1967, 1977
ヤング，F・G（Frank George Young）　1937
ヤング，H・H（Hugh Hampton Young）　1919
ヤング，T（Thomas Young）　1807
ヤンスキー，J（Jan Janský）　1910
ヤンセン，B・N（B. Norman Jensen）　1923
ヤンセン，ツァハリアス（Zacharias Janssen）
1590, 1621
＜ユ、ヨ＞
ユアール，P（P. Huard）　1937
ユーイング，J（James Ewing）　1919
ユエット，G・J（Gauthier Jean Huet）　1930
ユスタン，A（Albert Hustin）　1913
ユリアーニ，ペトルス（Petrus Juliani）　1276
ユリアヌス（Julianus）　363
ユンカー（フォン・ランゲック），F・A
（Ferdinand Adalbert Junker von Langegg）
1867
ユング，C・G（Carl Gustav Jung）　1913
ヨーゼフ2世（Joseph II）　1784

ヨーネ，H・A（Heinrich Albert Johne）　1895
ヨハンソン，S・G・O（S. Gunnar O.
Johansson）　1967, 1968
ヨルペス，E（Erik Jorpes）　1964
＜ラ＞
ライツ，B（Bruce Reitz）　1981
ライト，A・E（Almroth Edward Wright）
1897, 1903
ライト，B・M（Basil Martin Wright）　1978
ライト，D・H（Dennis H. Wright）　1983
ライト，J・H（James Homer Wright）　1903
ライヒシュタイン，T（Tadeus Reichstein）
1933, 1934, 1950
ライヘル，H（H. Reichel）　1905
ライリー，J・F（J. F. Riley）　1953
ライリー，L・W（L. W. Riley）　1983
ライル，ヨハン・クリスティアン（Johann
Christian Reil）　1796
ラウエ，M・T・F・v（Max Theodor Felix von
Laue）　1912, 1914
ラヴェラン，C・L・A（Charles Louis Alphonse
Laveran）　1880, 1882
ラヴォワジエ，アントワーヌ＝ローラン
（Antoine-Laurent Lavoisier）　1775
ラウス，F・P（Francis Peyton Rous）　1910,
1911, 1966
ラウターバー，P・C（Paul　Christian
Lauterbur）　1973
ラウテンベルク，E（E. Rautenberg）　1914
ラヴラン，C・L・A（Charles Louis Alphonse
Laveran）　1907
ラウリットソン，C・C（Charles　Christian
Lauritsen）　1930
ラウレル，C（Carl-Bertil Laurell）　1963
ラウン，B（Bernard Lown）　1962
ラエネック，R（René-Théophile-Hyacinthe
Laénnec）　1816, 1819, 1826
ラクエル，F・O（Fritz Oscar Laquer）　1935
ラゲッセ，G・E（Gustave Edouard Laguesse）
1869, 1893
ラザフォード，E（Ernest Rutherford）　1903
ラシュキンド，W・J（William J. Rashkind）
1966
ラーション，C（Catharina　Larsson）　1988
ラスク，G（Graham Lusk）　1906
ラステッリ，G（Giancarlo Rastelli）　1969
ラスパーダ，A・R（Albert R. La Spada）　1991
ラスロップ，G・M（G. M. Lathrop）　1991
ラーゼス　→アル・ラジ
ラッシュ，ベンジャミン（Benjamin　Rush）
1791
ラッセル，J・S・R（James S. Risien Russell）
1900
ラッセン，N・A（N. A. Lassen）　1963
ラット，O（O. Ratto）　1955
ラッドナー，S（Stig Radner）　1945
ラデユ，J・S（John S. LaDue）　1954
ラトノフ，O・D（Oscar D. Ratnoff）　1955
ラドン，J・K・A（Johann Karl August Radon）
1917
ラーナー，R・A（R. A. Lerner）　1967
ラプラス，P・S・d（Pierre Simon de Laplace）
1763
ラーベ，F（Fritz Rabe）　1920
ラーベ，P（Paul Rabe）　1907

ラーベン，M・S（Maurice S. Raben）　1958

ラマッツィーニ，B（Bernardino Ramazzini）
1700, 1713

ラ・メトリー（La Mettrie, J.O. de）　1748

ラモン，G・L（Gaston Léon Ramon）　1927

ララ，J・H（John H. Laragh）　1960, 1979

ラーン，H（Hermann Rahn）　1949, 1964

ランヴィエ，L・A（Louis Antoine Ranvier）
1899, 1901

ラングストン，J・W（J. William Langston）
1983

ラングハンス，T（Theodor Langhans）　1872

ラングリー，J・N（John Newport Langley）
1881, 1889, 1898, 1901, 1905, 1921

ランゲ，C（Carl Lange）　1912

ランケ，K・E（Karl Ernst Ranke）　1928

ランゲ，F（Fritz Lange）　1898

ランゲス，H（Hilmert Ranges HN）　1941

ランゲルハンス，P（Paul Langerhans）　1869

ランゲンブッフ，L（Carl Langenbuch）　1882

ランス，J・W（James W. Lance）　1965

ランズ，A・M（A. M. Lands）　1967

ランスフィールド，R・C（Rebecca Craighill
Lancefield）　1928

ランスロー，E（Étienne Lanceraux）　1877,
1880

ランゾホフ，J（Joseph Ransohoff）　1906

ランダー，E・S（Eric S. Lander）　1991

ランチシ，ジョバンニ・マリア（Giovanni
Maria Lancisi）　1707, 1716, 1717, 1728

ランディス，E・M（E. M. Landis）　1938

ラントシュタイナー，K（Karl Landsteiner）
1900, 1901, 1904, 1908, 1911, 1927, 1940

ランドレ＝ボーヴェ，A-J（Augustin-Jacob
Landré-Beauvais）　1880

ランバート，E（Edward Lambert）　1956

ランフランコ（Boneto Lanfranco）　1296, 14
世紀初頭

ランメルカンプ，C・H（Charles Henry
Rammelkamp Jr）　1953

＜リ＞

リー，チョー・ハオ（Choh Hao Li、李卓皓）
1940, 1956, 1971

リー，F・P（Frederick Pei Li）　1968

リー，C・Y（C. Y. Lee）　1963

リウ，J（Jing Liu）　1998

リヴァ＝ロッチ，S（Scipione Riva-Rocci）　1896

リヴィエール，ラザール（Lazare Riviére）
1646

リウツィ，A（A. Liuzzi）　1972

リエボー，A・A（Ambroise Auguste Liébeault）
1863

リカルドゥス・アングリクス（Ricardus
Anglicus）　1200頃

リケッツ，H・T（Howard Taylor Ricketts）
1907, 1909, 1916

リコフ，M・J（Mariell J. Likoff）　1967

リザース，J（John Lizars）　1824

リシェ，C・R（Charles Robert Richet）　1902,
1913

リシツキー，S（Serge Lissitzky）　1985

リスター，J（Joseph Lister）　1865, 1866, 1870,
1875, 1882, 1890

リスター，J・W（John W. Lister）　1965

リストン，R（Robert Liston）　1846

リスフラン，J（Jacque Lisfranc）　1833

リーセル，O・L・M（ドイツ）（Otto Ludwig
Maximilian Riesser）　1921

リチャーズ，A・N（Alfred Newton Richards）
1918, 1924

リチャーズ、D・W（Dickinson Woodruff
Richards）　1932, 1941, 1956

リチャードソン，F・L（Frank L. Richardson）
1909

リツェット，M（M. Rizzetto）　1977

リックス，E・L（Edward Lawrence Riches）
1948

リッチ，A・R（A.R. Rich）　1935

リップマン，F・A（Fritz Albert Lipmann）
1953

リッベルト，H.（H. Ribbert）　1904

リーデル，H（Hermann Rieder）　1904

リード，R・W（R. W. Reed）　1954

リード，W（Walter Reede）　1900

リドッチ，G（George Riddoch）　1918

リードベター，W・F（W. F. Leadbetter）　1938

リドリー，H（Harold Ridley）　1949, 1952

リトル，C・D（Cameron D. Little）　1983

リドル，G（Grant W. Liddle）　1960, 1963

リトル，W・J（William John Little）　1838,
1853

リートン，J（John Leeton）　1983

リーバー，C・S（Charles S. Lieber）　1963

リヒター，アウグスト・ゴットリープ（August
Gottlieb Richter）　1782

リービッヒ，J（Justus von Liebig）　1831,
1832, 1842, 1846, 1852, 1867

リヒテンベルグ，A・v（Alexander von
Lichtenberg）　1911

リヒトヴィッツ，L（L. Lichtwitz）　1907

リフキンド，D（D. Rifkind）　1962

リブマン，E（Emanuel Libman）　1910

リーブマン，H・A（Howard A. Liebman）
1984

リーベルト，E（E. Liebert）　1922

リーボウ，A・A（Averill A. Liebow）　1967

リュイー，F（Frederic Rilliet）　1838

リューシマン，W・B（William Boog Leishman）
1903

リューチャー，J・A（John A. Leutscher）
1950, 1956

リュッフ，ヤーコブ（Jakob Rueff）　1545

リューネン，F（Feodor Lynen）　1964

リリエンフェルト，J・E（Julius Edgar
Lilienfeld）　1912

リレイ，R・L（Richard L. Riley）　1946, 1959

リレヘイ，R・C（Richard C. Lillehei）　1966

リン，F-K（Fu-Kuen Lin）　1985

リンガー，S（Sydney Ringer）　1865, 1880

リンチ，H・T（Henry T. Lynch）　1973

リンド，ジェイムズ（James Lind）　1747,
1753, 1768

リンドストローム，J・M（Jon M. Lindstrom）
1973, 1976

リンドバーグ，C（Charles Lindbergh）　1938

リンネ，カール（Carl Linne、Linnaeus）　1735,
1763

＜ル＞

ルー，C（Cézar Roux）　1908

ルー，P・P・E（Pierre Paul Émile Roux）

1888, 1903
ルー，W（Wilhelm Roux）　1883
ルイ，P（Pierre Louis）　1834, 1837
ルイ，P・C・A（Pierre Louis）　1825, 1829
ルイシュ，フレデリク（Frederick Ruysch）
　1690
ルイス，E（Edward B. Lewis）　1995
ルイス，E・J（Edmund J. Lewis）　1993
ルイス，F・J（F. John Lewis）　1952
ルイス，P・A（Paul A. Lewis）　1910
ルイス，R・A（Richard A. Lewis）　1982
ルイス，S・M（S. M. Lewis）　1967
ルイス，T（Thomas Lewis）　1911, 1912, 1933
ルイス，T・R（Timothy Richards Lewis）
　1870, 1872, 1878
ルイテル，J・H・C（J. H. C. Ruyter）　1925,
　1932
ルヴァディティー，C（Constantin Levaditi）
　1911
ルヴェルダン，J・L（Jacque Louis Reverdin）
　1869, 1870, 1880, 1882, 1883
ルーヴェン，S・v（Storm van Leeuwen）　1933
ルウォフ，A（Andre Michael Lwoff）　1965
ルーカス＝カンピオニエール，J・M・M（Just
　Marie Marcellin Lucas-Championnière）
　1869
ルゴール，J・G・A（Jean Guillaume Auguste
　Lugol）　1829
ルーシー，G（Gustave Roussy）　1913
ルジチカ，L（Leopold Ruzicka）　1931, 1934
ルスカ，E・A・F（Ernst August Friedrich
　Ruska）　1931, 1938, 1986
ルスカ，H（Helmut Ruska）　1938
ルスティツキー，J・v（J. von Rustizky）　1873
ルセー，フランソワ（François Rousset）　1581
ルチアーニ，L（Luigi Luciani）　1891
ルッジェーロ→フガルディ，ルッジェーロ
ルードヴィグ，G（George Ludwig）　1949
ルードヴィッヒ，K・F・W（Karl Friedrich
　Wilhelm Ludwich）　1844, 1847, 1848, 1851,
　1856, 1866, 1867, 1871, 1872
ルドネフ，M・M（M. M. Rudnev）　1895
ルードベック，オロフ（Olof Rudbeck）　1623
ルニョー，H・V（Henri Victor Regnault）
　1849
ルニョン，E・H（Ernest H. Runyon）　1954,
　1959
ルーニン，N・I（Nicolai Ivanovitch Lunin）
　1881
ルネンフェルト，B（Bruno Lunenfeld）　1961
ルバティエル，A（Auguste Loubatiéres）　1942
ルービン，J・H（J. H. Lubin）　1952
ルフォス（Rhuphos）　363
ループナー，M（Max Rubner）　1873, 1894
ルリア，S・E（Salvador Edward Luria）　1969
ルロー，ジャン（Jean Ruleau）　1610
ルンゲ，F・F（Friedlieb Ferdinand Runge）
　1821
ルンペル，T（Theodor Rumple）　1911
＜レ＞
レイエ，P（Pierre-Francois Olive Rayer）
　1840
レイド，J（J. Reid）　1961
レイド，L（Lynne Reid）　1969
レイドロー，P・P（Patrick Playfair Laidlaw）

1919, 1933
レイノルズ，H・Y（Herbert Y. Reynolds）
　1974
レヴァン，A（Albert Levan）　1956
レヴィ，E（Ettore Levi）　1908
レヴィ，J（Jay Levi）　1983
レヴィ，L（Leopold Levi）　1904
レヴィ，F・H（Frederic H. Lewy）　1912
レーヴィ，O（Otto Loewi）　1921, 1936
レヴィゾーン，R（Richard Lewisohn）　1913
レヴィ＝モンタルチーニ，R（Rita
　Levi-Montalcini）　1957, 1986
レヴィン，A・J（Arnold J. Levine）　1983,
　1989
レヴィン，P（Philip Levine）　1927, 1939
レーウェ，L（Leo Loewe）　1940
レーウェンフック，アノトミ・ファン（Anotomi
　van Leeuwenhoek）　1674, 1680, 1683, 1700
レーヴェン，N・L（N. Logan Leven）　1941
レオナルド・ダ・ヴィンチ，（Leonardo da
　Vinci）　1513, 1519
レオニチェーノ，ニコロ（Nicolò Leoniceno）
　1492
レオニデス（Leonides）　　1世紀後半
レオミュール，ルネ・アントワーヌ・フェルシ
　ョー・ド（René Antoine Ferchault de
　Réaumur）　1712, 1752
レクセル，L（Lars Leksell）　1968
レクリューズ，シャルル・ド（Charles de
　L'Ecluse）　1542
レシャド，H（H. Reschad）　1913
レーシュケ，H・K（H. K. Loeschcke）　1950
レスリン，エウカリウス（Eucharius Rösslin）
　1515
レーゼ，J（Jules Reiset）　1849
レーダーバーグ，J（Joshua Lederberg）　1946,
　1958
レツィウス，G・M（Gustaf Magnus Retzius）
　1896
レックリングハウゼン，F・D・v（Friedrich
　Daniel von Recklinghausen）　1864
レッシュ，F（Friedrich Lösch）　1875
レッシュ，M（Michael Lesch）　1964
レットソム，ジョン・コークリー（John
　Coakley Lettsom）　1786
レーデ，C・S（Carl Stockbridge Leede）　1911
レーディ，フランチェスコ（Francesco Redi）
　1697
レディンガム，J・C・G（John Charles Grant
　Ledingham）　1912
レデカー，F（F. Redeker）　1926
レーデラー，ヨハン・ゲオルク（Johann Georg
　Roederer）　1753
レドリー，R（Robert Ledley）　1974
レビン，S（Samuel Levine）　1923
レーフス，M・E（M. E. Rehfuss）　1915
レフレル，F・A・J（Friedrich August Johann
　Löffler, Loeffler）　1882, 1884, 1898
レフレル，W（Wilhelm Röffler）　1931
レーベルグ，P・B（Paul Brandt Rehberg）
　1926
レボウィッツ，E（E. Lebowitz）　1973
レボルグネ，R（Raul Leborgne）　1949, 1960
レマーク，R（Robert Remak）　1836, 1848
レーマン，J（Jörgen Lehmann）　1946

レーマン，K・B（K. B. Lehmann） 1932
レムメリン，ヨハン（Johann Remmelin） 1772
レムリ，U・K（Ulrich K. Laemmli） 1970
レーメン，L（Lazar Remen） 1932, 1934
レメンス，I（Irma Lemmens） 1997
レン，クリストファー（Christopher Wren）
　1675
レーン，D（David Lane） 1979
レーン，L（Ludwig Rehn） 1884
レンツ，W（Widukind Lenz） 1961
レントゲン，W・C（Wilhelm Conrad Röntgen）
　1895
レントロップ，P（P. Rentrop） 1979
レンハルツ，H（Hermann Lenhartz） 1904
レンブラント（Rembrandt Harmenszoon van
　Rijn） 1632

＜ロ＞
ロアット，I・M（I. M. Roitt） 1956
ロウェ，W・P（W. P. Rowe） 1956
ローウェ，L（Leo Loewe） 1944
ロウリー，J・D（J. D. Rowley） 1973
ロカ＝リマ，H・d（Henrique da Rocha Lima）
　1916
ロキタンスキー，K・F・v（Karl Freiherr von
　Rokitansky） 1834, 1841
ロジェ，H（Henri-Louis Roger） 1879
ロジャー（Roger） 1180頃
ロジャース，L（Leonard Rogers） 1904, 1912,
　1914
ロス，D・N（Donald Nixon Ross） 1966
ロス，R（Ronald Ross） 1898, 1899, 1902
ロス，R・A（R. A. Ross） 1937
ロース，A（Arthur Looss） 1898, 1904
ローズ，H・M（Harry M. Rose） 1940, 1948
ローズ，N・R（Noel R. Rose） 1956
ロスタン，L（Léon Rostan） 1820
ローゼン，F（Felix Rosen） 1917
ローゼン，S・E（Samuel H. Rosen） 1958
ローゼンタール，I（Isidor Rosenthal） 1862
ローゼンタール，J（J. Rosenthal） 1912
ローゼンタール，R・L（Robert L. Rosenthal）
　1953
ローゼンバーガー，R・C（Randle C.
　Rosenberger） 1906
ローゼンバーグ，B（Barnett Rosenberg） 1962
ローゼンバーグ，L（Lynn Rosenberg） 1991
ローゼンバーグ，S・A（Steven A. Rosenberg）
　1991
ローゼンハイム，O（Otto Rosenheim） 1920
ローゼンハイム，T（Theodore Rosenheim）
　1896, 1911
ローゼンバウム，M・B（Mauricio B.
　Rosenbaum） 1969
ローゼンブルーム・J（J. Rosenbloom） 1923
ローチ，J・F（John F. Roach） 1948
ロッキー，E・W（Eugene W. Rockey） 1941
ロック，S（Si Lok） 1994
ロックウッド，C・M（C. M. Lockwood） 1976
ロックハート＝マンメリー，H・E（H. E.
　Lockhart-Mummery） 1960
ロックハート＝マンメリー，J・P（John Percy
　Lockhart-Mummery） 1909, 1925
ロッシ，S（Sandro Rossi） 1995
ロッドベル，M（Martin Rodbell） 1994
ロデンヒュイス，S（Sjoerd Rodenhuis） 1988

ロバーツ，A（Arthur Roberts） 1938
ロバーツ，R（Richard Roberts） 1993
ロバート，A（André Robert） 1979
ロビケ，P（Pierre-Jean Robiquet） 1832
ロビンス，F・C（Frederic C. Robbins） 1949,
　1954
ロビンソン，G（George Robinson） 1958
ロフグレン，S・H（Sven Halvar Löfgren）
　1953
ロブシュタイン，J・G・C・F・M（Johann
　Georg Christian Friedrich Martin Lobstein）
　1829
ロープス，M・W（Marian W. Ropes） 1958
ロホルム，K（K. Roholm） 1939
ローラー，H（Heinrich Rohrer） 1980, 1986
ローラー，R（Richard Lawler） 1950
ローラン，P・J（Paul Joseph Lorain） 1871
ロランド（Rolando） 1230～1240頃
ロランド，L（Luigi Roland） 1809
ロリエ，A（Auguste Rollier） 1903
ロルタ＝ジャコブ，J・L（Jean Louis
　Lortat-Jacob） 1952
ロルフィンク，W（Werner Rolfink） 1629
ロレイト，S・J（Stephen J. Lolait） 1992
ロレット，J・P・M（Joseph Pierre Martin
　Rollett） 1876
ローレンス，E・O（Ernest Orlando Lawrence）
　1936, 1939
ローレンス，J（John Lawrence） 1942
ローレンツ，K（Konrad Zacharias Lorenz）
　1973
ローレンツ，E（E. Lorenz） 1955
ローワー，リチャード（Richard Lower） 1666,
　1669
ローワー，R（Richard Lower） 1958
ロング，C・W（Crawford Williamson Long）
　1842
ロング，J・A（John Abraham Long） 1921
ロングコープ，W・T（W. T. Longcope） 1929
ロングスワース，L・G（L. G. Longsworth）
　1939
ロングマイア，W・P（William P. Longmire）
　1948, 1978
ローントリー，L・G（Leonard G. Rawntree）
　1910
ロンベルク，E・v（Ernst Von Romberg） 1891
ロンベルク，M・H（Moritz Heinrich Romberg）
　1840

＜ワ＞
ワイクセルバウム，A（Anton Weichselbaum）
　1887
ワイス，J（Jeffrey Weiss） 1992
ワイス，S（Soma Weiss） 1929
ワイス，S・D（Samuel D. Weiss） 1960
ワイスマン，C（Charles Weissmann） 1980,
　1992, 1993
ワイズマン，リチャード（Richard Wiseman）
　1672, 1676
ワイド，L（L. Wide） 1967
ワイヤー，ヨハン（Johann Wyer） 1588
ワイリー，D・C（Don Craig Wiley） 1987
ワイル，A（Adorf Weil） 1886
ワイル，E（Edmund Weil） 1915
ワイルダー，R・M（Russel Morse Wilder）
　1927, 1931

ワイルド，J・J（John J. Wild）　1950，1957
ワインバーグ，R・A（Robert Allan Weinberg）
　1980
ワクスマン，S・A（Selman Abraham
　Waksman）　1940，1943，1944，1952，1955
ワクスマン，B・H（Byron H. Waksman）　1955
ワグナー，P・D（Peter D. Wagner）　1974
ワグナー，R（Rudolf Wagner）　1835
ワグナー＝ヤウレック，J・v（Julius von
　Wagner- Jauregg）　1918，1927
ワッセルマン，A・v（August von Wassermann）
　1906
ワトソン，J・D（James D. Watson）　1953，
　1955，1962
ワトソン，K（Kenneth Watson）　1944

ワトソン，P・H（Patrick Heron Watson）
　1872
ワトソン，W（William Watson）　1937
ワートン，L・R（L.R. Wharton）　1922
ワーラー，E（Erik Waaler）　1940，1948
ワルグレーン，A（Arbid Wallgren）　1924
ワルダイエル＝ハルツ，H・W・G（Heinrich
　Wilhelm Gottfried Waldeyer-Hartz）　1891
ワルテル，O（Otto Walther）　1888
ワルデンストローム，J・G（Jan G.
　Waldenstrom）　1961
ワルド，P・R（Padraig R. Warde）　1992
ワールブルク，O・H（Otto Heinrich Warburg）
　1924，1931，1932，1935，1938
ワン，Q（Qing Wang）　1996

日本人名および漢字表記の外国人名索引　　五十音順。括弧内に読み仮名などを付した。

<あ>
相川武雄　1936
青木久三　1963
青木徹　1984
青木延雄　1976, 1978, 1986
青柳卓雄　1974
赤木智昭　1999
赤崎兼義　1960
赤堀四郎　1951
秋庭朝一郎　1959
秋山洋　1936
審良静男（あきらしずお）　1990
阿久津哲造　1981
吾郷晋浩（あごうゆきひろ）　1976
阿佐井野宋瑞（あさいのそうずい）　1528
浅木茂　1984
浅田順一　1926, 1928
芦沢真六　1968
足立貫一　1927
渥美和彦　1959, 1962, 1980
天野重安　1952
網野信行　1985
雨宮三代次　1949
荒木英斉　1964
荒木淑郎　1968
荒畑喜一　1988
有馬英二　1929, 1930
有村章　1971, 1977
安藤正幸　1978, 1984, 1991
安藤亮　1956
<い>
飯塚理八　1986
五十嵐正雄　1954
五十君裕玄（いぎみひろつね）　1983
池田茂人　1966
池田瑞仙　1798
池田康夫　1991
池見酉次郎　1955
伊古田純道　1852
石川栄治　1971
石川玄常　1774
石川七郎　1949
石川日出鶴丸　1912
石坂公成　1966, 1967, 1971
石田名香雄　1964
石塚左玄　1876
石橋長英　1930
石橋賢一　1994
石原修　1910
石原忍　1916
石森國臣　1909
板倉啓壱　1977, 1978
市川和夫　1984
市川厚一　1915, 1917
市川平三郎　1951
一瀬宏　1994
一山智　1991
伊東玄朴　1833, 1847, 1861
伊藤貞嘉　1985, 1990

伊東俊夫　1951
伊藤直人　1991, 1992
伊藤雅史　1991
井戸達雄　1977, 1986
井戸泰（いどゆたか）　1915, 1917
稲垣暢也　1995
稲上正　1972
稲田龍吉（いなだりょうきち）　1915, 1923, 1932
稲村三伯　1796
稲本亀五郎　1911
稲生綱政　1954
井上硬　1924
井上清　1986
井上善次郎　1921
井上達二　1909
井上寛治　1982, 1984
今井潤　1980
井村裕夫　1993
伊良子光顕（いらごみつあき）　1758
入江達吉　1917
入江英雄　1951
岩男督　1939
岩佐純　1869
岩崎洋治　1968, 1984
岩垂亨　1915
<う>
上田英雄　1950, 1963
上田泰（うえだやすし）　1966
上塚昭　1950
宇治達郎　1950
宇田川玄真（号は榛斎、しんさい）　1805, 1829
宇田川玄随　1793
内田康美　1981, 1986
内山卓　1984
梅垣洋一郎　1957, 1958
梅沢浜夫（梅澤濱雄）　1957, 1963, 1966, 1974, 1984
<え>
栄西　1214
江口吾朗　1973
江口襄　1903
恵日（えにち）　608　623
江橋節郎　1959
海老名俊明　1933
蛯名洋介　1985
海老原孝枝　1993
江馬賤男　1888
遠藤登代志　1991, 1996
遠藤真弘　1981
<お>
王燾（おうとう）　752
大井至　1969
大磯ユタカ　1991
大木操　1991
大久保康生　1995
大河内一雄　1967
大崎暁　1974
大澤達　1929

大島良蔵　1929
太田邦夫　1940
大谷周庵　1893
太田美智男　1991
大槻玄沢　1786, 1826
大野仁嗣（おおのひとし）　1990
大野重昭　1973
大野竜三　1975
大場勝利　1942
大橋計彦（おおはしかずひこ）　1982
大原八郎　1925
大藤正雄　1969
大村恒雄　1980
大森憲太　1921, 1938
大山義彦　1988, 1991
岡治道　1929, 1949
小笠原信明　1989
緒方洪庵　1829, 1838, 1844, 1857, 1858
緒方鷺雄　1908
緒方春朔　1790
緒方正規　1897
岡田清　1976
岡田春吉　1915
岡田節人（おかだときんど）　1973
岡田善雄　1957
岡田了三　1961
岡村春樹　1995
岡本耕造　1959
小川辰次　1949
沖俊一　1979
荻野久作　1924
奥田九一郎　1988
奥村康　1971
小黒八七郎　1974
納光弘（おさめみつひろ）　1986
小沢凱夫（おざわよしお）　1942, 1944, 1954
小田俊郎　1932
小田野直武　1774
越智規夫　1976, 1978
落合国太郎　1959
女屋敏正（おなやとしまさ）　1973
小野妹子　608
小野讓　1934, 1950
尾本良三　1962, 1982
小柳新策　1972, 1982
恩地与策　1915
<か>
貝原勝美　1952
香川修徳　1729
賀川玄悦（子玄）　1766
垣塚彰　1991
角温雅　1966
陰山以文（かげやまこれふみ）　1944
葛西森夫　1959
笠原良策　1846

樫田良精　1950
梶谷鐶（かじたにたまき）
　1949, 1965
梶原性全（かじわらしょうぜ
　ん）　1302, 1315
春日雅人　1982, 1983
片田和広　1987
香月秀雄　1963
勝沼精蔵　1938
桂川甫周　1774, 1802
桂田富三郎　1909
桂田富士郎　1904
加藤勝治　1938, 1948
加藤元一　1924
加藤豊治郎　1921
金井泉　1941
金井正光　1941
金森辰次郎　1901
壁島為造　1912
鎌谷直之　2000
上中啓三　1900
神谷忠　1988
亀田治男　1952
加茂甫　1961
唐木一守　1956
烏山松園（からすやましょう
　えん）　1774
川井啓市　1973
河北真太郎　1919
川口義弥　1994
川崎富作　1962, 1967, 1973
川嵜敏佑　1978
川島康生　1971
川名正敏　1970
河西健次　1903
川原汎（かわはらひろし）
　1887, 1897
川村明義　1980
川村麟也　1924
鑑真　754
上松瀬勝男（かんまつせかつ
　お）　1978, 1980
〈き〉
菊池昌弘　1972
岸本忠三（きしもとただみつ）
　1982, 1986, 1988, 1990,
　1993
北里柴三郎　1883, 1889,
　1890, 1891, 1892, 1894,
　1897, 1923
北島経夫　1911
北田徹　1998
北畠顕（きたばたけあきら）
　1982
北村和雄　1993
北村幸彦　1977
城所仂（きどころつとむ）
　1975
木梨達雄　1986
木下清二　1984
木下タロウ　1984
木下康民　1954
木村栄一　1944, 1950
木村淳　1950
木村剛　1990

木村哲二　1948
木村登　1939
木本誠二　1951, 1952, 1955,
　1958, 1964
邱浩川（きゅうこうせん）
　1817, 1846
清野謙次　1938
清野進　1995
吉良潤一　1997
桐原眞一　1934
桐山正哲　1774
〈く、け〉
工藤翔二　1984
工藤進英（くどうしんえい）
　1985, 1989
久保猪之吉　1907, 1925
久保田勉之助　1919
窪田和雄　1985
久保千春　1984
熊谷岱蔵（くまがいたいぞう）
　1921
熊谷儀克（くまがいよしかつ）
　1773
熊野御堂　1926
倉俣英жи　1972, 1974
栗本東明　1893
栗山孝庵　1758
久留勝（くるまさる）　1940,
　1946
呉建（くれけん）　1931,
　1933, 1937
呉秀三（くれしゅうぞう）
　1889, 1901, 1902
黒川利雄　1960
下条文武（げじょうふみたけ）
　1985
〈こ〉
小池隆夫　1998
小出武比古　1984
小出玲爾　1994, 1999
郷晃太郎　1939
康熙帝（こうきてい）　1720
河野稔　1955
弘好文（こうよしふみ）　1939
古賀秀夫　1943
古賀良彦　1936
小口忠太　1906
小坂樹徳（こさかきのり）
　1971
小坂憲司　1976
小嶋正治　1971
小島保彦　1954
児玉龍彦　1990
後藤七郎　1919
後藤由夫　1975
小西淳二　1986
古波倉正照（こはくらせいし
　ょう）　1988
小林快三　1972
小林耕三　1953
小林俊一　1963
小林晴次郎　1910
小林太刀夫　1943, 1950
小林千浩　1998
小林哲郎　1982

小林路子　1989
小宮悦造　1938
小宮義孝　1940
近藤正二　1941
近藤台五郎　1963
近藤次繁　1897
今野草二　1975
金武（こんむ）　414
〈さ〉
佐伯矩（さいきただす）　1914
斎藤直衛　1939
斉藤喬雄　1988
斉藤英彦　1975
斉藤洋三　1964
酒井紀（さかいおさむ）　1972
榊原仟（さかきばらしげる）
　1937, 1951, 1952, 1972
榊原亨　1951
坂口弘　1989
坂崎利一　1950
坂本育太郎　1906
坂本二哉（さかもとつぐや）
　1976
相良知安　1869
佐々木成　1991, 1993
佐々木隆興　1913, 1932
佐々木仲沢（ささきちゅうた
　く）　1822
佐多愛彦　1897
佐藤彰　1926
佐藤功　1993
佐藤清　1938
佐藤進　1869
佐藤泰然（さとうたいぜん）
　1838, 1843
佐藤尚中（さとうたかなか・
　しょうちゅう）　1869
佐藤光　1990
里村茂夫　1954
里吉営二郎　1968
佐野勇　1959
佐野圭司　1948
佐野豊美　1965
佐藤安貞　1760
寒川賢治　1984, 1993
沢野忠庵（フェレイラ、
　Christovao Ferreira）　1650
三瓶一弘（さんぺいかずひろ）
　1996
〈し〉
塩田広重　1919
志賀潔　1897, 1918, 1925
四方統男（しかたつぐお）
　1966
志方俊夫　1972, 1974
重田達夫　1924
重松逸造　1993
志田寿夫　1995
七條小次郎　1951
七里元亮（しちりもとあき）
　1982, 1983
司馬凌海（盈之）　1862
柴田進　1962
柴山五郎作　1905
柴山磨樹　1970

島薗順次郎　1933
島津和泰　1984
清水健太郎　1948
清水信義（外科）　1998
清水信義（分子生物学）　1999
清水不二雄　1992
下平用彩（しもだいらようさい）　1887, 1893
十字猛夫　1975, 1989
城智彦　1964
白井貞次郎　1928
白壁彦夫　1951, 1954, 1956
白川玖治　1930
白木博次　1957
新宮凉庭（しんぐうりょうてい）　1839
新谷弘実（しんやひろみ）　1969

＜す＞

末松弘行　1985
末吉雄治　1914
菅田文夫（すがたふみお）　1974
菅田政夫　1960
菅沼信彦　1994
菅弘之　1969, 1990
菅之芳（すがゆきよし）　1881
杉浦信之　1983
杉浦睦夫　1950
杉田玄白　1771, 1773, 1774, 1795, 1815, 1826
杉田秀夫　1959, 1988
杉村隆　1967
鈴木梅太郎　1910, 1911, 1915
鈴木和夫　1929
鈴木二郎　1963, 1969
鈴木宗云（すずきしゅううん）　1772
鈴木範美　1962
鈴木稔　1913
須田貴司　1993
須知泰山（すちたいざん）　1979
須藤憲三　1902
須藤恒久　1980
砂原茂一　1970

＜せ、そ＞

瀬尾貞信　1940
瀬尾雄三　1911
瀬川昌也　1971
関覚二郎　1926
関口蕃樹（せきぐちしげき）　1927
関口守衛　1962
関根暉彬　1975
瀬在幸安　1970
巣元方　610
宋慈　1247
孫思邈（そんしばく）　670頃

＜た＞

田賀哲也　1990
高木逸磨　1924

高木兼寛（たかぎかねひろ）　1882, 1884, 1906
高木国夫　1969, 1982
高木健太郎　1950
高木智　1990
高田蒔　1925, 1927
高津聖志（たかつきよし）　1986, 1990, 1992
高月清（たかつききよし）　1976
高野正雄　1982
高橋和郎　1975
高橋克巳　1924
高橋信次　1946, 1949, 1954
高橋隆　1989
高橋智裕　1993
高橋尚人　1998
高橋芳右（たかはしほうゆう）　1980
高橋雅英　1985
高原滋夫　1952
高峰譲吉　1894, 1900, 1909
高守正治　1976
高安右人（たかやすみきと）　1908
田川重三郎　1926
多紀元孝（たきもとたか）　1765
滝川晃一　1887, 1953
滝島任（たきしまたもつ）　1978
瀧山嘉久　1993
田熊淑男（たぐまよしお）　1985
竹内一夫　1957
竹内勤　1993
竹下敏一　1992
竹田昌慶　1369
建部清庵（たけべせいあん）　1795
竹本忠良　1982
竹谷実　1921
田坂定孝　1962
田坂重元　1939
田島強　1970, 1974
多田富雄　1971
多田正弘　1984, 1988
巽圭太　1980
舘野之男　1976
田中敬助　1892
田中昇　1975
谷川久一　1968
谷口維紹（たにぐちただつぐ）　1983
谷口腆二（たにぐちてんじ）　1936
田伏克惇（たぶせかつよし）　1982
田部浩　1948
玉木正男　1958
多村憲　1948, 1995
垂井清一郎　1965
田原淳（たわらすなお）　1906
田原良純（たわらよしすみ）　1909

丹波康頼　982, 1765

＜ち、つ、て＞

知聡（ちそう）　562
千葉保之　1944, 1948
張仲景　140頃
塚越廣　1964
月本裕国　1960
辻本賀英（つじもとよしひで）　1984
土屋幸浩　1969
常岡健二　1954, 1958, 1968
椿忠雄　1964, 1965, 1970
坪井栄孝　1955
坪井信道　1829
手嶋秀毅　1987

＜と＞

陶弘景　6世紀前半
藤堂省（とうどうさとる）　1990
堂野前維摩郷（どうのまえいまさと）　1951
遠山椿吉（とおやまちんきち）　1891
徳来（とこらい）　459
所澤政夫　1944, 1948
利光仙庵　1850
戸田忠男　1944
戸田達史　1993
戸塚静海　1831
利根川進　1977, 1983, 1984, 1987, 1997
土肥慶蔵（どひけいぞう）　1921
土肥鐵　1928
富岡玖夫（とみおかひさお）　1971
富沢純一　1964
朝長正允　1963
戸山昂造　1923
豊倉康夫　1964
豊島久真男（とよしまくまお）　1971, 1983
鳥潟隆三　1916

＜な＞

内藤明彦　1958, 1972, 1982
直江史郎　1975
長井長義　1887
中井久英　1983
中井履軒（なかいりけん）　1781
中尾正一郎　1995
中尾真　1960
中川幸庵　1914
中川五郎治　1812, 1820, 1824
中川淳庵　1771, 1773, 1774
中川哲也　1978
長澤俊彦　1991
中島弘　1990
中嶋弘　1966
永末直文　1988, 1989
長田重一　1986, 1991, 1993
永富独嘯庵（ながとみどくしょうあん）　1764
中西憲司　1997

中西重忠　1979
長野泰一（ながのやすいち）
　1949, 1954
永渕成夫　1994
中村憲司　1982
中村隆　1967, 1969
中村健　1955
中村八太郎　1909
中村祐輔　1988, 1991
中山恒明（なかやまこうめい）
　1941, 1966
長与（長與）又郎　1913,
　1917, 1927, 1935
鍋島閑叟（なべしまかんそう、
　本名は鍋島直正）　1847
鍋島康麿　1926
滑川孝六　1982
樨林宗建（ならばやしそうけ
　ん）　1847, 1849
南條輝志男　1986
＜に、ぬ、ね、の＞
二階堂敏雄　1984
西業求　1923
西尾恒敬　1915
西澤正豊　1993
西庄勇（にししょういさむ）
　1991
西塚泰美　1977
仁科芳雄　1938
西野正人　1989
西本幸男　1953
丹羽寛文　1968, 1969
沼正作　1979, 1983
根来東叔（ねごろとうしゅく）
　1741　1742
野口英世　1876, 1900, 1902,
　1909, 1911, 1913, 1915,
　1919, 1920, 1926, 1927
野沢幸男　1974
野田正威　1929
野田昌晴　1983
延吉正清　1981, 1990
野間昭典　1983
野間喜彦　1986
野村正一　1914
野村精策　1944
野村仁　1986
＜は＞
萩野昇　1955, 1957
箱守仙一朗　1990
橋爪潔志　1979
橋本綱常　1886
橋本策（はしもとはかる）
　1912
長谷川和夫　1974
長谷川恒治（はせがわつねじ）
　1909
長谷川泰（はせがわたい・や
　すし）　1876
畠山昌則　1989
秦佐八郎　1910
秦藤樹（はたとうじゅ）　1956
初鹿了（はつしかりょう）
　1966
八田俊之　1929

服部永錫　1781
華岡青洲　1805
羽生順一　1942
馬場佐十郎　1803, 1820,
　1850
馬場義彦　1971, 1977
浜崎幸雄　1957
浜田昇　1985
早川弘一　1971
林貴雄　1974
林直助　1906, 1920
林文雄　1919
原田登之（はらだのぶゆき）
　1990
原田永之助　1926
＜ひ、ふ＞
稗田憲太郎　1942
東音高（ひがしおとたか）
　1954
東雄二郎（ひがしゆうじろう）
　1986
比企能達（ひきよしさと）
　1942
久永光造　1979
日沼頼次　1981, 1982
日野原重明　1940
日比正彦　1990
平尾雅紀　1983
平田幸正　1970
平塚秀雄　1971
平野俊夫　1986, 1987, 1988
平山恵造　1959, 1966
広沢豊作　1914
広瀬豊一　1920
深海正治（ふかうみまさはる）
　1950
深瀬政市　1968
福井信五　1938
福井達雄　1934
福因（ふくいん）　608　623
福田諭吉　1892
福田守道　1980
福士審（ふくどしん）　1993
福原資郎　1978, 1990
福見秀雄　1950
福山幸夫　1960
藤井暢三　1937
藤井義明　1986
藤井好直　1847
藤澤一朗　1987
藤浪修一　1933
藤浪鑑（ふじなみあきら）
　1903, 1904, 1909, 1911,
　1913, 1918
藤野恒三郎（ふじのつねさぶ
　ろう）　1950
伏見清秀　1991
藤本康弘　1996
藤本吉秀　1972
伏家素狄（ふせやそてき）
　1805
二木謙三（ふたきけんぞう）
　1903, 1904, 1915, 1924
古井憲司　1994
古畑種基（ふるはたたねもと）

　1925, 1932
＜ほ＞
細川正一　1936
細田裕　1995
細谷省吾　1927
堀江昌平　1963
堀口申作　1964
本庶佑（ほんじょたすく）
　1984, 1986
本庄一夫　1949
本間日臣　1954, 1969, 1983
＜ま＞
前野良沢　1771, 1774
真木等　1903
槙哲夫　1962
牧野進　1980
幕内雅敏　1985, 1988
眞崎知生（まさきともお）
　1988
正宗悟　1981
馬杉復三（ますぎまたぞう）
　1932, 1934, 1946
増田善昭　1976
増山元三郎　1943
松井修　1983, 1985
松浦有志太郎　1909
松尾巌　1924
松尾寿之　1971, 1977, 1984
松尾正俊　1941
松川明　1954
松崎益徳　1978
松澤佑次　1997, 1999
松島綱治　1987
松田道生　1988
松永藤雄　1958, 1974
松橋通生　1986
松本芳次郎　1951
松本正幸　1977
松本良順（まつもとりょうじ
　ゅん）　1862
曲直瀬道三（まなせどうさん）
　1574
曲直部寿夫（まなべひさお）
　1956
馬原文彦（まはらふみひこ）
　1984
真弓忠　1971
丸山千里　1974
＜み＞
三浦謹之助　1902, 1904,
　1920, 1923, 1928
三浦謙三　1872
御巫清允（みかなぎきよのぶ）
　1963
三上二郎　1958
三上理一郎　1968, 1984
美甘義夫（みかもよしお）
　1933, 1950
三木徹　1994
水谷哲　1970
水野千城　1937
水野敏之丞（みずのとしのじ
　ょう）　1896
三瀬淳一（みせじゅんいち）
　1956

三田村篤志郎　1934
光田健輔（みつだけんすけ）
　1919
満屋裕明（みつやひろあき）
　1985
南小柿寧一（みながきやすか
　ず）　1819, 1822
皆見省吾（みなみせいご）
　1923
南嶋洋一　1991
南大曹　1924
嶺春泰（みねしゅんたい）
　1774
美馬順三（みまじゅんぞう）
　1826
三村信英　1966
宮入慶之助（みやいりけいの
　すけ）　1913
宮川トシ　1976, 1978
宮川米次　1912, 1917, 1934
宮城順　1930
宮家隆次（みやけたかじ）
　1977, 1985
三宅速（みやけはやり）　1912
宮崎一郎　1939
宮崎信義　1979
宮島篤　1990
宮島幹之助（みやじまみきの
　すけ）　1904
宮武邦夫　1984, 1986
宮田重雄　1927
宮田敏男　1993
三好和夫　1965, 1986
三輪史朗　1961
＜む、も＞
武藤昌知（むとうしょうち）
　1916, 1918, 1920
宗友厚（むねともあつ）　1995
村岡範為馳（むらおかはんい
　ち）　1896
村上氏廣　1957
村上和雄　1983

村島泰一　1927
村田宮吉　1927
村山達三　1924
毛利忍　1998
望月俊雄　1994
本木良意　1772
本倉徹　1991
元吉和夫　1978
守一雄　1944
森田俊　1983
森村市左衛門　1892
諸井将明　1976, 1989
＜や＞
矢追秀武（やおいひでたけ）
　1934
八木精一　1927
矢倉英隆　1974, 1993
柳沢正史　1988
柳務　1972
柳雄介　1984
山内恵助　1927
山形敞一　1966
山川邦夫　1953, 1958
山川健次郎　1896
山川達雄　1958
山極勝三郎（やまぎわかつさ
　ぶろう）　1915, 1917
山口左仲（やまぐちさちゅう）
　1941
山口洋　1970
山崎勝彦　1988
山下静也　1990
山田英智　1955
山田剛太郎　1982
山田司郎　1916
山田龍作　1979
山中晃　1969, 1983
山中伸弥　1958
山西弘一　1988
山根洋右　1986
山村安弘　1973
山村雄一　1958

山本文一郎　1990
山本雅　1983
山脇東洋　1754, 1758, 1759,
　1764
＜ゆ、よ＞
熊均（ゆうきん）　1528
有隣（ゆうりん）　1360
由茅二五四　1926
横川定（よこかわさだむ）
　1911, 1912
横川宗雄　1960, 1961
吉岡一　1949
吉岡弥生　1876
吉川純一　1976
吉崎和幸　1982, 1989
吉田貞雄　1918
吉田富三　1932, 1944
吉田尚　1964
吉田光昭　1982, 1983
吉田竜蔵　1903, 1904
吉益東洞　1759
吉村正治　1953
米原伸　1991, 1992
＜ら、り、わ＞
羅智靖（らちせい）　1989
李時珍（りじちん）　1578
李仁山　1744
李鎬汪（リ・ホワン、イ・ホワ
　ン）　1973
良観房忍性（りょうかんぼう
　にんしょう）　1303
和賀井敏夫　1956
若木重敏　1956
若月俊一　1952
若林明夫　1989
和久金蔵　1928
和田寿郎　1968
和田敬　1959
渡辺晃　1958
渡辺信吉　1915
渡辺民夫　1927
渡辺英伸　1986

事項索引 五十音順、長音・濁音・半濁音を無視した配列。同じ語句を含む事項はグループ化し、多くの事項が含まれる場合などは、最初にキーとなる語句や語幹を太字で示した。また、グループ内での配列は、事項の初出順とした。五十音順の事項索引に続けて英字・数字表記の事項と医学書名（著者）の索引を加えた。

＜あ＞

アイソトープ（同位体） 1913；アイソトープ・トレーサー法 1913；アイソトープ・レノグラム法 1956
アカイエカ 1877
亜急性―；亜急性脊髄連合変性症 1900；亜急性細菌性心内膜炎 1910； 亜急性硬化性全脳炎（Subacute sclerosing panencephalitis, Dawson's encephalitis） 1934；亜急性脊髄視神経ニューロパチー（SMON）1960
アキレス腱反射 1910
アクアポリン（AQP） 1992；アクアポリン2（AQP2）遺伝子 1994；アクアポリン3（AQP3） 1994
悪性症候群（NMS）1960
悪性の上皮増殖 1912
悪性貧血 1849；悪性貧血の肝療法 1926
悪性マラリア 1889
悪性リンパ腫 1942, 1976；悪性リンパ腫病理組織診断研究グループ（LSG）1979；悪性リンパ腫の予後指標（IPI）1993；
アクチノマイシン 1940
アクツ（Akutsu）型完全心臓（人工心臓） 1981
亜型 Fabry 病 1995
浅田棘口吸虫 1926
亜酸化窒素（笑気ガス） 1795, 1799, 1800, 1844
アジアかぜ 1957
アシドーシス 1906, 1921
亜硝酸アミル 1873
アショフ結節 1904
アスクレピアダイ（アスクレピオスの末裔） 前600頃
アスクレピオス神殿 60
アスコルビン酸（ビタミンC） 1932, 1933；アスコルビン酸（ビタミンC）の合成 1934
アスピリン（アセチルサリチル酸） 1825, 1829, 1853, 1909；アスピリンの抗リウマチ効果 1890；アスピリンの抗リウマチ効果と鎮痛消炎解熱作用 1899
アスベスト曝露 1964
アセタゾラミド 1979
アセチルコリン 1867, 1906, 1914, 1921, 1933, 1935, 1936；アセチルコリンの分離 1929；アセチルコリンの遊離 1930；アセチルコリン様作用薬 1930； アセチルコリン受容体 1963；アセチルコリンエステラーゼ受容体前駆体 1983
アセトアニリド（解熱薬） 1893
アダム＝ストークス症候群 1837
圧痛点 1889
アディー症候群（ホームズ＝アディー症候群） 1931
アディソン病 1849, 1855, 1939；アディソン貧血 1849
アディポネクチン 1999
アトキシール 1904
アトピー 1923；アトピー性皮膚炎に合併する急

性脊髄炎 1997
アドリアマイシン 1984
アドレナリン（エピネフリン） 1856, 1894, 1895, 1897, 1900, 1901, 1903, 1905, 1906；アドレナリンの遊離 1904；アドレナリン反応（糖尿）1909；アドレナリン吸入療法 1929；アドレナリン作動性 1934； アドレナリン受容体 1948
アドレノメデュリン 1993
アトロピン 1831, 1914
アナフィラキシー 前2621, 1902, 1907, 1910, 1932, 1993；アナフィラキシーショック 1908, 1910；アナフィラキシー（ノーベル賞）1913
アニリン色素 1875
アノイリン（ビタミンB1） 1929, 1938
アブミ骨 1603
アフリカ眠り病 1902
アヘン 1750, 1803
アポトーシス 1972, 1991, 1992；アポトーシス誘導シグナル 1993
アミオダロン 1993
アミノ酸 1899；アミノ酸の血中移行 1912；アミノ酸窒素 1912；アミノ酸配列 1953
アミノフィリン 1933
アミラーゼ上昇 1924
アミロイド―；アミロイド腎症 1924；アミロイド線維 1968；アミロイドβ蛋白 1984；アミロイド仮説 1991；
アミロイドーシス 1923
アムホテリシンB（AMPH-B） 1956
アメトプテリン 1948
アメーバ 1870；アメーバ赤痢 1912
アメリカ型トリパノソーマ症の寄生虫（Tripanosoma cruzi） 1911
アラビア医学 1060頃, 1248
アルカプトン尿症 1909
アルカロイド 1818
アルコール―；アルコール包帯 1211；アルコール温度計 1714；アルコール中毒 1786；アルコール性慢性膵炎 1878；アルコールの肝毒性 1963
アルサス反応 1903
アルサミノール（サルバルサン剤） 1915
アルツハイマー病 1906, 1907, 1984, 1990, 1991；アルツハイマー病遺伝子 1995
アルドステロン 1953, 1960；アルドステロン合成酵素欠損症 1976
アルファ（α）―；→α（英字索引）
アルファフェト蛋白（AFP） 1963, 1964, 1968
アルブミン尿 1836
アルボウイルス感染症 1982
アルポート（Alport）症候群 1927, 1990, 1994
アレキシン（alexin） 1901
アレルギー（過敏症） 1903, 1906；アレルギー反応 1907；アレルギー性疾患 1910；アレルギー分類 1963
アンジオテンシン 1940, 1954

アンジオテンシン-II　1965
アンジオテンシン II 受容体拮抗薬（ARB）　1991, 1995
アンジオテンシン変換酵素（ACE）　1954, 1991; アンジオテンシン変換酵素阻害薬　1971
アンチトロンビン（AT）の家族的欠損　1965; アンチトロンビン（AT）分子異常症（ATIII 富山）　1984
アンチモン製剤　1913
安定狭心症　1974, 1994
アンドロゲン受容体　1991
アンドロステロン　1931, 1934

＜い＞
胃一; 胃の中の遊離塩酸　1824; 胃　1868; 胃の上半分切除　1881; 胃の二重造影　1905; 胃粘膜の細胞保護　1979
胃 MALT リンパ腫　1993
胃 X 線間接撮影　1948, 1951
胃液　1752; 1782, 1833; 胃液の採取　1912; 胃液分泌機能検査　1915; 胃液分泌検査　1922; 胃液誤嚥　1946
胃炎　1979
胃カメラ（ガストロカメラ）　1898, 1950, 1952; 胃カメラ学会　1959
胃潰瘍　1829, 1856, 1901; 胃潰瘍の胃炎説　1820; 胃潰瘍の神経説　1841; 胃潰瘍の消化説　1852; 胃潰瘍の穿孔部位閉鎖　1892; 胃潰瘍のニッシェ　1910; 胃潰瘍の血管攣縮成因説　1913; 胃潰瘍の機能的機械的刺激説　1923
医化学派　1672
医学会（設立年など）; 日本法医学会　1887; 日本解剖学会　1893; 日本耳鼻咽喉科学会　1893; 日本小児科学会　1896; 日本眼科学会　1897; 日本消化器病学会　1898; 日本外科学会　1899; 日本皮膚科学会　1900; 日本内科学会　1902; 日本神経学会　1902, 1963; 日本婦人科学会　1902; 日本病理学会　1911; 日本泌尿器科学会　1912; 日本結核病学会　1922; 日本生理学会　1922; 日本レントゲン学会　1923; 日本内分泌学会　1925; 日本伝染病学会（日本感染症学会）　1926; 日本生化学会　1926; 日本整形外科学会　1926; 日本細菌学会　1927; 日本癩学会　1927; 日本薬理学会　1927; 日本寄生虫学会　1929; 日本産業衛生学会　1929; 日本放射線医学会　1933; 日本精神神経学会　1935; 日本循環器学会　1936; 日本血液学会　1938; 日本癌学会　1941; 日本医学放射線学会　1941; 日本公衆衛生学会　1946; 日本栄養・食糧学会　1947; 日本脳神経外科学会　1948; 日本東洋医学会　1950; 日本臨床検査医学会　1951; 日本アレルギー学会　1952; 日本筋電図学会　1952; 日本脳波学会　1952; 日本輸血学会　1952; 日本臨床病理学会　1952, 1953; 日本農村医学会　1952; 日本化学療法学会　1953; 日本ウイルス学会　1953; 日本麻酔科学会　1954; 日本消化器内視鏡学会　1955; 日本腎臓学会　1955; 日本自律神経学会　1956; 日本医真菌学会　1956; 日本人類遺伝学会　1956; 日本リウマチ学会　1957; 日本糖尿病学会　1957; 日本形成外科学会　1958; 日本老年学会　1959; 日本精神身体医学会　1959; 日本胸部疾患学会　1960, 1961; 日本神経病理学会　1960; 日本核医学会　1961; 日本超音波医学会　1961; 日本小児神経学会　1961; 日本胃集団検診学会　1962; 日本エム・イー学会　1962; 日本リハビリテーション医学会　1963; 日本肝臓学会　1965; 日本小児循環器学会　1965; 日本移植学会　1965; 日本肺癌学会　1965, 1966; 日本てんかん学会　1966; 日本神経化学会　1967; 日本消化器外科学会　1968; 日本医学教育学会　1969; 日本脳波・筋電図学会　1971; 日本救急医学会　1973; 日本感染症学会　1974; 日本神経科学学会　1974; 日本集中治療医学会　1974; 日本脳卒中学会　1975; 日本心身医学会　1975; 日本失語症学会　1977; 日本気管支学会　1978; 日本高血圧学会　1978; 日本呼吸器外科学会　1984; 日本膵臓病学会　1985; 日本環境感染学会　1985; 日本胆道学会　1987; 日本総合健診学会　1987; 日本脳循環代謝学会　1989; 日本神経治療学会　1990; 日本脳ドック学会　1992; 日本心療内科学会　1996; 日本緩和医療学会　1996; 日本呼吸器学会　1997; 日本頭痛学会　1997; 日本末梢神経学会　2000; 日本臨床神経生理学会　2000
医学教育　1910; 医学教育における人体解剖　1832
医学校　前 92 頃, 8 世紀初頭頃
医学専用一; 医学専用サイクロトロン　1955; 医学専用原子炉　1959
医学統計学　1834; 医学博士　1888
胃癌　1897; 胃癌 TNM 分類　1968
胃鏡　1896
イギリス発汗病　1485, 1552, 1832
異型狭心症（Prinzmetal angina）1959, 1973
胃検診車　1960
異好性抗体（heterophilic antibody、HA）1911
胃酸分泌抑制薬　1994
医師　前1250 頃, 前 668, 1215, 前 46; 医師国家試験　1725; 医師免許制　1802; 医師免許規則　1883; 医師薬剤師　1815; 医師資格　1869;医師数（米国）1928, 1989; 医師数（英国）1980
医事法制　1725
意識の座　1958
医疾令　701
異種 GBM（糸球体基底膜）投与による糸球体腎炎　1962
胃集団検診　1956
胃十二指腸ファイバースコープ　1957; 胃十二指腸粘膜レリーフ検査　1913
医術開業試験　1875; 医術開業試験規則　1883
胃腫瘍性病変の内視鏡的切除法　1983
医書の印刷出版　1471
異常胎位　1701
異常プロトロンビン（DCP）　1984; 異常プロトロンビン PIVKA- II 測定法　1984
移植家鶏肉腫　1911
移植腎　1983
移植免疫　1937
胃生検　1954; 胃生検組織診断基準　1971
胃切除　1897; 胃全摘術　1908; 胃切除による貧血　1911; 胃切除術での有茎空腸間置法　1940
胃腺の壁細胞　1881
イソニコチン酸ヒドラジド（イソニアジド、INH）　1952
イソプレナリン（isoprenaline）吸入　1940
イソプロテレノール　1941; イソプレテレノール定量噴霧式吸入器　1955; イソプレテレノール吸入器　1969

イタイイタイ病 1955, 1963, 1968; イタイイタイ病鉱毒説 1957
胃腸—; 胃腸のX線造影 1904; 胃腸病研究会 1898
一過性—; 一過性の失語症とマヒ 1911; 一過性ST変化（無痛性心筋虚血）1974
一酸化炭素—; 一酸化炭素の毒性効果 1895; 一酸化炭素中毒 1896
一酸化窒素（NO）1987; 一酸化窒素に関する発見（ノーベル賞）1998
遺伝 1876, 1883; 遺伝暗号解読 1968; 遺伝暗号と蛋白質合成（ノーベル賞）1968
遺伝傾向を持つ過敏症 1923
遺伝子—; 遺伝子説の体系化 1926; 1遺伝子1酵素説 1941; 遺伝子による生化学的プロセス制御 1946; 遺伝子組換え現象 1946; 遺伝子組み換えヒト成長ホルモン 1958; 遺伝子組み換え（ノーベル賞）1958; 遺伝子の組み換え 1964; 遺伝子の相互転座 1973; 遺伝子組み換え実験のガイドライン 1976; 遺伝子治療 1990; 遺伝子転座 1983; 遺伝子転位（ノーベル賞）1983; 遺伝子PIG-A 1993; 遺伝子治療研究に関するガイドライン 1993; 遺伝子治療研究審査委員会 1995; 遺伝子診断 1995
遺伝性—; 遺伝性小脳運動失調 1893; 遺伝性非ポリポーシス大腸癌 (hereditary nonpolyposis colorectal cancer: HNPCC) 1913; 遺伝性出血性血小板無力症 1918; 遺伝性高血圧症 1923; 遺伝性楕円状赤血球症 1935; 遺伝性出血性疾患 (Bernard-Soulier症候群, BSS) 1948; 遺伝性膵炎 1952, 1996; 遺伝性神経系疾患・筋疾患 1957; 遺伝性血管神経性浮腫（HANE）1963; 遺伝性運動失調症 1968; 遺伝性尿崩症 1991; 遺伝性非ポリポーシス大腸癌国際共同研究グループ（ICG-HNPCC）1991; 遺伝性巣状分節状糸球体硬化症 2000
伊東細胞（肝臓星細胞）1951
移動式—; 移動式脈波計 1860; 移動式ICU (Mobile CCU) 1966
イートン・エイジェント 1961, 1962, 1963
胃内視鏡 1930
胃内排泄検査 1922
イヌリンクリアランス 1935
胃粘膜下腫瘍の生検 1972
胃ファイバースコープ 1963
異物検出深部撮影装置 1914
異物摘出 1907
医物理学派 1612
胃壁細胞の受容体 1978
イメージ・インテンシファイア 1948
イメージングプレートを用いたコンピューター撮影法（FCR）1982
医療改革運動 1848; 医療改革の法律 1858
インク式ポリグラフ 1892, 1902
インスリン 1902, 1921, 1923, 1937, 1953; インスリンの発見（ノーベル賞）1923; インスリン過多症 1923, 1927; インスリンの結晶化 1926; インスリン抵抗性糖尿病 1927; インスリンのアミノ酸配列 1955; インスリン自己免疫症候群 1970; インスリン依存性（型）糖尿病（IDDM, I型）1974, 1979; インスリン非依存型（NIDDM, 2型）1979; インスリンレセプター自己リン酸化機構 1982; インスリン受容体 1983, 1985; インスリン異常症 1986

インターフェロン（INF）1949, 1978, 1980; インターフェロンα 1983; インターフェロン療法 1992; IFN-γ誘導因子（IGIF、のちにIL-18）1995
インターロイキン（IL）→英数字索引のIL
咽頭癌のX線治療 1896
咽頭ジフテリア 1910
インド—; インド伝統医学（アーユルヴェーダ）前600～100; インド医学 1642
インドシアニングリーン（ICG）1957
インドジャボク 1952
インドメタシン 1963
院内感染 1986
陰嚢癌 1775
インフルエンザ 1485, 1919, 1920; インフルエンザ（スペインかぜ）1918; インフルエンザ（国内）1927, 1950, 1955; インフルエンザウイルス 1931, 1941; インフルエンザウイルスA型 1933; インフルエンザB型ウイルス 1940; インフルエンザウイルスの増殖 1940; インフルエンザ（アジア）1957; インフルエンザ（A2型）1962
インフルエンザ菌 (Haemophilus influenzae) 1892; インフルエンザ菌遺伝子 1995
飲料水 1854

＜う＞
ヴァロリオ橋 1573
ウイルス—; ウイルス発癌 1911; ウイルスの写真撮影 1925, 1938, 1941; ウイルス増殖 1928; ウイルスの培養 1931; ウイルス蛋白結晶化（ノーベル賞）1946; ウイルス抑制因子（インターフェロン）1954; ウイルスDNAの複製 1967; ウイルスの複製メカニズム（ノーベル賞）1969;
ウィルス眼科病院 1952
ウィルソン病 1916
ウィルヒョウ・カタル黄疸 1908
ウェゲナー肉芽腫症 1936, 1939, 1985
植え込み型—; 植え込み型除細動器 1980; 植え込み型人工肺 1984
ウェステルマン肺吸虫（肺ジストマ）1914, 1960
ウェルニッケ中枢（上側頭回）1874
ウェルルホフ病 1916
ウェルマー症候群 1954, 1968
ウジ 1697
牛海綿状脳症 (bovine spongiform encephatopathy、BSE) →狂牛病へ
ウシ型結核 1911; ウシ結核菌 1932
右室—; 右室の拡大した慢性肺疾患 1762; 右室拡大 1826; 右室壁厚 1826; 右心室肥大 1913;
右心—; 右心の負荷と肥大 1880; 右心カテーテル法 1941, 1950
ウシ流産菌 (Bacillus abortus、Brucella abortus) 1897, 1918
うつ病 1820
右肺全摘 1910
右房・右室の肥大 1901
ウロセレクタン 1929
運動 1680; 運動神経線維 1936; 運動神経伝導検査 1950; 運動開始に先行する脳電位 1964; 運動負荷心電図 1967

＜え＞
永久型人工心臓埋め込み手術 1982

永久胆管瘻の形成　1925
英国医学研究評議会（MRC、Medical Research Council）　1920
エイズ　1978, 1980, 1983, 1984, 1986, 1994, 1995；エイズ（HIV-1）　1981；エイズ（国内）1991；エイズ治療薬　1985；エイズウイルス1986；エイズワクチン　1992；エイズ患者数（世界）　1994；エイズの併用療法（HAART）1997
衛生改良家　1848
栄養不良　1914
エヴィパン　1932
エウスタキ管　1564
液状造影剤　1904
疫痢に対する静脈輸液療法　1930
エキリン　1932
エキレニン　1932
エストラジオール　1933
エストリオール　1930
エストロゲン　1923, 1927
エストロン　1929
エセリン　1936
エタンブトール　1961
エチレンブルー　1891
エックス線（X線）―；X線（レントゲン線）1895；X線装置　1898；X線の発見（ノーベル賞）　1901；X線回折　1912；X線による突然変異誘発　1927；X線コンピューター断層撮影（CT）　1975；X線テレビジョン　1949；X線テレビ装置　1951；X線ビームスキャンによる投影法　1963；X線回折法（ノーベル賞）　1964；X線撮影のホトタイマー　1943；X線照射による突然変異（ノーベル賞）　1946；X線造影剤1897；X線二重造影法　1905, 1937, 1956
エーテル　1842；エーテル麻酔　1846, 1847
エピトープ（抗原決定基）　1995
エピネフリン　1894, 1897
エフェドリン　1887
エボラ出血熱　1976, 1995
エームス試験　1964
エメチン　1912
エラシストラトス学派　前280頃
エリスロポエチン　1953, 1957, 1977；エリスロポエチン遺伝子のクローニング　1985；エリスロポエチン受容体のクローニング　1989
エリスロマイシンB　1981；エリスロマイシンの少量長期療法　1984, 1987
エルゴステリン　1926
エルゴタミン　1920
エルゴトキシン　1906
エルゴメトリン　1935
エルトール菌　1961
エルブ=デュシャンヌ型分娩麻痺　1872
遠位脾腎静脈吻合術（Warren shunt）　1967
塩化カリウムによる消毒　1847
遠隔臓器傷害　1992
円軌道移動方式断層撮影法（Circus-Tomography）　1954
嚥下性（誤嚥性）肺炎　1946；誤嚥性肺炎　1993
エンケファリン　1975
炎症　1808, 1815, 1847, 1877；炎症における白血球遊走　1878；炎症メディエータ　1992
遠心性神経　1886
延髄　1866
エンドセリン　1988

円板型人工肺（Kay-Cross Oxygenator）　1956
＜お＞
黄色ブドウ球菌　1978
黄癬　1839, 1864
黄体形成　1924, 1928；黄体形成作用　1927；黄体ホルモン　1934；
黄疸の新分類　1924；黄疸の鑑別診断　1934
黄疸出血性レプトスピラ病（ワイル病）1886；黄疸出血性レプトスピラ（Leptospira icterohaemorrhagiae）　1915；黄疸出血性スピロヘータ（Spirochaeta icterohaemorrhagiae）1915；
黄熱　1647, 1668, 1685, 1690, 1691, 1741, 1793, 1821, 1857, 1868, 1878, 1881, 1900, 1901, 1927, 1928；黄熱の伝播　1848；黄熱蚊1901；黄熱の病原体（Leptospira icteroides）1919；黄熱ウイルスのマウス脳内接種法1930；黄熱ウイルス　1932, 1933；黄熱ウイルスワクチン　1937；黄熱ワクチン（弱毒17D株）　1938；黄熱病の研究と治療法（ノーベル賞）1951
大久野島（おおくのしま）毒ガス傷害者　1953；大久野島毒ガス工場　1961
小川培地　1949
オキシトシン　1921, 1928, 1953
オギノ式避妊法　1924
オクトレオタイド（OCT）　1982
オーストラリア抗原（Au抗原、現在のHBs抗原）　1964, 1967, 1970
オスラー結節（Osler painfull nodes）　1909
オーダーメイド薬物　1957
越智式人工呼吸器　1916
オッシレーション法　1956
オーバーラップ症候群　1972
オプソニン説　1903
オランダ商館医師　1823
オリザニン　1910, 1911
オリーブ橋小脳萎縮症（Olivopontocerebellar atrophy）　1900
オルシプレナリン（アロテック）　1961
オルソトピック移植　1946
オロヤ熱の病原体（Bartonella bacilliformis）1915, 1926
オンディーヌの呪い（Ondine's curse、中枢性肺胞低換気症候群）　1962
温度計　1850, 1865
＜か＞
蚊　1848, 1881, 1882, 1893；蚊によるマラリア原虫伝播　1898
開―術；開頭術　1589；開腹術　1883　開胸術1906；開頭血腫除去手術　1944；開心術　1952
回帰熱　1873
海軍の外科マニュアル（The Surgeon's Mate）1617
外頸静脈　1846
壊血病　1747, 1786, 1907；壊血病の予防1753, 1795
介護保険制度　2000
外シャント　1960
蛔虫（回虫）の発育循環　1918；回虫駆除作用1920
回転―；回転陽極X線管（ロータリックス）1929；回転横断撮影法装置　1937；回転撮影法1946；立位式回転横断撮影法　1949；臥位回転横断撮影法　1954；回転型ガンマカメラ　1980

カイ 2 乗検定　1900
外胚葉　1887
灰白質中の背核（クラーク柱）　1851
解剖—；解剖書　前 360 頃；解剖　前 280 頃；解剖図（ダ・ヴィンチ）1519；解剖の教育　1537；解剖示説　1632；解剖不要論　1759；解剖法　1824
潰瘍性大腸炎　1875, 1885, 1893, 1913, 1954, 1959, 1960, 1963；潰瘍性大腸炎の直腸鏡所見　1909；潰瘍性大腸炎の癌化　1925；潰瘍性大腸炎の病型分類　1956
外用薬　前 420
改良ヴィム＝シルヴァーマン（Vim-Silverman）針（フランクリン針）　1954
科学者　1834
化学伝達物質　1906
化学的肺炎　1946
化学療法　1905, 1911；化学・放射線療法　1992
過換気　1862
花環状吻合　1908
夏季—；夏季カタル（枯草熱）　1565, 1831；夏季脳炎　1924
カキの打ち子喘息　1964
可逆的タンパク質リン酸化（ノーベル賞）　1992
蝸牛の構造　1851；蝸牛殻内の刺激（ノーベル賞）　1961
核　1781, 1802, 1831, 1858；核小体　1835；核内封入体　1904
核医学　1951
顎下腺の導管　1656；顎下腺　1851
核酸—核酸の分子構造（ノーベル賞）1962；核酸　1868；核酸の塩基配列（ノーベル賞）1980；核酸・蛋白質複合体の立体構造（ノーベル賞）1982
核磁気共鳴（NMR）1946；核磁気共鳴画像診断装置（MRI）1982；核磁気断層装置（NMR-CT、MRI）国産　1982
学術機関　1662
拡大大腸内視鏡　1989
喀痰—喀痰の細胞診　1875；喀痰細胞診用保存液（サコマノ液）1963
拡張期血圧の測定　1905
角膜炎　1808
家鶏肉腫　1910
下肢の部分麻痺（ポット病）　1775
架状反応　1922
家塵主要抗原　1964；関連項→ハウスダスト
下垂体—；下垂体腫瘍　1884, 1889, 1900, 1901, 1908；下垂体の腫大　1887；下垂体　1895, 1935；下垂体後葉抽出物の昇圧効果　1898；下垂体好酸性腺腫　1903；下垂体抽出物（ピツイトリン）1906；下垂体の機能低下　1908；下垂体後葉　1908, 1928；下垂体手術　1910；下垂体切除　1912；下垂体機能低下症（シーハン症候群）1919, 1939；下垂体抽出物の成分　1920；下垂体後葉の機能低下　1921；下垂体前葉抽出物質　1921；下垂体による血糖調節　1924；下垂体切除による代謝率低下　1926；下垂体前葉の皮下移植による性的早熟　1927；下垂体前葉と甲状腺の関係　1928；下垂体抽出物　1937；下垂体ホルモンの分泌調節　1950；下垂体後葉疾患 MRI 像　1987
ガス壊疽　1892
ガス交換の測定　1911

ガストリン　1905
カスパル流の外科　1649
ガス分析法　1859
仮性白血病　1872
カゼイン　1906
家族性—；家族的疾患　1912；家族性大腸腺腫症家系　1925；家族性腎症　1927；家族性低形成貧血　1927；家族性大腸腺腫（familial adenomatous polyposis、FAP）1951；家族性第 XII 因子欠乏症　1955；家族性アジソン病　1959；家族性アミロイドポリニューロパシー（familial amyloidotic polyneuropathy、FAP）1968；家族性低カルシウム尿性高カルシウム血症　1972；家族性高コレステロール血症　1983；家族性肥大型心筋症（HCM）1989；家族性大腸ポリポージス（adenomatous polyposis coli、APC）1991；家族性大腸ポリポージス（APC）癌抑制遺伝子　1991；家族性片麻痺性片頭痛　1996；家族性若年性高尿酸血症性腎症（FJHN）2000
下大静脈フィルター（Mobin-Uddin umbrella）1967；下大静脈フィルター（Greenfield フィルター）1973
片麻痺（かたまひ）→へんまひ
カタラーゼ欠損症　1952
カタル球菌（Microcossus catarrhalis）　1896
脚気　1652、1835、1882、1896、1901、1907、1910、1912、1913、1921、1950、1975；脚気病院　1878；脚気の大流行（国内）1880；脚気の予防　1884、1906；脚気を回復させる物質　1917
褐色細胞腫　1961；褐色細胞腫のシンチグラフィー　1981
活性化プロテインC（APC）1984, 1993；活性化プロテイン C 抵抗性　1994
カッティング・バルーン法　1990
家庭看護婦会　1848
カテーテルアブレーション　1983；カテーテル吸引療法　1969
可動遺伝因子（トランスポゾン）（ノーベル賞）1983
ガードナー症候群　1951
カドミウム中毒　1968
カナマイシン　1957
加熱製剤　1984
カネミ油症　1968
化膿　1838、1865、1878；化膿巣の病原体　1878；化膿連鎖球菌（Streptococcus pyrogenes）1911
過敏性—；過敏性肺臓炎　1961；過敏性腸症候群　1993
カフェイン　1821
カプサイシン　1993
下部腸管の癌切除　1833
カプトプリル　1977；カプトプリル負荷レニン刺激検査　1979；カプトプリル負荷レニン分泌刺激試験　1980
花粉　1831, 1903；花粉に対する感受性テスト　1911；花粉抽出物　1911
可変絞り回転照射法（原体照射法）　1957
カポジ肉腫　1994
鎌形赤血球貧血　1910; 1949
カラアザール（ダムダム熱、ドノバンリーシュマニア）1903, 1913, 1914, 1922；カラアザール原虫（Leishmania donovani）　1904
ガラクトーゼ負荷試験　1906

カラードプラ法　1982, 1986
顆粒球減少症　1922
カルカッタ熱帯医学衛生学校　1912, 1924
カルシウム　1904；カルシウム代謝　1907, 1909；カルシウム拮抗薬　1969
カルシフェロール　1931
カルブタミド　1955, 1956
ガレノスの著作集　1525
カロチノイド（カロテノイド）　1937；カロチノイド色素　1872
カロチン　1919, 1928；カロチン色素　1920
カロメル（塩化第一水銀）　1791
川崎病　1967, 1973, 1984；川崎病に見られる血管炎　1975
カワニナ　1916
癌　1858；癌系家　1913, 1968；癌発生の体細胞突然変異説　1914；癌対策運動　1923；癌原性　1925；癌のDNA突然変異説　1961；癌遺伝子説　1969；癌抑制遺伝子　1971, 1980；癌遺伝子　1968, 1979, 1983, 1989；癌遺伝子(c-myc)　1983；癌遺伝子(K-ras)　1988；癌の遺伝子療法　1991；癌遺伝子bc12　1997；癌死亡順位（国内）1998
眼—；眼病の最古の資料（アリ・ベン・イサヤ）11世紀初頭；眼球摘出術　1583；眼球陥没　1710；眼球突出　1786；眼科器具　1821；眼科耳鼻科病院　1824；眼球突出性甲状腺腫　1835；眼球の手術　1849；眼球振盪　1866；眼を観察する顕微鏡　1889；眼底所見　1909；眼の屈折に関する研究（ノーベル賞）1911；眼球乾燥症　1917；眼内レンズ移植　1952
簡易型ピークフローメーター　1978
感覚—；感覚受容　1662；感覚神経活動電位（sensory nerve action potential、SNAP）1949
換気—；換気・血流比　1949, 1974；換気・肺血流とガス交換　1964；換気不均等解析　1977
桿菌　1884
緩下剤　1248
眼瞼下垂　138, 1710
還元ヘモグロビン　1903
看護—；看護（婦）学校　1816, 1840；看護修道院　1535
カンジダ症　1942
間質性肺炎　1954, 1967
緩徐に進行するインスリン依存性糖尿病　1982
冠スパスム　1963, 1973
間接X線撮影装置（国内）　1936
間接輸血　1913
関節リウマチ　1858, 1935, 1940, 1942, 1948；1987, 1988；1994；関節リウマチ診断基準　1958；関節リウマチ改訂診断基準　1987
感染症—；感染症サーベイランス事業　1981；感染症新法　1999
感染性—；感染性心内膜炎　1909；感染性肝炎の分類　1973
完全大血管転換症　1959, 1976
完全房室ブロック心電図　1906；完全房室ブロック　1969
感染予防　1870；感染拡大の新しいメカニズム（ノーベル賞）　1976
肝臓（肝）—；肝硬変　1793, 1837, 1912；肝臓　1845, 1855, 1857；肝臓の毛細血管壁　1876；肝の針生検　1895；肝臓炎　1908；肝臓・脾臓をX線撮影　1914；肝腎グリコーゲン沈着症　1929；肝硬変肝癌に対する肝部分切除　1929；

肝臓移植　1946, 1963, 1964, 1992；肝内胆管腸吻合術　1948；肝区域　1953, 1954；肝内グリソン鞘　1954；肝門部胆管癌　1954, 1962, 1965；肝炎早期　1954；肝炎　1955, 1964；肝切除　1957；肝機能検査法　1957；肝門部腸吻合術　1959；肝右葉切除　1961；HBV（B型肝炎ウイルス）1964；肝右葉切除・胆管切除・門脈合併切除再建（Eck瘻）1965；肝疾患の微細構造　1968, 1979, 1995；A型肝炎ウイルス（HAV）1973, 1981, 1982；B型肝炎　1977；D型肝炎ウイルス　1977；B型肝炎ワクチン（HBワクチン）1979, 1980, 1984；肝癌　1983；肝腫瘍　1983；E型肝炎ウイルス　1983；肝細胞癌の亜区域切除術　1985；C型肝炎ウイルス（HCV）1989；C型慢性活動性肝炎　1992；G型肝炎ウイルス（GBV-C、HGV）1995；関連項→HBc, HBe, HBs, HBV, HCC, HCV（英字索引）
肝臓ジストマ—；肝臓ジストマの第2中間宿主　1910；肝吸虫　1918；肝臓ジストマの発育環　1920；肝吸虫幼虫　1940
乾燥性角結膜炎　1933
乾燥ワクチン　1959
神田お玉ヶ池種痘所　1860
管中の流体力学　1857
冠動脈の疾患　1788；冠動脈拡張作用　1879；冠動脈結紮の心電図　1918；冠動脈造影（法）1945, 1959, 1962；冠動脈バイパス（術）1946, 1967；冠状動脈内膜血栓除去術　1957；冠動脈拡張術　1977；冠動脈（内）血栓溶解療法　1979, 1980；冠動脈狭窄　1983；冠動脈血管内治療　1986；冠動脈病変患者　1994
広東(カントン)住血線虫　1944
間脳の機能（ノーベル賞）　1949
冠微小循環障害　1988
カンピロバクター（キャンピロバクター）属菌　1980；カンピロバクター・ピロリ　1983
鑑別診断　1602
感冒の濾過性病毒　1914
漢方医　1793；漢方　1883
ガンマ—；ガンマカメラ（シンチレーション・カメラ）　1956, 1975；ガンマナイフ　1968
顔面神経　1822
肝油　1924
灌流ポンプ（人工心肺）　1938
＜き＞
記憶判断の座　1958
飢餓　1901
期外収縮　1876, 1906
機械的拘束の廃止　1839
気管—；気管切開口からの送気　1543；気管内麻酔　1880；喉頭挿管　1885；気管内全身麻酔　1933
気管支—；気管支拡張症　1826；気管支狭窄　1844；気管・気管支専用内視鏡　1904；気管支筋の強直性収縮　1910；気管支のX線造影　1918；気管支造影法　1922, 1926；気管支鏡による気管内形態分類　1950；気管支鏡　1955；気管支形成術（broncoplastic resection）1955；気管支肺胞洗浄法（BAL）1974；気管支腔内超音波検査法　1992
気管支喘息　138, 1910, 1926；気管支喘息の吸入剤　1975；気管支喘息の心身医学的治療　1976
気胸　1826

気候馴化　1910, 1921
キサンチン　1868
義歯　1788; 義眼　1835
器質的心疾患　1902
寄生体　1840; 寄生虫　1864, 1903
偽性―; 偽性副甲状腺機能低下症　1942; 偽性低
　アルドステロン症 1 型　1996
基礎代謝　1906
気体腎盂撮影法　1911
北里研究所　1915
喫煙と肺癌　1950, 1952
気道―; 気道狭窄　1885; 気道過敏性自動測定装
　置（アストグラフ）　1978; 気道過分泌　1984;
　気道周囲リンパ節の画像化　1994
企図振戦　1866
キニジン　1956
キニーネ　1630, 1750; キニーネ（キニジン）の
　心筋麻痺作用　1914; キニーネの構造式　1907
キノホルム　1960
キノロン薬ナリジクス酸　1962
ギプス包帯　1879
木村病（好酸球性リンパ濾胞様増殖性肉芽腫）
　1948
木村誘導法　1939
キメラ型転写調節遺伝子　1991
キモグラフ　1807, 1847
逆行性腎盂造影法　1918
逆転写酵素　1970
逆投影法　1958
キャッスルマン病　1989
ギャルサン症候群　1927
キャントレル症候群　1673
牛海綿状脳症（BSE、狂牛病）　1986, 1987
急性―; 急性膵炎　1672, 1901, 1924; 急性黄色
　肝萎縮　1841; 急性伝染病疾患　1861; 急性呼
　吸障害　1908; 急性無菌性脳膜炎　1924; 急性
　びまん性脈絡膜炎（原田氏病）　1926; 急性限
　局性回腸炎（クローン病）1932; 急性肺性心
　（acute cor pulmonale）1935; 急性血清病
　型腎炎（一過性管内増殖性糸球体腎炎）1953;
　急性熱性皮膚粘膜リンパ腺症候群　1967; 急性
　炎症反応　1981; 急性冠症候群　1983; 急性ス
　トレスと免疫機能　1984; 急性前骨髄球性白血
　病　1988, 1991; 急性骨髄性白血病　1991
急性肝炎　1955; 急性肝炎組織像　1939
急性腎炎　1923; 急性腎不全　1923, 1982
急性心筋梗塞　1977; 急性心筋梗塞に伴うショ
　ック　1982; 急性心筋梗塞の初期治療　1983
急性白血病　1901; 急性白血病の化学療法
　1975; 急性白血病 FAB 分類　1976
球脊髄性筋萎縮症（SBMA）　1953, 1991
急速進行性腎炎症候群（RPGN）　1966; 急速
　進行性糸球体腎炎　1969, 1976
嗅突起　1660
牛痘接種　1796; 牛痘法　1803, 1805, 1812,
　1849; 牛痘書　1820; 牛痘苗（痘漿）1824,
　1846, 1848;
吸入薬　1941
胸郭―; 胸郭成形術　1895; 胸郭形成術　1907;
　胸郭造成術　1909
狂牛病（BSE）　1986, 1994, 1996; 狂牛病（プ
　リオン病）　1996
胸腔鏡　1910, 1989
胸腔内―; 胸腔内食道空腸吻合術　1929; 胸腔内
　吻合法　1944

凝血ビタミン（ビタミン K）　1929
狂犬病　1903; 狂犬病ワクチン　1885, 1908; 狂
　犬病終焉　1956
凝固―; 凝固因子　1904; 凝固時間　1911,
　1937; 凝固異常症　1947, 1948, 1956, 1975;
　凝固反応　1984
胸骨骨髄穿刺　1923
強心作用　1785
狭心症　1768, 1788, 1802, 1846, 1853, 1873,
　1879, 1927, 1988; 狭心症の心電図　1918
胸水　1979
強制監禁　1602
協調運動の不調　1866
強直性脊椎炎　1973
胸椎黄靱帯骨化による神経障害　1972
共通管説（common channel theory）　1901
強毒ニコルス株　1913
強皮症　1942; 強皮症腎　1956; 強皮症腎クリ
　ーゼ　1956; 強皮症の診断基準　1980
胸部―; 胸部打診　1761; 胸部疾患病院　1814;
　胸部大動脈瘤切除　1950; 胸部断層撮影
　1954; 胸部 CT　1975
胸膜中皮腫　1964
局所照射治療　1896, 1900
局所脳血流量の測定　1963
極低体温手術　1965
虚血急性期の不整脈　1943
虚血心筋　1978; 虚血心筋の電位　1935
虚血性心疾患　1946, 1953; 虚血性心疾患の
　WHO 分類　1962; 虚血性心疾患の AHA 分類
　1975; 虚血性心疾患の ISFC/WHO 分類　1979
巨人症　1884, 1911
巨大―; 巨大細胞　1872; 巨大血小板出現
　1948; 巨大陰性 T 波（GNT）1976
巨脾赤血球増多症　1903
ギラン・バレー症候群　1916, 1955, 1966; ギラ
　ン・バレー症候群の診断基準　1990
ギリシャ医学復活　1050 頃
キリップ分類　1967
キルシュタイン喉頭鏡　1897
菌―; 菌体外毒素　1888, 1889; 菌溶解現象
　1917
筋―; 筋肉　1680; 筋紡錘　1863; 筋線維
　1664; 筋収縮　1838, 1930; 筋収縮の信号
　1842; 筋の固有感覚受容器　1863; 筋萎縮性側
　索硬化症（ALS）1865, 1991; 筋肉中の熱発生
　（ノーベル賞）1922; 筋活動の記録　1929; 筋
　挫滅後の急激な腎機能低下　1941; 筋糖原病
　（糖原病 V 型、マッカードル病）1951; 筋 PFK
　欠損症（糖原病 VII 型、垂井病）1965; 筋ホス
　ホフルクトキナーゼ遺伝子　1990; 筋強直性ジ
　ストロフィー　1991
金―; 金療法　1929; 金製剤　1935
勤務医　1486
＜く＞
クヴェイム反応　1941
空気―; 空気の重量測定　1654; 空気　1668; 空
　気中の浮遊物　1881
空冷式石英水銀ランプ（皮膚光線照射装置）1908
クエン酸―; クエン酸ソーダ　1913; クエン酸ナ
　トリウムを用いた輸血（国内）　1919; クエン
　酸・リン酸・ブドウ糖液（CPD）　1957; クエン
　酸回路（ノーベル賞）　1953
クスマウル呼吸　1874
クッシング症候群　1932

屈折異常と調節障害　1864
グッドパスチャー症候群　1919, 1958, 1964
クニドス学派　前 322, 前 600 頃
熊本スタディ　1995
組み替え DNA 技術　1970
クモ状指趾症（先天性結合織異常疾患）　1896
グラーフ卵胞　1668, 1924
グラム染色法　1884
クラリン　1936
グリコーゲン　1857, 1907；グリコーゲン定量法
　1904；グリコーゲンの触媒的作用（ノーベル賞）
　1947
グリコペプチド系抗生物質　1956
グリシン　1820
クリスマス病　1952
グリセリン　1889
グリセロールキナーゼ欠損症　1977
グリソン鞘　1654
クリップによる内視鏡的止血法　1974
クリプトスポリジウム症　1976；クリプトスポ
　リジウム下痢症　1996
クリーブランドクリニック　1943
クール　1957, 1966, 1985
グルコース-6-リン酸脱水素酵素欠乏症（G-6-PD
　欠損症）　1956
くる病　1645, 1650, 1879, 1918, 1919；くる病と
　ビタミン欠乏　1919；くる病の栄養欠乏説と日
　光不足説　1922；くる病の予防　1890；くる病治
　療予防物質　1922
クレアチニン定量法（Jaffé 法）　1886；クレア
　チニン定量の改良法　1914
クレアチン　1815, 1889；クレアチン・キナーゼ
　（CK）　1959
グレーヴス（Graves）病　1825, 1935, 1964
クレチン病（新生児甲状腺機能低下症）　1869,
　1877, 1883
クロイツフェルト・ヤコブ病　1920, 1958, 1965,
　1968, 1976, 1985, 1987, 1997；クロイツフェ
　ルト・ヤコブ病（CJD）疫学サーベイランス
　1994；クロイツフェルト・ヤコブ病の発症率
　（国内）　1997
クロミフェン　1961
クロム酸銀による染色　1873
クロム工場従業員の肺癌　1974
クロモグリク酸ナトリウム（インタール）
　1965, 1968
クロラムフェニコール（クロロマイセチン）
　1947, 1976
クロロホルム　1831, 1853, 1858, 1861；クロロ
　ホルム吸入麻酔　1847；クロロホルム吸入器
　1858
クローン　1958（カエル）；クローン選択説
　1957；クローンマウス　1981

＜け＞
経カテーテル血管開通術　1964
経気管支肺生検（TBLB）　1965, 1970, 1974
経気道的超音波診断法　1994
経胸的食道離断術　1964
経験学派　前 3 世紀後半
経口―；経口的伝染　1848；経口胆嚢造影
　1952；経口胆嚢造影剤（Biliselectan）1940；
　経口(的)胆石溶解療法　1972, 1974
蛍光気管支鏡　1993
経産道感染　1976
軽症高血圧治療指針　1983

経静脈―；経静脈胆嚢造影　1924；経静脈性尿路
　造影剤　1927, 1932；経静脈的右室ペーシング
　1958；経静脈性胆道造影　1969；経静脈カテー
　テル・アブレーション　1984
経食道心エコー図　1978；経食道断層心エコー
　図　1979
形成手術　1556；形成外科　1870, 1917
携帯型―；携帯型長時間心電図記録法　1961；携
　帯型人工膵島　1982
経中心静脈高カロリー輸液法　1968
経蝶形骨下垂体手術（TSS: transsphenoidal
　surgery）　1907
系統解剖学　1841
頸動脈　1844；頸動脈分岐部の血栓　1905；頸
　動脈閉塞　1914；頸動脈洞の循環調節作用
　1923；頸動脈 X 線像　1951
けい肺症（silicosis）　1870, 1937
経皮―；経皮的吸引生検法　1934；経皮経肝胆
　管(胆道)穿刺造影（PTC）1937；経皮経肝胆嚢
　造影　1939；経皮的肝生検（吸引肝生検）1939；
　経皮腎生検　1944, 1951；経皮選択的血管造影
　法　1953；経皮的肝胆性胆道造影法（PTC）
　1956；経皮的胆道造影法（PTC）1962；経皮的
　心内膜炎心筋生検法　1962；経皮的心房中隔欠
　損作成術（ラシュキンド法）1966；経皮経肝胆
　道造影法（PTC）1970；経皮経管腎動脈拡張術
　（PTRA）1978；経皮的冠動脈形成術（PT）1979；
　経皮的冠動脈形成術講習会　1980；経皮経管冠
　動脈形成術（PTCA）1981, 1982, 1983, 1994；
　経皮経管冠動脈再開通術（PTCR）　1982；経
　皮的エタノール注入法（PEI）1983；経皮的心
　肺補助（PCPS）1983；経皮的僧帽弁形成術
　（PTMC）1984
経鼻気道連続陽圧療法（nasal CPAP）1981
経膚感染　1904
頸部交感神経―；頸部交感神経鎖の切断　1710；
　頸部交感神経断端の電気刺激　1852
頸部後縦靭帯骨化による脊髄圧迫　1960
頸部腫瘍手術　1846
頸部静脈と心尖部の脈波記録　1860
痙攣　1864
外科―；外科的治療　前 219；外科教科書（ルッ
　ジェーロ）1170 頃；外科学教科書（テオドリ
　コ）　1298；外科医師同盟（サン・コーム学院）
　14 世紀初頭；外科器具　1634, 1645；外科的歯
　科医　1678；外科徒弟制度　1768；外科雑誌
　1791；外科的ショック　1916, 1919
血圧　1731, 1898；血圧測定　1828；血圧計
　1881；血圧上昇作用　1928
血液―；血液の流れ　1288；血液循環説（ハーヴ
　ェイ）1628；血液成分と酸素の結合　1857；血
　液の流速測定　1867；血液中の酸素とヘモグロ
　ビン　1912；血液銀行　1935, 1936, 1951；血
　液保存液　1957
血液ガス―；血液ガス装置　1911；血液ガス
　1921；血液ガス分析　1941；血液ガスの微量分
　析法（PCO2 測定のアストラップ法）　1956；
血液型　1900, 1928；血液型（ABO 血液型）
　1901；血液型の 4 型分類　1910；血液型の遺伝
　1910；ABO 式血液型の遺伝法則　1924；血液
　型遺伝の 3 型説　1925
血液がんの新 WHO 分類　1999
血液凝固　1882, 1914；血液凝固能の亢進
　1856；血液凝固説　1904；血液凝固防止
　1913；血液凝固時間　1929；

血液凝固因子; 第 VIII 因子 1937; 第 V 因子欠乏症 1947; 第 VII 因子欠乏症 1948; 第 IX 欠乏症 1952; 第 XI 因子欠乏症 1953; 第 X 因子欠乏症 1956; 第 XIII 因子欠乏症 1960
血液透析 1913, 1924, 1960, 1966, 1972; 血液透析の留置カテーテル法 1963
結核 1688, 1761, 1786, 1865, 1893, 1901, 1903, 1993; 結核の感染 1880; 結核菌 1882, 1944; 結核療養所（国内）1890; 結核性膿胸 1895; ;結核菌の形態 1896; 結核撲滅 1902; 結核アレルギー性反応 1908; 結核実態調査 1910; 結核の初期変化群 1912; 結核の進展 1914; 結核死亡率 1917; 結核進展の分類 1926; 結核結節に対する部分的肺切除術 1927; 結核病巣の進展 1928; 結核初期変化群（Ghon 氏病巣）1929; 結核療養所（サナトリウム）村松晴嵐荘 1935; 結核死亡率（国内）1943, 1957; 結核性空洞 1958; 結核・感染症サーベイランス事業 1987; 結核非常事態宣言 1993; 結核菌の全遺伝子 1998; 関連項→肺結核
血管—; 血管運動神経（血管収縮・拡張神経）1857; 血管運動中枢 1866, 1871; 血管炎 1866; 血管拡張神経線維 1877; 血管拡張 1887; 血管縫合法 1905; 血管・器官移植 1905; 血管縫合・血管と器官の移植（ノーベル賞）1912; 血管内膜の透過性異常 1919; 血管造影 1919; 血管造影剤 1929; 血管インターベンション 1964; 血管造影による胆嚢癌診断 1970; 血管透過性亢進作用 1981; 血管・髄腔造影 1983; 血管拡張因子 1987; 血管内超音波検査法（IVUS）1990; 血管炎を伴う SLE 1993; 血管炎症候群の分類 1994; 血管新生療法（therapeutic angiogenesis）1996
血球数 1852; 血球数の測定 1874
結合織疾患（connective tissue disease） 1942
血行動態 1985
血色素 1851, 1862; 血色素計 1875; 関連項→ヘモグロビン
結晶質シリカの発癌性 1997
血漿製剤 1936
楔状束 1820
結晶による X 線回折 1914
血小板 1842, 1882, 1975; 血小板数 1878; 血小板減少 1948; 血小板凝集計 1962; 血小板無力症 1966, 1974; 血小板型 pseudo フォン・ヴィルブランド病 1980; 血小板の活性化 1991
血漿レニン活性 1969; 血漿レニン濃度測定法 1984
血清—; 血清因子 1884; 血清療法 1890; 血清による微生物凝集 1896; 血清薬院 1902; 血清の膠質不安定性 1922; 血清蛋白 1934; 血清病型腎炎モデル 1961; 血清肝炎 1967
結節性動脈周囲炎（PN） 1866, 1948, 1951; 結節性多発動脈炎（polyarteritis nodosa、PAN）1942, 1969, 1903
血栓—; 血栓症 1846, 1978; 血栓溶解薬ストレプトキナーゼ 1959; 血栓 1979; 血栓性素因 1981
血中—; 血中アミノ酸 1913; 血中の酸素・炭酸測定 1924; 血中カルシウム濃度 1925; 血中インスリン測定 1958
結腸—; 結腸ファイバースコープ 1963; 結腸直腸癌 1990

血糖—; 血糖降下 1921; 血糖測定法 1923; 血糖低下作用 1926, 1942
血餅退縮 1948
欠乏症 1912
結膜炎 1909;
血友病 1911, 1952, 1984; 血友病 A・B 1952; 血友病 C 1953
血流—; 血流速度 1731; 血流 1846
ゲノム 1914; ゲノム情報の自由利用 2000
ケモカイン 1940, 1987
下痢原性大腸菌 1983
ケルクリング襞（ケルクリング弁、輪状襞） 1670
ゲルストマン・シュトロイスラー・シャインカー病（症候群）（GSS） 1936
原因微生物の芽胞形成 1869
原因不明のびまん性間質性肺炎 1980
幻覚 1820
検眼鏡 1847, 1851
減感作療法 1911
嫌気性菌 1888, 1889
限局型小細胞肺癌 1992
限局性痙攣 1899
原形質 1744, 1835, 1837, 1839
健康保険 1883
検死 1502
原子炉型アイソトープ 1946
原生動物 1835; 原生動物学 1838
腱切除術 1838
原発性—; 原発性肺高血圧症（PPH）1891, 1951, 1981, 1997; 原発性肺癌 1912, 1949; 原発性異型肺炎（PAP）1942, 1944, 1961, 1963; 原発性マクログロブリン血症 1944; 原発性肺胞低換気症候群 1955; 原発性アルドステロン症 1955; 原発性肝癌 1964; 原発性低 Mg 血症 1987; 原発性胆汁性肝硬変 1987
顕微鏡 1590, 1621, 1849; 顕微鏡的小動物 1680; 顕微鏡的研究 1686; 顕微鏡的 PN（polyarteritis nodosa、結節性多発動脈炎）1923; 顕微鏡的多発動脈炎 1948; 顕微鏡的多発血管炎（Microscopic polyangitis、MPA）1987, 1923
玄米と糠（ぬか） 1896

＜こ＞

抗—（薬剤など）; 抗毒素 1890; 抗ペスト菌血清 1896; 抗毒素血清 1907; 抗コリンエステラーゼ薬 1934; 抗出血性ビタミン 1935; 抗ハンセン病薬 1941; 抗生物質 1943; 抗結核薬 1946, 1952, 1961; 抗うつ薬 1952; 抗生物質ストレプトマイシンの発見（ノーベル賞）1952; 抗真菌薬 1956; 抗ヒスタミン薬（ノーベル賞）1957; 抗精神薬 1960; 抗アレルギー薬 1968; 抗不整脈薬 1989; 抗菌剤 1994; 抗 HIV 剤 1995; 抗不整脈薬ガイドライン 1999; 抗ウイルス薬ラミブジン 2000
抗—**抗体**; 抗サイログロブリン抗体 1956; 抗核抗体 1957; 抗 GBM（糸球体基底膜）抗体 1967; 抗体型 RPGN 1976; 抗アセチルコリン受容体抗体 1976; 抗クリプトコッカス抗体 1978; 抗 GBM 抗体 1988; 抗 TNFαモノクローナル抗体 1994
抗悪性貧血療法 1948
降圧—; 降圧神経 1866; 降圧作用 1906, 1993; 降圧効果 1964; 降圧薬 1967
高圧酸素下放射線治療 1955

高位浣腸法（Enteroclysis、造影剤注入法）1939
構音言語中枢　1861
抗壊血病因子　1912
口蓋ミオクローヌス　1931
光化学オキシダント　1973
光学異性体　1917
口渇　1673
抗カルジオリピン症候群　1998
高カロリー輸液　1968
睾丸　1775; 睾丸移植　1875; 睾丸物質　1911
抗癌剤　1950; 抗癌剤シスプラチン　1962; 抗癌剤 5-FU　1965; 抗腫瘍性抗生物質アクラシノマイシン　1979
光感受性色素　1904
交感神経系　1733, 1842, 1898, 1901; 交感神経線維　1836; 交感神経の分泌能　1856; 交感神経節　1889; 交感神経　1901, 1904, 1905, 1906; 交感神経興奮作用　1905; 交感神経β受容体遮断薬　1962
高感度の HCV 測定系　1992
抗凝固療法　1960; 抗凝血剤　1869; 抗凝固性　1993
口腔内の微生物　1683; 口腔内装具　1982
高血圧―; 高血圧の家族歴　1925, 高血圧　1943; 高血圧性脳出血　1944; 高血圧発症のモザイク説　1963; 高血圧自然発症ラット(SHR)　1963; 高血圧に関する合同委員会 (JNC) 1977; 高血圧自然発症ラット (SHRSR)　1991; 高血圧治療ガイドライン　2000
高血糖症　1776
抗血友病性グロブリン（AHF）　1937, 1952
抗原―; 抗原抗体反応　1901, 1906
膠原病（diffuse collagen disease）1941; 膠原病（collagen disease）1942; 膠原病のオーバーラップ現象　1972
高原療法　1903
抗甲状腺―; 抗甲状腺作用物質　1928; 抗甲状腺製剤　1941, 1943
虹彩切除術　1857
抗酸菌の分類　1959
好酸球―; 好酸球増多を伴う一過性肺浸潤症（レフレル症候群）1931; 好酸球性多発血管炎性肉芽腫症（EGPA）1951
高山における生理　1910、高山での生理学研究　1921
硬性―; 硬性（式）胃鏡　1911, 1923; 硬性気管支鏡　1905, 1907, 1918
公衆衛生　1607; 公衆衛生法　1875; 公衆衛生学部　1918, 1922
高周波スネアによるポリペクトミー　1969
甲状腺―; 甲状腺腫の治療　1180; 甲状腺　1690, 1886, 1895, 1938, 1996; 甲状腺腫　1786, 1816, 1820, 1825, 1829; 1884; 甲状腺機能亢進（症）1872, 1906, 1907; 甲状腺部分切除　1872; 甲状腺摘出（術）1882, 1883; 1869; 1895; 甲状腺の機能喪失　1883; 甲状腺除去性悪液質　1883; 甲状腺切除　1884; 甲状腺抽出物　1891; 甲状腺抽出物投与　1892; 甲状腺の生理・病理・外科的研究（ノーベル賞）1909; 甲状腺ホルモン（サイロキシン）　1914, 1929; 甲状腺手術前処置としてヨード（ルゴール）療法　1922; 甲状腺ホルモンの化学構造　1927; 甲状腺刺激物質　1927, 1956, 1964; 甲状腺ホルモンの合成　1927; 甲状腺のヨード摂取率測定　1939; 甲状腺機能異常症の治療　1942; 甲

状腺機能検査　1951; 甲状腺 I-131 摂取率　1955; 甲状腺癌　1961; 甲状腺刺激ホルモン放出因子（TRF）1969; 甲状腺刺激物質（HTS）1973; 甲状腺ホルモンの核受容体　1984; 甲状腺ホルモン核受容体（c-erb-A 蛋白）1986
抗神経炎性要素　1926; 抗神経炎ビタミンの発見（ノーベル賞）　1929
高ずり応力　1991
合成―; 合成抗菌薬　1932, 1935; 合成エストロゲン　1938; 合成コルチゾン　1950; 合成ホルモン　1951; 合成抗コリン薬　1951
広節裂条虫　1917
光線照射によるビタミン D 含量増加　1925
光線力学的治療（photodynamic therapy、PDT）1904
酵素　1672; 酵素逸脱現象　1924; 酵素結晶化（ノーベル賞）1946; 酵素抗体法　1967; 酵素免疫測定法（EIA／ELISA）　1971
抗体―; 抗体産生機構　1940; 抗体産生のネットワーク理論　1971; 抗体の化学構造（ノーベル賞）1972; 抗体産生の調節機構　1982; 抗体産生促進物質　1982; 抗体遺伝子の再構成現象　1983; 抗体多様性（ノーベル賞）　1987
高蛋白・高カロリー食　1904
鉤虫（十二指腸虫）　1838
好中球　1987; 好中球アルカリホスファターゼ（NAP）の細胞化学的半定量法（朝長法）1963
高張 Na-エピネフリン液局注併用法（ERHSE）1983
公定処方集　1570
後天性免疫寛容（ノーベル賞）1960
高度安全実験室　1981
後頭下穿刺術（suboccipital puncture）1919
喉頭反射鏡　1806; 喉頭鏡　1854
高度弱毒生ワクチン　1967
高尿酸血症　1964
広汎型肺塞栓症の心電図所見　1935
紅斑熱群リケッチア症　1984
高分子キニノゲン欠乏症　1975
硬膜移植　1985
硬膜下血腫　1879
公立結核療養所　1917
抗リン脂質抗体症候群（APS）1986; 抗リン脂質抗体症候群診断基準（札幌基準）　1998
誤嚥性肺炎→嚥下性肺炎
コカイン　1872, 1885; コカインの神経幹注入（麻酔法）1898; コカインの脊髄腔注入　1898
呼吸　1668, 1680, 1775, 1849; 呼吸中枢　1824, 1862; 呼吸運動　1847; 呼吸と血圧の関係　1866; 呼吸補助装置（cuirass 式陰圧呼吸器）1904; 呼吸制御　1905; 呼吸の調節（ノーベル賞）1938; 呼吸機能検査　1948; 呼吸刺激作用　1950;呼吸抵抗連続演算法　1970;
国際―; 国際赤十字　1864; 国際医学会　1867; 国際ペスト学術会議（奉天）1911; 国際老年学協会　1950; 国際凝血因子命名委員会　1952; 国際医学情報センター　1975; 国際放射線防護委員会（ICRP）1993; 国際ヒトゲノム計画　2000
国産―; 国産医療用 X 線装置　1909; 国産心電計　1933; 国産軟性胃鏡　1934; 国産人工心臓　1962, 1969; 国産生検用ファイバースコープ　1963; 国産全身用 CT　1976
コクシジオイデス症　1937
黒質　1919, 1921; 黒質ニューロンの選択的死

1983
黒死病　1832
黒色心（Cardiaco negro）　1901
国民検疫法　1878
国民健康保険法（英国）　1911
極楽寺（病人救済施設）　1303
国立—；国立神経病院（英国）　1860；国立高等
　中学校医学部　1887；国立らい療養所　1930；
　国立結核療養所　1937；国立がんセンター
　1962；
固形癌の反応評価基準　1999
鼓索神経　1564
小島養生所　1861
個人心理学派　1911
コス島学派　前600頃
枯草熱（喘息）　1911
古代エジプトのパピルス文書　前1600～1500
骨移植　1880
骨関節症（変性疾患）　1909
骨髄　1868；骨髄性白血病　1870；骨髄穿刺
　（Sternal puncture）検査　1929；骨髄腫に伴
　う末梢神経炎　1956；骨髄移植　1957, 1997；
　骨髄腫　1962, 1968；骨髄腫蛋白　1968；骨髄
　T-細胞の増殖因子（TCGF）1976；骨髄異形成
　症候群（MDS）1982；骨髄バンク　1991, 1993；
　骨髄間質細胞　1999
骨切術　1879
骨折・脱臼治療　1544
コッホ研究所　1891
コデイン　1832
古典的凝固学説　1904
コドン　1955；コドン表　1968
ゴナドトロピン　1928, 1929；ゴナドトロピン作
　用　1920
鼓膜緊張筋　1564
駒込A、B菌　1903
ゴム手袋　1890, 1900
米ぬか　1926
コリン　1869, 1906；コリンのエステル　1914；
　コリンエステラーゼ　1921, 1930；コリン作動
　性　1934；コリンエステラーゼ形成抑制　1938
ゴルジ装置（器官）　1873, 1876
コールタール　1915, 1921；コールタールの発ガ
　ン物質　1930；関連項→タール
コルチゾン　1934, 1948, 1951；コルチゾンの分
　離　1936
コルチン　1928
コルポリン　1929
コレシストキニン（CCK）　1928
コレステリンの構造式　1931
コレステロール—；コレステロール系石　1912；
　コレステロール胆石　1931, 1968；コレステロー
　ルと脂肪酸の代謝（ノーベル賞）　1964；コ
　レステロール代謝の調節（ノーベル賞）　1985；
　コレステロール転送蛋白異常症　1990
コレラ　1817, 1821, 1824, 1831, 1839, 1848,
　1853, 1863, 1881, 1899, 1992；コレラ（国内）
　1822, 1858, 1925, 1946, 1961, 1978, 1991；コ
　レラの原因　1854；コレラ菌　1883, 1894；コ
　レラ特異培地　1912；コレラ検査用培地
　1963；コレラ菌毒素　1970；コレラ菌（O139）
　1992
混合性結合組織病　1972
コンタクトレンズ　1877, 1933

根治的—；根治的膵頭切除　1937；根治的肺葉切
　除術　1958
こんにゃく喘息　1951
コンピューテド・ラジオグラフィー　1981
コンプトン効果　1922
＜さ＞
サイアザイド利尿薬　1958
細気管支病変　1947
催奇形性　1961
再狭窄　1990
細菌　1786；細菌性心内膜炎　1870；細菌培養
　基　1881；細菌濾過器　1901；細菌の形質転換
　物質　1933
サイクリックAMPの役割（ノーベル賞）　1971
サイクロトロン　1936, 1938
細隙灯　1911
採取血液注入　1818
最小栄養価　1904
再生　1712, 1743
済生学舎　1876
再生不良性貧血　1888, 1927, 1952, 1955,
　1977；再生不良性貧血−発作性夜間ヘモグロビ
　ン尿症（PNH）症候群　1967
最大—；最大換気量　1939；最大努力性呼気曲線
　1948
臍帯血幹細胞移植　1989
在宅酸素療法　1965, 1972, 1983
サイトカイン　1992
催吐作用　1817
サイトメガロウイルス（CMV）　1904, 1956,
　1960；サイトメガロウイルスの迅速検査法
　1991
再発性前房蓄膿性虹彩炎　1924
細胞　1665；細胞核　1700, 1836, 1845；細胞病
　理学　1800, 1858；細胞分裂　1832, 1836；細胞
　説　1838, 1839；細胞膜　1858, 1895；細胞封
　入体（ブロワッェク小体）　1907；細胞融合
　1957；細胞トランスフォーメーション系
　1960；細胞の分化転換現象　1973；細胞間情報
　伝達系　1977；細胞保護（cytoprotection）
　1979；細胞増殖停止　1983；細胞内のイオン
　チャンネル（ノーベル賞）1991；細胞表面抗原
　（APO-1）1992；（卵）細胞精子注入法　1993；
　細胞性免疫防御（ノーベル賞）1996；細胞内で
　の輸送や局在化を指示する信号（ノーベル賞）
　1999
催眠—；催眠療法　1778；催眠状態　1820；催眠
　学　1843；催眠術　1860, 1863, 1887
細網内皮系　1901, 1922
サイロキシン　1914
サーク（src）癌遺伝子　1989
鎖骨下静脈　1651
サシチバエ（銀足白蛉）　1924
左心—；左心室　1685；左室肥大　1836, 1995；
　左心カテーテル検査　1950；左室拡張能
　1982；左室補助心臓　1969
左側大脳半球の下前頭回（ブロカの回転）　1861
殺菌—；殺菌（溶菌）能力　1894；殺菌消毒剤
　1919
サナトリウム　1859；サナトリウム療法　1888
サブスタンスP　1931, 1954, 1970, 1993
サプレッサーT細胞（Suppressor T cell）
　1971；
挫滅症候群　1923
左右脳の機能分離　1970

サラセミア（地中海性貧血）　1932
サリシン　1825, 1829
サリチル酸　1838
サリドマイド　1961
サルコイドーシス　1936, 1953, 1960, 1972; サルコイドーシスの皮膚病変　1869, 1899; サルコイドーシスの皮膚病変・類狼瘡　1921; サルコイドーシス診断基準　1989
サルコード（sarcode）　1835
サルバルサン　1910
サルファ剤（スルホンアミド、I-PTD）1936, 1942
サルファピリジン　1938
サルフォナール　1888
サルモネラ菌中毒　1936, 1991
サレルノ　1050 頃、1080, 1180, 1190, 1811
産科—; 産科病棟　1660; 産科教育　1738
酸化酵素　1924; 酸化酵素の性質と作用様式（ノーベル賞）1955
酸化ヘモグロビン　1862, 1904
残気率　1949
三叉神経　1822
産児制限　1822
産褥熱　1664, 1668, 1773, 1795, 1843, 1847, 1935
産生熱量　1894
三尖弁閉鎖症手術　1970
酸素　1775, 1837, 1842, 1849; 酸素消費量　1775; 酸素濃度　1900; 酸素消費と筋肉の乳酸生成（ノーベル賞）1922; 酸素濃縮装置　1983
サントニン　1920

＜し＞

シアン化第二鉄法　1900
死因—; 死因順位（国内）1930, 1951; 死因順位（国内）1935, 死因（国内）1958; 死因順位（国内、男性）1978; 死因順位（癌）1981; 死因順位（国内、女性）1984
シェーグレン症候群　1933
シェヂアク・東病（Chédiak-Higashi 症候群）　1954
シェーンライン黄癬菌　1864
紫外線を用いた反射顕微鏡　1925
志賀菌　1904
視覚—; 視覚中枢　1909; 視覚誘発電位（VEP）1964; 視覚に関する化学的、生理学的な発見（ノーベル賞）1967; 視覚系における情報処理（ノーベル賞）1981
耳下腺の導管　1662
自家輸血　1614
ジギタリス　1785, 1874, 1917; ジギタリス大量療法　1915; ジギタリス有効物質　1932
ジギトキシン　1874
色盲　1794, 1837; 色盲検査表（仮性同色表）　1916
子宮—; 子宮頸管切断術　1861; 子宮頸癌　1903; 子宮平滑筋　1906; 子宮収縮作用　1928; 子宮癌の診断法　1933
糸球体—; 糸球体濾過　1805; 糸球体　1842, 1844, 1924; 糸球体炎　1880; 糸球体病変　1905, 1928; 糸球体変化　1905; 糸球体の結節性病変　1924; 糸球体濾過量（GFR）1926; 糸球体の電子顕微鏡の観察　1955; 糸球体基底膜（GBM）1956; 糸球体のメサンギウム細胞　1957; 糸球体硬化病変　1985; 糸球体毛細血管内圧　1985
ジグアニジン　1926

軸索　1887
シクロスポリン　1976, 1978, 1982, 1983; シクロスポリン A　1979, 1980
シクロホスファミド　1969; シクロホスファミド大量間欠療法　1986
止血法　1634
自己拡張型—; 自己拡張型ステント　1986; 自己拡張型スプリングコイル　1982
自己抗体　1987; 自己抗体説　1964
自己免疫疾患　1955, 1973, 1974; 自己免疫疾患の概念　1956; 自己免疫性肝炎（AIH）1956, 1965; 自己免疫性甲状腺炎　1956; 自己免疫を伴う膵炎　1965; 自己免疫性受容体病　1976; 自己免疫性甲状腺異常症　1985
四肢切断　1552
歯状核・赤核・下オリーブ核三角路（dentatorubro-olivary pathway）　1931
歯状核赤核淡蒼球ルイ体萎縮症（DRPLA）1958, 1972, 1982, 1994
視床下部　1935, 1950, 1954, 1982; 視床下部下垂体神経葉系　1993
次硝酸ビスマス　1896
糸状虫　1863, 1870
シスチン　1810
ジストロフィン　1987, 1988
自然—; 自然な治療法　前 92 頃; 自然発生説　1765; 自然回復力　1863
視束交叉　1518
持続外来酸素療法　1972
持続性低補体腎炎（膜性増殖性糸球体腎炎、MPGN）1965
持続性伝導ブロック　1982
持続的携行型腹膜透析（CAPD）1976, 1980
持続濾過治療　1982
死体腎移植　1966, 1968
指端肥大症（マリー病、先端巨大症）　1886
膝蓋腱反射　1875
シック試験　1908, 1923
実験的—; 実験的肺腺腫　1921; 実験的糸球体腎炎　1932; 実験的アレルギー性神経炎　1955; 実験的自己免疫性重症筋無力症（EAMG）1973; 実験的冠動脈内血栓溶解療法（PTCR）1978
失語症　1861; 失語症中枢　1906; 失語症の好転　1911
実質（parenchyme）　1836
シップル症候群（MEN2）　1968
疾病分類　1614
自動—; 自動酸素呼吸器　1938; 自動分析装置「オートアナライザー」　1957; 自動血球計数器　1960
自動車排気ガス　1965
シナプス　1906; シナプスにおける情報伝達（ノーベル賞）　1936
死の判定ガイドライン　1981
篩板　1655
紫斑病性腎炎　1977
ジフテリア　1751, 1885; ジフテリア（国内）1946, 1961; ジフテリア菌　1883, 1888, 1890; ジフテリア菌の培養　1884; ジフテリア抗毒素　1891, 1902; ジフテリア・ワクチン　1892; ジフテリア血清療法（ノーベル賞）1901; ジフテリア血清　1902; ジフテリア菌　1904; ジフテリア毒素の皮膚内接種　1908; ジフテリア毒素に対する感受性（シック試験陽性）1923; ジフテリア毒素の精製　1927; ジフテリア菌株の

分類　1931; ジフテリア注射禍　1948
脂肪　1873; 脂肪性器質発育不全症　1900; 脂肪と炭水化物の消費　1903; 脂肪性器質発育不全症　1908; 脂肪を含まない食事　1909
脂肪酸　1815, 1851, 1889; 脂肪酸のベータ酸化説　1904;
死亡率と貧困の相関　1820
嗜眠性脳炎（Encephalitis lethargica）　1917, 1918, 1924; 嗜眠性脳炎（国内）　1929
シメチジン　1975, 1982
シモンズ病　1914
シャイ・ドレーガー症候群　1960
ジャクソン式一: ジャクソン式硬性食道鏡　1907; ジャクソン型気管支鏡　1934
ジャクソンてんかん　1899
弱年麻疹ワクチン　1960
若年性一; 若年性一側上肢筋萎縮症（平山病）　1959; 若年性多発神経炎　1975
斜視　1738; 斜視の治療　1839, 1853
蛇毒　1902
煮沸　1765; 煮沸消毒　1874
シャムウェー法　1958
シャルコー関節病　1868
シュワンの細胞説　1858
縦隔一; 縦隔リンパ節郭清　1958; 縦隔鏡検査法　1959
住血吸虫症　1915
集合管水チャネル　1991; 集合管水チャネル aquaporin 2（AQP2）　1993
収縮性心膜炎　1923
重症うつ病　1934
重症筋無力症　1664, 1877, 1932, 1934, 1963, 1976
修正デュークス直腸癌病期分類　1949
銃創　1552
集団かぜ　1978
集団検診用間接撮影装置　1935, 1938
十二指腸　前280頃; 十二指腸虫症（鉤虫症）　1878, 1880, 1904; 十二指腸潰瘍　1901, 1943, 1957, 1988; 十二指腸ゾンデ（duodenum tube）　1910, 1917; 十二指腸憩室のX線像　1912; 十二指腸ファイバースコープ　1968; 十二指腸温存膵頭切除術（ベゲル手術）　1980
終板　1888
手根管症候群（CTS）1975; 手根管部滑膜　1980
手術一; 手術衣　1900; 手術前の放射線照射　1955; 手術用ロボット　2000
樹状突起　1837
出血胃潰瘍の焼灼止血　1971
出血時間の延長　1948
出血性肺臓炎　1919
出血毒　1902
術後照射　1939; 術後QOL　1978
出生届　1915
術中一; 術中診断（腎組織による診断）　1904; 術中超音波検査　1985
種痘　1817; 種痘所　1858; 種痘法公布　1909; 種痘後の脳炎　1924
手動的陽圧人工呼吸　1952
シュナイダー膜（鼻粘液を分泌する鼻粘膜）　1655
腫瘍　1829; 腫瘍マーカー　1964; 腫瘍ウイルスと細胞内の遺伝物質（ノーベル賞）　1975; 腫瘍抑制遺伝子の変異　1988; 腫瘍遺伝子

RET　1993
受容体　1905; 受容体異常症　1942
主要膜糖蛋白　1974
シュワルツマン現象（サナレリ・シュワルツマン現象）　1928
純エタノール注射法　1984
循環器の診療ガイドライン　2000
循環説（ハーヴェイ）　1553, 1628; 循環生理学（ヘールズ）　1731
循環蛋白と組織蛋白　1867
循環調節ペプチド　1993
順天堂　1843
女医　1849
昇圧物質　1917
消化　1752, 1782, 1842
消化管一; 消化管障害　1850; 消化管造影　1896; 消化管の運動　1897; 消化管造影剤　1910; 消化管脱漏ガス像　1911; 消化管ホルモン　1928; 消化管の神経叢　1955; 消化管出血　1976; 消化管出血の止血　1980; 消化管平滑筋の機能異常　1983; 消化管出血に対する内視鏡的止血法　1984
消化器系心身症　1978
消化性潰瘍　1904, 1990, 1994; 消化性潰瘍のバランス説　1963
上気管支直達鏡　1925
蒸気殺菌　1886
上気道感染と急性腎炎　1929
しょうこう熱　1619, しょうこう熱　1808, 1837, 1907, 1911, 1923; しょうこう熱感染後腎炎　1905; しょうこう熱様疾患　1956
小細胞一; 小細胞肺癌　1956; 小細胞癌　1969; 小細胞肺癌マーカー　1978; 小肝細胞癌　1985
ショウジョウバエの実験　1910; ショウジョウバエの全ゲノム　2000
小人症　1976
脂溶性ビタミンA　1913, 1914, 1917
常染色体劣性若年発症パーキンソニズム　1973; 常染色体優性遺伝パーキンソン病　1997; 常染色体性劣性若年性パーキンソニズムの原因遺伝子パーキン　1998
小腸移植　1989, 1990
上腸間膜静脈下大静脈吻合術　1955
消毒　1865, 1874, 1900
小児一; 小児整形外科学　1612; 小児病院　1802, 1830, 1837, 1854; 小児の手足の慢性拘縮　1816; 小児の下肢の萎縮（ポリオ）1840; 小児の痙性麻痺　1853; 小児慢性関節リウマチ（スティル病）1896; 小児急性白血病　1948; 小児癌の家系調査　1968
小児マヒ（ポリオ）　1916, 1938; 小児マヒの集団発生・流行（国内）　1949, 1959, 1960; 関連項→ポリオ
小脳　1809, 1891; 小脳摘出　1824
上皮　1837; 上皮型ナトリウムチャネル（ENaC）1994
上皮小体　1852, 1880, 1895, 1909; 上皮小体欠乏性テタニー　1880; 上皮小体摘出による重症テタニー　1898; 上皮小体腫瘍　1904; 上皮小体腫瘍摘出　1925; 上皮小体抽出物　1925
静脈　1603; 静脈弁　1603; 静脈炎　1829; 静脈血栓症　1856; 静脈波計　1892; 静脈性造影剤　1953;
生薬　1914
小リンパ球性リンパ腫／白血病　1990

症例報告　1758
初期胚発生における遺伝的制御（ノーベル賞）　1995
食塩感受性　1963
職業病　1700；職業性喘息　1928；職業的肺癌　1932
食細胞　1876；食細胞現象　1884；食細胞説　1892
食中毒　1888
食道　1868；食道鏡　1870, 1890；食道切除　1872, 1913；食道異物の摘出　1890；食道内心音　1940；食道癌の多門透視照射　1955；食道ファイバースコープ　1967；食道癌のルゴール染色　1972；食道粘膜癌　1988
食道静脈瘤一；食道静脈瘤の内視鏡的硬化療法　1939；食道静脈瘤バルーンタンポナーデ法　1950；食道静脈瘤　1964, 1967
食物一；食物摂取と窒素排泄　1857；食物の熱量　1866；食物　1882
食欲抑制薬　aminorex　1967；食欲調節機構　1979
除細動器　1947
助産婦条例　1452
女児産み分け　1986
女子医科大学　1868
女性ホルモン　1927
ショック抑制物質　1922
除痘館　1849
シラミ　1909
私立栄養研究所（のちに国立栄養研究所）　1914
自律神経系　1898；自律神経支配異常　1913
視力　1855
歯列不整　1858
白い上着（白衣）　1889
痔瘻の手術　1687
腎一；腎疾患による高血圧　1834；腎実質性高血圧症　1836；腎不全　1836；腎の炎症　1840；腎炎　1905, 1907；腎細尿管変性疾患　1905；腎疾患の分類　1914, 1931, 1934, 1987；腎盂撮影法　1914；腎炎の分類　1942；腎組織の血管変化　1943；腎炎惹起性　1953；腎生検　1954；腎血管狭窄　1959；腎性血管性高血圧症（RVH）　1959, 1978；腎スキャニング　1960；腎内 RA 系　1965；腎性骨軟化症　1968；腎結石破砕　1985；腎性尿崩症　1994
腎移植　1950, 1954, 1962, 1964, 1978, 1980；腎移植の拒絶反応　1969；腎移植拒絶反応抑制　1963；腎移植ネットワーク　1977
心エコー図による心膜液貯留診断　1965；心エコーのカラーフローマッピング　1984
心拡張　1707
心カテーテル検査　1932, 1937
心悸亢進　1884
心気症　1682, 1733
心機能の指標　1990
針灸術　1674
心筋一；心筋の「全か無かの法則」1871；心筋　1883, 1904；心筋シンチグラム　1962, 1970；心筋バイオプシー法　1972；心筋局所の血流量測定　1972；心筋血流シンチグラフィー　1975；心筋の分類　1980；心筋の定義　1995；心筋細胞　1983；心筋バイアビリティ判定　1986
心筋梗塞　1912, 1968, 1979, 1989, 1992, 1998；心筋梗塞の心電図　1918, 1920, 1928, 1933,
1937；心筋梗塞の胸部誘導心電図　1943；心筋梗塞の心電図 Q 波　1944；心筋梗塞発作　1954；心筋梗塞急性期　1959；心筋梗塞のリハビリテーション　1964；心筋梗塞とβ遮断薬　1965；心筋梗塞の血行動態による分類　1967；心筋梗塞シンチグラフィー　1973
心腔内心音図　1953, 1958
神経一；神経疾患　138；神経　1774；神経軸索　1836；神経細胞　1845；神経細胞の突起　1845；神経線維　1845；神経の定電流　1845；神経節　1848；神経の興奮伝導速度　1850；神経線維束の切断　1850；神経による体温の制御　1851；神経インパルスの速度　1852；神経グリア　1854, 1887；神経細胞成分　1873；神経伝達　1877；神経インパルスの伝達阻害　1889；神経毒　1902；神経化学伝達　1905；神経原線維変化　1907；神経インパルスの化学伝達　1914；神経の化学伝達　1921；神経不減衰伝導説　1924；神経伝達物質　1929；神経興奮伝導物質説　1934；神経筋接合部の疾患　1934；神経終板の麻痺　1936；神経筋伝達試験　1941；神経筋接合部遮断作用　1963；神経細胞膜の興奮・抑制（ノーベル賞）1963；神経末梢部の液性伝達物質（ノーベル賞）1970；神経筋伝達ブロック　1976；神経磁気刺激法　1985；神経系における情報伝達（ノーベル賞）2000
神経外科　1934；神経外科医　1912
神経舌枝（第 5）　1851
神経線維腫　1910
神経内科　1964
心血管造影　1931
心原性ショック　1968
人口一；人口統計　1662, 1761；人口調査　1749；
人工一；人工気胸　1822, 1888, 1909；人工呼吸　1862；人工気胸術　1892, 1910；人工授精　1907, 1912, 1949；人工腎臓　1913, 1943；人工太陽光線照射　1919；人工呼吸器（鉄の肺）1929；人工放射性アイソトープ　1934；人工心肺（装置）　1937, 1951, 1953, 1956；人工心臓　1946, 1958, 1959, 1969, 1973, 1980；人工水晶体（眼内レンズ）1949；人工血管　1952；人工腎臓（国内）1954；人工肝臓　1957；人工心弁　1961；人工股関節　1962；人工心臓（補助人工心臓）埋め込み　1966；人工動脈移植　1969；人工血液　1979；人工皮膚　1988
進行性筋萎縮症の遺伝性病型　1886
進行性筋ジストロフィー　1931
進行性多巣性白質脳症（PML）　1952
進行性レンズ核変性　1912
進行(性)麻痺（麻痺狂）　1822, 1913；進行性球麻痺　1860；進行性核上性麻痺（PSP）　1964
深呼吸性テタニー　1909
深在性クリプトコッカス症　1915
心雑音　1816, 1879
心疾患の遺伝的素因　1858
心室中隔一；心室中隔の結節細胞　1848；心室中隔欠損症の縫合　1955
心室頻拍　1983
心身医学　1955；心身症としての慢性膵炎　1983
新生児重症型副甲状腺機能亢進症　1993
新生児電撃性紫斑症　1986
真性多血症　1903
真性低血色素性貧血　1931

振戦　1672；振戦麻痺　1921
心尖部　1871；心尖部肥大　1976；心尖部肥大型心筋症　1976
心臓一；　心臓の第 1 音　1616；　心臓の余力　1731；心臓の駆出量調節機能　1731；心臓の拍動　1757；心臓活動の抑制　1837, 1845；心臓の静脈洞　1848；心臓の律動的運動　1859, 1871；心臓へのカテーテル挿入　1861；心臓の神経支配　1863, 1882；心臓を灌流で維持する実験法　1880；　心臓の自動調節と興奮伝達　1883；心臓の電気現象　1887；心臓の駆出量測定　1912；心臓の超音波画像　1954；心臓の位相解析　1979；心臓の体外保存　1983　心臓の筋肉細胞　1999
腎臓　1805；腎臓病（ブライト病）　1827；腎臓切除　1869；腎臓の機能　1874；腎臓抽出物　1898；腎臓の自家移植　1905；腎臓機能診断　1910；腎臓病食事療法　1938；IgA 腎症　1968, 1972；腎臓の間質病変　1970；腎臓近位尿細管　1992
心臓移植　1953, 1967, 1968；心臓移植の基礎技法　1958；心臓自家移植手術　1998
心臓カテーテル　1844, 1861, 1929；心臓カテーテル検査　1945, 1956；　心臓カテーテル法　1951；　心臓カテーテル法（ノーベル賞）1956
心臓外科　1944
心臓刺激伝導系（ヒス筋束）　1906, 1907
心臓喘息　1831
心臓促進神経線維　1862
心臓超音波検査（M モード）　1955
心臓内手術　1956
心臓ペースメーカー　1932, 1953
人体解剖　1306 頃, 1377
新大腸癌病理診断基準　2000
シンチスキャナー　1951
シンチレーション　1903
陣痛緩和　1853
心電図(心電計)一；　心電計　1901；心電図波形　1901；心電図記録　1903；心電図　1906；心電図法の発明（ノーベル賞）1924；心電図インクジェット・プリンター　1959；心電図 QRS 軸の異常偏位　1969；心電図電話伝送　1974
浸透現象　1824
人痘接種法　1721, 1744, 1747, 1749
腎動脈一；腎動脈の機械的狭窄　1934；腎動脈主幹部の動脈硬化性狭窄　1937；腎動脈狭窄腎摘出　1938；腎動脈狭窄解除　1978
心内導管手術（Kawashima 法）　1971
心内膜炎　1646, 1895, 1903, 1926；感染性心内膜炎の僧帽弁穿孔　1986
心肺移植　1946；1968；心肺同時移植　1981
じん肺症　1929；　じん肺症の胸部 X 線写真による病型分類　1925；　じん肺の胸部 X 線分類　1950；じん肺の CT 所見による分類　1995
心拍出量の測定　1941
心ファブリ病　1995
心不全　1926, 1933；心不全における交感神経亢進　1966；心不全の定義　1973
深部線量測定　1914；深部脳波　1952
新変異型CJD（vCJD）　1994；新型クロイツフェルト・ヤコブ病　1996
心房位スイッチ　1959
心房細動　1906, 1956
心房放射図（radiocardiography）　1948
心房性ナトリウム利尿ペプチド（ANP）　1984

心房粗動　1906, 1914
心房中隔欠損　1513, 1879；　心房中隔欠損症の診断と血行動態　1945；心房中隔欠損症に対する補填手術　1951；心房中隔欠損の閉鎖手術　1954；心房中隔欠損症の縫合　1955
心房内粘液腫　1987
心膜切除術　1923
心理的要因　1978
＜す＞
随意筋　1888
髄液の梅毒反応　1912
水銀一；水銀温度計　1714；水銀圧力計　1828；水銀血圧計　1896
水晶体　1601, 1705, 1707；　水晶体摘出術　1748
水製糖エキスの脚気予防効果　1917
膵臓（膵）一；膵管　1642；膵臓　1673, 1805, 1864, 1876, 1884, 1889；膵液　1673, 1850, 1857；膵臓の結石　1778；　膵臓抽出物　1825, 1908；膵臓の病的変化　1831, 1880；膵液リパーゼ　1876；酒客の膵　1878；膵臓からの消化液（胆汁、膵液）分泌促進物質　1902；膵臓組織と糖尿病　1909；膵頭十二指腸部分切除　1912；膵頭炎　1924；膵臓の活性物質（インスリン）1921, 1922；膵臓抽出エキス　1921；膵臓活性物質（インスリン）の精製　1923；膵頭十二指腸切除術　1935, 1949, 1954；膵頭部癌　1937；膵尾部癌　1943；膵尾部切除　1943；膵全摘術　1949；膵炎の分類　1963；膵臓移植　1966；膵臓・腎臓同時移植　1966, 1984；膵癌　1973；膵島細胞抗体　1974；膵ランゲルハンス島腫瘍　1983；膵 β 細胞　1983；膵 β 細胞の KATP チャネル　1984
錐体路　1810, 1876
水槌脈（ウォータハンマー脈、コリガン脈）　1832
水痘　1553
髄膜炎菌（Neisseria meningitidis）1887
髄膜腫　1879, 1922, 1938
睡眠時一；睡眠時ポリグラフ検査　1966；睡眠時無呼吸症候群　1976, 1981, 1982；睡眠時周期性呼吸　1979；　睡眠時呼吸障害（SDB）の新分類　1999
睡眠薬　1869, 1888；関連項→催眠薬
末吉法（尿蛋白定量法）　1914
頭蓋一；　頭蓋外科　1 世紀後半；頭蓋内腫瘍　1888；頭蓋内感染症　1893；頭蓋内出血　1905
スカベンジャー受容体　1990
スギ材　1926；スギ花粉症　1964
スクレイピー　1967, 1984, 1992, 1993
図形反転視覚誘発電位　1970
スコラ哲学的医学　1472
スターリングの心臓法則　1918
スタンダードキール型透析器　1963
スタンダードデキサメサゾン抑制試験　1960
スチブナール　1923
頭痛の分類　1988
スティールマン＝ポーリー（Steelman-Pohley）法　1953
ステロイド　1934；ステロイド療法　1950；ステロイドのパルス療法　1969, 1976
ステント　1982；ステントの原理　1969；ステントグラフト留置術　1991
ステンレスコイル　1969
ストリキニーネ　1809

ストリップバイオプシー　1984, 1988
ストレス学説（一般適応症候群学説）1950；ストレスと免疫系　1987
ストレプトキナーゼ　1979
ストレプトマイシン　1944, 1948, 1950
スナバエ　1911
スパイロメーター（スピロメーター）　1846, 1933
スピロヘータ・パリーダ（トレポネーマ・パリドゥム）　1906, 1913
スフィンゴ糖脂質代謝異常症　1898
スペクトル　1862；スペクトル分析　1859
スモン　1958, 1968, 1971, 1972；スモン・キノホルム説　1970
スラミン　1920
スルホンアミド　1932, 1935, 1937, 1942
スルホニル尿素剤（SU剤）　1955, 1956；スルホニル尿素受容体（SUR1）　1995
スワン＝ガンツ（Swan-Ganz）カテーテル　1970
＜せ＞
性感染症　1984
性器発育不全　1901, 1912
正規分布　1825
生気論　1778
整形外科学　1741, 1816；整形外科病院　1838；整形外科　1853
生検（biopsy）1895；生検用ファイバースコープ　1964
制限酵素　1970；制限酵素によるDNA組み替え　1973；制限酵素（ノーベル賞）　1978
精子　1677；精巣　1849；精液　1889；精系の結紮　1912；精子凍結　1949
脆弱X症候群　1991
成人―；成人型甲状腺機能低下症（粘液水腫）1871, 1873, 1877；成人呼吸窮迫症候群（ARDS）1967；成人急性骨髄性白血病（AML）1975
成人T細胞白血病（ATL）1976, 1981；成人T細胞白血病ウイルス1982, 1997；成人T細胞白血病ウイルスの遺伝子構造　1983；成人T細胞白血病ウイルス感染抑制生ワクチン　1986
精神検査法（Simon-Binet Intelligence Scale）1908
精神疾患　138；精神病専門病院　1247；精神病患者　1389；精神病患者の解放　1792, 1793；精神病患者に対する人道的処置　1801；精神病院の改善　1814；精神病患者の人道的治療　1838
性腺―；性腺間質細胞　1912；性腺刺激成分　1927；性腺刺激ホルモン放出ホルモン（LH-RH）1971；性腺機能低下　1912
生体―移植；生体腎移植　1966；生体部分肝移植　1988, 1994；生体肝移植　1989；生体肝再移植手術　1993；生体小腸移植　1996
生体防御　1884
成長―；成長促進因子　1913, 1917；成長遅延　1917；成長促進ビタミンの発見（ノーベル賞）1929；成長ホルモン　1965, 1976；成長ホルモン過剰分泌抑制　1972；成長ホルモン放出ホルモン（GHRH）1982；成長ホルモン抑制薬　1982；成長因子の発見（ノーベル賞）1986
性的異常　1886
性病の専門病院　1746
西洋医術　1849；西洋医学所　1861
生理学の目的　1847
世界インフルエンザ・センター　1948

世界保健機構（WHO）1948
瀬川病　1971, 1994
赤芽球症ウイルスの癌遺伝子（erbB遺伝子）1983
赤芽球癆（pure red cell aplasia）1922
赤核脊髄路（モナコフ束）1909
脊索　1838
脊髄―；脊髄根　1822；脊髄性麻痺　1824；脊髄空洞症　1824；脊髄癆　1840, 1855, 1856, 1858, 1868, 1913；脊髄路　1849；脊髄癆の電撃痛　1866；脊髄の新生物　1887；脊髄前角細胞　1910；脊髄疾患　1986
脊髄小脳―；脊髄小脳路　1907；脊髄小脳変性症1型　1941；脊髄小脳変性症1型（SCA1）1993；脊髄小脳失調症2型（SCA2）遺伝子　1996；脊髄小脳変性症17型（SCA17）1999
石炭酸（クレオソート）　1865, 1866, 1882；石炭酸噴霧（法）1875, 1880；1890
赤痢　1875；赤痢アメーバ　1875；赤痢菌（Shigella shigae、Bacillus dysenteriae）1897；赤痢菌　1903；赤痢大流行　1951
セクレチン　1902
節外性 low-grade MALT リンパ腫　1999
赤血球　1664, 1700, 1911；赤血球の溶血　1895, 1954；赤血球凝集反応　1900；赤血球増多症　1900；赤血球の大きさ　1910；赤血球の低形成　1922；赤血球沈降速度測定法　1924；赤血球過多症　1928；赤血球の凍結保存法　1950；赤血球酸化還元系酵素欠損症　1956；赤血球解糖系酵素欠損症　1960；赤血球形態異常　1960；赤血球酸性ホスファターゼ（ACP）の多型　1963；赤血球膜　1992
赤血球・白血球形成　1868
節遮断薬　1953
摂食障害　1985
截石手術　1556
筋前線維・筋後線維　1934
セファリン　1872
セファロスポリンC　1959
セファロチン　1959, 1964
セリカリア皮膚炎　1948
セルジンガー穿刺法　1953
セルローズアセテート膜電気泳動法　1957
セレクタン・ノイトラル　1927
セロトニン　1966
線維形成性壁心内膜炎　1961
遷延性心内膜炎（現在の感染性心内膜炎）1852, 1910, 1944
潜函病　1908
穿孔消化性潰瘍のX線検査　1911
前・後脊髄小脳路　1885
腺腫癌化説　1968
線条体と黒質のドパミン含有量減少　1959；線条体黒質変性症（Striato-nigral degeneration、SND）1964
線状沈着を有する腎　1967
染色体　1883, 1970；染色体の役割（ノーベル賞）1933；染色体異常　1970, 1978
全身こむら返り病（里吉病）1968
全身性壊死性血管炎　1936
全身性エリテマトーデス（SLE）改訂診断基準1982；関連項→SLE
全身麻酔法　1842
全身用CT（ACTAスキャナー）1974
喘息―；喘息治療　1552, 1933, 1940, 1950；喘

息　1664, 1972; 喘息発作　1868, 1903; 喘息の遺伝学的研究　1916; 喘息のアレルゲン　1921; 喘息治療にメチルキサンチン　1922; 喘息気道壁の好酸球浸潤　1922; 喘息発作の治療　1929; 喘息発作の誘発　1933; 喘息治療の吸入薬　1967; 喘息死　1969; 喘息の診断と管理のための国際委員会報告　1991; 喘息管理国際指針（GINA）1995; 喘息予防・管理ガイドライン　1995

全大腸内視鏡検査　1969, 1970
選択的胃迷走神経切断術　1957
選択的冠動脈造影　1959;　選択的冠動脈造影法（ジャドキンス法）1967; 選択的冠動脈造影法（ソーンズ法）1970
選択的気管支造影法　1952;　選択的肺胞気管支造影　1967;　選択的気管支肺胞造影（SAB）1984
先端巨大症　1887
先端照明式内視鏡　1904
線虫の全ゲノム　1998
先天性一;　先天性奇形　1829; 先天性筋強直症（トムゼン病）　1876; 先天性梅毒　1904; 先天性夜盲症　1906; 先天性フィブリノーゲン欠損症　1920; 先天性代謝異常　1923; 先天性食道閉鎖症　1941, 1944; 先天性胆道閉鎖症　1948, 1959; 先天性筋ジストロフィー新型（福山型）　1960;　先天性副腎過形成症　1963, 1994;　先天性 α 2-プラスミン・インヒビター（α 2-PI）欠損症　1988;　先天性腎性尿崩症　1992
先天性心疾患　1799, 1936; 先天性心疾患の手術　1938;　先天性心疾患のカテーテル検査　1949; 先天性心疾患の心エコー図　1967
先天性大動脈縮窄症手術（縮窄部切除端々吻合）　1945; 先天性大動脈弁狭窄（症）　1966, 1975; 先天性肺動脈弁狭窄症　1982
前頭側頭型痴呆パーキンソニズム（FRDP-17）　1998
前頭葉白質切断術（frontal leucotomy）1935
前皮質脊髄路　1849
全米臓器移植法　1984
旋毛虫症　1895
繊毛不動症候群　1976
前立腺癌のホルモン療法　1941;　前立腺のホルモン療法（ノーベル賞）1966
線量計　1902, 1905

＜そ＞
躁　1549, 1650
蒼鉛化合物　1897
早期胃癌一; 早期胃癌内視鏡学会分類　1962; 早期胃癌の定義　1963; 早期胃癌に対する内視鏡的ポリペクトミー　1974
臓器移植　1964, 1968, 1979, 1982, 1989, 1992; 臓器移植の動物実験　1909; 臓器移植法　1996
早期一癌;　早期食道癌　1966;　早期大腸癌　1968;　早期胆嚢癌　1986
早期妊娠テスト（アッシュハイム・ツォンデク反応）1927
臓器病理解剖学　1800
造血因子　1953
造血幹細胞　1961;　造血幹細胞培養コロニー法　1966
総合一; 総合大学　489; 総合病院　1720
走査型電子顕微鏡　1937, 1965
走査型トンネル顕微鏡（STM）　1980

創傷外科　145 〜 146 頃;　創傷治療　1514, 1648, 1866
総窒素・尿素などの微量測定法　1912
早発痴呆（統合失調症）1898, 1911
相反神経支配　1906
僧帽弁狭窄　1685, 1705, 1788, 1925; 僧帽弁狭窄症手術　1923; 僧帽弁交連切開術　1948; 僧帽弁狭窄症に対する閉鎖式交連切開術　1952; 僧帽弁逸脱症候群　1961;　僧帽弁交連裂開術（非手術的僧帽弁拡大術）1982; 僧帽弁通過血流（パルスドプラ法）　1982; 僧帽弁弁輪部膿瘍　1982
早老症（progeria）1897
足趾症候群　1971
塞栓症　1846; 塞栓性閉塞　1914
足底皮膚反射（バビンスキー反射）1896
側頭動脈炎　1932
側頭平面　1934
側頭葉　1958
ソークワクチン　1956
鼠径ヘルニア　1777
鼠径リンパ肉芽腫症　1913, 1925; 鼠径リンパ肉芽腫症（いわゆる第四性病）1934
鼠咬症スピロヘータ　1915
組織学的変化　1800
組織代謝（内因性代謝）1905
組織適合性抗原（検査）　1958, 1964, 1987
組織切片の染色法　1870
ソマトスタチン（下垂体成長ホルモン分泌抑制因子）　1973, 1975, 1977; ソマトスタチン受容体シンチグラフィ　1991
ゾンネ菌　1904

＜た＞
胎位図　1515
体温一; 体温計　1602, 1852, 1867, 1870; 体温　1865, 1868
体外肝切除手術　1990
体外授精技術　1971; 体外受精　1990; 体外受精児　1978; 体外受精妊娠　1983
体外衝撃波砕石術　1980;　体外衝撃波胆石破砕法（ESWL）　1985
大気圧の生理的影響　1878
大気汚染　1952, 1959
大規模疫学調査　1952
大細胞型 B リンパ腫　1994
体細胞クローン羊　1997, 1998
胎児一; 胎児発生の機序　1759; 胎児倒立説　1766; 胎児の脳手術　1981
代謝拮抗作用　1935
代謝性胆石生成論　1909
代謝量　1894
耐性菌　1948; 耐性因子（R-Plasmid）1959
大腿切断手術　1846
大腿四頭筋短縮術　1974
大腸一; 大腸の二重造影（注腸 X 線検査）1923; 大腸ファイバースコープ　1958, 1968
大腸癌集積系　1973; 大腸癌予防　1991; 大腸癌　1992; 大腸癌病理診断基準　1998
大腸菌（Bacillus coli communis）1885, 1887; 大腸菌の遺伝子組み換え　1980;　大腸菌 K-12 のゲノム配列解析　1997
大腸腺腫症　1973
大動脈一; 大動脈性心内膜炎　1777; 大動脈と冠動脈の造影　1941; IABP（大動脈内バルーンパンピング法）　1953;　大動脈内バルーンポン

プ（IABP）1962, 1968; 大動脈冠状動脈バイ
　パス手術　1970;
大動脈弁―; 大動脈弁閉鎖不全（症）1685, 1705,
　1832, 1961; 大動脈弁の疣贅　1976
ダイナミックCT　1985
大脳―; 大脳外側溝（シルヴィウス溝）1672; 大
　脳皮質　1672, 1864, 1874; 1876; 1881, 1887;
　大脳半球　1809; 大脳半球の一側摘出　1824;
　大脳皮質の側頭－後頭領域　1855; 大脳の運動
　中枢　1876; 大脳半球の機能分化（ノーベル賞）
　1981
胎盤ホモジェネイト　1920; 胎盤エキス　1927
タウ遺伝子変異　1998
ダ・ヴィンチ外科手術システム　2000
タウジッヒ・ビング(Taussig-Bing) 奇形　1971
タカジアスターゼ　1914
高田氏反応（高田－荒反応）1925, 1927
高安動脈炎（高安病、大動脈炎症候群、脈なし
　病）1908, 1940, 1948, 1958
ダグラス・バッグ　1911
タクロリムス　1989, 1990
多系統萎縮症（MSA）1969
多項目自動化健診　1964
たこつぼ型心筋傷害　1990
多剤耐性菌　2000
多臓器障害　1973; 多臓器不全　1982
多巣性脱髄性ニューロパチー（ルイス・サムナ
　ー症候群）1982
多段階発癌　1988
脱髄性脳脊髄炎　1957
ダニ　1964
多尿　1673, 1849; 1913
タバコと肺癌　1965
タバコモザイク病　1892; タバコモザイクウイル
　ス（TMV）の結晶　1935; TMVの電子顕微鏡
　観察　1935
多発(性)―; 多発性硬化症　1829, 1849, 1866,
　1957, 1958; 多発性骨髄腫　1889, 1939; 多発
　神経炎　1896; 1901; 多発性内分泌腫瘍症1
　（MEN　1）　1903, 1988; 多発性関節炎
　1909; 多発血管炎性肉芽腫症（GPA）1982; 多
　発性嚢胞腎（PKD1）1995
タリウム　1975; タリウム心筋血流 SPECT
　1981
タール　1912
田原結節（房室結節）　1906
胆管―; 胆管癌治療　1935; 胆管の超音波検査
　1949; 胆管切除術　1954
単球性白血病　1913
タンク人工呼吸器　1931
炭酸ガス　1644, 1775
炭酸ガス(CO2) レーザーによる止血　1970
胆汁　1842, 1857; 胆汁と尿中の色素　1872; 胆
　汁培養　1906; 胆汁の膠質化学変化説　1907;
　胆汁採取　1917; 胆汁酸・レシチン／コレステ
　ロール　1951; 胆汁中のコレステロール
　1966; 胆汁液晶不安定説　1983
単純ヘルペスウイルス　1925
単心室　1972
男性ホルモン　1927, 1931, 1934
胆石　1341, 1901; 胆石摘出　1676; 胆石生成
　1892, 1907, 1951; 胆石像　1898; 胆石保有率
　（日本人）1912; 胆石症の十二指腸ゾンデ療法
　1924; 胆石症の超音波診断　1956; 胆石症
　1973; 胆石性急性膵炎発症機序　1974; 胆石の

新しい分類　1986; 胆石治療　1990
単線維筋電図　1963
短潜時誘発電位　1971
断層撮影　1914; 断層撮影装置（biotome）1921;
　断層撮影装置　1931; 断層撮影装置（国内）1936
断層心エコー　1957, 1962, 1976, 1982
炭疽　1849, 1868; 炭疽桿菌　1849; 炭疽病菌
　1876
胆道―; 胆道系のX線撮影　1903; 胆道疾患
　1980; 胆道閉鎖症　1993
タンニン酸ピトレッシン　1940
胆嚢―; 胆嚢切除　1676; 胆嚢胆石症　1882; 胆
　嚢摘出術　1882, 1990; 胆嚢切除術　1883; 胆
　嚢穿刺造影（PTC：経皮経肝的胆道造影）1921;
　胆嚢癌手術治療　1932; 胆嚢造影　1940; 胆嚢
　癌　1954, 1957, 1961, 1969
炭肺　1930
蛋白―; 蛋白質　1816, 1842, 1866, 1867, 1901;
　蛋白分解能力　1825; 蛋白摂取　1857; 蛋白質
　の構造（ノーベル賞）1958;
蛋白尿　1912

＜ち＞
チアノーゼ　1777, 1901
地域医療　1860
チェーン=ストークス呼吸　1781, 1818, 1837,
　1854,
チオシアン酸ナトリウム　1941
蓄積線量　1944
恥骨結合切開術　1807
地中海熱　1886
膣スメアテスト　1917
窒素平衡　1857; 窒素・炭素の代謝　1860
チトクローム P450　1980
チフス　1492, 1812, 1816, 1848, 1914; チフス
　菌の培養　1906
地方病撲滅対策促進委員会　1995
チャーグ=ストラウス症候群（CSS）　1936,
　1951, 1991
中央検査部　1946
中隔造設術　1972
中間代謝（外因性代謝）1905
中空糸型透析器（hollow fiber dialyser）1968
注射針　1853; 注射によるアレルギー反応
　1890
虫垂―; 虫垂破裂　1848; 虫垂切除　1860,
　1886, 1889; 虫垂炎　1887; 虫垂　1889; 虫垂
　手術　1910; 虫垂粘液嚢腫　1914
中枢神経系　1685; 中枢神経系梅毒　1906; 中
　枢性睡眠時無呼吸　1982; 中枢神経細胞の成長
　・再生促進作用　1997
中性脂肪　1815, 1880, 1889
中世の―; 中世の血液学（瀉血、尿論、脈拍論、
　長寿法）1282頃; 中世産科学　1515
注腸X線検査　1931, 1955, 1961
中脳黒質の病巣　1921
虫卵糞便診断法　1878; 虫卵　1903
腸炎ビブリオ　1950
超音波―; 超音波検査法　1940; 超音波診断
　1949, 1950; 超音波ドプラー法　1954; 超音波
　診断装置　1955; 超音波誘導下穿刺術　1972;
　超音波Bモード　1979; 超音波内視鏡（EUS）
　1980, 1992; 超音波内視鏡による胃壁構造
　1982; 超音波血管内視鏡　1988
腸管出血性大腸菌O157：H7　1982; 腸管出血
　性大腸菌感染症　1983, 1984; 腸管出血性大腸

菌 O157　1996；腸管出血性大腸菌 O157 感染症　1998
腸管吻合術　1897
腸間膜リンパ節　1651
腸筋神経叢　1862
超高圧 X 線発生装置　1930
超高圧電子顕微鏡　1962；超高分解能走査電子透過型電子顕微鏡　1970
長時間連続心電図記録法（ホルター心電図）　1957
聴診器　1816, 1848, 1852；聴診所見　1969
腸チフス　1825, 1829, 1837；腸チフス菌 1880, 1887, 1900, 1907；腸チフス菌の純粋培養 1884；腸チフスワクチン　1897
超低体温麻酔法　1958
直接輸血　1863
直接リンパ管造影法　1954
直達気管支鏡　1898, 1902
直腸癌—；直腸癌病期分類　1932；直腸癌手術の国内第 1 例目　1933；直腸癌の高位前方切除術 1939；直腸癌の治療成績　1940
直腸鏡　1899, 1903
直腸麻酔　1913
治療専用 X 線管　1923
チルキサンチンの気管支平滑筋弛緩作用　1921
チロシン　1846
＜つ、て＞
椎骨の部分切除　1883
追跡研究　1952
痛風　1961, 1963
ツェツェバエ　1903
ツツガムシ病　1878, 1904, 1928, 1948, 1959, 1976, 1995, 1999；ツツガムシ病原体　1906, 1917；ツツガムシ病リケッチア（Orientia tsutsugamushi）　1920；ツツガムシ病の迅速血清診断法　1980
ツベルクリン　1890, 1891；ツベルクリンによる皮膚反応　1907；ツベルクリン皮内注射（マントゥー・テスト）　1908；ツベルクリン反応 1909；ツベルクリン注射　1912；ツ反陽性率 1929；ツ反陽転　1944
手洗い　1867
定位脳手術　1947
帝王切開　1500 年頃, 1581, 1610, 1852
低温殺菌法　1868
定型的肝右葉切除術　1949, 1952；定型的肝切除　1955
低酸素血症　1946, 1979
低色素性貧血（血色素減少性貧血）　1903
ディスク電気泳動法　1962
ディスポーザブル・バブル・オキシジェネーター　1956
低体温心臓直視下手術　1952
低比重リポ蛋白（LDL）レセプター　1983
定量的尿沈査渣解析　1925；定量的免疫沈降反応　1935
テオフィリン　1897
手かせ・鉄の鎖　1389
デキサメタゾン吸入剤　1965
適々斎塾（適塾）　1838
テストステロン　1935
デスモプレシン（ADH 誘導体）　1940, 1968
テタニー　1815, 1852；テタニー治療　1925
テトラサイクリン　1949, 1953
テトロドトキシン　1909

手の消毒　1843
デュシャンヌ（デュシェーヌ）病　1858；デュシェーヌ型筋ジストロフィー（DMD）　1959, 1987, 1988
デリー癰　1903
転移性肝癌　1949
てんかん　1864
電気—；電気の刺激　1792, 1888；電気療法 1836；電気泳動法　1934；電気ショック療法 （ECT）1938；電気泳動法の開発（ノーベル賞） 1948；電気的除細動　1962；電気刺激法による房室伝導能の評価　1965；電気解剖学的マッピング法　1996
デング熱（国内）　1942
電子—；電子顕微鏡　1931, 1941；電子顕微鏡（国内）1936；電子顕微鏡商品化　1939；電子走査型 X 線 CT　1976；電子リニア式（linear scanning）超音波内視鏡　1980；電子走査型超高速 CT（IMATRON）1982；電子内視鏡 1983；電子スコープ　1984；電子顕微鏡（ノーベル賞）1986；電子ビーム CT　1987
伝染性海綿様脳障害（TSE）　1967
伝染病—；伝染病隔離病院　1801；伝染病 1835；伝染病届け出法　1889；伝染病研究所（国内）1892；伝染病予防法公布（国内）1897
デント（Dent）病　1964
伝導組織束（連結束）　1893
天然食品の未知の物質　1881
天然痘　1789, 1790, 1979；天然痘（国内）1824, 1924, 1933, 1946；天然痘消滅　1975
でんぷん　1873
電離箱型線量計　1923
電話　1877
＜と＞
糖　1855；糖生成物質　1857, 糖類とプリン合成（ノーベル賞）1902
トウォールト＝デレル現象　1915
唐辛子　1993
統計学的方法　1763, 1825, 1834, 1869, 1889, 1900, 1925, 1943
凍結受精卵による妊娠　1983；凍結受精卵 1989；凍結卵子の体外受精　1991
洞結節周囲の興奮伝達様式　1965；洞結節回復時間（SNRT）1971
糖原病 VII 型（垂井病）1990
統合失調症（精神分裂病）1901, 1911, 1935, 1938
瞳孔縮小　1710；瞳孔成形術　1821；瞳孔反射 1833
橈骨動脈の脈拍　1909
透視下経皮的胆管造影法　1969
同種大動脈グラフトによる再建術　1952
動静脈内瘻形成（内シャント、Brescia-Cimino シャント）法　1966
同性愛　1975；同性愛者　1981；同性愛男性 1984
透析　1869；透析患者　1980；透析アミロイドーシス　1985
痘瘡　1518, 1774, 1778
糖タンパク質（gp130）1990
等電点電気泳動法　1966
糖尿病　138, 1778, 1815, 1831, 1864, 1876, 1884, 1889, 1900, 1908, 1912, 1922, 1937, 1962, 1965；糖尿　1652；糖尿病性昏睡　1874；糖尿病の 2 病型（やせ型、肥満型）1877, 1880；

糖尿病のインスリン療法　1923; 糖尿病の蛋白尿　1924; 糖尿病の腎病変　1927; 糖尿病性腎障害糸球体病変（Kimmelstiel-Wilson 症候群）　1936; 糖尿病性網膜症　1940; 糖尿病1型・2型　1955; 糖尿病J型　1955; 糖尿病性腎症　1959, 1993, 1995; 日本人糖尿病　1971; 2型糖尿病のモデル（GK ラット）　1975; 糖尿病の分類と診断基準　1985, 1999, 2000; 2型糖尿病　1995

ドゥハメル法　1960
洞不全症候群　1971
頭部専用 CT　1961
動物実験　1876
洞房結節　1907
動脈―; 動脈結紮　1552; 動脈瘤　1728, 1806; 動脈圧　1847; 動脈の移植実験　1908; 動脈の収縮　1918; 動脈血ヘモグロビン酸素飽和度　1955
動脈管―; 動脈管開存（PDA）　1938; 動脈管開存症の結紮手術　1951; 動脈管開存閉鎖術　1967; 動脈管の開存維持　1973, 1975; 動脈管依存性心疾患　1975
東洋毛様線虫　1913
倒立説（胎児の）　1766
トキシックショック症候群　1978
トキソイド　1816
特志解剖（本人の生前の希望による解剖）　1869
特発性―; 特発性血小板減少性紫斑病　1915; 特発性輸胆管拡張症　1924; 特発性肺動脈高血圧症（PAH）1951; 特発性肺線維症　1954, 1976; 特発性間質性肺炎　1980; 特発性尿崩症　1993
閉じ込め症候群　1965
都市の保健担当医　1847
トシリズマブ（アクテムラ）　1993
突然変異　1910, 1964
突発性発疹　1988
ドーパミン作動性ニューロン　1983
トラコーマ　1907, 1957; トラコーマ・クラミジア　1957
トリ型インフルエンザウイルス H5N1（A 型）　1997
トリカブト　1805
トリカルボン酸回路　1929
トリコスポロン（T.cutaneum）　1978
トリパノソーマ症　1734, 1803, 1904; トリパノソーマ　1841, 1878, 1902, 1903, 1904, 1907; トリパンレッド　1904, 1907
トリプシン　1863, 1876, 1902
トリプトファン　1906
トリプレットリピート（病）　1994, 1991
トリヘキシフェニジル　1949
トリヨードチロニン（トリヨードサイロニン、TIT、T3）　1952
トルコ鞍　1911, 1912
トルブタミド　1955, 1956
トレーサー　1904
トレポネーマ・パリドゥム（ニコルス株）のゲノム全塩基配列　1998
トロンボキナーゼ　1904
トロンボポエチン（Thrombopoietin, TPO）　1994

＜な＞
内因性オピオイド　1979
内胸動脈―; 内胸動脈心筋内移植術　1946; 内胸動脈冠状動脈バイパス　1953

内頸動脈血栓　1951
内在性 RNA ウイルス　1963
内在的回復力　1796
内視鏡―; 内視鏡（食道上部観察）　1805; 内視鏡（硬性胃鏡）　1868; 内視鏡　1907; 内視鏡的膵胆管造影法（ERCP）　1968; 内視鏡的ポリペクトミー（胃ポリープの絞約切除）　1968; 内視鏡的ポリペクトミー（胃ポリープの高周波電流による焼灼摘除）　1968; 内視鏡的逆行性膵胆管造影（ERCP）　1969; 内視鏡的ポリペクトミー　1969; 内視鏡的乳頭括約筋切開術（EST）　1973; 内視鏡的大腸ポリペクトミー　1974; 内視鏡的凍結手術　1975; 内視鏡によるアルゴンレーザー照射　1976; 内視鏡的胃瘻造設（PEG）1980; 内視鏡的胆管ドレナージ法　1980; 内視鏡的マイクロ波凝固止血法　1982; 内視鏡的食道静脈瘤結紮術（EVL）　1988
内耳の前庭器　1914
内臓脂肪症候群　1997
ナイティンゲール看護学校　1860
内藤・小柳病　1972
ナイトロジェン・マスタード　1942, 1950
内反足の手術　1816
内皮依存性血管拡張物質　1980
内服薬　前 420
内分泌　1690, 1775, 1849, 1855, 1893; 内分泌物質　1902, 1905; 内分泌腫瘍　1953; 内分泌腫瘍合併例　1954
ナチュラルキラー細胞刺激因子（NKSF）　1989
夏型過敏性肺炎（肺臓炎）　1976, 1978, 1984; 1991
ナトリウム・カリウムポンプ（ノーベル賞）　1997
難波薬師　459
七日熱の病原体　1917
鉛中毒　1767
ナルコレプシー（ゼリノー症候群、睡眠発作）　1880, 1889
ナンキンムシ　1904
軟膏　1545
軟性胃鏡　1932; 軟性気管支鏡　1963
軟性下疳　1889
難治性上室性頻拍　1982
南蛮外科　1650
難病　1974
＜に、ぬ、ね＞
新潟水俣病　1965
肉芽腫性大腸炎　1960
肉腫ウイルス（藤浪肉腫ウイルス）　1913
ニコチン　1889; ニコチン酸（ナイアシン）　1914, 1937; ニコチン酸アミド　1937
二酸化炭素　1837, 1849, 1904
西ナイルウイルス感染症　1996, 1999
二重造影法　1951, 1954; 二重造影注腸検査　1955
二重らせん構造　1953
二段階発癌説（クヌードソン仮説）　1971
二段脈　1906
日光　1890
ニトログリセリン　1846, 1853, 1879
日本―（組織）; 日本科学技術情報センター　1978; 日本腎移植ネットワーク　1995; 日本臓器移植ネットワーク　1995; 日本白十字会　1911
日本―（病名など）; 日本洪水熱　1878; 日本顎

口虫　1941; 日本紅斑熱　1984; 日本海裂頭条虫　1986
日本住血吸虫(症)　1903, 1904, 1918, 1923, 1924, 1977; 日本住血吸虫症の経皮感染　1909; 日本住血吸虫の体内移行経路　1912; 日本住血吸虫の中間宿主　1913; 日本住血吸虫病終息宣言　1995
日本脳炎ウイルス　1936; 日本脳炎　1946; 日本脳炎大流行　1948
入院時の血圧記録　1912
乳癌の摘出　1805; 乳癌術後予防照射　1903; 乳癌の人工的発生　1917
乳酸　1907
乳児死亡率　1816; 乳児壊血病　1883
乳糜―; 乳糜性陰嚢水腫　1863; 乳糜尿　1870, 1872
乳糜管　1623
乳房X線診断法　1913; 乳房X線診断法（マンモグラフィー）1949, 1960
ニューモシスティス・カリーニ肺炎　1981
ニューロン説　1845, 1891; ニューロン（神経細胞）の機能（ノーベル賞）　1932
尿―, **尿中**―; 尿蛋白　1770, 1827; 尿中の糖　1815; 尿中窒素　1842; 尿糖測定　1904; 尿中アルドステロン　1956; 尿中ナトリウム排泄　1964
尿管造影　1904
尿細管　1842, 1889, 1965; 尿細管細胞　1933; 尿細管液　1945; 尿細管のNa濃度　1964
尿素　1828; 尿素クリアランス　1916, 1921; 尿素合成阻害薬アロプリノール　1963
尿崩症　1794, 1904, 1906, 1912, 1913, 1919; 1921, 1928, 1940, 1964, 1968
人間機械論　1707
妊娠―; 妊娠中の下垂体腫大　1898; 妊娠初期　1906; 妊娠診断法　1928;妊娠　1993
妊婦尿　1928;
糠（ぬか）の中の因子　1901
ネアンデルタール人のミトコンドリア DNA　1997
ネオカルジノスタチン　1964
ネグリ小体　1903
熱消毒　1881
熱帯病　1768, 1846
熱電子X線管　1912; 熱陰極X線管　1913
熱量計―; 燃焼筒熱量計　1866; 熱量計　1894; 熱の産生　1915
ネブライザー療法　1951
ネフローゼ　1905; ネフローゼ症候群　1950
眠り病　1903
粘液産生膵癌　1982
粘液水腫　1877, 1882, 1883, 1891, 1892, 1904, 1986
粘膜神経腫　1966
＜の＞
脳―; 脳の神経病理学　1664; 脳における精神機能の局在　1796; 脳の構造と神経系の機能　1809; 脳の白質　1810; 脳機能局在説　1842; 脳の肉眼的解剖学　1896; 脳の微細構造　1906; 脳のペプチドホルモン産生（ノーベル賞）1977
ノーウォークウイルス　1972
脳下垂体―; 脳下垂体腫瘍の手術　1907; 脳下垂体後葉抽出液の抗利尿作用　1913; 脳下垂体　1927; 脳下垂体後葉ホルモン　1928; 脳下垂体

前葉ホルモン（ノーベル賞）1947; 脳下垂体性小人症　1958
脳幹　1810, 1833; 脳幹網様体　1958; 脳幹死　1971, 1979; 脳幹聴覚路で生じた電位　1971
脳血管造影　1927
野兎病　1910, 1925; 野兎病病原体　1912
脳死―; 脳死（判定）基準　1968, 1971, 1974, 1998; 脳死　1983, 1985; 1988; 1992; 脳死肝移植　1991
脳磁図　1970
脳室―; 第4脳室底部　1849; 第3脳室底部　1913;脳室撮影法　1918
脳腫瘍の摘除　1884; 脳腫瘍のアイソトープ診断　1947
脳循環測定（N₂O法）　1945
脳脊髄―; 脳脊髄液　1774; 脳脊髄熱流行　1805; 脳脊髄熱　1811; 脳脊髄膜炎　1907; 脳脊髄液の梅毒反応　1915
脳塞栓　1905; 脳塞栓（脳えんぼりー）　1911
脳卒中　1658, 1914, 1938; 脳内出血　1876; 脳溢血予防研究　1941; 脳卒中死亡率　1941; 脳卒中原因　1951; 脳卒中の分類　1958, 1990; 脳卒中のリハビリテーション　1970; 脳卒中治療室（SCU）2000
脳腸相関　1993
脳底の動脈輪（ウィリス動脈輪）1664; 脳底部内頸動脈閉塞症　1957
脳定位手術　1968
能動免疫　1927
脳内睡眠物質　1909; 脳内天然オピオイド　1975
脳波　1875, 1929, 1934
農夫肺　1961
脳神経状症候　1911
ノミ　1897
ノルアドレナリン　1966
ノロウイルス属　1972
ノンネ＝アペルト反応　1908
ノンレム睡眠　1966
＜は＞
肺―（生理・画像）; 肺循環　1553; 肺活量　1846, 1955; 肺容量　1928; 肺臓の代償機能　1929; 肺気量の分画　1933; 肺レントゲン線断面撮影法（トモグラフ作製）1935; 肺の予備能力　1955; 肺の画像診断　1989
肺―（病名など）; 肺病変　1865; 肺膿瘍　1903; 肺不全　1948; 肺線維症　1950, 1954, 1983; 肺腫瘍
肺―（感染症、寄生虫症）; 肺ジストマ　1881; 肺アスペルギルス症　1908; 肺モニリア症（肺カンジダ症）1950; 肺吸虫症　1939, 1956, 1961
肺移植　1963, 1983, 1998, 2000
パイエル板　1829
肺炎　1841; 肺炎菌　1884; 肺炎双球菌（Streprococcus pneumoniae）1886, 1928; 肺炎球菌　1900, 1910; 肺炎球菌の4型分類　1913; 肺炎球菌の型特異性　1923; 肺炎双球菌の形質転換物質　1944; 肺炎マイコプラズマ　1963; 肺炎クラミジア（Clamydia pneumoniae）TWAR　1985, 1986
背核（クラーク柱）1851
肺癌　1875, 1955, 1983, 1988, 1989; 肺癌剖検例　1851; 肺癌の治療　1910; 肺癌摘除術　1933; 肺癌切除　1942; 肺癌とタバコ　1948;

肺癌の臨床病期分類 1958, 1966; 肺癌標準術式 1958; 肺癌診断 1959; 肺癌根治切除 1960; 肺癌取り扱い規約 1978; 肺癌手術 1992; 肺癌による死亡 1993; 肺癌の遺伝子治療 1999

肺気腫 1826, 1933, 1939, 1947, 1949, 1958, 1963; 肺気腫心 1924; 肺気腫の定義 1934; 肺気腫の病理学的分類 1952; 肺気腫の臨床的診断基準 1962; 肺気腫の分類 1969; 肺気腫のレーザー治療 1989

肺機能用語の定義と記号 1975

肺胸郭系のメカニクス 1956

肺結核 1837, 1888, 1946, 1948; 肺結核治療施設 1840; 肺結核治療 1909; 肺結核再発 1999

肺血管の予備血管 1923; 肺血管撮影法 1931

敗血症 1992

肺好酸球性肉芽腫症 1951

肺梗塞・塞栓・塞栓一; 肺梗塞 1826; 肺塞栓症 1856; 肺塞栓症のX線所見 1922; 肺血栓(症)塞栓症 1960, 1969; 肺血栓塞栓症の造影所見 1967; 肺血栓塞栓症の予防 1973; 肺血栓塞栓症の診療ガイドライン 2000

胚小胞 1825

肺性心 (cor pulmonale) 1932, 1935, 1946; 肺性心の病態生理 1964

肺切除 1895; 肺切開術 1903

排泄物中の物質

肺洗浄法 1961

肺尖部腫瘍のX線像 1924

培地濾過液 1897

肺動脈一; 肺動脈硬化 1891; 肺動脈の塞栓摘除 1908; 肺動脈の縫合 1909; 肺動脈圧上昇 1946; 肺動脈造影 1971

肺動脈弁一; 肺動脈弁狭窄 1913; 肺動脈弁狭窄症の手術 1947; 肺動脈弁狭窄症の手術(ブロック手術) 1948

梅毒 1492, 1493, 1495, 1512, 1513, 1778, 1858, 1879, 1903, 1905; 梅毒の血清反応による診断 1906; 梅毒治療薬 1910; 梅毒スピロヘータ(トレポネーマ) 1911; 梅毒診断法 1918, 1920; 梅毒の日本渡来経路 1921; 梅毒のペニシリン治療 1943; 梅毒患者数(国内) 1950

ハイネ=メジン病 1890

肺胞一; 肺胞気酸素分圧・炭酸分圧測定法 1946; 肺胞低換気症候群(Pickwick 症候群) 1956; 肺胞蛋白症 1958; 肺胞マクロファージ 1961

肺門・縦隔リンパ節リンパ節郭清 1960

肺葉切除 1908

排卵 1914; 排卵期周期 1924; 排卵抑制作用 1951; 排卵抑制剤 1956; 排卵誘発 1954; 排卵誘発剤(選択的エストロゲン受容体調節薬) 1961; 排卵誘発剤ブロモクリプチン 1975

ハーヴェイ=マスランド試験 1941

ハウスダスト 1921; 関連項→家塵主要抗原

バーキットリンパ腫 1958

パーキンソン病 1919, 1949, 1959, 1960; パーキンソン病様症状 1983

薄束(楔状束の内側にある主要上行性感覚路) 1860

バクテリオファージ 1915, 1917

拍動 1883

白内障 前1760, 1705, 1707, 1742, 1748, 1952; 白内障手術 1556, 1583; 白内障線状摘出術 1870

白米摂取 1907

ハーゲドルン=ヤンセン (Hagedorn-Jensen) 法 1923

パーコール法 1986

橋本病 1912, 1956, 1985, 1987

波状熱 1918

破傷風 1884; 破傷風菌 1889; 破傷風トキソイド 1927

パス(PAS, パラアミノサリチル酸) 1946, 1950

パストゥール研究所 1888

はせがわ・長谷川式簡易知能スケール 1974

バセドウ病 1825, 1840, 1906, 1922, 1946, 1985, 1987; バセドウ病モデル動物 1991

バソプレシン 1928, 1953; バソプレシン V2 受容体 1992

バーター (Bartter) 症候群 1962

蜂毒によるアナフィラキシー 1980

麦角 1906; 麦角の有効成分(エルゴチン) 1830

発癌一; 発癌性ウイルス 1910; 発癌物質 1964, 1965; 発癌原因 1994

白血球 1771, 1845, 1855, 1884; 白血球の遊走 1847, 1877, 1940; 白血球の染色 1875; 白血球のオキシダーゼ反応 1909; 白血球内封入体(デーレ小体) 1911; 白血球核形左方推移(ペルゲル=ユエット異常) 1930; 白血球ペルオキシダーゼ巨大顆粒症 1954; 白血球型(HLA) 1954; 白血球アルカリホスファターゼの組織化学的評価法(Kaplow 法) 1955; 白血球接着作用 1981

白血病 1845, 1858, 1957; 白血病の2型(リンパ性、骨髄性)分類 1909; 白血病ウイルス 1950

発酵 1836

発生における誘導の発見(ノーベル賞) 1935

発達不良 1871; 性徴の発達不良 1908

ハッチンソン=ベック病 1936

発熱(イサーク・ジュダエウス論文) 932 頃

パドヴァ大学 1315

パパヴェリン 1850

パパニコロー染色 1928

バビンスキー=フレーリヒ症候群(脂肪性器質発育不全症候群) 1840, 1900, 1901

ハプトグロブリンの遺伝的多型 1955

パラコクシジオイデス症 1966

パラセタモール(アセトアミノフェン) 1893

パラチフス 1905; パラチフス菌(Salmonella paratyphi) 1900

ハラーフォルデン=シュバッツ病 1922

パラホルモン(副甲状腺ホルモン) 1925, 1931

パラメトリック連鎖解析 2000

ハリス不整脈モデル 1943

パリー病 1825

パルスオキシメーター 1974

パルスドプラ法 1985

パルスフィールドゲル電気泳動(PFGE) 1991

ハルトマン同盟(医師組合) 1883

バルビタール(ベロナール) 1903

バルビツール酸 1864, 1932

パルマス=シャッツ・ステント (Palmaz-Schatz stent) 1987, 1990, 1994

バルーン・カテーテル 1977, 1982, 1984; バルーンによる肺動脈弁形成術 1982; バルーン血管形成術 1994

パレ包帯　1585
パンクレオザイミン　1941
バンクロフト糸状虫　1872, 1876
半月体形成性糸球体腎炎　1966
パンコースト症候群　1932
バンコマイシン　1956, 1991；バンコマイシン
　耐性腸球菌（VRE）　1986, 1997
バンサイン（banthine）　1951
反射　1751
ハンセン病　644, 1879, 1943；ハンセン病の短
　期間の多剤併用療法　1981；ハンセン病の病型
　決定　1919；ハンセン病の病原菌　1868；ハン
　セン病の病原体　1880；ハンセン病施設
　1225；関連項→らい
ハンタウイルス　1973；ハンタウイルス出血熱
　1977
バンチ症候群　1945
ハンチントン舞踏病　1872
ハンド病（ハンド・シュルレル・クリスチャン
　病）　1919
汎発性―　汎発性骨炎（汎発性嚢胞性線維性骨
　炎）　1904, 1925；汎発性モニリア症（播種性カ
　ンジダ症）　1951
ハンムラビ法典　前1760
＜ひ＞
ヒアリン変性　1900
非A非B型肝炎　1989
非開胸食道抜去法　1936
比較臨床試験　1948
鼻乾苗法（人痘法）　1790
非結核性抗酸菌　1954
脾コロニー形成細胞　1961
久山町研究　1961
鼻汁の抗菌作用　1922
非しょうこう熱性落屑症候群（のちの川崎病）
　1962
非小細胞肺癌　1993；非小細胞肺癌のp53遺伝
　子治療　1995
微小針型ブドウ糖センサ　1982
微小神経電図法　1968
微小生物　1674
ヒス束　1893；ヒス束電位　1960；ヒス束心電図
　記録法　1969；ヒス束のアブレーション　1983
ヒスタミン―；ヒスタミンの合成　1907；ヒスタ
　ミン　1910, 1916, 1918, 1919, 1922, 1927,
　1932, 1953, 1980；ヒスタミンによる気道収縮
　1929；ヒスタミンH2受容体　1991
ヒステリー　1603, 1887, 1895
非ステロイド系抗炎症薬（NSAIDs）　1963,
　1971, 1991
微生物　1838, 1866；微生物による疾患の発生
　1879
脾臓　1771, 1845；脾摘出術　1866；脾臓摘出療
　法　1916
鼻疽の病原菌（Pfeifferella mallei）　1882
肥大型心筋症（HCM）　1990
ビタミン　1911, 1912；ビタミン欠乏症　1918
ビタミンA　1919, 1924, 1928, 1929, 1931,
　1935, 1937；ビタミンA活性　1920；ビタミン
　A欠乏
ビタミンB　1913, 1921；ビタミンBの2要素
　（B1とB2）　1914；ビタミンB複合体　1926
ビタミンB₁　1926；ビタミンB₁の脚気治療効果
　1933；ビタミンB₁の化学構造　1934；ビタミ
　ンB₁の合成　1936

ビタミンB₂　1926, 1948
ビタミンB₁₂　1948；ビタミンB₁₂の全合成
　1972
ビタミンC（ヘキスロン酸）　1928；ビタミンC（抗
　壊血病因子）　1932
ビタミンD　1922, 1926, 1927, 1931；ビタミン
　D依存性くる病　1961；ビタミンD活性化
　1970；ビタミンD受容体　1987
ビタミンD-25水酸化酵素　1988
ビタミンE（トコフェロール）　1936
ビタミンK　1935, 1943；ビタミンK分離
　1939；ビタミンK合成　1939
ビタミンK2分離　1940
ピチオノール　1961
ヒト―；ヒトの染色体数　1956；ヒト成長ホルモ
　ン　1958, 1971；ヒトインスリン　1978, 1979,
　1982；ヒト癌遺伝子（Ras）　1981；ヒトレニ
　ンの基本構造　1983；ヒトG-CSF　1986；ヒ
　ト乾燥硬膜移植　1987；ヒトの臓器および細胞
　移植（ノーベル賞）1990；ヒト細胞表面抗原Fas
　1991；ヒト化抗IL-6受容体抗体　1993；ヒ
　ト脳硬膜　1997；ヒト胚性幹細胞（ES細胞）
　1998；ヒト22番染色体の塩基配列　1999；ヒ
　ト21番染色体の解読　2000
非糖尿病性腎不全　1983
ヒトゲノム―；ヒトゲノム解析計画（Human
　Genome Project）　1986, 1988；ヒトゲノム推
　進計画　1989；ヒトゲノム共同計画　1990；ヒ
　トゲノム研究（国内）　1991；ヒトゲノムの解
　読　2000
ヒートプローブ法　1980
避妊薬　1956
非配偶者間人工授精（AID）1949
被爆者の白血病発病率　1963
皮膚―；皮膚病院　1368；皮膚病の新しい分類
　1845；皮膚自家移植　1869；皮膚移植法
　1870；皮膚の触覚点　1884；皮膚の萎縮
　1886；皮膚結核　1896；皮膚鉤虫症　1898；皮
　膚癌　1899, 1915；皮膚局所反応　1903；皮膚
　光線照射装置（水冷式石英水銀ランプ）　1904；
　皮膚リーシュマニア症　1917；皮膚移植による
　再建手術　1917；皮膚の免疫体産生作用
　（Esophylaxin産生）1919；皮膚筋炎／多発筋
　炎　1942；皮膚圧反射　1950；皮膚外用薬
　1975
ヒポクラテス医学への回帰　1655
飛沫核感染説　1959
肥満遺伝子　1994
肥満細胞　1953, 1977；肥満細胞のIgE受容体
　1989
びまん性―；びまん性レヴィー小体病　1976；び
　まん性間質性肺炎　1968；びまん性間質性肺線
　維症　1968；びまん性肺疾患　1974；びまん性
　汎細気管支炎　1969, 1983, 1987；びまん性汎
　細気管支炎の臨床診断基準　1982
百日咳　1616；百日咳菌　1906；百日咳ワクチ
　ン禍　1948
病因（病原）　1829
病院―；病院（ウァレントゥディナーリウム）
　前100, 前9；病院　100頃, 390, 489, 981,
　1136, 1160頃, 1204, 1240, 1262, 1283, 1768
病気伝染説　1530
非溶血性緑色連鎖状菌　1910
病原細菌学　1840；病原菌決定のコッホの3条
　件　1882；病原細菌　1991

病原ビブリオ　1963
表在性前側方路（前脊髄小脳路）　1880
標識づけ　1904
病的関節の切除　1831
表面型大腸早期癌　1985
表面冷却低体温麻酔法　1952
病理学　1507; 病理解剖学　1761; 病理剖検データベースシステム　1987
ピラジナミド　1952
微量アルブミン尿測定　1963
ビリルビン系石　1912; ビリルビンカルシウム胆石　1962
ヒルシュスプルング病　1948, 1960
ヒルによる吸血　1808
ピルビン酸キナーゼ欠損症　1961
ピロカルピン　1909
ビンからの輸血　1938
ビンスワンガー病　1894

＜ふ＞
ファイバースコープ付き胃カメラ　1964
ファーター乳頭　1901
ファブリ病　1898
ファロー四徴症　1673, 1888; ファロー四徴児　1777; ファロー四徴症の手術治療　1944; ファロー四徴症根治手術　1955
ファンコーニ貧血　1927
フィゾスチグミン（Physostigmine）　1934
フィッシャー症候群　1956
フィブリノイド壊死　1942
フィブリノーゲン（凝固性を持った浸出液）　1771; フィブリノーゲン塊　1846; フィブリノーゲン　1904
フィブリン　1942
フィラデルフィア染色体（Ph1）　1960
フィンセン灯　1896, 1900
フィンランド型先天性ネフローゼ症候群　1998
風疹流行　1976
風土病　1957
封入体肺炎　1934
フェナセチン　1887, 1909
フェノテロール　1969
フェノバルビタール（ルミナール）　1912
フェノールスルホンフタレイン（PSP）試験　1910
フォレスター分類　1977
フォン・ヴィルブランド因子（von Willebrand factor、vWF）　1926; フォン・ヴィルブランド病（von Willebrand病、vWD）　1926, 1994; フォン・ヴィルブランド病 2A 型亜型　1984; フォン・ヴィルブランド病 2N 型　1989
フォンタン手術　1970
腹会陰式直腸切断術　1908; 腹会陰式直腸結腸切除術（スウェンソン法）　1948
腹腔鏡　1958, 1990; 腹腔鏡下胆嚢穿刺造影　1934, 1941; 腹腔鏡下胆嚢摘除（摘出術）1987, 1989; 腹腔鏡下手術　1995
腹腔内左室補助心臓　1978
腹腔内に送気した X 線撮影　1914
副交感神経系　1898; 副交感神経　1905, 1906, 副交感神経（迷走神経）緊張者　1909
副甲状腺―; 副甲状腺過形成　1903; 副甲状腺　1907; 副甲状腺ホルモン（PTH）受容体　1991; 副甲状腺カルシウム感知受容体（Casr）1993
複十字　1902

副腎　1849; 副腎疾患　1855; 副腎髄質　1894; 副腎髄質ホルモン（アドレナリン）　1904; 副腎生殖器症候群　1905; 副腎性器症候群　1925; 副腎皮質の腫瘍摘除　1925; 副腎皮質の萎縮 1926; 副腎皮質　1928; 副腎皮質ホルモン（コルチン）　1934; 副腎ステロイド　1940, 1954, 1963; 副腎不全　1940; 副腎皮質ホルモン（ノーベル賞）　1950; 副腎皮質予備能の検査　1952; 副腎皮質刺激ホルモン（ACTH）の構造 1956; 副腎皮質機能検査　1960; 副腎スキャン 1971
腹性紫斑病　1874
フグ毒　1909
腹部―; 腹部ヘルニア　1804; 腹部外科　1872; 腹部 X 線写真　1898; 腹部大動脈撮影法 1929; 腹部大動脈瘤切除　1952; 腹部大動脈瘤 1991
腹膜炎の腫脹部切除　1848
腹膜透析　1946, 1966, 1998
福山型先天性筋ジストロフィー　1993; 福山型筋ジストロフィー　1998
浮腫　1827; 浮腫改善作用　1785; 浮腫性疾患 1956
不随意神経　1886; 不随意神経系　1898
不整脈―; 不整脈薬　1953, 1956, 不整脈薬アジマリン　1964; 不整脈の焼灼治療　1986; 不整脈原性右室心筋症（ARVC）の診断基準　1994; 不整脈原性右室心筋症　1995
ブタインフルエンザ　1493
ブドウ球菌　1881, 1935
ブドウ糖　1815
舞踏病　1832; 舞踏病様運動・麻痺　1864
不妊―; 不妊予防因子（ビタミン E）1922; 不妊症治療　1975; 不妊　1989, 1994
腐敗の原因　1854
ブライト病　1840
フライ皮内反応　1925
ブラウスニッツ=キュストナー反応（P-K 反応）1921
プラークの破綻　1983; プラークの分類　1986
プラジカンテル　1923
ブラジル出血熱　1994
プラスチックレンズ　1952
プラスミノーゲン異常症　1978
フラミンガム疫学研究　1948
ブラロック=タウシグ手術　1944, 1951
フランク=スターリングの法則　1914
ブランハメラ・カタラーリス（Branhamella catarrhalis）肺炎　1976
プリオン―; プリオン病　1957; プリオン仮説 1967; プリオン（感染性蛋白微粒子）　1982; プリオン蛋白質（PrP）　1982, 1984; プリオン　1992, 1993; プリオン（ノーベル賞）　1997
フリードレンデル肺炎桿菌（Pneumobacillus）1882
プリン体の構造　1906
プルキンエ細胞　1837
ブルセラ症（波状熱）　1886, 1918; ブルセラ菌 1897, 1918
ブルンネル腺（十二指腸腺）　1687
ブレオマイシン　1963, 1966
プレカリクレイン欠乏症　1965
フレキシネル菌（駒込菌）　1897, 1904
フレクスナー報告書　1910
プレドニゾロン　1955, 1955

フレーリヒ症候群　1900
プロインスリン　1967
ブローカ中枢　1861
プロカインアミド　1953
フロギストン　1708
プロゲステロン　1950, 1951
フローサイトメーター　1969
プロスタグランジン―；　プロスタグランジン合成
　阻害作用　1971，　プロスタグランジン E1
　（PGE1）1975；　プロスタグランジン　1979；
　プロスタグランジンの発見（ノーベル賞）
　1982
プロスチグミン　1932
プロテアーゼ阻害剤サキナビル　1995
プロテインC欠損家系　1981，プロテイン C 欠乏
　症　1986；プロテイン C 分子異常症　1988
プロテイン S の遺伝的欠損家系　1984
プロテーゼ挿入　1980
プロトロンビン　1904；プロトロンビン時間一段
　法　1935；プロトロンビン時間一段法の微量測
　定法　1938
プロピオン酸ベクロメタゾンの吸入器　1972
プロプラノロール　1962
プロペルジン（properdin）　1954
プロミン　1941, 1943
ブロモクリプチン　1968, 1972
プロラクチン　1930, 1971；プロラクチン（PRL）
　分泌抑制薬　1968
プロラン A・B　1927
プロントジル　1913
分割肝移植（SLT）　1988
分化誘導療法　1988
分枝細胞　1899, 1901
分子病　1949
粉じん―；　粉じん吸入　1866；　粉じんマスク
　1917；粉じん　1971
分析心理学派　1913
分節性壊死性糸球体腎炎　1982
分節的反射弓　1833
分断された遺伝子（ノーベル賞）1993
分娩―；分娩鉗子　1721；分娩後出血　1818；分
　娩　1847；分娩促進作用　1906
＜へ＞
平圧開胸法　1942
平均肺胞気　1949
米国―；米国国立衛生研究所（NIH）1878, 1887,
　1930；　米国癌協会　1913；　米国心身医学会
　1954；米国老年学会　1944；米国睡眠障害セン
　ター協会　1976；米国疾患管理センター（CDC）
　1981, 1983；米国大統領委員会　1981
米杉喘息　1926
閉塞型睡眠時無呼吸症候群　1982
閉塞性無呼吸　1889；閉塞性換気障害　1948
閉塞性血栓性血管炎　1876, 1908
閉塞性動脈硬化症　1996
閉塞性無精子症　1990
ヘキサメトニウム　1953
ヘキシロン酸　1932
ベクトル心電計　1939
ベクロメタゾン・ジプロピオネート（BDP）
　1975
ペスト　前 291，166，542，1300 年頃，1347,
　1348, 1377, 1383, 1415, 1423, 1498, 1665,
　1677, 1709, 1717, 1720, 1834, 1894, 1914,
　1921；ペスト（国内）　1905, 1914；ペスト菌

1894；ペスト研究所（ボンベイ）1902；ペスト
　ワクチン　1906
ペースメーカー　1953, 1959
ベーチェット病　1924, 1937, 1973；ベーチェッ
　ト病国際研究グループ診断基準　1990
ベッカー型筋ジストロフィー　1957
ベッドサイド型人工膵臓　1983
ヘテロトピック移植　1946
ヘナタリ　1928
ペニシリナーゼ産生黄色ブドウ球菌　1960
ペニシリン　1928, 1929, 1944；ペニシリンの臨
　床応用　1931；ペニシリン治療　1940；ペニシ
　リンの大量生産　1940；ペニシリンの発見（ノ
　ーベル賞）　1945；ペニシリンによる致死的ア
　ナフィラキシー　1949；ペニシリン製剤による
　副作用　1956；ペニシリン合成　1957；ペニシ
　リン耐性肺炎球菌　1967
ベネズエラ出血熱　1991
ヘノッホ紫斑病（Henoch-Schönlein 紫斑病）
　1868
ヘパリン　1918, 1929
ペプシン　1836, 1838；ペプシンの精製・結晶化
　1930
ペプロマイシン　1974
ヘミブロック　1969
ヘモグロビン　1882；ヘモグロビンの増量と赤血
　球の増加　1921；ヘモグロビン異常　1949
ヘモクロモーゲン　1903
ペラグラ　1914, 1937；ペラグラの予防　1926
ヘリカル（スパイラル）CT　1982, 1989, 1990
ヘリコバクター・ピロリ　1979, 1988, 1990, 1994；
　ヘリコバクター・ピロリ除菌　1993
ベリベリ（beri-beri，脚気）　1642
ペルオキシダーゼ染色法　1926
ベルクロ・ラ音（velclo rale）1969
ベルジェ病　1968
ヘルニア切開術　1556；　ヘルニア手術　1750,
　1910
ヘルパー T 細胞　1981
ヘ ル ペ ス 感 染　1980；　ヘ ル ペ ス ウ イ ル ス
　（HBLV）1988；ヘルペスウイルス（KSHV,
　HHV-8）1994；
ヘロイン（diamorphine）　1898
ヘロフィロス学派　前 280 頃
変異 LH（黄体形成ホルモン）1994
変異原性の評価　1964
変形性骨炎（ページェット病）1877
弁状切断術　1 世紀後半
片頭痛のセロトニン説　1965
弁切開　1913
扁桃摘出術　1816
扁平上皮肺癌　1933
弁膜症　1831
片麻痺の理学療法　1970
遍歴医　1556；遍歴眼科医　1738
＜ほ＞
膀胱―；膀胱結石摘出器　1612；膀胱膣瘻手術
　1852；膀胱癌の放射線治療　1906；膀胱癌のホ
　ルモン療法　1941
縫合糸　1816
傍糸球体装置（JGA）1889, 1932, 1939, 1961,
　1987
房室結節焼灼治療　1982；　房室接合部性の頻拍
　症　1983
放射性―；　放射性元素による循環機能測定

1926; 放射性同位元素　1936; 放射性ヨード　1939, 1942; 放射性アレルゲン吸着試験（RAST、radioallergosorbent test）1967; 放射性免疫吸着測定法（RiST、radioimmunosorbent test）1967; 放射免疫測定の開発（ノーベル賞）1977

放射線一; 放射線治療　1899, 1914; 放射線の発見（ノーベル賞）1903; 放射線増感剤シンカビット（Syncavit）1954

抱水クロラール　1869

放線菌症　1877, 1878, 1895; 放線菌　1940

包帯学　1世紀後半

防腐的創傷治療法　1867

方法学派（メソジスト）前92頃

保菌者　1900

ポケット処方集　1821

補酵素A（ノーベル賞）1953

星形細胞　1876

ホジキン病　1832, 1872, 1967, 1975

ホジキンリンパ腫（HL）の臨床病期分類　1971

ポジトロンCT（PET）　1975

補助看護婦　1943

補助呼吸装置　1926

ホスピス　1967; ホスピスケア　1973

細田-志田分類　1995

保存大動脈片移植　1950

補体　1901; 補体C3　1960; 補体成分C1sインヒビターの欠損　1963; 補体系活性作用（レクチン経路）　1978; 補体活性化制御因子　1983; 補体活性化阻害因子　1984

ポータブル酸素吸入装置　1956

発作性一（尿症）; 発作性寒冷血色素尿症（ドナート=ラントシュタイナー症候群）1904; 発作性夜間血色素尿症（PNH）1911, 1937, 1993; 発作性上室性頻拍（PSVT）　1967

発疹性疾患　1911

発疹チフス　1837, 1909, 1913, 1914, 1915; 発疹チフス（国内）1914, 1946; 発疹チフスの病原体　1916

ボツリヌス中毒原因菌（Clostidium botulismum）1896; ボツリヌス食中毒　1951;

母乳栄養　1748

ボーマンの理論　1874

ホメオスタシス　1897, 1926

ホメオパシー　1853

ホラアナミジンニナ　1966

ポリオ　1787, 1890, 1940, 2000; ポリオの流行（国内）1953; ポリオウイルスの組織培養　1949; ポリオワクチン（小児麻痺ワクチン）1949, 1955; ポリオによる呼吸麻痺　1952; ポリオの不活化ワクチン　1953; ポリオウイルス（ノーベル賞）　1954; ポリオ生ワクチン　1955, 1961; ポリオウイルス蛋白の分離　1965; ポリオ撲滅　1994;

ポリペプチド合成　1899; ポリペプチド産生　1960

ホルネル症候群　1851

ポルフィリン症　1923

ホルモン　1902, 1905

ボローニャ大学　1158, 1306頃, 1316

本態性血圧亢進症　1911

ポンプ失調の重症度分類　1977

＜ま＞

マイコプラズマ　1944

マイトマイシンC　1956

マイニッケ混濁反応　1920

麻黄　1887

マーキュロクローム　1919

膜性腎症　1929, 1968

膜蛋白質分析法　1974

マサチューセッツ総合病院　1811

麻疹ウイルス　1954, 麻疹ワクチン（KLワクチン）1966

麻酔一; 麻酔法　前420; 麻酔効果　1795; 麻酔　1846; 麻酔専門医　1858; 麻酔薬　1858; 麻酔作用　1872; 麻酔剤（抱水クロラール）の静脈内投与　1874; 麻酔剤　1932

馬杉腎炎（増殖性糸球体腎炎）　1934, 1956

マスク　1900

マスタード法（大血管転位症機能的根治手術）1964

マスチックス反応　1915

マダニ　1938

マチャド・ジョセフ病　1994; マチャド・ジョセフ病遺伝子座　1993

マッサージ　1917; マッサージの有用性　1869

末梢気管支内病巣擦過法　1955

末消気道病変　1968

末梢血一; 末梢血培養法　1960; 末梢血幹細胞移植（PBSCT）1986

末梢血管の収縮・拡張　1733

末梢神経系　1685; 末梢神経疾患　1840; 末梢神経の伝導検査法　1949; 末梢神経ミエリン　1955; 末梢神経の移植　1970

末端肥大症　1972, 1982

マメタニシ　1918

マラリア　40, 1630, 1880, 1882, 1884, 1891, 1893, 1898; マラリア原虫　1716, 1885, 1899, 1922; マラリア伝播　1717; マラリア原虫の発育環　1899; マラリア原虫の生活環　1900; マラリア原虫の生活環（ノーベル賞）　1902; マラリア・ワクチンSPf66　1993

マルタ熱菌（Micrococcus melitensis）　1886, 1897, 1918

マルチゲート心電図同期心プールイメージング　1979

マルチスライスCT　1998

マルチプルリスクファクター症候群　1997

マルネッフェイ型ペニシリウム症　1998

マルファン症候群　1896

丸山ワクチン　1974

慢性一; 慢性炎症　1808; 慢性胃腸性疾患　1903; 慢性甲状腺炎（Struma lymphomatosa）1912; 慢性関節リウマチ　1922, 1929, 1948; 1983; 慢性高血圧（実験的高血圧）　1934; 慢性再発性膵炎　1946; 慢性骨そ症　1960; 慢性カドミウム中毒　1963; 慢性喘息　1965; 慢性骨髄性白血病（CML）　1970, 1973, 1983, 1984, 1996; 慢性心不全　1975, 1998; 慢性心筋炎診断ガイドライン　1994

慢性気管支炎　1808, 1901; 慢性気管支炎の定義　1959; 慢性気管支炎の分類　1965

慢性膵炎の臨床診断基準　1971, 1983, 1995; 慢性膵炎のマルセイユ分類　1984

慢性閉塞性換気障害（COLD）1965, 1975

慢性閉塞性肺疾患（COPD）1963, 1965, 1975, 1980, 1986; COPD診断と治療のためのガイドライン　1999

マンソン裂頭条虫　1916

マンダラゲ（チョウセンアサガオ）　1805

マントル細胞型リンパ腫（MCL）　1984, 1991
マンナン結合レクチン　1978

＜み、む＞

ミアスマ（瘴気）1840
ミエリン鞘　1836；ミエリン　1837, 1872
ミエログラフィー（脊髄造影法）1912, 1922
ミオクローヌスてんかん　1947
ミオグロビン尿症　1923
右下腹部炎症　1889
ミジンコ　1917
水チャネル蛋白（28kD）　1992
ミスマッチ修復（MMR）遺伝子群　1993
密集斑（MD）　1945, 1964, 1965, 1990
水俣病　1953, 1956, 1959
南式食事療法　1924
未分化細胞の形質転換　1960
耳　1685；耳の構造　1704
ミヤイリガイ　1913；ミヤイリガイの駆除　1918
脈なし病　1948
脈波計　1855, 1878；移動式脈波計　1860；脈波速度　1825
脈拍計　1602；脈拍時計　1707；脈拍と心臓病　1908
宮崎肺吸虫　1961, 1966
三好遠位型筋ジストロフィー　1965；三好型ミオパチー　1986, 1998, 1965
無胃酸性萎黄貧血　1931
無意識呼吸の量　1612
椋鳥（ムクドリ）住血吸虫　1948
ムスカリン　1869
無動性無言（akinetic mutism）1941
無排卵・無月経　1937

＜め、も＞

迷走神経—；迷走神経の刺激　1837；迷走神経1844, 1845, 1851；迷走神経と交感神経の拮抗作用　1863；迷走神経の心臓促進神経混在1872；迷走神経切除術　1943
メサンギウム構造　1929；メサンギウム細胞1955；メサンギウム増殖性腎炎　1983；メサンギウム融解　1983
メソポタミア・バビロンの医術　前1760
メタゴニムス　1912
メチシリン　1960；メチシリン耐性黄色ブドウ球菌（MRSA）　1960, 1961, 1986
メチレン青注射　1922
メトトレキサート（MTX）　1948, 1987
メトヘモグロビン　1862
メトラ氏ゾンデ　1970
メルファラン　1962
免疫　1890；免疫本態　1916；免疫の獲得1921；免疫グロブリン　1942, 1967, 1977；免疫寛容現象　1953；免疫粘着反応（immune adherence）1953；免疫グロブリンの線状沈着1964；免疫グロブリン可変部　1977；免疫反応を調節する細胞表面の構造（ノーベル賞）1980；免疫インターフェロン　1981；免疫制御機構とモノクローナル抗体作成法（ノーベル賞）1984
免疫電気泳動法　1970
免疫複合体腎炎　1961, 1969
免疫抑制剤　1979；免疫抑制剤アザチオプリン1962
メンデルの法則の再発見　1900
毛細血管　1661；毛細血管の拡張　1918；毛細血管の運動調節機構（ノーベル賞）　1920
毛髪と乳房の先天的欠損　1886

網膜の構造　1849；網膜　1929；網膜芽細胞腫1971；網膜芽細胞腫遺伝子（Rb）　1986
モスクワ神経外科研究所（ブルデンコ神経外科研究所）1934
モノアミン酸化酵素阻害剤　1952
モノクローナル抗体　1975, 1984, 1991
もやもや病（Willis動脈輪閉塞症）　1963, 1969
モルヒネ　1805, 1806, 1855
モンペリエ医学校　12世紀前半、　1220、　1250頃、1282頃、1289, 1313, 1377
門脈うっ滞　1945；門脈圧亢進症　1945, 1955；門脈下大動脈吻合術　1945

＜や、ゆ＞

夜間血色素尿症（PNH）1954, 1983
薬剤の血管注入法　1664；薬液静脈内注入1675
薬草の図　前1世紀；薬草園　828
薬物皮下投与　1853
薬方書　562
薬理学—；薬理学研究所　1849, 1869；薬理学講座　1872
薬局方　1559, 1618, 1698, 1699, 1864
矢毒　1809
夜盲　1935
有害異形線虫　1915, 1928
有機—；有機化学　1842；有機物中の窒素測定法1883；有機水銀化合物　1959
有糸分裂　1881
有髄神経線維　1842
優性遺伝型進行性ミオクローヌスてんかん1958, 1972
優生学　1907
有線領　1909
誘発電位　1947
幽門形成術　1943；幽門輪温存膵頭十二指腸切除術　1944, 1978；幽門洞切除術　1957
遊離脂肪酸　1880
輸血　1666, 1667, 1936；輸血（クエン酸ナトリウムを利用）1914；輸血後の血清肝炎　1952；輸血後移植片対宿主病（TA-GVHD）1989
輸入血液製剤　1986
輸入細動脈　1925, 1990
ユンカー吸入器　1867

＜よ＞

陽圧換気用の機械的人工呼吸器　1953
溶血性貧血　1956
溶血性連鎖球菌　1903, 1923；溶血性連鎖球菌の分類　1928；溶連菌　1953, 1961；溶連菌感染後急性糸球体腎炎（PSAGN）1954
溶血補体価（CH50）測定法　1961
葉酸代謝拮抗薬アミノプテリン　1948
洋式病院　1543
用指交連切開術　1925
陽子線・α粒子線治療　1952
ヨウ素　1812；ヨード　1820；ヨウ化カリウム1816；ヨウ素溶液　1829；ヨウ素化合物　1895
腰椎穿刺　1895
養老律令　718
横川吸虫　1911；横川メタゴニムス　1916
吉田肉腫　1944
四日熱マラリア　1890
ヨーネ桿菌　1895
予防衛科学　912
ヨーロッパ多発性嚢胞腎共同研究グループ1994

四大体液論　199
＜ら＞
ライナック　1950
ライム病　1977, 1982
癩（らい）―；癩予防法公布　1907；らい菌　1941；らい予防法　1996；関連項→ハンセン病
ラウス肉腫ウイルス　1911
烙鉄による外科手術　1013
ラジアル走査型超音波内視鏡　1980
ラジウム　1898, 1901；ラジウム治療　1901；ラジウム腔内照射　1903；ラジウムによる食道癌治療　1909；ラジウム療法　1911；ラジウム治療の線量表　1934
ラジオイムノアッセイ法（RIA）　1967
ラステッリ手術　1969
ラセン菌（ヘリコバクター・ピロリ）　1983；関連項→ヘリコバクター・ピロリ
らせん CT　1987
ラッサ熱　1987
ラット胃癌　1967
蘭学　1829；蘭書翻訳取締令　1849；蘭方禁止令解除　1858
卵管内妊娠　1668
ランゲルハンス島　1869, 1893, 1900, 1902, 1924, 1937；ランゲルハンス島腫瘍　1927
卵子　1827
卵巣―；卵巣嚢腫　1688；卵巣摘出　1809, 1824, 1843；卵巣疾患の開腹術　1858；卵巣の移植による性徴出現　1896；卵巣の黄体形成　1920；卵巣黄体ホルモン　1929
ランバート＝イートン症候群　1956
卵胞　1673；卵胞ホルモンの力価検定　1924
＜り＞
リアルタイム電子スキャン超音波法　1976
リウマチ性僧帽弁狭窄症　1984
リウマチ熱　1788, 1840, 1904, 1942, 1961；リウマチ熱の診断基準　1944；リウマチ熱の改訂ジョーンズ診断基準　1956
リウマトイド因子（RF）　1940, 1948
リグラ　1916
リケッチア　1878, 1909, 1938；リケッチア・プロワツェキィイ　1913；リケッチア・オリエンタリス　1928
リスターの消毒方法　1870
リソソーム　1949
リゾチーム　1922
リドカイン　1976
リドル症候群　1963
利尿作用　1785；利尿成分　1908
理髪師外科医組合　1542
リハビリテーション　1918
リバプール熱帯医学校　1902, 1922
リファンピシン　1966
リ＝フラウメニ症候群　1968
リポイド過形成症　1955
リポ蛋白糸球体症　1988, 1989
リボヌクレアーゼ分子（ノーベル賞）　1972
リボフラビン　1934
流行―；流行病の概念　1616；流行菌型　1904；流行性脳脊髄膜炎菌の分類　1915；流行性脳脊髄膜炎　1918；流行性脳炎（国内）1919；流行性脳膜脳炎　1924；流行性脳炎　1933, 1935, 1946；流行性脳炎　1939
硫酸ソーダ　1869；硫酸バリウム　1910
良性 M タンパク血症　1961

両側肺移植　1971
両側肺門リンパ節腫脹（BHL）　1953
緑色連鎖球菌　1903；緑色連鎖球菌感染症（心内膜炎）　1940, 1944
緑内障　1622；緑内障治療　1857
輪環テスト（尿蛋白定性反応）　1852
リンゲル液　1865, 1880
リンシードオイル　1865
臨床教育　1636
臨床検査部　1916；臨床検査精度管理　1967
臨床的肺機能検査法の体系化　1955
臨床薬理学　1947；臨床病理学　1951
淋双球菌（Neisseria gonorrhoeae）　1879
リンチ症候群　1973
リンパ管の弁　1664
リンパ球　1969；リンパ球性炎症　1993；リンパ球性漏斗下垂体神経葉炎（LIN）　1993
リンパ線腫　1832；リンパ節郭清　1908；リンパ節炎　1972；リンパ形質細胞型リンパ腫　1990
リンホカイン　1969
＜る、れ＞
類上皮細胞肉芽腫　1941
類似療法（ホメオパシー）　1810
ルゴール液　1829, 1933
ループス腎炎　1969, 1976, 1986
ルポイド肝炎（Lupoid hepatitis）　1956
ルンペル・レーデ現象　1911
霊気論学派　138
レヴィー小体　1912；レヴィー小体型認知症　1976
歴史流行病学　1832, 1852
レジオネラ肺炎（在郷軍人病）　1976, 1977；レジオネラ菌集団感染（国内）　1994
レセルピン　1952
レチノイン酸受容体 α 鎖遺伝子　1991
レッシュ＝ナイハン症候群　1964, 1967, 1989
劣等感　1911
レトロウイルス　1970, 1980, 1982
レニン　1898, 1938；レニン分泌　1932, 1987；レニン測定　1959；レニン分泌の圧受容体機序　1959；レニン産生　1961；レニン分泌の調節　1964, 1985；ヒトレニンの基本構造　1983
レプチン　1994
レプロミン反応　1919
レム（REM、急速眼球運動）睡眠　1953, 1966；レム睡眠の中枢　1962
レムリ法　1970
連鎖球菌　1895, 1900, 1935
連続携行式腹膜透析（CAPD）1976, 1980
連続波ドプラ法　1985
レントゲンキモグラフィー（動態撮影）　1912
＜ろ＞
ロイコトリエン　1980, 1981
ロイシン　1820
労作性狭心症　1967
老人斑　1977
狼瘡　1896, 1901；狼瘡の光線治療法（ノーベル賞）　1903
老年病学　1962
濾過―；濾過　1854；濾過(性)病原体　1892, 1898, 1908；濾過性病原菌　1911；濾過性ウイルス　1927, 1944；濾過性微生物　1938
ろ紙電気泳動法　1951
ロータブレータ　1986
ロッキー山紅斑熱(病)（発疹チフス）　1907,

1909；ロッキー山紅斑熱の病原菌 1916
ロックフェラー医学研究所 1904
ロデアリン 1927
ロト部筋性狭窄 1913
ロドプシン（視紅） 1935
濾胞性リンパ腫 1978
ロボトミー 1927, 1935；ロボトミー（ノーベル賞） 1949
ローラー型人工心肺 1939
ロンドン事件 1952
ロンベルク症候群 1840

＜わ＞
ワイル氏病 1915；ワイル病病原体 1915
若返り 1889
ワクシニアウイルス 1915, 1925
ワクチン 1880, 1881
和製ペニシリン「碧素」1944
ワーラー＝ローズ反応 1940, 1948

英字・ギリシャ文字・数字索引

＜A＞
ABVD療法 1967, 1975
ACE（アンジオテンシン変換酵素）遺伝子 1992；ACE遺伝子多型 1998
ACE（アンジオテンシン変換酵素）阻害薬 1977, 1978, 1985, 1993；ACE阻害薬の蛋白尿減少作用 1985
ACNU 1974
ACTH前駆体クローニング 1979；ACTH不応症 1968；ACTH負荷試験 1952
Actinomyces bovis 1877, 1878
ADA欠損症 1990, 1995
alveolar plateau 1973
AME症候群（apparent mineralocorticoid excess syndrome） 1995
AML1遺伝子 1991
ANCA（anti-neutrophil cytoplasmic autoantibodies） 1982；ANCA陽性率 1985, 1987
APRF（acute-phase response factor） 1990
ARV（AIDS-associated retrovirus） 1983
ATPー；ATP感受性K+チャネル（KATPチャネル） 1983, 1995；ATP合成の酵素機構（ノーベル賞） 1997；ATP代謝 1960
ATRA（all-trans retinoic acid） 1988
ATXN1 1993
Au抗原→オーストラリア抗原
AZT（アジドチミジン） 1985
A型血液型物質 1990
A群β溶連菌 1929
A群溶連菌5516型 1956

＜B, C＞
BAL（気管支肺胞洗浄） 1979
BCG 1907, 1924, 1925；BCG接種 1942, 1948
BCL3遺伝子 1990
BCL6遺伝子 1994
BCR（breakpoint cluster region） 1984
BENESTENT（Balloon-Expandable-Stent Implantation with Balloon Angioplasty in Patients with Coronary Artery Disease） 1994
Bernard- Soulier症候群（BSS） 1975

BOOP（器質化肺炎を伴う閉塞性細気管支炎） 1985
Borrelia burgdorferi 1982
Brucella abortus 1886, 1918
B細胞分裂促進物質 1982
Caチャンネル遺伝子（CACNL） 1996
CAGリピート病 1994
Campylobacter jejuni感染症 1973
C-ANCA（PR3-ANCA） 1985
CAPD →持続的携行型腹膜透析、連続携行式腹膜透析
Casr遺伝子 1993
CAST（Cardiac Arrythmia Suppression Trial） 1989
CCK（cholecystokinin）とPZ（pancreozymin）の同一性 1964
CCU（coronary care unit） 1962, 1967
CD20モノクロナール抗体（分子標的薬）療法 1994
chemoprevention 1991
CHOP療法 1976
Cine coronary arteriography 1962
Clamydia pneumoniae（TWAR株）肺感染症 1985
closing volume測定法 1973
Clostridium tetani 1884
Clostridium welchii 1892
CMO（コルチコステロンメチルオキシダーゼ）欠損症 1976
CMVアンチゲネミア法 1991
c-Myc癌遺伝子 1983
60Co遠隔大量照射装置 1951
CO肺拡散能力測定法 1961
Cochrane review 1995
COLD →慢性閉塞性換気障害
COPD →慢性閉塞性肺疾患
Coxiella burnetii 1938
CRH（副腎皮質刺激ホルモン放出ホルモン） 1981
Crow-Fukase（POEMS）症候群 1956, 1968
CT 1969；CT（ノーベル賞）1979；CTの基本原理 1961；CTの原理 1917；CTガイド下肺生検 1976；CT画像計測 1963
CTAP（CT during arterial portography） 1983
CYFRA 1993
CYP11B2 1976
Cキナーゼ 1977
＜D, E, F＞
DAF（decay accelerating factor） 1983, 1984
DAX-1 1993
DCA（方向性冠動脈粥腫切除術） 1987, 1992
DCC遺伝子 1990
DCMP療法 1975
DDS 1941
DDT 1946；DDT（ノーベル賞） 1948
Dermacentroxenus rickettisi 1916
DIC診断基準 1988
Direct PTCA 1983
Disposable Twin Coil Dialyser 1955
DNA 1937, 1944, 1952；DNAのヌクレオチド配列決定 1955；DNAの塩基配列 1955；DNAの人工合成 1956；DNAの分子構造 1953；DNAフィンガープリント（DNAプロファイリング） 1985；DNAプロウイルス説

1963; DNA ポリメラーゼ　1956; DNA リガーゼ　1967; DNA 塩基配列決定法　1977; DNA 化学での手法（ノーベル賞）　1993; DNA 修復　1983; DNA 複製　1958; DNA と RNA の生合成メカニズム（ノーベル賞）　1959
DSA (digital subtraction angiography)　1978
Dynamic Scanner (JEOL)　1976
Dysferlin（dystrophy-associated fer-1-like protein)　1998
dysferlinopathy　1998
E. coli O157:H7 菌　1983
ECUM（extra corporeal ultrafiltration method)　1972
Edelmann 型弧線電流計（心電計）　1911
EGF (epidermal growth factor、上皮成長因子、上皮細胞増殖因子)　1957, 1972
Emax（心室収縮期末最大エラスタンス）　1969
EMR（内視鏡的粘膜切除術）　1988
enterohemorrhagic E. coli（腸管出血性大腸菌)　1983
F-18FDG（F-18 フルオロデオキシグルコース）　1977
Fas リガンド（FasL）　1993
FHH（家族性低カルシウム尿性高カルシウム血症）　1993
Filaria sanguinis hominis　1872
Flow-Volume 曲線　1958
FSH（卵胞刺激ホルモン）　1931, 1937; FSH の生物学的測定　1939; FSH 測定法　1953
Fukutin 遺伝子　1998
F 波記録法　1950
<G、H>
G-CSF(granulocyte colony-stimulating factor)　1979, 1986, 1991
GFR　1935, 1945
Gitelman 症候群　1996
Glucocorticoid Suppressible Hyperaldosteronism　1966
GOT　1955; GOT 上昇　1954
GPIb　1975
GPT　1955
GPVI 欠損症　1989
GTP-cyclohydrolase I 遺伝子異常　1994
G タンパク質と細胞内シグナル伝達（ノーベル賞）　1994
H_2 受容体拮抗薬　1972, 1975
H-2抗原系　1937, 1968; H-2 遺伝子座　1937
Haemophilus ducreyi　1889
HAM (HTLV-I-associated myelopathy)　1986
Hamman-Rich 症候群（急性間質性肺炎)　1935, 1960
haplotype　1967
Hashimoto's thyroiditis　1912
HbA1c　1962
HBc 抗体検査　1989
HBe 抗原　1976
HBs抗原　1975; HBs 抗原検出法　1971; HBs 抗原封入体　1972
HBV(B型肝炎ウイルス)粒子　1970; HBV 感染肝組織の検出方法　1974
HCC（肝細胞癌）マーカー　1984
hCG (human chorionic gonadotropin、ヒト絨毛性ゴナドトロピン)　1937
HCVに対するインターフェロン・抗ウイルス薬リバビリン併用療法　1998; HCV 抗体検査
1989
hemofiltration　1975
HHV- 6B　1988
HIV　1984
HIV-1 (human immunodeficiency virus type 1)　1983
HIV-2 (human immunodeficiency virus type 2)　1983, 1985, 1986
HLA（human leucocyte antigen）　1958, 1968; HLA 検査　1964; HLA-B27　1973; HLA-B5 (51)　1973
hMG-hCG 療法（ゴナドトロピン療法）　1952, 1961
HNPCC（遺伝性非ポリポーシス大腸癌）診断基準　1991
HPRT 欠損症　1989
HTLV-1　1981, 1986
HTS（ヒト甲状腺刺激ホルモン）　1979
Hump（糸球体腎炎の組織所見の一つ）　1962
Hyperfiltration theory（過濾過説）　1981
hypoxanthine-guanine phosphoribosyltransferase (HPRT) 欠損　1967
<I、J、K、L>
I-128　1938; I-131　1946, 1951
IAHA（immune adherence hemagglutination）法　1971
IgE　1966, 1967, 1968, 1997; IgE 受容体　1971, 1989
IgG1　1997; IgG1 誘導因子（IL-4）1986; IgG2a　1997
IgND　1968
IL-2（インターロイキン-2）1976; IL-2 の cDNA クローニング　1983, 1984; IL-2 受容体 β 鎖 1989; IL-2 受容体 γ 鎖　1992
IL-4　1982; IL-4 受容体　1989, 1990
IL-5　1982; IL-5 (B-cell growth factor II、BCGF II）の cDNA 配列　1986; IL-5 受容体 α 鎖　1990, 1992
IL-6　1982, 1987, 1988, 1989, 1990; IL-6 の cDNA クローニング　1986; IL-6R（インターロイキン 6 受容体）1988
IL-8　1987
IL-12　1989, 1997
IL-18　1997
ileostomy　1913
INF-γ　1997
JALSG (Japan Adult Leukemia Study Group)　1987
JICST オンライン情報システム　1978
Kaplow 法　1963
K_{ATP} チャネル／スルホニル尿素受容体　1995
Klebs- Loffler 菌　1884
Knipping 氏呼吸計　1953
KVLQT1（KCNQ1）　1996
K チャネル遮断作用薬　1992
LATS (long acting thyroid stimulator)　1956
LAV (lymphadenopathy-associated virus)　1983
L-dopa　1959; L-DOPA 療法　1960
Legionella pneumophila　1977
Leishmania donovani　1903
Leishmania tropica　1903
LE 細胞　1948, 1950; LE 細胞現象　1956
LH（黄体形成ホルモン）　1931, 1937; LH の生物学的測定法　1942; LH β サブユニット

1992; LH 単離　1940
LH-RH（黄体形成ホルモン放出ホルモン）活性　1954
Liddle 症候群　1994
LSG 分類　1979
Lung Imaging Fluorescence Endoscope (LIFE) システム　1992

<M、N>

macula densa (MD)　1933
MALT リンパ腫　1983
M-CSF（Macrophage colony-stimulating factor）　1978
MEN 1（多発性内分泌腫瘍 1 型）　1954, 1968; MEN 1 原因遺伝子（MEN 1）　1997
MEN 2（多発性内分泌腫瘍 2 型）　1961, 1966, 1968, 1985
MEN 2A　1966, 1993
MEN 2B　1966, 1994
microvascular angina　1988
MN 式血液型　1927
MOPP 療法　1967, 1975
MRCP（MR cholangiopancreatography）　1991
MRI　1979, 1989; MRI 高速撮像法　1986
MRSA 感染症　1991, 1998
MTG 遺伝子　1991
M モード心エコー　1970
M 蛋白（ベンス・ジョーンズ蛋白）　1928
Na/Cl 共輸送体　1996
Na チャネル遺伝子　1996
Nd-YAG レーザー照射　1977
NF-IL6　1990
NGF（nerve growth factor、神経成長因子）　1957
NIS（sodium iodide symporter）　1996
NMR（MRI）断層撮影　1973; NMR の開発（ノーベル賞）　1991
NOD（non-obese diabetic）マウス　1980
NSAIDs →非ステロイド抗炎症薬
NSE（neuron specific enolase）　1978
NYHA の心臓病診断基準　1979

<O、P、Q、R>

O157　1990; O157 集団中毒　1996
Orientia tsutsugamushi　1995
P450c18 遺伝子　1976
p53　1989; p53 遺伝子　1968, 1979, 1983
PACS（医用画像管理システム、Picture Archiving and Communication System）　1982
PAS　1948
Pavy 法の変法（隅川・須藤法）　1904
PCB　1968
PCR 法（polymerase chain reaction、ポリメラーゼ連鎖反応法）　1983, 1985
percutaneous venous access　1963
PET　1979, 1985; PET 検査　1978
PGE1（プロスタグランジン E1）　1973
Ph 染色体　1983
Pit 1 異常症　1980
PKD 遺伝子 1　1994
PML 遺伝子　1991
PMS（pregnant mares' serum hormones）　1937
PMS-hCG（性腺刺激ホルモン）　1954
PPI（プロトンポンプ阻害薬、プロトンポンプインヒビター）　1975, 1987

Priodax　1940
PrP（プリオン蛋白）　1988
PTCA →経皮経管冠動脈形成術
PTCR →経皮経管冠動脈再開通術
push-pull 増幅器　1934
PVA（圧容積面積）　1990
P 式血液型　1927
QT延長症候群　1991; QT 延長症候群（原因）遺伝子　1995, 1996
Quantitative Gated SPECT（QGS）　1995
Q-バンド　1970
Q 式、E 式血液型　1932
Q熱（Q fever）　1937, 1938; Q 熱コクシエラ感染症　1937
Ras 遺伝子　1980
REAL 分類　1994
RET 遺伝子　1994
RFA（radio frequency ablation）療法　1995
Rh 因子　1939
Rh 血液型　1940
RIA（ラジオイムノアッセイ）法　1953, 1958
Rickettsia provazeki　1916
RNA の触媒機能（ノーベル賞）　1989
RNA ポリメラーゼ　1960
RNA 型ウイルス（レトロウィルス）　1911
Romano-Ward 症候群　1991
Roux-en-Y 型再建法　1908
RPHA（reversed passive hemagglutination）法　1975

<S、T、U、V、W、X>

S1Q3T3　1935
SAB（selective alveolo-bronchography、選択的肺胞－気管支造影）　1969
Salmonella enteritidis　1888, 1991
SDS-ポリアクリルアミドゲル電気泳動法（SDS-PAGE）　1974
Sipple 症候群　1961, 1966
SIRS（systemic inflammatory response syndrome）　1992
SLE　1942, 1948, 1956, 1957, 1969; SLE の診断基準　1971; SLE の内臓病変　1904
SMON（subacute myelo-optico-neuropathy）　1964
SPECT（single photon computed tomography）　1979; SPECT の画像解析自動化ソフト　1995
Spirochaeta pallida（Treponema pallidum）　1905
Spiroheta icterogenes　1915
ST1571（イマチニブ）　1996
Staphylococcus　1878
STRESS（STent RESenosis Study）　1994
SU 剤　1984
syndrome X　1967
S 状結腸ファイバースコープ　1969
T.cutaneum　1984
TAE（transcatheter arterial embolization）療法　1979
TCA 回路（クエン酸回路）　1940
Theileria tsutsugamusi　1906
TNM 分類　1958
TPO（甲状腺ペルオキシダーゼ）に対する自己抗体　1985
Treponema recurrentis　1873
TSAb（thyroid stimulating antibody）　1974
TSH（甲状腺刺激ホルモン）受容体　1979,

1990; TSH 受容体抗体　1986, 1991
TSI (thyroid stimulating immunoglobrin)　1974
tubuloglomerular-feedback（TGF）　1965
T 細胞受容体　1984
UICC（国際対癌連合）　1968
v-Src（ノーベル賞）　1989
VAT (video-assisted thoracoscopic surgery)　1992
VEGF (vascular endothelial growth factor)　1996
Virtual Colonoscopy　1995
VLA4 分子　1993
V 因子（FV）　1994
V 型胃カメラ　1960
WHO　1993; WHO 腎疾患分類　1982, 1995
WPW 症候群　1930, 1984
X 線―;→エックス線
<数字>
1 秒率　1948
1 秒量・1 秒率　1950
2D 心エコー法　1977
12 型溶連菌生菌　1954
17 α 水酸化酵素欠損症　1966
18q 染色体　1990
21 水酸化酵素欠損症　1986
24 水酸化酵素遺伝子（CYP24）　1991
<ギリシャ文字>
α―; α-1AT（アンチトリプシン）欠損（AATD）　1963; α 2-プラスミン・インヒビター（α 2-PI）　1976; α 鎖遺伝子構造　1984; α-synuclein 遺伝子　1997
β―; β 刺激薬　1940, 1969; β 受容体　1948, 1967; β 1C グロブリン　1960; β 遮断薬プロプラノロール　1964; β 遮断薬　1975, 1998; β 2-ミクログロブリン　1985
γ-グロブリン　1950; γ E　1966
δ 抗原　1977

医学書索引（年表記載年順）

『ヒポクラテス全集』　前 420
『解剖学』（ヘロフィロス）　前 280 頃
『素問』　紀元頃
『内経』　紀元頃
『霊枢』　紀元頃
『医学論（De re medica）』（ケルスス）　40
『薬草誌（De Materia Medica）』（ディオスコリデス）　1 世紀中頃
『プリニウス医学』　79
『博物誌』（プリニウス）　79
『急性病と慢性病』（ソラノス）　100 頃
『産婦人科論』（ソラノス）　100 頃
『眼病選集』（アマール・ベン・アリ・アル・マウシリ）　11 世紀初頭
『傷寒論』（張仲景）　210 頃か
『神農本草経』　210 頃か
『金匱要略』（張仲景）　210 頃か
『医学要覧』（オレイバシオス）　363
『薬草書』（アプレイウス）　4 世紀
『薬剤論』（マルケルス）　410
『急性および慢性病の病理と治療』（ソラノス）　5 世紀末
『産婆問答集』（ソラノス）　5 世紀末
『薬草書』（ディオスコリデス）　512

『医学論』（ガレノス）　531
『箴言』（ヒポクラテス）　531
『神農本草経』（陶弘景編）　6 世紀前半
『明堂図』（中国の針灸用の人体図）　562
『慢性病』（エスコラピウス）　6 世紀後半〜 7 世紀頃
『急性病』（アウレリウス）　6 世紀後半〜 7 世紀頃
『医心方』　610
『諸病源候論（病源候論）』（巣元方ら）　610
『百科全書』（イシドールス）　636
『千金方』（孫思邈）　670 頃
『千金翼方』（孫思邈）　670 頃
『ヒポクラテス・ガレノス・スリアヌス要覧』　8 世紀初頭頃
『外台秘要』（王燾）　752
『大同類聚方』　808
『ガレノスの医学論入門』（フナイン）　850 頃
『医学宝庫』（ラーゼス）　923
『関連の書（Kitab al-hawi）』（ファラジ・ベン・サリム）　923
『医心方』　982
『王書』（アリ・イブン・アル・アバス）　994
『アル・タスリフ』（アブル・カシムによる外科を中心とした医学全書）　1013
『医学典範』（『医学の正典』）（イブン・シーナ、アヴィケンナ）　1037
『欧希範五臓図』（人体解剖図）　1045
『医学全書』（コンスタンティヌス）　1060 頃
『脈拍論』（テオフィロスとフィルアレートス共著）　1060 頃
『旅行用医学書』（イブン・アル・ジャザル）　1060 頃
『薬草詩（マーケル・フロリドゥス）』　11 世紀後半
『存真環中図』（楊介による解剖書）　1113
『病気治療論』（サレルノの臨床医）　12 世紀半ば頃
『ルッジェーロ注釈集』　1170 頃
『実際外科学』（ロジャー）　1180
『ガレノス医学論注釈』（アリ・イブン・リドゥァン）　1187
『外科学』（アブル・カシム）　1187
『治療論』（ガレノス）　1194
『食事療法』（ガレノス）　1194
『生理学』（ネメシウス）　1194
『脈論』（ガレノス）　1194
『箴言集』（ヒポクラテス）　1194
『医学原論』（イブン・ルシュド、アヴェロエス）　1198
『ガレノスの医学』（リカルドゥス・アングリクス）　1200 頃
『医学書』（コンスタンティヌス）　1200 頃
『喫茶養生記』（栄西）　1214
『ルッジェーロ注釈集』　1230 〜 1240 頃
『ロランド注釈集』　1230 〜 1240 頃
『洗冤録（せんえんろく）』（中国の宋慈による法医学書）　1247
『旅行用医学書』（イブン・アル・ジャザル）　1250 頃
『大外科学』（ブルーノ）　1252
『外科学論』（ギリエルモ・ダ・サリチェート）　1275
『医術の百合』（ベルナール・ゴルドン）　1282 頃

『熱病時の食事療法』（ベルナール・ゴルドン）
1282頃

『病気治療法』（ベルナール・ゴルドン） 1282
頃

『外科学全書』（ランフランコ） 1296

『コンティネンス（Liber Continence）』（ラー
ゼス） 13世紀

『頓医抄』（梶原性全） 1302

『治療の鍵』（『医学用語同義語集』、シモン）
1303

『無冤録』（中国の法医学書） 1308

『医学と哲学の調和』（ピエトロ） 1315

『万安方』（梶原性全） 1315

『解剖学』（モンディーノ） 1316

『ある医師に対する攻撃』（ペトラルカ） 1352

『単純薬剤論』（ジャコモ・ディ・ドンディによ
る薬物性質論） 1359

『福田方』（有隣） 1360

『和剤局方』（中国医書） 1360

『外科論集（Chirurgia magna）』（ギイ・ド・
ショウリアク） 1363

『ニコラウスの処方集』 1471

『下僕の書』（アブル・カシム） 1471

『大マースエの薬物書』 1471

『養生訓』（タデオ・アルデロッティ） 1472

『毒物論』（ピエトロ） 1473

『眼科論』（ベンヴェヌート・グラフェオ） 1474

『小児の病気と治療法』（パオロ・バゲラルド）
1477

『創傷外科学書』（最初戦傷外科書） 1497

『新しい調剤手引き書』（『フィレンツェ調剤手
引き書』） 1498

『膀胱結石手術に関する黄金の書』（マリアーノ
・サント） 1522

『疾病のかくれた原因について』（アントニオ・
ベニヴィエーニ） 1507

『マンスールの書』（ラーゼス） 1514

『簡明外科手術』（ジョヴァンニ・ダ・ヴィーゴ）
1514

『産婆問答集』（ムスティオ） 1515

『妊婦と助産婦のバラ園』（エウカリウス・レス
リン） 1515

『創傷外科の野外手引き書』（ハンス・フォン・
ゲルスドルフによる戦傷外科書） 1517

『開頭術論』（ベレンガリオ・ダ・カルピ） 1518

『ヒポクラテス全集』 1525

『医書大全』（熊均） 1528

『アヴィケンナ擁護論』（ローレンス・フリース）
1530

『六種解剖図（Tabulae anatomicae sex）』（ヴ
ェサリウス） 1538

『人体構造論』（ヴェサリウス） 1543

『人体局部の解剖について』（シャルル・エティ
アンヌ） 1545

『創傷の治療法』（パレ） 1545

『妊娠と出産』（ヤーコブ・リュッフ） 1545

『接触感染と伝染病について』（ジロラーモ・フ
ラカストロ） 1546

『発汗病に対する助言』（ジョン・キース） 1552

『医学総論』（フェルネル） 1553

『ヘルニア切開術』（シュトローマイヤー） 1559

『解剖学』（コロンボ） 1559

『人体解剖学総論』（パレ） 1561

『ヒトの正気を奪う疾患について』（パラケルス
ス） 1567

『視神経について』（ヴァロリオ） 1573

『啓迪集』（曲直瀬道三） 1574

『眼病論』（ゲオルク・バルティッシュ） 1583

『小児疾患について』（ヒエロニムス・メルクリ
アス） 1583

『移植外科論』（タリアコッティ） 1597

『本草綱目』（李時珍） 1597

『小児病論』 1606

『体操論』（メルクリアーリ） 1606

『憂鬱の解剖』（バートン） 1621

『眼に関する113の疾患についての論文』（ギ
ルモウ） 1622

『動物における心臓と血液の運動に関する解剖
学的研究』（ハーヴェイ） 1628

『腫瘍のかくれた性質について』（セヴェリノ）
1632

『総合解剖学』（ヴェスリング） 1641

『法医学問答』（ザッキオ） 1650

『動物発生論』（ハーヴェイ） 1651

『肝臓解剖』（グリソン） 1654

『死亡表についての自然的及び政治的諸観察』（グ
ラント） 1662

『注入外科学の発見』（マヨール） 1664

『脳の解剖学』（ウィリス） 1664

『顕微鏡図集』（フック） 1665

『妊産婦の疾病について』（モリソー） 1668

『全神経図』（ヴィュサンス） 1685

『眼疾病論』（ジャン） 1707

『突然死について』（ランチシ） 1707

『一本堂薬選』（香川修徳） 1729

『一本堂行余医言』（香川修徳） 1729

『疾病の分類』（リンネ） 1735

『人身連骨真形図』（根来東叔） 1741

『眼目暁解』（根来東叔） 1742

『人体の骨格と筋肉の図』（アルビヌス） 1747

『医宗金鑑』（中国の医書） 1749

『動物の生命運動とその他の不随意運動につい
て』（ホイット） 1751

『産科用解剖図譜』（スメリー） 1754

『病理学指針』（ガウプ） 1758

『眼球について――視覚現象とその仕組み』（ポ
ーターフィールド） 1759

『瞖断（いだん）』（吉益東洞） 1759

『疾患の座と原因』（モルガーニ） 1761

『人間の性、出生、死亡、生殖における神の秩
序』（ジュースミルヒ） 1761

『疾病の分類』（リンネ） 1763

『産論』（賀川玄悦） 1766

『痛風について』（カドガン） 1771

『ヒト妊娠子宮の解剖学』（ハンター） 1774

『解体新書』（杉田玄白ら） 1774

『種痘心法』（『医宗金鑑』の日本での一部翻刻）
1778

『顕微鏡記』（中井履軒） 1781

『筋肉の運動における電気的力について』（ガル
ヴァーニ） 1792

『種痘必須弁』（緒方春朔） 1795

『和蘭医事問答集』（杉田玄白、建部清庵） 1795

『牛痘の原因と効能に関する研究』（ジェンナー）
1798

『人口の原理』（マルサス） 1798

『顕微鏡用法』（桂川甫周） 1802

『医範提綱』（宇田川玄真） 1805

『和蘭薬話』（伏屋素狄） 1805

『心臓と大血管の疾患と器質的病変について』（コ

ルヴィザール）　1806
『肺結核の研究』（ベイル）　1810
『新しい脳解剖学の考え方』（ベル）　1811
『蘭学事始』（杉田玄白の回顧録）　1815
『振戦麻痺について』（パーキンソン）　1817
『引痘略』（邱浩川）　1817
『間接聴診法』（ラエネック）　1819
『解剖存真図』（南小柿寧一）　1819
『遁花秘訣』（馬場佐十郎、ロシア語書の翻訳）
1820
『肺結核の病理解剖学的研究』（ルイ）　1825
『日本産科問答』（美馬順三）　1826
『整形外科学』（デルペシ）　1828
『人体生理学提要』（ミューラー）　1833
『臨床教育に関する試論』（ルイ）　1834
『打診・聴診論』（スコーダ）　1839
『ヒトの神経疾患学』（ロンベルク）　1840
『病学通論』（緒方洪庵）　1844
『引痘新法全書』（『引痘略』の内容を紹介した
和書）　1846
『小児病講義』（ウェスト）　1848
『魯西亜牛痘全書』（利光仙庵）　1850
『ヒトの骨格の変形の本質と治療』（リトル）
1853
『扶氏経験遺訓』（緒方洪庵）　1857
『細胞病理学』（ウィルヒョウ）　1858
『医心方』（幕府による写本刊行）　1860
『産褥熱の原因、概念と予防法』（ゼンメルワイ
ス）　1860
『喘息、その病理と治療』（ソールター）　1860
『空気中に存在する微生物についての覚え書き』
（パストゥール）　1861
『胆石論』（トゥディクム）　1863
『病的腫瘍論』（ウィルヒョウ）　1863
『実験医学序説』（ベルナール）　1865
『病名集』（死亡統計を目的として英国政府が刊）
1869
『サルペトリエール病院における神経系疾患講
義集』（シャルコー）　1872
『化学的生理学便覧』（ドゥディクム）　1872
『枯草熱の原因と本態についての実験的研究』
（ブラックレイ）　1873
『気圧計の圧力について』（ペール）　1878
『国立医学図書館索引カタログ』（米国）　1880
『病原微生物研究』（コッホ）　1881
『流行病の歴史』（ヘーゼル）　1881
『中枢神経系の顕微鏡的解剖学』（ゴルジ）　1885
『中枢神経の解剖学』（デジェリンら）　1895

『ジフテリア治療血清の抗毒素価の決定とその
理論的基礎』（エールリッヒ）　1897
『内科彙講、神経系統篇完』（川原汎）　1897
『熱帯病』（マンソン）　1898
『夢の分析』（フロイト）　1900
『ヒトおよび動物の脳の化学的組成』（トゥディ
クム）　1901
『脈拍の研究』（マッケンジー）　1902
『日常生活の精神病理』（フロイト）　1904
『大脳機能の局在についての組織学的研究』（キ
ャンベル）　1905
『栄養の科学の原理』（ラスク）　1906
『先天性代謝異常』（ガーロッド）　1909
『蛇毒』（野口英世）　1909
『大脳皮質の局在性についての比較研究』（ブロ
ードマン）　1909
『内分泌』（ビードル）　1910
『糖尿病及其療法』（瀬尾雄三）　1911
『下垂体とその障害』（クッシング）　1912
『感染症の保菌者問題』（レディンガム）　1912
『神経疾患の症状と徴候』（デジェリン）　1914
『狭心症を含む動脈の疾患』（オールバット）
1915
『不随意神経系』（ガスケル）　1916
『アナフィラキシーと抗アナフィラキシー』（ベ
スレドカ）　1917
『聴神経の腫瘍』（クッシング）　1917
『尿の分泌』（カシュニー）　1917
『自律膀胱』（ヘッドら）　1918
『自律神経系』（ラングリー）　1921
『現場研究者のための統計的手法』（フィッシャ
ー）　1925
『失語症とその関連の言語障害』（ヘッド）1926
『流行病と集団病』（グリーンウッド）　1935
『臨床検査技術提要』（郷晃太郎）　1939
『臨床検査法提要』（金井泉ら）　1941
『結核とアレルギー』（比企能達ら）　1942
『結核菌とBCG』（戸田忠男）　1944
『結核初感染の臨床的研究』（千葉保之ら）1948
『血液学研究法』（加藤勝治）　1948
『臨床心電図学』（上田英雄ら）　1950
『臨床心電図学、第 1 部　不整脈（Clinical
Electrocardiography. Part 1, The
Arrythmias)』（カッツ、ピック）　1956
『臨床心音図学』（上田英雄ら）　1963
『Medical Nemesis（脱病院化社会－医療の限
界）』（イリチ）　1976
『原爆放射線の人体影響 』（重松逸造ら）1993

編者略歴
野上秀雄（のがみひでお）
1968年 岡山大学理学部卒業。出版社勤務を経て、2003年
文沢社代表。出版社勤務では学術書編集のほか、約20年に
わたって医学雑誌の編集に携わり、国内外の医師・研究者・
学会に取材。1982年 カリフォルニア大学サンフランシスコ
校（UCSF）訪問研究員（米国医療と医療経済の調査研究、
フルブライトプログラム）。著訳書に『ヨーロッパ交通史
1750－1918年』、『歴史の中のエズラ・パウンド』、『日本美術
を愛した蝶　ホイッスラーとジャポニスム』、『ダウラギリ山
域の山と村』（共著）

医学史年表　前2900代ー2000

2022年6月20日　初版第1刷発行
編者　　野上秀雄
発行者　野上秀雄
発行所　株式会社 文沢社
　　　　〒101-0051・東京都千代田区神田神保町2-19-1
　　　　リーガルタワー神保町302号
　　　　電話：03-3264-5611　FAX：03-3264-5622
　　　　郵便振替：00120－2－777633
印刷・製本　㈱シナノ パブリッシング プレス
カバーデザイン　エステム・横野保